Matthias Hübler

Thea Koch

(Hrsg.)

**Komplikationen in der Anästhesie**

Matthias Hübler
Thea Koch
(Hrsg.)

# Komplikationen in der Anästhesie

Fallbeispiele – Analyse – Prävention

Mit 40 Abbildungen

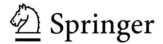

Prof. Dr. Matthias Hübler
Prof. Dr. Thea Koch
Klinik und Poliklinik für Anaesthesiologie und Intensivtherapie
Universitätsklinikum Carl Gustav Carus
Fetscherstr. 74
01307 Dresden

Ihre Meinung ist uns wichtig: www.springer.com/978-3-642-01041-5

ISBN 978-3-642-01041-5   Springer-Verlag Berlin Heidelberg New York

Bibliografische Information der Deutschen Nationalbibliothek
Die Deutsche Nationalbibliothek verzeichnet diese Publikation in der Deutschen Nationalbibliografie;
detaillierte bibliografische Daten sind im Internet über http://dnb.d-nb.de abrufbar.

Dieses Werk ist urheberrechtlich geschützt. Die dadurch begründeten Rechte, insbesondere die der Übersetzung, des Nachdrucks, des Vortrags, der Entnahme von Abbildungen und Tabellen, der Funksendung, der Mikroverfilmung oder der Vervielfältigung auf anderen Wegen und der Speicherung in Datenverarbeitungsanlagen, bleiben, auch bei nur auszugsweiser Verwertung, vorbehalten. Eine Vervielfältigung dieses Werkes oder von Teilen dieses Werkes ist auch im Einzelfall nur in den Grenzen der gesetzlichen Bestimmungen des Urheberrechtsgesetzes der Bundesrepublik Deutschland vom 9. September 1965 in der jeweils geltenden Fassung zulässig. Sie ist grundsätzlich vergütungspflichtig. Zuwiderhandlungen unterliegen den Strafbestimmungen des Urheberrechtsgesetzes.

Springer Medizin
Springer-Verlag GmbH
ein Unternehmen von Springer Science+Business Media

springer.de
© Springer-Verlag Berlin Heidelberg 2010

Die Wiedergabe von Gebrauchsnamen, Warenbezeichnungen usw. in diesem Werk berechtigt auch ohne besondere Kennzeichnung nicht zu der Annahme, dass solche Namen im Sinne der Warenzeichen- und Markenschutzgesetzgebung als frei zu betrachten wären und daher von jedermann benutzt werden dürften.

Produkthaftung: Für Angaben über Dosierungsanweisungen und Applikationsformen kann vom Verlag keine Gewähr übernommen werden. Derartige Angaben müssen vom jeweiligen Anwender im Einzelfall anhand anderer Literaturstellen auf ihre Richtigkeit überprüft werden.

Planung: Dr. Anna Krätz, Heidelberg
Projektmanagement: Gisela Schmitt, Heidelberg
Copy-Editing: Michaela Mallwitz, Tairnbach
Layout und Umschlaggestaltung: deblik Berlin
Covermotiv: © Dipcom
Satz: TypoStudio Tobias Schaedla, Heidelberg

SPIN: 12435845

Gedruckt auf säurefreiem Papier    2122 – 5 4 3 2 1 0

# Geleitwort

Aus den eigenen Fehlern lernen zu können, ist eine wesentliche Bedingung für die Aufrechterhaltung und Verbesserung der Qualität ärztlicher Behandlung. Gleichzeitig stellt ein solches Lernen aber auch eine Herausforderung für die betroffenen Ärzte, ihre Kollegen und ihre Vorgesetzten dar. Eine Kultur der Fehleranalyse und die Ableitung von Konsequenzen daraus ist die Basis für die Entwicklung einer größeren Sicherheit für unsere Patienten. In den letzten Jahren sind in dieser Richtung zunehmend Fortschritte zu verzeichnen. Veröffentlichungen z. B. des »Aktionsbündnis Patientensicherheit« und des »European Network for Patient Safety« belegen dies ebenso wie die jährlich von der Bundesärztekammer herausgegebenen Statistiken der Gutachterkommissionen und Schlichtungsstellen in der Bundesrepublik Deutschland über die ihnen gemeldeten Gesundheitsschäden und Behandlungsfehler in den verschiedenen medizinischen Fachbereichen.

Anonym arbeitende Fehlermeldesysteme (Critical Incident Reporting System (CIRS)), wie das »Patienten-Sicherheits-Optimierungs-System« (PaSOS) und das Dresdner CIRS, leisten zur Verbesserung der Patientensicherheit eine nicht hoch genug einzuschätzende Hilfe. Im vorliegenden Buch wurden die Fälle unter anderem dem Dresdner CIRS entnommen. An dieser Stelle sei der Hinweis gestattet, dass die Präsidien der Deutschen Gesellschaft für Anästhesiologie und Intensivmedizin und des Berufsverbandes Deutscher Anästhesisten beschlossen haben, PaSOS und CIRS zusammenzuführen.

Das vorliegende Buch benutzt keine konstruierten Vorfälle, sondern greift auf Ereignisse zurück, die sich im klinischen Alltag ereignet haben, und erreicht auch gerade deswegen ein hohes Maß an Authentizität.

Angesichts des regelmäßig in den Medien dargestellten »Pfuschens« und »Vertuschens« als des üblichen Verhaltens der Ärzte wird mit dem vorliegenden Buch nachdrücklich darauf hingewiesen, dass Ärzte sehr wohl zunehmend gelernt haben, ihre Fehler zu analysieren und die Ergebnisse der Öffentlichkeit zur Verfügung stellen. Dieser überaus positive Prozess wird bedauerlicherweise von den Medien nur tangential zur Kenntnis genommen.

Aus Fehlern lernen, wie kann das geschehen? Das vorliegende Buch leistet dabei wertvolle Hilfestellung. Zahlreiche Fälle werden vorgestellt und medizinisch ausführlich aufgearbeitet. Diese Aufarbeitung vermittelt fallbezogenes Fachwissen und schließt die detaillierte Erörterung des medizinischen Hintergrundes ein. Dass das Buch daneben höchst kurzweilig geschrieben wurde, erhöht seine Lesbarkeit und damit sicher auch seine Wirksamkeit.

Herr Prof. Dr. med. Matthias Hübler und Frau Prof. Dr. med. Thea Koch haben mit ihrem Buch eine Lücke geschlossen, die gerade bei einer sich ändernden Kultur der Patientensicherheit bestand. Sie haben in Servern ruhende Fälle wiederbelebt und damit der medizinischen Öffentlichkeit zugänglich gemacht. Dafür gebührt ihnen unser herzlichster Dank.

Dieses Buch wird zweifelsohne dazu beitragen zu helfen, kritische Situationen vor dem Eintreten eines Gesundheitsschadens zu erkennen und Gefährdungen zu beseitigen, indem beschriebene Fehler vermieden werden. Darüber hinaus belegt es in hervorragender Art und Weise die hohe Bedeutung von Fehlermeldesystemen, wie sie CIRS und PaSOS darstellen.

Professor Dr. med. Walter Schaffartzik,
Klinikdirektor der Klinik für Anästhesiologie, Intensivmedizin und Schmerztherapie,
Unfallkrankenhaus Berlin
Vorsitzender der Schlichtungsstelle für Arzthaftpflichtfragen der norddeutschen Ärztekammern
Vertreter der Landesvorsitzenden im erweiterten Präsidium der DGAI

# Vorwort

> Die Erfahrung ist wie eine Laterne im Rücken.
> Sie beleuchtet stets nur das Stück Weg, das wir bereits hinter uns haben.
> (Konfuzius 551-479 vor Christus)

**Lernen wir zu wenig aus unseren Fehlern?**
Nein, aber wir lernen zu wenig aus den Fehlern anderer! Im Laufe unseres Berufslebens steigt mit der Anzahl an Situationen, die wir gemeistert oder denen wir beigewohnt haben, auch unser Wissen. Das wird dann gerne Erfahrung genannt. Schade daran ist aber, dass viele Kollegen die gleichen Erlebnisse erfahren – und manchmal auch die gleichen Fehler machen – müssen, um einen ähnlichen Wissensstand zu erreichen. Eine Besonderheit in der Anästhesie ist, dass wir meist in einem kleinen bis sehr kleinen Team arbeiten, sodass die Möglichkeiten sehr begrenzt sind, unseren Erfahrungsschatz weit zu streuen. Häufig bleiben uns nur Gespräche in der Pause oder Freizeit. Wir lernen daher zwar nicht zu wenig aus unseren Fehlern, aber zu wenig aus den Fehlern anderer!

Die erste Intention dieses Buches ist es, dies zu ändern und unsere Erfahrungen mit möglichen Komplikationen in der Anästhesie weiterzugeben. Die dargestellten Fälle basieren auf tatsächlichen Ereignissen, die im Rahmen einer speziellen Fortbildungsreihe in unserer Klinik besprochen und analysiert wurden. Natürlich wurden sie stark verfremdet, sodass Ähnlichkeiten mit realen Personen rein zufälliger Natur sind. Lernen Sie aus unseren Fehlern und machen Sie es besser!

Das »Bessermachen« ist oft nicht einfach. Die zweite Intention dieses Buches ist es, Ihnen hierfür Hinweise und Tipps zu geben. Diese beziehen sich auf rein medizinische Sachverhalte, aber auch auf organisatorische und sog. nichttechnische Faktoren. Entsprechende Analysen der letzten beiden Aspekte finden sich jeweils am Ende der einzelnen Fälle. Auch wenn meist mehrere nichttechnische Faktoren in den einzelnen Fällen eine Rolle gespielt haben, wurde je Fall stets nur ein Schwerpunkt herausgegriffen.

Lernen wir zu wenig aus unseren Fehlern? Nein, sondern wir lernen insbesondere durch unsere Fehler! Warum ist das so? Weil wir fühlen. Wahrgenommenes ist nie neutral, sondern immer mit Emotionen verbunden. Die Emotionen steuern teilweise die Wahrnehmung, aber beeinflussen insbesondere die Bewertung der aufgenommenen Eindrücke und Sinnesreize. Jeder erinnert sich an Situationen oder Begebenheiten aus dem Privat- oder Berufsleben, bei denen gerade noch einmal alles gut gegangen ist. Die mit dem Ereignis verbundene Emotion – und damit auch das Ereignis – werden ohne Umwege im Langzeitgedächtnis gespeichert, während Informationen durch traditionelles Lernen erst durch Wiederholung und Übung in unser Langzeitgedächtnis gelangen.

Eine Intention dieses Buches ist es, Ihnen nicht nur Fakten zu vermitteln, sondern auch die Gefühlsebene anzusprechen. Die dargestellten Fälle bestehen daher aus einem epischen Teil – der Geschichte – und einem fachlichen Teil – den Fakten, die miteinander verwoben sind. Vielleicht gelingt es uns mit den detaillierten Schilderungen der Begleitumstände, bei Ihnen mehr als nur die Kognition anzusprechen. Versetzen Sie sich in die Situation der Protagonisten und spielen Sie Detektiv bei der Ursachensuche! Vielleicht errinnern Sie sich nach der Lektüre später an den einen oder anderen medizinischen Sachverhalt, weil Sie die Geschichte dahinter nicht vergessen haben.

Wir hoffen, dass Sie dieses neue Konzept anspricht. Wir wünschen Ihnen eine interessante – vielleicht sogar unterhaltsame – Lektüre. Vielleicht trägt dieses Buch dazu bei, die Patientensicherheit zu erhöhen, denn den einen oder anderen Fehler müssen Sie jetzt nicht mehr selber erfahren.

Prof. Dr. Matthias Hübler und Prof. Dr. Thea Koch

Dresden, im November 2009

# Autorenverzeichnis

**Matthias Hübler**
Klinik und Poliklinik für Anästhesiologie und
Intensivtherapie
Universitätsklinikum Carl Gustav Carus an der
Technischen Universtität Dresden
Fetscherstr. 74, 01307 Dresden

**Julia Storch**
Klinik und Poliklinik für Anästhesiologie und
Intensivtherapie
Universitätsklinikum Carl Gustav Carus an der
Technischen Universtität Dresden
Fetscherstr. 74, 01307 Dresden

**Jana Kötteritzsch**
Klinik und Poliklinik für Anästhesiologie und
Intensivtherapie
Universitätsklinikum Carl Gustav Carus an der
Technischen Universtität Dresden
Fetscherstr. 74, 01307 Dresden

**Anke Hübler**
Klinik und Poliklinik für Anästhesiologie und
Intensivtherapie
Universitätsklinikum Carl Gustav Carus an der
Technischen Universtität Dresden
Fetscherstr. 74, 01307 Dresden

**Angelika Eichner**
Klinik und Poliklinik für Anästhesiologie und
Intensivtherapie
Universitätsklinikum Carl Gustav Carus an der
Technischen Universtität Dresden
Fetscherstr. 74, 01307 Dresden

**Katharina Martin**
Klinik und Poliklinik für Anästhesiologie und
Intensivtherapie
Universitätsklinikum Carl Gustav Carus an der
Technischen Universtität Dresden
Fetscherstr. 74, 01307 Dresden

**Mike Hänsel**
Klinik und Poliklinik für Anästhesiologie und
Intensivtherapie
Universitätsklinikum Carl Gustav Carus an der
Technischen Universtität Dresden
Fetscherstr. 74, 01307 Dresden

**Markus Eller**
Klinik und Poliklinik für Anästhesiologie und
Intensivtherapie
Universitätsklinikum Carl Gustav Carus an der
Technischen Universtität Dresden
Fetscherstr. 74, 01307 Dresden

**Susanne Heller**
Klinik und Poliklinik für Anästhesiologie und
Intensivtherapie
Universitätsklinikum Carl Gustav Carus an der
Technischen Universtität Dresden
Fetscherstr. 74, 01307 Dresden

**Johannes Löser**
Klinik und Poliklinik für Anästhesiologie und
Intensivtherapie
Universitätsklinikum Carl Gustav Carus an der
Technischen Universtität Dresden
Fetscherstr. 74, 01307 Dresden

# Abkürzungsverzeichnis

| | | | |
|---|---|---|---|
| A. | Arteria | CHE | Cholinesterase |
| ACC | American College of Cardiology | CIRS | Critical Incident Reporting-System |
| ACT | »activated clotting time« | CK | Kreatinkinase |
| ACCP | American College of Chest Physicians | CK-MB | Kreatinkinase (Myokardtyp) |
| ACh | Azetylcholin | CMT-Erkrankung | Charcot-Marie-Tooth-Erkrankung |
| ADH | antidiuretisches Hormon | | |
| ADM | arterielle Blutdruckmessung | $CO_2$ | Kohlendioxid |
| AHA | American Heart Association | $CO_{2\text{-ET}}$ | endtidales $CO_2$ |
| ALAS | Alanin-Aminotransferase (frühere Bezeichnung: GPT) | COI | »critical oxygen index« |
| | | COPD | »chronic obstructive pulmonary disease« (chronisch obstruktive Lungenerkrankung) |
| ALI | akutes Lungenversagen (»acute lung injury«) | | |
| ANV | akutes Nierenversagen | CPAP | positiver Atemwegsdruck (»continuous positive airway pressure«) |
| AP | Anus praeter | | |
| aPTT | aktivierte Prothrombinzeit (»activated partial thromboplastin time«) | CPP | zerebraler Perfusionsdruck (»cerebral perfusion pressure«) |
| ARD | akute renale Dysfunktion | CRP | C-reaktives Protein |
| ARDS | »acute respiratory distress syndrome« | CT | Computertomographie |
| ARDSNET | Acute Respiratory Distress Syndrome Network | DBS | »double-burst-stimulation« |
| | | DGAI | Deutsche Gesellschaft für Anästhesiologie und Intensivmedizin |
| ASA | American Society of Anesthesiologists | | |
| ASAT | Aspartat-Aminotransferase (frühere Bezeichnung: GOT) | DIVI | Deutsche Interdisziplinäre Vereinigung für Intensiv- und Notfallmedizin |
| ASS | Azetylsalizylsäure | $\dot{D}O_2$ | Sauerstoffangebot |
| AT | Adenotomie (Klinikjargon) | DSA | digitale Subtraktionsangiographie |
| AT III | Antithrombin III | DSG | Deutsche Sepsis-Gesellschaft e. V. |
| ATLS | Advanced Trauma Life Support | ECF | extrazelluläre Flüssigkeit |
| AV | atrioventrikulär | ECT | »ecarin clotting time« |
| AWR | Aufwachraum | EF | Ejektionsfraktion |
| BDA | Berufsverband Deutscher Anästhesisten | EK | Erythrozytenkonzentrat |
| | | EMLA | eutektische Mixtur von Lokalanästhetika (»eutectic mixture of local anaesthetics«) |
| BE | »base excess« | | |
| BGA | Blutgasanalyse | | |
| BIPAP | »biphasic positive airway pressure« | EVD | extraventrikuläre Liquordrainage |
| BMI | Body-Mass-Index | $FEV_1$ | exspiratorische 1-s-Kapazität der Lunge |
| BNP | »B-type natriuretic peptide« | | |
| BWS | Brustwirbelsäule | $F_IO_2$ | inspiratorische Sauerstofffraktion |
| BZ | Blutzucker | FKP | Fachkrankenpfleger |
| Ca | Karzinom | FKS | Fachkrankenschwester |
| $C_aO_2$ | arterieller Sauerstoffgehalt | FORDEC | »facts« (welche Situation liegt vor?) »options« (welche Handlungsalternativen bieten sich an?) »risks« (welche Risiken und Benefits sind mit den jeweiligen Alternativen verbunden? |
| CBF | Hirndurchblutung (»cerebral blood flow«) | | |
| CCS | Canadian Cardiovascular Society | | |
| cCT | kraniale Computertomographie | | |
| cGMP | »cyclic guanosine monophosphate« | | |

| | | | |
|---|---|---|---|
| | »decision« (welcher Handlungsalternative wird gefolgt?) | LV | linksventrikulär |
| | | MAC | minimale alveoläre Konzentration |
| | »execution« (Ausführung der gewählten Handlungsalternative) | mADH | mitochondriale Aldehyddehydrogenase |
| | »check« | MAO | Monoaminooxidase |
| FRC | funktionelle Residualkapazität | MAP | mittlerer arterieller Druck |
| G6PD | Glukose-6-Phosphat-Dehydrogenase | MEN | multiple endokrine Neoplasie |
| GCS | Glasgow Coma Scale | Met-Hb | Methämoglobin |
| GFR | glomeruläre Filtrationsrate | MG | Myasthenia gravis |
| Hb | Hämoglobin | MH | maligne Hyperthermie |
| $HCO_3$ | Hydrogencarbonat (frühere Bezeichnung: Bikarbonat) | MKG | Mund-Kiefer-Gesichtschirurgie |
| | | MMA | Methylmethacrylat |
| Heliox | Helium-Sauerstoff-Gemisch | MMR-Impfung | Masern-Mumps-Röteln-Impfung |
| HES | Hydroxyethylstärke | | |
| HF | Herzfrequenz | MTA | Medizinisch-technische Assistentin |
| HFV | Herzfrequenzvariabilität | mV | Millivolt |
| Hkt | Hämatokrit | N. | Nervus |
| HPV | hypoxisch-pulmonale Vasokonstriktion oder humanes Papillomavirus (je nach Zusammenhang) | $N_2O$ | Stickoxid |
| | | NA | Noradrenalin |
| | | nAChR | nikotinerge Azetylcholinrezeptoren |
| | | NADPH | Nikotinsäureamid-Adenin-Dinukleotidphosphat) |
| HSMN | heriditäre sensomotorische Neuropathie | | |
| | | Nd:YAG | Neodym-dotierter Yttrium-Aluminium-Granat |
| HWS | Halswirbelsäule | | |
| HZV | Herzzeitvolumen | Nd:YAG-KTP | Nd:YAG-Kalium-Titanyl-Phosphat |
| I:E | Verhältnis Inspiration zu Exspiration | NIBP | »non-invasive blood pressure« (nichtinvasive Blutdruckmessung) |
| ICB | intrazerebrale Blutung | | |
| ICP | intrakranieller Druck | NMH | niedermolekulares Heparin |
| ID | Innendurchmesser | NNP | Natriumnitroprussid |
| Ig | Immunglobulin | NNT | »number neaded to treat« |
| INR | »international normalized ratio« | NO | Stickstoffmonoxid |
| iPEEP | intrinsischer positiver endexspiratorischen Druck | NPPE | »negative pressure pulmonary edema« |
| | | NSAID | nichtsteroidale Antiphlogistika (»nonsteroidal anti-inflammatory drugs«) |
| IPPV | »intermittent positive pressure ventilation« (kontrollierte Beatmung) | | |
| ITN | Intubationsnarkose | OA | Oberarzt |
| ITS | Intensivstation | OI | »oxygen index of flammability« (OI) |
| KD | Krikoiddruck | OKR | okulokardialer Reflex |
| KG | Körpergewicht | OP | Operationssaal |
| KHK | koronare Herzkrankheit | $p_aCO_2$ | arterieller Kohlensäurepartialdruck |
| LA | Lokalanästhetikum | $p_aCO_2$ | arterieller $CO_2$-Partialdruck |
| Lama | Larynxmaske (Klinikjargon); s. auch LM | PAK | Pulmonalarterienkatheter |
| Laser | »light amplification by stimulated emission of radiation« | $p_aO_2$ | arterieller Sauerstoffpartialdruck |
| | | pAVK | periphere arterielle Verschlusskrankheit |
| LDH | Laktatdehydrogenase | | |
| LED | »light-emitting diode« | PDK | Periduralkatheter |
| LM | Larynxmaske | PEEP | »positive endexpiratory pressure« (positv endexpiratorischer Druck) |
| LOI | »limiting oxygen index« | | |
| LT | Linkstyp | | |

## Abkürzungsverzeichnis

| | |
|---|---|
| $p_{ET}CO_2$ | endtidaler Kohlendioxidpartialdruck = endexspiratorisches $CO_2$ |
| $PGI_2$ | Prostazyklin |
| PiCCO | »pulscontour continuous cardiac output« |
| PKK | Psoaskompartmentkatheter |
| PMMA | Polymethylmethacrylat |
| PONV | postoperative Nausea und Erbrechen |
| $p_{Peak}$ | Beatmungsspitzendruck |
| PTC | Post-Tetanic-Count |
| PTSD | posttraumatische Belastungsstörung |
| PVC | Polyvinylchlorid |
| py | »pack year« (Packungsjahr Zigaretten) |
| $\dot{Q}$ | Perfusion |
| R. | Ramus |
| RAE-Tubus | Tubus nach W.H. Ring, J.C. Adair und R.A. Elwyn |
| RG | Rasselgeräusche |
| RIFLE | »risk, injury, failure, loss, and end-stage kidney disease« |
| RR | Blutdruck (ursprünglich: gemessen mit einem nicht mehr gebräuchlichen Blutdruckmessgerät nach der Methode von Riva-Rocci) |
| RRP | rezidivierende respiratorische Papillomatosis |
| RSI | »rapid sequence induction« |
| SAB | Subarachnoidalblutung |
| $S_aO_2$ | arterielle Sauerstoffsättigung |
| SCCM | Society of Critical Care Medicine |
| SIRS | »severe inflammatory host response« (systemisches inflammatorisches Response-Syndrom) |
| SOP | »standard operation procedure« |
| $S_pO_2$ | partielle Sauerstoffsättigung |
| SR | Sinusrhythmus |
| ST | Sinustachykardie |
| SVR | systemischer vaskulärer Widerstand |
| TE | Tonsillektormie (Klinikjargon) |
| TEA | thorakale Epiduralanästhesie |
| TEE | transösophageale Echokardiographie |
| TEP | Totalendoprothese |
| TIVA | totale intravenöse Anästhesie |
| TNF-α | Tumornekrosefaktor α |
| TOF | Train-of-Four |
| TTE | transthorakale Echokardiographie |
| TUR, TUR-P | transurethrale Resektion (der Prostata) |
| TVT | tiefe Bein- und Beckenvenenthrombose |
| V. a. | Verdacht auf |
| $\dot{V}_D/\dot{V}_T$ | relative Totraumventilation |
| VHF | Vorhofflimmern |
| $\dot{V}O_2$ | Sauerstoffverbrauch |
| $V_T$ | Tidalvolumen |
| vWF | von-Willebrand-Faktor |
| vWJS | von-Willebrand-Jürgens-Syndrom |
| WAKKA | Wissenschaftlicher Arbeitskreis Kinderanästhesie der DGAI |
| WFNS | World Federation of Neurological Surgeons |
| Z. n. | Zustand nach |
| ZAS | zentrales anticholinerges Syndrom |
| ZVD | zentraler Venendruck |
| ZVK | zentralvenöser Katheter |

# Inhaltsverzeichnis

Fall 1 – Nachgeburt .................................................................. 1
Fall 2 – Luxationsfraktur des Ellbogens ............................................. 9
Fall 3 – Pankreasoperation .......................................................... 21
Fall 4 – Ein Tag im Aufwachraum ..................................................... 33
Fall 5 – TUR-Prostata ............................................................... 45
Fall 6 – Tonsillektomie – Hurra, ein Kind! .......................................... 57
Fall 7 – Die Nachblutung – Oh je, ein Kind! ......................................... 67
Fall 8 – Ileus ...................................................................... 77
Fall 9 – Abrasio .................................................................... 89
Fall 10 – Leistenhernie ............................................................. 99
Fall 11 – Hüftoperation ............................................................ 109
Fall 12 – Fußoperation ............................................................. 119
Fall 13 – Spinalkanalstenose ....................................................... 125
Fall 14 – Muschelkaustik ........................................................... 137
Fall 15 – Kosmetische Operation .................................................... 147
Fall 16 – Laparoskopische Cholezystektomie ......................................... 159
Fall 17 – Die zweite Leistenhernie ................................................. 171
Fall 18 – Schenkelhalsfraktur ...................................................... 181
Fall 19 – Frozen Shoulder .......................................................... 191
Fall 20 – Unterarmfraktur .......................................................... 201
Fall 21 – Kolektomie ............................................................... 213
Fall 22 – Knieprothese ............................................................. 227
Fall 23 – Laseroperation ........................................................... 239
Fall 24 – Tibiafraktur ............................................................. 249
Fall 25 – Leistenabszess ........................................................... 259
Fall 26 – Aortenaneurysma .......................................................... 271
Fall 27 – Luftnot .................................................................. 285
Fall 28 – Strabismusoperation ...................................................... 293
Fall 29 – Thorax-CT ................................................................ 303
Fall 30 – Apoplex .................................................................. 315
Tipps zur Reduktion menschlicher Fehlerquellen ..................................... 323
Anhang: Namen und ihre Bedeutung ................................................... 329
Stichwortverzeichnis ............................................................... 335

# Übersicht der Fallbeispiele

### Fall 1 – Nachgeburt S. 1

Anämie in der Schwangerschaft – Hypokaliämie – »rapid sequence induction« (RSI) – schwierige Intubation – Tokolyse – Lungenödem

### Fall 2 – Luxationsfraktur des Ellbogens S. 9

Subarachnoidalblutung (Definition, Komplikationen, Therapie, Prognose) – Glasgow Coma Scale – Einwilligungsfähigkeit – zerebraler Perfusionsdruck – Fieber und Hirneffekte – Diabetes insipidus

### Fall 3 – Pankreasoperation S. 21

Periduralanästhesie – Therapie intraoperativer Hypertonien – Hypertonie – hypertensive Krise – Phäochromozytom – rechtliche Aspekte der Aufklärung

### Fall 4 – Ein Tag im Aufwachraum S. 33

Funktionen des Aufwachraums – rechtliche Rahmenbedingungen eines Aufwachraums – Verlegungskriterien – postoperative Übelkeit und Erbrechen (PONV) – Sauerstofftherapie im Aufwachraum – akutes Koronarsyndrom – Transfusionsindikationen – Sauerstoffangebot – Hypoxieformen

### Fall 5 – TUR-Prostata S. 45

Indikationen für ein präoperatives EKG – Monitoring und Spinalanästhesie – TUR-Syndrom – hohe Spinalanästhesie – Latexallergie

### Fall 6 – Tonsillektomie – Hurra, ein Kind! S. 57

Impfungen und Allgemeinanästhesie – Infekt und Anästhesie – Nüchternheit von Kindern – Prämedikation von Kindern – EMLA – Larynxmaske und HNO-Eingriffe – Schmerztherapie bei Kindern

### Fall 7 – Nachblutung – Oh je, ein Kind! S. 67

Volumentherapie bei Kindern – Schock bei Kindern – intraossärer Zugang – Larynxödem – von-Willebrand-Jürgens-Syndrom

### Fall 8 – Ileus S. 77

Triggerfreie Narkose – maligne Hyperthermie – »rapid sequence induction« (RSI) – Antagonisierung von Muskelrelaxanzien – Awareness – Ileus und Hypokaliämie

### Fall 9 – Abrasio S. 89

Leberzirrhose und Propanolol – Voruntersuchungen bei Patienten mit Leberzirrhose – Aortenklappenstenose – Alarmfunktionen von Überwachungsmonitoren – Reanimation

### Fall 10 – Leistenhernie S. 99

Frühgeborene – Kombinationsanästhesie mit Kaudalblock – schwierige Maskenbeatmung bei Säuglingen – Muskelrelaxanzien und Säuglinge – Dosierung von Lokalanästhestika bei Kaudalblock – Intoxikation mit Lokalanästhetika – Reanimation von Säuglingen

Übersicht der Fallbeispiele

## Fall 11 – Hüftoperation  S. 109

Endokarditisprophylaxe – Überwachung bei Hüftoperationen – Palacosreaktion – Fettembolie – Nachbeatmung

## Fall 12 – Fußoperation  S. 119

Charcot-Marie-Tooth-Erkrankung und Muskelrelaxanzien – Relaxometrie

## Fall 13 – Spinalkanalstenose  S. 125

Diastolische Herzinsuffizienz – Operation in Bauchlage – Wertigkeit des zentralen Venendrucks – Lageveränderung und Kreislaufsystem

## Fall 14 – Muschelkaustik  S. 137

Medikamentöse Prämedikaition – Prick-Test – propofolinduziertes Lungenödem – Profololinfusionssyndrom – allergische Provokationstests – Allergie und Anästhesie – Allergiereaktionen

## Fall 15 – Kosmetische Operation  S. 147

Aufklärung zur nasalen Intubation – Besonderheiten kieferchirurgischer Eingriffe – intermaxilläre Fixierung – Shivering – Sauerstoffgabe im Aufwachraum – respiratorische Azidose

## Fall 16 – Die laparoskopische Cholezystektomie  S. 159

Mallampati-Score – Wilson-Socre – Pneumoperitoneum – Lagerung und Lungenfunktion – einseitige Intubation – Relaxometrie – Abknicken der Tubus – postoperative Probleme der Laparoskopie – Enzyminduktion und Carbamazepin

## Fall 17 – Die zweite Leistenhernie  S. 171

Myasthenia gravis – kardiale Voruntersuchungen – kraniale Ausbreitung einer Spinalanästhesie – cholinerge Krise – Succinylcholin und Myasthenia gravis – Bedeutung einer Myasthenia gravis der Mutter für das Neugeborene – Relaxometrie

## Fall 18 – Schenkelhalsfraktur  S. 181

Perioperative zerebrale Dysfunktionen – Vigilanzminderung – Überwachung von Regionalanästhesieverfahren

## Fall 19 – Frozen Shoulder  S. 191

Morbus Bechterew – fiberoptische Wachintubation – Epistaxis – zentrales anticholinerges Syndrom

## Fall 20 – Unterarmfraktur  S. 201

Gicht – Latexallergie – Raucheranamnese – Höchstdosierungen von Lokalanästhetika – Sedierung und Regionalanästhesie – MetHb-Bildung – Pulsoxymetrie

## Fall 21 – Kolektomie  S. 213

Anästhesiologische Besonderheiten bei der Kolonchirurgie – Eventerationssyndrom – neu aufgetretenes Vorhofflimmern – elektrische Kardioversion – prädisponierende Faktoren, Symptome und Komplikationen eines Vorhofflimmerns

## Fall 22 – Knieprothese  S. 227

Delegationsfähigkeit ärztlicher Tätigkeiten – Lokalanästhetikaintoxikation – Tourniquet – perioperative Glukokortikoidsubstitution

**Fall 23 – Laseroperation**  S. 239

Laryngeale Papillomatosis – Anästhesie und Laserchirurgie im HNO-Bereich – Feuer im OP – hypoxisch-pulmonale Vasokonstriktion – Pseudocholinesterasemangel

**Fall 24 – Tibiafraktur**  S. 249

Polytrauma – Larynxtubus – Contusio cordis – Einwilligungsfähigkeit – Laryngospasmus – Hyperkaliämie nach Succinylcholin – Niederdrucklungenödem

**Fall 25 – Leistenabszess**  S. 259

Ursachen Tachykardie – Cystatin C – Präoxygenierung – Ursachen intraoperative Hypotonie – Metformin – metabolische Azidose – Vorhofflimmern – Pufferung – SIRS – Sepsis – Sepsistherapie – Indikationen ZVK

**Fall 26 – Aortenaneurysma**  S. 271

Aortenaneurysma – Regionalanästhesie und Gerinnung – Eventerationssyndrom – Clamping/Declamping – Niereninsuffizienz/perioperatives Nierenversagen

**Fall 27 – Luftnot**  S. 285

Tiefe Venenthrombose – Hämotothorax – Spannungspneumothorax

**Fall 28 – Strabismusoperation**  S. 293

Trisomie 18 – rektale Prämedikation – okulokardialer Reflex – Anticholinergika – sympathomimetische Augentropfen

**Fall 29 – Thorax-CT**  S. 303

Transport von Intensivpatienten – COPD – Transportbeatmung – Perfusoren – Messung invasiver Drücke (Dämpfung) – Geräteeinweisung

**Fall 30 – Apoplex**  S. 315

Serotonin-Noradrenalin-Wiederaufnahmehemmer – Dissoziationsstörung – Apoplex und Blutdruckeinstellung – pulmonale Spastik – Anästhesie bei interventioneller Neuroradiologie – Subclavian-Steal-Syndrom

# Inhalt der Fallbeispiele

Abrasio (▶ Fall 9)
»air trapping« (▶ Fall 30)
akutes Koronarsyndrom (▶ Fall 4)
Allergie und Anästhesie (▶ Fall 14)
Anämie – Schwangerschaft (▶ Fall 1)
Anticholinergika (▶ Fall 28)
Aortenaneurysma (▶ Fall 26)
Aortenklappenstenose (▶ Fall 9)
Apoplex und Blutdruck (▶ Fall 30)
Aufklärung – nasale Intubation (▶ Fall 15), rechtliche Aspekte (▶ Fall 3)
Aufwachraum – Funktionen (▶ Fall 4), rechtliche Rahmenbedingungen (▶ Fall 4), Sauerstoffgabe (▶ Fall 15), Verlegungskriterien (▶ Fall 4)
Awareness (▶ Fall 8)
Bauchlage – Beatmung, Zugang, Lageveränderung (▶ Fall 13)
Blutdruck und Apoplex (▶ Fall 30)
Charcot-Marie-Tooth-Erkrankung und Muskelrelaxanzien (▶ Fall 12)
Cholezystektomie, laparoskopische (▶ Fall 16+17)
cholinerge Krise (▶ Fall 17)
Clamping/Declamping (▶ Fall 26)
Contusio cordis (▶ Fall 24)
COPD (▶ Fall 29)
Cystatin C (▶ Fall 25)
Diabetes insipidus (▶ Fall 2)
Dissoziationsstörung (▶ Fall 30)
Druckmessung, invasive (▶ Fall 29)
Einwilligungsfähigkeit (▶ Fall 2+24)
EKG, präoperatives (▶ Fall 5)
Ellbogenluxationsfraktur (▶ Fall 2)
EMLA (▶ Fall 6)
Endokarditisprophylaxe (▶ Fall 11)
Enzyminduktion und Carbamazepin (▶ Fall 16)
Epistaxis (▶ Fall 19)
Eventerationssyndrom (▶ Fall 21+26)
Fettembolie (▶ Fall 11)
Feuer im OP (▶ Fall 23)
Fieber und Hirneffekte (▶ Fall 2)
Fixierung, intermaxilläre (▶ Fall 15)
»frozen shoulder« (▶ Fall 19)
Frühgeborene (▶ Fall 10)
Geburt (▶ Fall 2)
Geräteeinweisung (▶ Fall 29)
Gicht (▶ Fall 20)
Glasgow Coma Scale (▶ Fall 2)

Glukokortikoidsubstitution, perioperative (▶ Fall 22)
Hämotothorax (▶ Fall 27)
Herzinsuffizienz, diastolische (▶ Fall 13)
HNO-Operation – Anästhesie, Laserchirurgie (▶ Fall 23), Larynxmaske (▶ Fall 6)
Hüftoperation (▶ Fall 11)
Hyperkaliämie nach Succinylcholin (▶ Fall 24)
hypertensive Krise (▶ Fall 3)
Hypertonie, intraoperative (▶ Fall 3)
Hypokaliämie (▶ Fall 1+8)
Hypotonie, intraoperative – Ursachen (▶ Fall 25)
Hypoxieformen (▶ Fall 4)
Ileus (▶ Fall 8)
Impfungen und Allgemeinanästhesie (▶ Fall 6)
Infekt und Anästhesie (▶ Fall 6)
Intensivtransport (▶ Fall 29)
Intubation, einseitige (▶ Fall 16)
Intubation, nasale – Aufklärung (▶ Fall 15)
Intubation, schwierige (▶ Fall 1)
Kardioversion, elektrische (▶ Fall 21)
Kaudalblock – Kombinationsanästhesie (▶ Fall 10)
Kieferchirurgie (▶ Fall 15)
Knieprothese (▶ Fall 22)
Kolektomie (▶ Fall 21)
Kolonchirurgie – anästhesiologische Besonderheiten (▶ Fall 21)
Kreislaufsystem – Lageveränderung (▶ Fall 13)
Lagerung – Lungenfunktion (▶ Fall 16)
Laparoskopie – postoperative Probleme (▶ Fall 16)
Laryngospasmus (▶ Fall 24)
Larynxmaske – HNO-Eingriff (▶ Fall 6)
Larynxödem (▶ Fall 7)
Larynxtubus (▶ Fall 24)
Laseroperation (▶ Fall 23)
Latexallergie (▶ Fall 5+20)
Leberzirrhose – Propanolol (▶ Fall 9)
Leberzirrhose – Voruntersuchungen (▶ Fall 9)
Leistenabszess (▶ Fall 25)
Leistenhernie (▶ Fall 10)
Lokalanästhestika – Höchstdosierungen (▶ Fall 20), Kaudalblock Säuglinge (▶ Fall 10), Lokalanästhetikaintoxikation (▶ Fall 22), Lokalanästhetikaintoxikation Säuglinge (▶ Fall 10)
Luftnot (▶ Fall 27)
Lungenödem (▶ Fall 1) – Propofol (▶ Fall 14)
maligne Hyperthermie (▶ Fall 8)
Mallampati-Score (▶ Fall 16)

metabolische Azidose (▶ Fall 25)
Metformin (▶ Fall 25)
MetHb-Bildung (▶ Fall 20)
Monitoring (▶ Fall 5)
Morbus Bechterew (▶ Fall 19)
Muschelkaustik (▶ Fall 14)
Muskelrelaxanzien – Antagonisierung (▶ Fall 8), Säuglinge (▶ Fall 10)
Myasthenia gravis – Succinylcholin, Bedeutung für Neugeborene (▶ Fall 17)
Nachbeatmung (▶ Fall 11)
Nachblutung (▶ Fall 7)
Neuroradiologie, interventionelle (▶ Fall 30)
Niederdrucklungenödem (▶ Fall 24)
Niereninsuffizienz bzw. perioperatives Nierenversagen (▶ Fall 26)
Nüchternheit – Kinder (▶ Fall 6)
okulokardialer Reflex (▶ Fall 28)
Palacosreaktion (▶ Fall 11)
Pankreasoperation (▶ Fall 3)
Papillomatosis, laryngeale (▶ Fall 23)
Perfusor (▶ Fall 29)
Periduralanästhesie (▶ Fall 3)
Phäochromozytom (▶ Fall 3)
Pneumoperitoneum (▶ Fall 16)
Polytrauma (▶ Fall 24)
postoperative Übelkeit und Erbrechen (PONV) (▶ Fall 4)
Prämedikaition – medikamentöse (▶ Fall 14), Kinder (▶ Fall 6), rektale (▶ Fall 28)
Präoxygenierung (▶ Fall 25)
Prick-Test (▶ Fall 14)
Profololinfusionssyndrom (▶ Fall 14)
Provokationstest, allergischer (▶ Fall 14)
Pseudocholinesterasemangel (▶ Fall 23)
Pufferung (▶ Fall 25)
Pulsoxymetrie (▶ Fall 20)
»rapid sequence induction« (RSI) (▶ Fall 1+8)
Raucheranamnese (▶ Fall 20)
Reanimation – Erwachsene (▶ Fall 9), Säuglinge (▶ Fall 10)
Regionalanästhesie – Gerinnung (▶ Fall 26), Sedierung (▶ Fall 20), Überwachung (▶ Fall 18)
Relaxometrie (▶ Fall 12+16+17)
respiratorische Azidose (▶ Fall 15)
Sauerstoffangebot (▶ Fall 4)
Sauerstofftherapie – Aufwachraum (▶ Fall 4)
Säugling – Kombinationsanästhesie, schwierige Maskenbeatmung, Muskelrelaxanzien, Reanimation (▶ Fall 10)
Schenkelhalsfraktur (▶ Fall 18)

Schmerztherapie – Kinder (▶ Fall 6)
Schock – Kinder (▶ Fall 7)
Schwangerschaft – Anämie (▶ Fall 1)
schwierige Intubation (▶ Fall 1)
schwierige Maskenbeatmung – Säuglinge (▶ Fall 10)
Sedierung – Regionalanästhesie (▶ Fall 20)
Sepsis (▶ Fall 25)
Serotenin-Noradrenalin-Wiederaufnahmehemmer (▶ Fall 30)
Shivering (▶ Fall 15)
SIRS (▶ Fall 25)
Spannungspneumothorax (▶ Fall 27)
Spinalanästhesie (▶ Fall 5) – hohe (▶ Fall 5), kraniale Ausbreitung (▶ Fall 17)
Spinalkanalstenose (▶ Fall 13)
Strabismusoperation (▶ Fall 28)
Subarachnoidalblutung (▶ Fall 2)
Subclavian-steal-Syndrom (▶ Fall 30)
Sympathomimetika – Augentropfen, sympathomimetische (▶ Fall 28)
Tachykardie – Ursachen (▶ Fall 25)
Thorax-CT (▶ Fall 29)
Tibiafraktur (▶ Fall 24)
tiefe Venenthrombose (▶ Fall 27)
Tokolyse (▶ Fall 1)
Tonsillektomie (▶ Fall 6)
Tourniquet (▶ Fall 22)
Transfusion – Indikationen (▶ Fall 4)
Transportbeatmung (▶ Fall 29)
triggerfreie Narkose (▶ Fall 8)
Trisomie 18 (▶ Fall 28)
Tubus – Abknicken (▶ Fall 16)
TUR-Prostata/TUR-Syndrom (▶ Fall 5)
Unterarmfraktur (▶ Fall 20)
Vasokonstriktion, hypoxisch-pulmonale (▶ Fall 23)
Venendruck, zentraler (▶ Fall 13)
Venenkatheter, zentraler – Indikationen (▶ Fall 25)
Vigilanzminderung (▶ Fall 18)
Volumentherapie – Kinder (▶ Fall 7)
von-Willebrand-Jürgens-Syndrom (▶ Fall 7)
Vorhofflimmern (▶ Fall 25) – prädisponierende Faktoren (▶ Fall 21), Symptome (▶ Fall 21), Komplikationen (▶ Fall 21)
Voruntersuchung, kardiale (▶ Fall 17)
Wachintubation, fiberoptische (▶ Fall 19)
Wilson-Socre (▶ Fall 16)
Überwachungsmonitor – Alarmfunktionen (▶ Fall 9)
zentrales anticholinerges Syndrom (▶ Fall 19)
zerebrale Dysfunktion, perioperative (▶ Fall 18)
zerebraler Perfusionsdruck (▶ Fall 2)
Zugang, intraossärer (▶ Fall 7)

# Fall 1 – Nachgeburt

1.1 Falldarstellung – 2

1.2 Fallnachbetrachtung/Fallanalyse – 6

## 1.1 Falldarstellung

> Julia Mader war in ihrem Leben immer gesund gewesen und erwartete deshalb auch, dass die Schwangerschaft sie nicht beeinträchtigen würde. Groß war daher ihre Verwunderung, als die Frauenärztin ihr in der 30. Schwangerschaftswoche mitteilte, sie solle ins Krankenhaus. Dem Kind gehe es gut, aber die Wehen seien zu stark.

Jetzt lag sie im Bett; der Wehenschreiber zeigte regelmäßige, kräftige Kontraktionen. Sie habe ein Amnioninfektionssyndrom, war ihr mitgeteilt worden. Sie bekam ein Antibiotikum, Magnesium, Verapamil und einen Tropf zur Wehenhemmung. Das Ziehen im Unterbauch hatte aufgehört, aber seit zwei Tagen fühlte sie sich zunehmend kränker. Heute war noch etwas Schüttelfrost hinzugekommen. Bei der Morgenvisite wurde ihr mitgeteilt, dass die Infektionsparameter weiter gestiegen seien und deshalb die Geburt eingeleitet werden muss. Kurz danach wurde sie in den Kreißsaal gebracht.

Sechs Stunden später war es schon vorbei. Ihr Sohn wog bei der Geburt 1000 g. Es ginge ihm gut, er brauchte aber noch etwas Unterstützung bei der Atmung, war ihr mitgeteilt worden. Sie hatte ihn nur kurz gesehen, bevor die Hebamme ihn an den Kinderarzt übergeben hatte. Obwohl die Geburt weniger anstrengend als erwartet gewesen war, war Julia jetzt sehr müde, und ihr fielen die Augen zu. Sie hörte noch, wie jemand die Anästhesie erwähnte, hatte an die anschließenden Ereignisse aber nur eine sehr vage Erinnerung.

Die häufigsten Telefonnummern, über die der Facharzt Dr. Hartmut während des Bereitschaftsdienstes angefordert wurde, kannte er nach zehn Jahren in der Klinik mittlerweile auswendig. Kreißsaal dachte er, informierte Fachkrankenschwester Corinna und machte sich auf den Weg. Die Frauenklinik lag etwas abseits im Krankenhausgelände, und die Gehzeit betrug fünf Minuten.

»Wir müssen eine manuelle Plazentalösung machen« teilte die Gynäkologin bei seinem Eintreffen mit. Sie arbeitete fast schon genauso lange wie er in der Klinik, und im Laufe der Jahre hatte Dr. Hartmut ihr Urteil schätzen gelernt. Während die Anästhesieschwester das fahrbare Narkosegerät in das Geburtszimmer brachte und den Gerätecheck durchführte, sah Dr. Hartmut kurz in die Akte der Patientin. Für eine ausführliche Prämedikation war keine Zeit mehr. Die Patientin war 29 Jahre alt, 172 cm groß und wog jetzt 80 kg. Auf den ersten Blick waren folgende Laborparameter auffällig:

- Hb: 9 mg/dl (Norm 11,9–17,2 mg/dl),
- Hkt: 26% (Norm 37–47%),
- Leukozyten: 11,0 Gpt/l (Norm 3,8–9,8 Gpt/l),
- Kalium: 2,9 mmol/l (Norm 3,8–5,2 mmol/l),
- TSH: 6,2 mU/l (0,27–4,2 mU/l),
- fT3: 2,0 pmol/l (2,8–7,1 pmol/l),
- fT4: 8 pmol/l (Norm 12–22 pmol/l).

### 1.1.1 Wie interpretieren Sie diese Laborparameter?

#### Anämie

Während einer Schwangerschaft kommt es zu einem deutlichen Anstieg des Plasmavolumens (ca. 45%). Das Erythrozytenvolumen nimmt zwar auch zu (ca. 20%), aber eine Zunahme an Erythrozyten findet nicht im gleichen Ausmaß statt. Eine Anämie ist daher regelmäßig zu beobachten. Bei Hämoglobinwerten <10 mg/dl (Hkt <30%) liegt meist zusätzlich eine Eisenmangelanämie vor. Bei dieser Patientin ist davon auszugehen, dass der Hkt zum Zeitpunkt der manuellen Plazentalösung aufgrund des Blutverlustes noch niedriger war.

#### Leukozytose

Die Leukozytose kann durch das Amnioninfektionssyndrom erklärt werden.

#### Hypokaliämie

Eine Hypokaliämie findet sich am häufigsten bei Patienten mit einer Diuretikatherapie. Bei der im Fall dargestellten Patientin ist die wahrscheinlichste Ursache die Therapie mit $\beta_2$-Mimetika. $\beta$-adrenerge Stimulation bewirkt einen $K^+$-Influx in die Zellen [3] – ein Effekt, der auch häufig bei Patienten zu beobachten ist, die sich elektiven Eingriffen unterziehen. Präoperativ erhöhte Katecholaminspiegel bewirken auch hier über die Stimulation der $\beta$-Rezeptoren einen $K^+$-Influx.

#### Hypothyreose

Erniedrigte Schilddrüsenwerte sind bei Schwangeren häufig zu beobachten und meist Folge eines

Jodmangels aufgrund eines erhöhten Bedarfs. Die Verschiebung einer Operation wegen eines Hypothyreodismus ist nur in schweren Fällen mit klinischer Symptomatik gerechtfertigt. Bei dringenden Fällen besteht diese Option nicht.

### 1.1.2 Warum sollte kein Kalium substituiert werden?

Unabhängig von der Notfallsituation bei dem geschilderten Fall ist eine präoperative K-Substitution kritisch zu sehen, da eine zu schnelle Durchführung mit erheblichen Gefahren verbunden ist (bis hin zum Herzstillstand) und das tatsächliche $K^+$-Defizit nur schwer abgeschätzt werden kann. Nach der aktuellen Datenlage ist eine $K^+$-Substitution nur bei Risikopatienten (KHK, vorbestehende Arrhythmien, Digitalistherapie) oder bei Hochrisikooperationen (Herzchirurgie, Thoraxeingriffe, große Gefäßeingriffe) indiziert. Patienten ohne diese Risikofaktoren scheinen K-Werte von 2,8–3 mmol/l ohne Probleme zu tolerieren.

▶ Die Patientin unterschied sich zunächst nicht von den vielen anderen Kreißenden, die Dr. Hartmut bisher in ähnlicher Situation erlebt hatte. Sie war offensichtlich erschöpft von der Geburt und schlief. Die Anämie machte sich an ihrem Hautkolorit bemerkbar. Die Hebamme hatte bereits die Beine der Patientin in den entsprechenden Halterungen festgemacht und bereitete alles für den Eingriff vor. Schwester Corinna war inzwischen mit dem Gerätecheck fertig und schloss das Standardmonitoring EKG, Pulsoxymetrie und Blutdruckmessung an.

### 1.1.3 Welche Anästhesieform würden Sie wählen?

Schwangere und Kreißende haben ein erhöhtes Aspirationsrisiko. Aus diesem Grund kommt in erster Linie eine Intubationsnarkose mit »rapid sequence induction« (RSI) in Frage. Ziel der RSI ist es, möglichst schnell die Atemwege zu kontrollieren (▶ Kap. 8.1.2–8.1.5). Nach Präoxygenierung mit 100% Sauerstoff über 3 min erfolgt die Injektion des Einleitungsanästhetikums gefolgt von einem schnell wirkenden Muskelrelaxans (Succinylcholin oder Rocuronium).

Die Durchführung des Sellick-Manövers. (Krikoiddruck; KD) ist umstritten [2] und kann nicht mehr allgemein empfohlen werden. Untersuchungen haben gezeigt,
- dass meist ein nicht ausreichend hoher Druck ausgeübt wird, um den Ösophagus zu verschließen,
- dass es reflektorisch durch den Druck zu einer Erschlaffung des unteren Ösophagussphinkters kommt,
- und dass bei forciertem Erbrechen die Gefahr einer Ösophagusruptur besteht.

Zu beachten ist, dass eine RSI nur durchgeführt werden sollte, wenn von einer problemlosen Intubation ausgegangen werden kann. Ist dies fraglich, sollte eine fiberoptische Wachintubation erwogen werden.

▶ Nachdem die Vorbereitungen abgeschlossen waren, ging Dr. Hartmut zur Patientin, um den anästhesiologischen Ablauf kurz mit ihr zu besprechen. Julia Mader war allerdings so müde, dass dies nicht möglich war. Er warf einen Blick auf den Überwachungsmonitor und las folgende Werte ab:
- HF: 130/min,
- Blutdruck: 140/80 mm Hg,
- $S_pO_2$: 74%.

### 1.1.4 Was ist Ihre wichtigste Maßnahme?

Auffallend sind die Tachykardie und die schlechte periphere Sättigung. Die wichtigste Maßnahme ist daher die Verbesserung der Oxygenierung.
- An erster Stelle steht die Gabe von Sauerstoff.
- Gleichzeitig sind die Lage und die Funktion des Pulsoxymeters zu überprüfen, um einen Artefakt oder Defekt auszuschließen.
- Ebenfalls essenziell ist eine Auskultation der Lungen.

▶ Die Messungen des Pulsoxymeters schienen korrekt zu sein. Unter Spontanatmung von 100% Sauerstoff mit fest sitzender Maske stiegen die $S_pO_2$-Werte allmählich auf 91%. Dr. Hartmut übergab die Maske an Schwester Corinna und auskultierte die Lungen. Das Atemgeräusch war seitengleich, eine Bronchospastik war nicht vorhanden, dafür aber ubiquitär feinblasige, feuchte Rasselgeräusche (RG).

»Die Patientin verliert zu viel Blut. Wir müssen jetzt die Planzentalösung durchführen. Fangen Sie bitte sofort mit der Narkose an!« meldete sich die Gynäkologin.

Dr. Hartmut übernahm wieder die Maske, ließ 400 mg Thiopental und 80 mg Succinylcholin spritzen. Danach wartete er ca. eine Minute, bis die Muskelfaszikulationen vorbei waren. Während dieser Zeit fiel die periphere Sättigung auf 85%. Er ließ sich das Laryngoskop geben und führte den Spatel in den Mund ein. »Mist«, dachte er, denn er konnte den Mund der Patientin ca. nur 3 cm weit öffnen und entsprechend nur die Spitze der Epiglottis sehen.

### 1.1.5 Wie gehen Sie weiter vor?

Die wahrscheinlich beiden häufigsten Ursachen für erschwerte Intubationsbedingungen sind
- eine unzureichende Anästhesietiefe/Relaxierung und
- eine nicht optimale Lagerung des Patienten.

Beides sollte daher überprüft und ggf. optimiert werden. Die Optimierung der Lagerung kann z. B. durch die verbesserte Jackson-Position mit Hochlagerung des Kopfes erreicht werden. Ist auch danach keine bessere Visualisierung des Kehlkopfes möglich, sollte in dem dargestellten Fall zunächst eine ausreichende Oxygenierung mittels drucklimitierter Maskenbeatmung mit einem Spitzendruck <20 cm $H_2O$ sichergestellt werden. Dabei kann es sinnvoll sein, durch eine zweite Person einen Krikoiddruck ausüben zu lassen, jedoch nur so stark, dass eine Mageninsufflation verhindert wird.

> Die Optimierung der Lagerung mit Hilfe eines zusätzlichen Kissens brachte keine Verbesserung der Intubationsbedingungen. Bei einer Sättigung von 80% brach Dr. Hartmut den Intubationsversuch ab und begann mit der vorsichtigen Maskenbeatmung. Als die Sättigung langsam auf 90% gestiegen war, wandte er sich an Schwester Corinna: »Hol' bitte die Intubationshilfen aus dem OP!«

### 1.1.6 Welche Intubationshilfen sind in der beschriebenen Situation geeignet?

Mittlerweile werden zahlreiche Intubations- und Beatmungshilfen kommerziell angeboten, z. B. Larynxmaske, Larynxtubus, Easytube, Combitubus, FastTrach, C-Trach, verschiedene Spatel, Videolaryngoskop, Bonfils. Allgemeingültige Empfehlungen für das jeweilige Instrumentarium können nicht gegeben werden. Die Entscheidung trägt der Anwender. Die Wahl hängt somit von der individuellen Erfahrung und Übung und von der speziellen Situation ab.

Die höchste Priorität hat in dem geschilderten Fall die Sicherstellung der Oxygenierung bei gleichzeitigem Aspirationsschutz. Da die einfache Intubation nicht möglich war, könnte dies z. B. durch eine Larynxmaske ProSeal, einen Larynxtubus TS oder einen Combitubus erfolgen, da diese Hilfsmittel ohne größeren zeitlichen Aufwand angewendet werden können. Die beiden Ersteren sind meist für den Anästhesisten leichter anzuwenden und ermöglichen zusätzlich die Einführung einer Magensonde.

Bei den zahlreichen Möglichkeiten, die mittlerweile zur Verfügung stehen, sollte stets auch erwogen werden, die Patientin wieder aufwachen zu lassen und dann bei wieder vorhandenen Schutzreflexen eine fiberoptische Wachintubation durchzuführen.

Die schwierige unerwartete Intubation ist eine seltene, aber gefürchtete Komplikation in der Anästhesie. Entsprechend wichtig ist es, sich auf dieses Ereignis entsprechend vorzubereiten. Die Anwendung der verschiedenen Intubationshilfen muss regelmäßig trainiert werden, sodass ihre Benutzung in der Notfallsituation keine Schwierigkeiten bietet. Ergänzend zu einem regelmäßigen Training muss natürlich das entsprechende Equipment in den Bereichen vorhanden sein. Der häufig begleitende Zeitdruck in der Notfallsituation begünstigt das Entstehen von Fehlern, sodass der Ablauf

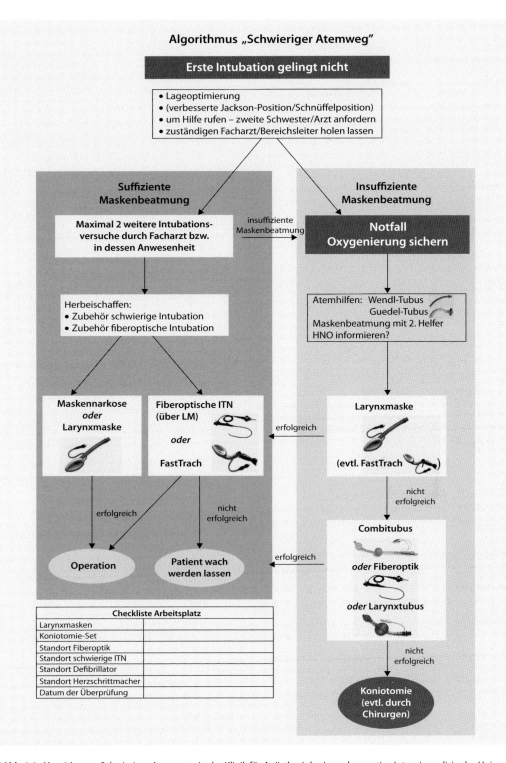

**Abb. 1.1.** Algorithmus »Schwieriger Atemweg« in der Klinik für Anästhesiologie und operative Intensivmedizin des Universitätsklinikums Dresden

so weit wie möglich standardisiert werden muss. ◘ Abb. 1.1. zeigt einen möglichen Algorithmus für einen unerwartet schwierigen Atemweg.

▶ Nach ein paar Minuten war Schwester Corinna wieder zurück. Dr. Hartmut hatte in der Zwischenzeit zur Aufrechterhaltung der Narkose fraktioniert 150 mg Propofol nachinjiziert. Seine Entscheidung fiel auf die Larynxmaske ProSeal, die sich allerdings wegen der eingeschränkten Mundöffnung nur mit der Einführhilfe und nicht mit dem Finger platzieren ließ. Die Beatmung war damit problemlos möglich. Über die eingeführte Magensonde ließen sich 500 ml Flüssigkeit absaugen. Julia Mader erhielt noch 0,2 mg Fentanyl intravenös. Die Gynäkologin begann mit der Plazentalösung, die 15 Minuten dauerte. Die Hypnose wurde mit 1 MAC Sevofluran fortgeführt. Aufgrund des schwer zu schätzenden Blutverlustes von mindestens 500 ml erhielt die Patientin eine kolloidale Infusionslösung.

### 1.1.7 Wie sollte die postoperative Betreuung erfolgen?

Aufgrund der Oxygenierungsstörung muss die Patientin zunächst weiter beatmet und auf eine Intensivstation verlegt werden. Der Atemweg muss mittels eines Endotrachealtubus definitiv gesichert werden, z. B. durch Intubation mittels Fiberoptik oder FastTrach. Die Umintubation muss am Ort mit den optimalen Bedingungen durchgeführt werden, z. B. im OP-Bereich oder auf der Intensivstation. Auf der Intensivstation ist zunächst eine weiterführende Diagnostik mit Laborkontrolle, Blutgasanalyse, Thoraxröntgenaufnahme durchzuführen und anschließend die spezifische Therapie einzuleiten.

### 1.1.8 Interpretieren Sie den pulmonalen Befund und den $S_pO_2$-Wert bei dieser Patientin!

Unter der Voraussetzung, dass die Sauerstofftransportfunktion der Erythrozyten nicht gestört ist, ist eine Hypoxämie durch eine Verschlechterung des Ventilations-/Perfusions-Verhältnisses verursacht.

Die Verschlechterung kann wiederum bedingt sein durch
- eine Perfusionsstörung (z. B. durch eine Embolie oder pulmonale Vasokonstriktion),
- eine Diffusionsstörung (z. B. durch ein Lungenödem oder eine Pneumonie) oder
- eine Ventilationsstörung (z. B. durch einen Bronchospasmus oder eine Hypoventilation).

Feinblasige, feuchte Rasselgeräusche werden durch alveoläre Flüssigkeitsansammlungen verursacht. Eine Aspiration führt hingegen zu grobblasigen Rasselgeräuschen. Bei dieser Patientin kommen differenzialdiagnostisch insbesondere eine Infektion und ein Lungenödem in Frage. Aufgrund der zeitlichen Fulminanz ist das Lungenödem die wahrscheinlichere Diagnose. Die Patientin war mehrere Tage tokolytisch behandelt worden. Die hierdurch bewirkte Hemmung der ADH-Sekretion führt zu einer Wasserretention, die zusammen mit dem reduzierten kolloidosmotischen Druck (bei Schwangeren) zu einem Lungenödem führen kann [1].

Als weitere mögliche Ursache muss auch eine Fruchtwasserembolie in Betracht gezogen werden. Diese verläuft typischerweise biphasisch mit einer initialen pulmonalen Hypertonie und Rechtsherzbelastung gefolgt von einer Abnahme des Herzminutenvolumens, einem Lungenödem, einer Hypoxie und Hypotension.

## 1.2 Fallnachbetrachtung/Fallanalyse

### 1.2.1 Welche medizinischen Fehler sehen Sie in dem geschilderten Fall?

**Voruntersuchung der Patientin durch den Anästhesisten**

Aufgrund der Notfallsituation war eine ausführliche Anamneseerhebung nicht mehr möglich. Eine Überprüfung der Mundöffnung muss aber in jedem Fall erfolgen. Bei dem Aktenstudium fiel dem Anästhesisten der erniedrigte Hb-Wert auf. Die Anordnung einer Kontrolle (z. B. durch die Hebamme) wäre sinnvoll gewesen und hätte den Ablauf nicht verzögert.

### Überwachung der Patientin durch die Kollegin der Gynäkologie

Die Patientin war bei Eintreffen des Anästhesieteams mit hoher Wahrscheinlichkeit bereits hypoxisch. Es ist weiterhin wahrscheinlich, dass die Gefahr der fetalen Hypoxie unter der Geburt erhöht war.

Eine verzögerte Plazentalösung birgt erhebliche Gefahren.
- An erster Stelle steht der drohende oder stattfindende Blutverlust. Diese Gefahr war bei der Patientin aufgrund der in den Tagen zuvor durchgeführten Tokolyse und des frühen Stadiums der Schwangerschaft erhöht.
- An zweiter Stelle ist ein Lungenödem nach oder während einer Tokolyse eine bekannte und keine seltene Nebenwirkung. Eine Überwachung der Herz- und Kreislaufsituation sowie der peripheren Sättigung war daher auch ohne Anästhesie indiziert.

Die Gynäkologin war sich der Dringlichkeit des Eingriffs bewusst und wies zu Recht auf den drohenden Blutverlust hin. Eine Kontrolle des Hb-Wertes, der in der Regel im Kreißsaal ohne Probleme durchgeführt werden kann, erfolgte nicht.

### Durchführung des Eingriffes im Geburtsraum

Auf diesen Punkt wird weiter unten näher eingegangen.

## 1.2.2 Welche organisatorischen Schwachstellen/Fehler finden sich in dem geschilderten Fall?

### Überwachung der Patientin durch die Kollegin der Gynäkologie

Dieser Punkt wurde bereits bei den medizinischen Fehlern erwähnt (▶ Kap. 1.2.1). Hierzu ist anzumerken, dass es sich häufig um ein Organisationsverschulden handelt, da die Überwachung im Kreißsaal fest geregelt sein muss. Auch wenn dies primär die Geburtshilfe betrifft, muss die Anästhesieabteilung auf eine organisatorische Festlegung hinwirken. Neben der erhöhten Patienten- und fetaler Sicherheit unter der Geburt kann in der Notfallsituation wertvolle Zeit gewonnen werden.

### Manuelle Plazentalösung im Geburtsraum

Es ist in vielen Kliniken üblich, diesen »kleinen« Eingriff im Geburtsraum durchzuführen. Dieses Vorgehen wird in der Regel unter der Vorstellung der Prozessoptimierung in der Geburtshilfe gewählt. Die Entscheidung, den Eingriff nicht in einem Operationssaal durchzuführen, reduziert die Patientensicherheit
- aus medizinischer Sicht u. a. durch
  - eingeschränkte Lagerungsmöglichkeit der Patientin im Bett,
  - keine Umstiegsmöglichkeit auf offene Operation,
  - schlechtere Intubationsbedingungen, und
- aus logistischen Gründen, u. a.
  - schlechtere Geräte- und Medikamentenausstattung, z. B. Narkosegerät, Zubehör schwieriger Atemweg, Infusionsanwärme etc.

### Aufklärung der Patientin

Eine ausführliche Prämedikation und Aufklärung der Patientin war in der Notfallsituation nicht mehr möglich. Hierzu ist anzumerken, dass die Patientin bereits länger stationär war und aufgrund des Amnioninfektionssyndroms mit Wehentätigkeit eine hohe Wahrscheinlichkeit der Kaiserschnittentbindung bestand. Solche Patientinnen sind daher bereits stets im Vorfeld der Anästhesie zu melden, damit eine Prämedikation ohne Zeitdruck erfolgen kann. Die entsprechenden organisatorischen Voraussetzungen sind sicherzustellen.

## 1.2.3 Wie beurteilen Sie die nichttechnischen Fähigkeiten der beteiligten Personen?

### Kommunikation

Eine Kommunikation zwischen dem Anästhesie- und Geburtshilfeteam fand kaum statt. Jede Abteilung befasste sich mit ihrem Fachgebiet, ohne die andere Fachdisziplin ausreichend über den wahrgenommenen Behandlungsstatus bzw. eventuelle Behandlungsschwierigkeiten zu informieren. Insbesondere teilte der Anästhesist der Gynäkologin nicht seine Bedenken bezüglich der pulmonalen Situation der Patientin mit.

### Führung

Die beteiligten Fachärzte der Anästhesie und Gynäkologie sind hierarchisch gleichgestellt. Anästhesisten neigen allerdings häufig dazu, sich wie in dem geschilderten Fall dem chirurgischen Kollegen unterzuordnen. Indem der Anästhesist der Gynäkologin stillschweigend die Führungsübernahme überließ, zeigte er Führungsschwäche. In der Rolle des Geführten unterliefen dem Anästhesisten Fehler durch Hektik. So versäumte er beispielsweise, die Mundöffnung der Patientin zu überprüfen und die Hb-Kontrolle anzuordnen.

### Teamfähigkeit

Wie bereits dargestellt, arbeiteten die beiden Teams Anästhesie und Gynäkologie nicht zusammen, sondern insbesondere die Gynäkologin konzentrierte sich nur auf ihr Fachgebiet.

### Ressourcenmanagement

Obwohl der Anästhesist auf die ihm zur Verfügung stehende Ressource »Anästhesieschwester« mehrmals sinnvoll zugegriffen hat (z. B. Übergeben der Maskenbeatmung bei steigender Sauerstoffsättigung), hätte er zusätzliche Ressourcen einbeziehen müssen. Speziell erfolgte keine Einbindung der Hebammen (z. B. Anlegen des Monitorings, Hb-Kontrolle).

### Entscheidungsfindung

Die Entscheidungen für die betreffenden Behandlungsmaßnahmen wurden von beiden Ärzten schnell getroffen, z. B. Management schwieriger Atemweg, Indikationsstellung (Dringlichkeit) der Operation. Zeitdruck und emotionale Anspannung führten teilweise zu einer zu sehr verkürzten Entscheidungsfindung, mit der Folge, dass die optimale Behandlungsoption dann keine Berücksichtigung fand.

### Literatur

1. Chandraharan E, Arulkumaran S. Acute tocolysis. Curr Opin Obstet Gynecol 2005; 17:151–6
2. Ellis DY, Harris T, Zideman D. Cricoid pressure in emergency department rapid sequence tracheal intubations: a risk-benefit analysis. Ann Emerg Med 2007; 50: 653–65
3. Kaltofen A, Lindner KH, Ensinger H, Ahnefeld FW. Die Beeinflussung der Kaliumkonzentration im Blut durch Katecholamine – Eine Literaturübersicht. Anasth Intensivther Notfallmed 1990; 25: 405–10

# Fall 2 – Luxationsfraktur des Ellbogens

2.1 Falldarstellung – 10

2.2 Fallnachbetrachtung/Fallanalyse – 18

## 2.1 Falldarstellung

Frank Polster war mit 95 kg bei 173 cm Körpergröße etwas übergewichtig, und das wusste er auch. Er war jetzt 46 Jahre alt und nahm einen β-Blocker zur Kontrolle des Blutdrucks ein. Sein Hausarzt meinte, dass der erhöhte Blutdruck auf seinen Beruf und »seine paar Kilo zuviel auf den Rippen« zurückzuführen war – so drückte sich Frank Polster zumindest selbst aus: Als selbstständiger Bauunternehmer kannte er Termindruck als sein täglich Brot.

Auch heute war der Terminkalender wieder voll. Frank Polster war gegen halb sechs aufgestanden und hatte sich für den Tag fertig gemacht. Seine Frau und die beiden kleinen Kinder schliefen noch, und er brach nach einem kurzen Frühstück auf. Frank Polster fühlte sich wohl, als er sein Fahrzeug an der Baustelle parkte. Er ärgerte sich nur über einen dumpfen Kopfschmerz. Dieser hatte vor zwei Wochen plötzlich angefangen, war zwar in den vergangenen Tagen besser geworden, wollte jedoch nicht ganz verschwinden.

Sein Bauleiter begrüßte ihn. Gemeinsam gingen sie zum Gerüst, um sich über den Fortschritt der Bauarbeiten einen Überblick zu verschaffen. Frank Polster war die ersten Stufen der Leiter hinaufgestiegen, als er plötzlich kurz aufstöhnte, sich an den Kopf fasste und nach hinten auf den Boden fiel. Erschreckt sprang der Bauleiter zu ihm hin: Frank Polster reagierte nicht, und sein linker Arm war in einer seltsamen Stellung verdreht. Etwas ratlos sah sich der Bauleiter um, zögerte kurz und nahm dann sein Telefon aus der Tasche, um den Notdienst zu rufen.

### 2.1.1 Was ist Ihre Verdachtsdiagnose?

Die geschilderten Symptome sind typisch für eine Subarachnoidalblutung (SAB). Bei vielen Patienten ist die SAB ein mehrzeitiges Geschehen. Sogenannte Warnblutungen sind begleitet von plötzlichen, starken Kopfschmerzen, die nach einiger Zeit in einen dumpfen, persistierenden Kopfschmerz übergehen. Die Warnblutungen werden häufig nicht erkannt, und meist folgt nach 2 Wochen die eigentliche SAB. Letztere bietet mit wenigen Ausnahmen ein typisches Krankheitsbild mit plötzlich auftretenden, starken Kopfschmerzen, oft während körperlicher Aktivität, unter Umständen gefolgt von Störungen des Bewusstseins und Erbrechen. Klinisch kann eine Nackensteifigkeit oder andere Zeichen der Meningealreizung imponieren. Je nach Ausprägung und Lokalisation der SAB kann es zu unterschiedlichen Ausprägungen des neurologischen Defizits kommen. Die Schweregradeinteilung der SAB ist in Tab. 2.1. dargestellt und orientiert sich an der Einteilung der WFNS (World Federation of Neurological Surgeons) [7] bzw. nach Hunt und Hess [4]. Das Outcome der Patienten ist abhängig vom Schweregrad der SAB.

**Tab. 2.1.** Schweregradeinteilung der SAB

| Schweregradstadium der SAB nach WFNS bzw. Hunt und Hess | Klinische Symptome | Glasgow Coma Scale |
| --- | --- | --- |
| 0 | Zufällig entdecktes, nicht rupturiertes Aneurysma | 15 |
| I | Leichter Kopfschmerz/Meningismus | 15 |
| II | Mäßiger bis schwerer Kopfschmerz/Meningismus, bewusstseinsklar, ggf. Hirnnervenstörungen | 13–14 |
| II | Somnolenz/Verwirrtheit und/oder neurologische Ausfälle | 13–14 |
| IV | Sopor, schwere neurologische Ausfälle | 7–12 |
| V | Koma | 3–6 |

## 2.1.2 Was ist die wichtigste Differenzialdiagnose und welches sind andere mögliche Differenzialdiagnosen?

Die wichtigste Differenzialdiagnose ist in diesem Fall ein Schädel-Hirn-Trauma bei Zustand nach Sturz aus ungeklärter Ursache. Das bedeutet insbesondere für das eintreffende Notfallteam eine entsprechende Vorgehensweise mit protektiver Behandlung u. a. der Wirbelsäule und des ZNS. Prinzipiell sind jedoch auch andere differenzialdiagnostische Möglichkeiten einer Synkope in Erwägung zu ziehen (► Übersicht).

> **Mögliche Ursachen einer Synkope**
> - Kardiale Synkope
>   Zu nennen sind hier Herzrhythmusstörungen oder Low-output-Syndrom
> - Zirkulatorische Synkope
>   Mögliche Ursachen für zirkulatorische Synkope: vasovagal, orthostatisch, hypovolämisch, postprandial, pressorisch, Karotissinussyndrom, V.-cava-Kompressionssyndrom, medikamentös bedingte Synkopen, Synkopen bei autonomer Neuropathie
> - Zerebrale Synkope
>   Zerebrale Synkopen werden beobachtet bei Epilepsie, zerebrovaskulärer Insuffizienz, Apoplex, verschiedenen intrakraniellen Blutungen oder Narkolepsie
> - Metabolische Synkope
>   Beispielsweise ausgelöst durch Hypoxie, schwere Anämie, Hypoglykämie oder Elektrolytstörungen
> - Hypothermie

> Das ca. 12 min später eintreffende Notfallteam musste sich erst einen Weg durch die herumstehenden Bauarbeiter bahnen. Der Notarzt Dr. Karl machte sofort einen Basischeck der Vitalparameter bei Herrn Polster, der in stabiler Seitenlage auf dem Boden lag. Nach seiner Einschätzung war Herr Polster bewusstlos, atmete suffizient, hatte aber eine hohe Atemfrequenz. Herr Polster machte ungezielte Abwehrbewegungen auf Schmerzreize und öffnete die Augen. Der gemessene Blutdruck betrug 180/95 mm Hg, der Puls war regelmäßig und kräftig mit einer Frequenz von 80/min. »Wer hat denn gesehen, wie der Unfall passiert ist?« fragte Dr. Karl die Umstehenden. Der völlig aufgelöste Bauleiter meldete sich, aber seine Auskünfte waren verwirrend. Trotz der eingeschränkten Informationen war Dr. Karl klar, was er jetzt tun musste.

## 2.1.3 Über welche Maßnahme ist sich Dr. Karl klar?

Gemäß ◘ Tab. 2.1. besteht bei Herrn Polster die Verdachtsdiagnose einer SAB mit dem Schweregrad IV nach Hunt und Hess. Dem Notarzt fehlt zur Diagnosestellung allerdings das erforderliche Hintergrundwissen. Insbesondere ist für ihn unklar, ob die Bewusstseinsstörung vor oder nach dem Sturz aufgetreten ist. In ◘ Tab. 2.2 ist die Einteilung gemäß der Glasgow Coma Scale (GCS) dargestellt.

Herr Polster öffnete die Augen auf Schmerzreize, gab keine Antwort, zeigte ungezielte Abwehrbewegungen und erreichte damit ein GCS von 7.

> **Notfallversorgung traumatisierter Patienten**
> - In der Notfallversorgung traumatisierter Patienten gilt der Leitsatz »treat first what kills first«.
> - Die Sicherung des Atemweges und der Oxygenierung steht daher an erster Stelle. Die Fachgesellschaften empfehlen die Intubation nach Trauma ab einem GCS von 8 und darunter [3].

> Der Rettungsassistent legte einen venösen Zugang und kontrollierte zur Sicherheit noch den Blutzuckerwert, der normal war. Daraufhin wurde Herr Polster vom Notarzt Dr. Karl problemlos ohne Hinweis auf eine Aspiration intubiert. Nach Schienung des linken Armes wurde er in das in der gleichen Stadt liegende Haus der Maximalversorgung transportiert. Nach Übernahme im Krankenhaus durch die Kollegen der Anästhesie, Traumatologie und Neurochirurgie erfolgten sofort eine kraniale Computertomographie (cCT), eine CT der Wirbelsäule sowie Röntgenaufnahmen des linken Arms.

**Tab. 2.2.** Glasgow Coma Scale (<8 Punkte = schwere Hirnfunktionsstörung)

| Neurologische Funktion | Reaktion des Patienten | Punkte |
|---|---|---|
| Augen öffnen | Spontan | 4 |
|  | Auf Ansprache | 3 |
|  | Auf Schmerzreiz | 2 |
|  | Kein Öffnen der Augen | 1 |
| Beste verbale Antwort | Orientiert | 5 |
|  | Verwirrt | 4 |
|  | Wortsalat | 3 |
|  | Unverständliche Laute | 2 |
|  | Keine verbale Reaktion | 1 |
| Beste motorische Antwort (Extremitäten der besseren Seite) | Befolgen von Aufforderungen | 6 |
|  | Gezielte Schmerzabwehr | 5 |
|  | Wegziehen | 4 |
|  | Pathologische Beugehaltung | 3 |
|  | Streckhaltung | 2 |
|  | Keine motorische Reaktion | 1 |
| Summe |  | 3–15 |

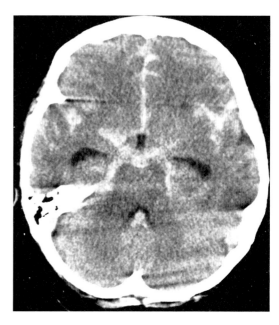

**Abb. 2.1.** cCT-Bild (Erklärungen ▶ Text)

### 2.1.4 Welche Diagnose können Sie anhand des cCT-Bildes stellen?

Auf dem cCT-Bild (**Abb. 2.1**) ist subarachnoidales Blut im Bereich des Circulus Willisi, der basalen Zisternen, des vorderen Interhemisphärenspaltes und im 4. Ventrikel als hyperdense Struktur (weiß) erkennbar.

### 2.1.5 Wodurch sind Patienten mit einer SAB akut (nicht nur zerebral) und im weiteren Verlauf gefährdet?

Die bedeutendste Komplikation nach einer SAB ist die Nachblutung. Sie tritt am häufigsten in den ersten Tagen nach der initialen SAB auf. Das Risiko der Nachblutung beträgt bei einem unversorgten Aneurysma in den ersten 4 Wochen 35–40% und fällt nach dem 1. Monat um 1–2%/Tag auf ca. 3%/Jahr [2]. Neben der akuten Nachblutung sind außerdem intrazerebrale und intraventrikuläre Blutungen gefürchtet.

Aufgrund der gestörten Liquorresorption im Rahmen einer SAB entwickelt sich sehr oft ein Hydrocephalus occlusus et malresorptivus. Es resultiert ein pathologisch erhöhter Hirndruck, der die Patienten akut gefährdet. In der cCT sieht man typischerweise ein erweitertes Ventrikelsystem – evtl. verbunden mit einer Liquordiapedese – und weiteren Hirndruckzeichen wie verstrichene Gyri. Die Therapie der Wahl ist die Anlage einer extraventrikulären Liquordrainage (EVD).

Nicht selten entwickeln die Patienten kardiale Komplikationen unterschiedlicher Ausprägung. EKG-Veränderungen treten bei ca. 3/4 der Patienten auf. Die Symptomatik ist sehr verschieden: Sinusbrady- oder -tachykardien, QT-Verlängerungen, Leitungsblockaden, ST-Hebungen und -Senkungen, T-Wellen-Veränderungen sowie pathologische Q-Wellen. Die Herzenzyme können ansteigen. Echokardiographisch werden bei sehr vielen Patienten Wandbewegungsstörungen und histopathologische Myokardveränderungen nachgewiesen. Diese Symptome sind einem akuten Myokardinfarkt sehr ähnlich und führen – aufgrund der akuten Herzinsuffizienz – zur ausgeprägten arteriellen Hypotonie, zu Lungenödem, Herzstillstand und plötzlichem Herztod. Koronarangiographisch fehlt dabei typischerweise der Nachweis einer Koronararteriensklerose. Ursache dieser kardialen Symptome sind die exzessive Ausschüttung von Adrenalin und Noradrenalin sowie Imbalancen im vegetativen Nervensystem.

Ist die akute SAB überwunden und adäquat therapiert, sind die Patienten im weiteren Verlauf vor allen Dingen durch einen zerebralen Vasospasmus gefährdet. Vasospasmen können Hirninfarkte auslösen, wodurch sich die Prognose der Betroffenen weiterhin verschlechtert. Typischerweise entwickeln sich die Vasospasmen zwischen dem 4. und 14. Tag nach dem Akutereignis, erreichen ein Maximum am 7. Tag und halten bis ca. 3 Wochen nach der SAB an. Langzeitdefizite als Folge einer Nachblutung bzw. einer Ischämie zeigen sich in Form von Paresen, kognitiven Störungen, neuroendokrinen Dysfunktionen, einem gestörten Schlaf-Wach-Rhythmus und epileptischen Anfällen.

In den bildgebenden Untersuchungen zeigten sich eine ausgeprägte Subarachnoidalblutung mit beginnendem Liquoraufstau und eine Luxationsfraktur des Ellbogengelenks. Der Pupillenstatus von Herrn Polster war weiterhin regelrecht. Das Anästhesieteam erweiterte das hämodynamische Monitoring um eine invasive, arterielle Druckmessung und einen zentralvenösen Katheter (ZVK). Herr Polster wurde anschließend zur Anlage einer EVD in den OP gebracht. Es entleerte sich reichlich blutig-tingierter Liquor, die Hirndrücke waren aber nicht erhöht. Danach erfolgte eine digitale Subtraktionsangiographie. Hier fand sich ein Aneurysma der A. cerebri anterior sinistra. Die Neurochirurgen entschlossen sich zur sofortigen Intervention, und das Aneurysma wurde noch am gleichen Tag mittels Clipping versorgt.

Postoperativ wurde Herr Polster intubiert, beatmet und analgosediert auf die Intensivstation (ITS) übernommen. Frau Polster wartete dort bereits seit einigen Stunden. Sie saß fassungslos mit ihren beiden kleinen Kindern in der Besucherecke.

### 2.1.6 Was würden Sie Frau Polster über die Prognose der Erkrankung ihres Mannes sagen?

Wie in ▶ Kap. 2.1.5 dargestellt, reduziert die Ausschaltung der Blutungsquelle die Gefahr der Nachblutung. Trotzdem sind der weitere Verlauf der Erkrankung und damit die Prognose nicht absehbar. Eine SAB ist potenziell lebensbedrohlich, mögliche neurologische Folgen können – bei unkompliziertem Verlauf – frühestens 14 Tage nach dem Blutungsereignis abgeschätzt werden.

### 2.1.7 Wie sieht die weitere intensivmedizinische Therapie eines Patienten mit SAB aus?

Hier muss zunächst unterschieden werden, ob das Aneurysma bereits ausgeschaltet wurde oder nicht. Prinzipiell wird die schnellstmöglichste Versorgung – zumindest innerhalb von 72 h nach dem Ereignis – empfohlen, um das Risiko einer erneuten Blutung zu reduzieren. Zerebrale Aneurysmata können auf zwei Arten ausgeschaltet werden: neurochirurgisch durch Kraniotomie und Clipping, oder neuroradiologisch durch endovaskuläres Einbringen von Coils. Auf die Vor- und Nachteile der beiden Methoden bzw. deren Langzeitergebnisse wird an dieser Stelle nicht näher eingegangen.

Ist das Aneurysma noch nicht versorgt, vermindert eine Reduktion des Blutdrucks das Risiko einer Nachblutung. Eine Blutdrucksenkung erhöht aber die Gefahr zerebraler Ischämien, wenn die Patienten Vasospasmen entwickeln. Um beiden Aspekten Rechnung zu tragen, wird derzeit die Senkung des Blutdrucks bei unversorgtem Aneurysma auf <180/100 mm Hg empfohlen.

Ist das Aneurysma ausgeschaltet, steht neben der Hirndrucktherapie die Prävention bzw. Therapie des Vasospasmus im Vordergrund. Günstig ist der frühzeitige Beginn einer oralen Gabe von Kalziumkanalblockern nach Diagnosestellung einer SAB. Die Dosierung beträgt 60 mg Nimodipin 4-stündlich per os/Magensonde. Die intravenöse Verabreichung von Nimodipin wird – aufgrund der negativen Auswirkungen auf den Blutdruck und der fehlenden Studienlage – nicht empfohlen. Die Therapie mit Nimodipin ist insgesamt 21 Tage fortzuführen.

Die zweite Säule der Vasospasmusbehandlung ist die sog. Triple-H-Therapie bestehend aus Hypervolämie, Hypertonie und Hämodilution. Sie führt zu einer Verbesserung des zerebralen Blutflusses. Es ist jedoch unklar, ob die Infarktrate reduziert werden kann.

Unerwünschte Nebenwirkungen der Triple-H-Therapie sind nicht selten. Hierzu gehören zerebrale Ödeme, Wiederholungsblutungen, Hyponatriämie sowie eine Herzinsuffizienz mit nachfolgendem Lungenödem. Aus diesem Grund wird die aggressive Triple-H-Therapie mittlerweile von den meisten Autoren abgelehnt und zur Verbesserung des zerebralen Blutflusses nur noch Hypertonie und Hämodilution empfohlen.

Zielgrößen sind ein zentraler Venendruck (ZVD) von 8–12 cm H$_2$O, ein Hämatokrit von 30–35% sowie ein Blutdruck von 20% über den individuellen Normwerten. Eine Hypovolämie ist unbedingt zu vermeiden. Es gibt jedoch keine Evidenz, dass eine Hypervolämie besser oder sicherer ist als eine Normovolämie.

Neuere Ansatzpunkte zur Prävention eines zerebralen Vasospasmus sind die intraventrikuläre Thrombolyse, die intraventrikuläre Gabe von Vasodilatatoren, Thrombozytenaggregationshemmern und Antikoagulanzien, die Gabe von Neuroprotektoren wie Tirilazad sowie die Gabe von Statinen, Magnesium, NO-Donatoren, Endothelinantagonisten, Kaliumkanalaktivatoren und Erythropoetin. Die Evidenz dieser Therapieansätze ist unterschiedlich hoch, prinzipiell sind hier weitere Studien notwendig.

Sind Vasospasmen bereits nachgewiesen, wird trotz geringer Evidenz die Triple- bzw. »Double«-H-Therapie fortgesetzt. Weitere Optionen der Vasospasmustherapie sind dann die endovaskuläre Ballonangioplastie sowie die intraarterielle Applikation von Vasodilatatoren [2].

> Auf der Intensivstation wurde die spezifische SAB-Therapie routiniert begonnen. Die Unfallchirurgen stellten für die Ellbogenfraktur aufgrund der begleitenden Luxation die Operationsindikation, angesichts der akuten zerebralen Symptomatik jedoch mit aufgeschobener Dringlichkeit. Frau Polster berichtete, dass ihr Mann in letzter Zeit ungewöhnlich häufig über starke Kopfschmerzen geklagt hatte. »Er meinte, dass wahrscheinlich sein Blutdruck wieder zu hoch war und wollte deswegen zum Hausarzt. Hätte er es bloß nicht immer wieder aufgeschoben.«

Am 1. postoperativen Tag wurde eine Kontroll-cCT durchgeführt. Sie zeigte eine regelrechte EVD-Lage ohne Zeichen von Liquoraufstau und die weiterhin bestehende SAB. Da über die EVD anhaltend erhöhte Hirndruckwerte von 20–23 mm Hg gemessen wurden, wurde die Analgosedierung mit Sufentanil und Midazolam kontinuierlich fortgesetzt. Am 2. postoperativen Tag waren die Hirndrücke auf ein akzeptables Niveau von 15–20 mm Hg gesunken. »Die Fraktur muss dringend versorgt werden«, meinte der Unfallchirurg am frühen Nachmittag nach der Visite auf der Intensivstation. Die Prämedikation erfolgte durch Frau Dr. Teresa, die Frühschicht hatte.

### 2.1.8 Wie kann die Einwilligung zur Anästhesie und Operation eingeholt werden?

Die Problematik der juristischen Einwilligungsfähigkeit wird ausführlich im Fall 24 (▶ Kap. 24.1.6 und 24.2.1) besprochen. Der Patient ist aufgrund der akuten SAB und Analosedierung nicht aufklärungs- und einwilligungsfähig. Von dem Unfallchirurgen wurde die dringliche Operationsindikation zur Versorgung der Ellbogenluxationsfraktur gestellt. In Notfällen oder in dringlichen Fällen, die keinen Aufschub ohne Gefährdung des Behandlungsergebnisses zulassen, können die behandelnden Ärzte die notwendigen Entscheidungen selbst treffen. Es muss hierbei stets der mutmaßliche Wille des Patienten zur Entscheidungsfindung mitberücksichtigt werden. In dem beschriebenen Fall sind diese Voraussetzungen erfüllt. Es ist es also nicht notwendig, für diesen Eingriff eine Betreuung einzurichten. Es ist allerdings zu empfehlen, die nächsten Angehörigen über die Operation zu informieren und aufzuklären.

> Frau Polster konnte gegen 14:30 Uhr telefonisch erreicht werden. Das Telefon klingelte gerade, als sie

mit ihren Kindern das Haus betrat. Sie hatte sie gerade aus dem Kindergarten abgeholt. Als die Schichtärztin Dr. Teresa sich am Apparat meldete, musste Frau Polster sich schnell setzen. Sie hatte das Gefühl, der Boden unter ihren Füßen würde nachgeben. »Wann soll die Operation denn durchgeführt werden«, fragte sie weinend, war aber gleichzeitig erleichtert. Sie hatte schlimmere Nachrichten befürchtet. »Ich möchte meinen Mann heute noch gern besuchen und kann wegen der Kinder nicht allzu spät kommen. Meine Mutter ist da und hilft mir. Ich muss abends aber wieder zu Hause sein.« Dr. Teresa versprach, sich darum zu kümmern. Sie rief den Unfallchirurgen an und fragte nach dem Operationstermin. Dieser hatte Herrn Polster leider angesichts vieler anderer Patienten vergessen, gab die OP-Anmeldung aber sofort weiter.

Mittlerweile war es kurz vor 16:00 Uhr, und der anästhesiologische Bereichsleiter der Unfallchirurgie Oberarzt Dr. Volkrad war angesichts der späten Nachmeldung nicht erfreut. Zum Glück stand dem Team heute ein Kollege im Spätdienst zur Verfügung. Dr. Einar war zwar erst im 2. Ausbildungsjahr, hatte aber bereits einige Wochen in der Unfallchirurgie gearbeitet. Und schließlich war es eine Operation an einer Extremität und Oberarzt Dr. Volkrad in der Nähe. Nach Rücksprache mit Dr. Teresa und Schilderung des Falles konnte es unverzüglich losgehen.

Herr Polster wurde an das Transportüberwachungsgerät angeschlossen, und Frau Dr. Teresa stellte das Transportbeatmungsgerät ein. Die Perfusoren wurden an einer speziellen Halterung am Bett angebracht, die EVD zugeklemmt und los ging die Fahrt. In der Patientenschleuse im OP-Trakt wartete ihr Kollege Dr. Einar. »Na, bereit für die Intensivmedizin, Herr Doktor?« begrüßte Frau Dr. Teresa ihn schnippisch. Dr. Einar wusste darauf nichts zu antworten, sondern überprüfte die Einstellungen am Transportbeatmungsgerät. Die Kollegen, die auf der Intensivstation arbeiteten, waren alle am Ende ihrer Ausbildung und ließen einen das gelegentlich spüren. »Das werde ich später mal anders machen«, dachte er.

Über Subachnoidalblutungen hatte Dr. Einar im Studium schon gehört und gelesen, vieles jedoch wieder vergessen. Dr. Teresa übergab ihm Herrn Polster intubiert, analgosediert, beatmet und kardiozirkulatorisch stabilisiert unter 0,09 µg/kg KG/min Noradrenalin. Sie schilderte den Fall und meinte, dass bislang keine Besonderheiten aufgetreten wären. »Die EVD ist jetzt zu und liegt im Bett. Die müsst ihr später wieder aufmachen und dabei aufpassen, dass der Filter nicht nass wird. Von der Beatmung macht Herr Polster keine Probleme. Wegen des diskret erhöhten Hirndrucks wurde die Analosedierung bisher nicht beendet. Der systolische Zielblutdruckdruck ist 160 mm Hg. Deswegen läuft der Noradrenalin-Perfusor. Der CPP war damit immer größer als 70 mm Hg. Wir haben zwei Erythrozytenkonzentrate eingekreuzt. Die liegen in der Blutbank und können abgerufen werden.«

### 2.1.9 Was ist der CPP?

Der zerebrale Perfusionsdruck (»cerebral perfusion pressure«; CPP) ist ein Maß für die Hirndurchblutung (»cerebral blood flow«; CBF). In den meisten Geweben entspricht der Perfusionsdruck der Differenz des arteriellen und venösen Drucks. Im Fall des Gehirns herrscht die besondere Situation, dass durch den knöchernen Schädel die Ausdehnung des Gewebes begrenzt wird und ein zusätzlicher, externer Druck entsteht. Physikalisch wird dies als Starling-Widerstand bezeichnet. Der CPP wird folgendermaßen berechnet:
- CPP [mm Hg] = MAP [mm Hg] – ICP [mm Hg]

wobei MAP der mittlere arterielle Druck und ICP der intrakranielle Druck sind. Ist der jugulärvenöse bzw. zentralvenöse Druck (ZVD) höher als der ICP, werden deren Werte für die Berechnung herangezogen. Unter physiologischen Bedingungen ist der CBF aufgrund der Autoregulation relativ konstant, und der CPP liegt zwischen 70 und 90 mm Hg. Ein längerer Abfall des CPP <70 mm Hg führt zum ischämischen Hirnschaden [9].

Dr. Einar hatte bislang noch nicht viele Intensivpatienten mit so zahlreichen »Leinen und Kabeln« betreut, aber es war ja nur ein peripherer Eingriff. Da er sich mit dem Krankheitsbild SAB nicht auskannte, fragte er nach, ob noch weitere Dinge zu beachten seien. »Ja«, war die Antwort von Dr. Teresa, »zur Prophylaxe der sehr häufig auftretenden zerebralen Vasospasmen gehört unbedingt die Triple-H-Therapie mit Hypervolämie, Hämodilution und Hypertonie. Den Blutdruck deshalb nicht auf unter 160 mm Hg systolisch fallen lassen und ausreichend Volumen geben«, schärfte sie dem jüngeren Kollegen ein. »Gut, das bekomme ich hin«, dachte Dr. Einar und stellte noch eine Frage: »Soll ich für die Narkose die Perfusoren weiter laufen lassen?« »Das glaube ich jetzt aber nicht, dass Du das fragst«, antwortete Dr. Teresa. »Ich denke, Du hast auf der Arztschule nicht aufgepasst! Narkosegase erhöhen den Hirndruck!«

Angekommen in der Einleitung teilten die OP-Schwestern Dr. Einar mit, dass die Operation in Bauchlage durchgeführt werden musste. »Nützt ja nichts«, dachte er. In gemeinsamer Arbeit mit der Fachkrankenschwester Almut und den OP-Schwestern wurden zum Schutz die Augen zugeklebt, der Patient in Bauchlage gebracht, die »Strippen« sortiert, der Kopf gerade und gut gepolstert gelagert, und irgendwann war alles für die Operation vorbereitet. Zur Anästhesie liefen die Midazolam- und Sufentanil-Perfusoren weiter. Der Blick auf den Monitor zeigte eine Herzfrequenz von um die 80/min, einen Blutdruck von 155/85 mm Hg, eine Sauerstoffsättigung von 99% und eine Temperatur von 38,7°C. Das Noradrenalin lief mittlerweile mit 0,2 µg/kg KG/min, jedoch hatte Dr. Einar frühzeitig die Analgosedierung vertieft und war über den erhöhen Katecholaminbedarf nicht besorgt. Zum Operationsbeginn erhielt Herr Polster noch 50 mg Rocuronium i.v. Dr. Einar ließ sich, zufrieden mit den aktuellen Werten, auf dem Hocker nieder, um das Narkoseprotokoll auszufüllen.

### 2.1.10 Welcher der oben genannten Parameter des Patienten ist nicht zufriedenstellend und sollte therapiert werden?

Auffällig ist eine pathologisch erhöhte Körpertemperatur des Patienten von 38,7°C. Fieber ist als eine Köperkerntemperatur von >38,3°C definiert [5]. Fieber tritt bei kritisch Kranken auf der ITS bei bis zu 70% auf. Nach Plaisance ist Fieber »… eine komplexe physiologische Reaktion auf eine Erkrankung, die einen zytokinmediierten Anstieg der Kerntemperatur, eine Freisetzung von Akut-Phase-Proteinen und die Aktivierung verschiedenster physiologisch-endokrinologischer und immunologischer Systeme nach sich zieht…« [8]. Dies spiegelt die Komplexität der physiologischen Reaktion des Organismus auf einen inflammatorischen oder infektiösen Reiz wider.

Das Auftreten von Fieber ist bei Intensivpatienten mit einer Steigerung der Mortalität, Morbidität und ITS-Aufenthaltsdauer assoziiert. Es muss unterschieden werden, ob die Ursache der erhöhten Temperatur infektiöser oder nichtinfektiöser Genese ist. Bei einer infektiösen Ursache ist die adäquate Therapie der Infektion unabdingbar. Fieber selbst muss nicht in jedem Fall behandelt werden. Es müssen die positiven Auswirkungen des Fiebers (bakteriostatisch, Intensivierung der Immunantwort, Induktion der »heat-shock-response«) gegen die negativen Auswirkungen (Erhöhung des Energieumsatzes mit Steigerung des Sauerstoffbedarfs und der myokardialen Arbeit, Flüssigkeitsverlust, erhöhte Atemarbeit, Veränderung der Blut-Hirn-Schranken-Permeabilität) bzw. intraindividuellen Risikofaktoren abgewogen werden. Die nichtinfektiösen Ursachen sind vielfältig und in der ▶ Übersicht aufgelistet.

**Mögliche nichtinfektiöse Ursachen von erhöhter Temperatur**

- Zentralnervöse Ursachen:
  - zerebraler Infarkt
  - intrazerebrale Blutung (ICB)
  - SAB
  - Schädel-Hirn-Trauma
  - Alkohol- und Medikamentenentzugssyndrom
- Intrathorakale Ursachen:
  - ARDS
  - Pneumonitis (post aspirationem)
  - Lungenembolie
  - Myokardinfarkt
- Abdominelle Ursachen:
  - Darmischämie
  - gastrointestinale Blutung
  - akalkulöse Cholezystitis
  - Pankreatitis
  - Leberzirrhose
  - Peritonealkarzinose
- Endokrine Ursachen:
  - Nebenniereninsuffizienz
  - Hyperurikämie
  - Hyperthyreose

▼

- Vaskuläre Ursachen:
  - Phlebitis/Thrombophlebitis
  - Vaskulitiden
  - tiefe Venenthrombose
- Unspezifische Ursachen:
  - Posttransfusionsfieber
  - postoperatives Fieber (bis zu 48 h postoperativ)
  - Medikamentenfieber
  - Hämatom
  - neoplastisches Fieber
  - Transplantatabstoßung
  - Kontrastmittelreaktion
  - Dehydratation

Eine allgemeine Empfehlung, ob und wann Fieber therapiert werden soll, gibt es aufgrund der bereits genannten Faktoren nicht. Jedoch wird im Fall von traumatischen und nichttraumatischen zerebralen Läsionen wegen der Störung der Blut-Hirn-Schranke und des daraus folgenden, vasogenen Hirnödems eine Köpertemperatur <38,3°C angestrebt. Eine Hyperthermie beeinflusst die Prognose von Patienten mit Hirnschädigung negativ. Unklar ist jedoch, ob Fieber Ursache für weitere neuronale Schädigungen oder Ausdruck der umfangreichen zerebralen Schädigung ist [1]. Ob eine Temperatursenkung tatsächlich mit einer Besserung der Mortalität und Morbidität einhergeht, ist bislang nicht eindeutig geklärt. Dennoch müssen in diesem Fall aufgrund der negativen Assoziation von Fieber und Prognose antipyretische Maßnahmen ergriffen werden [6].

> Die Operation wurde in Blutsperre vorgenommen und ging langsam voran. Der Blutverlust war äußerst gering, dennoch musste Dr. Einar die Infusionsgeschwindigkeit des Noradrenalin-Perfusors kontinuierlich steigern. Er wunderte sich darüber ein wenig. Nach ca. 45 Minuten waren 0,4 µ/kg KG/min Noradrenalin erforderlich, um den systolischen Zielblutdruck von 160 mm Hg zu erreichen. Die Herzfrequenz lag bei 60/min. Schwester Almut gab fleißig Volumen, denn an die Worte von Frau Dr. Teresa zur Triple-H-Therapie konnte sich Dr. Einar noch gut erinnern: »… und ausreichend Volumen geben.«

Schwester Almut wies ihn darauf hin, dass innerhalb der ersten Stunde 800 ml über den Blasenkatheter abgelaufen waren. »Komisch, dass trotz unserer Volumentherapie der Noradrenalin-Perfusor mittlerweile mit 0,5 µg/kg KG/min laufen muss«, dachte Dr. Einar. Der Blutverlust war zu vernachlässigen, und in der Bilanz verzeichnete Dr. Einar ein Plus von 900 ml. Die Herzfrequenz von Frank Polster betrug aktuell 55/min und sprach gegen eine Hypovolämie – so viel hatte Dr. Einar nun wirklich schon gelernt. Der ZVD war angesichts der Bauchlage leider nicht zu verwerten.

Ganz geheuer war ihm die Sache nicht; er schlich um den Patienten herum und hoffte auf ein baldiges Ende der Operation. »Hast du noch eine Idee?« fragte er Schwester Almut. Sie konnte sich die Sache auch nicht erklären und hängte eine Infusion um. Dr. Einar war sogar unter das Tuch gekrabbelt und hatte sich vergewissert, dass die Perfusorleitung auch wirklich an den ZVK angeschlossen war.

Schließlich beauftragte er Schwester Almut, eine neue Noradrenalin-Perfusorspritze aufzuziehen. Man konnte ja nie wissen… Schwester Almut sah ihn nun doch genervt an, kam seinem Wusch aber nach und… es änderte sich nichts. »Mist«, dachte Dr. Einar, »das war es also auch nicht. Woran liegt es dann?« Gerade wollte er Oberarzt Dr. Volkrad rufen, als die Unfallchirurgen mitteilten, sie seien fertig. Die Operation hatte 1,5 Stunden gedauert; der Blutverlust betrug ca. 300 ml; die Urinproduktion 1000 ml und der Noradrenalinbedarf war jetzt 0,6 µg/kg KG/min. Dr. Einar reduzierte die Analgosedierung. »Dann kann ich bestimmt die Noradrenalinzufuhr auch gleich zurücknehmen.«

Es dauerte jedoch noch 15 Minuten, ehe der Verband angelegt und die Kontrollröntgenaufnahme erfolgt waren. Die Unfallchirurgen hatten es nicht eilig. Endlich wurde Herr Polster umgelagert, und alles würde nun gut werden. Dr. Einar vervollständigte das Protokoll und wunderte sich erneut über den anhaltend hohen Katecholaminbedarf. Schwester Almut sortierte die Kabel. Gerade wollte Dr. Einar Herrn Polster aus dem OP fahren, als er aus Routine die Augenlider von Herrn Polster öffnete und erstarrte. Erschrocken sah er zu Schwester Almut. »Waren die Pupillen vorhin auch schon mittelweit?« fragte er. Sie zuckte mit den Schultern. Dr. Einar beschlich ein ungutes Gefühl. Eigentlich war er sich sicher, dass die Pupillen bei Übernahme enger gewesen waren. Er rief Oberarzt Dr. Volkrad an.

## 2.1.11 Was können die Ursachen der Pupillenveränderung sein?

Beidseits erweiterte Pupillen können Ausdruck eines generalisiert erhöhten Hirndrucks sein bedingt durch eine Volumenerhöhung eines der drei intrazerebralen Kompartimente
- Hirngewebe (ca. 88%),
- Liquor (9–10%) und
- Blutvolumen (2–3%)

Ist nur eine Pupille vergrößert, sind meist lokale Phänomene wie eine ICB, Infarkt, lokales Hirnödem oder eine Verletzung von Nerven die Ursache.

Prinzipiell ist auch eine unzureichende Narkosetiefe in Betracht zu ziehen.

▸ Oberarzt Dr. Volkrad kam sofort, ließ sich den Narkose- und Operationsverlauf berichten. Am Ende der Berichterstattung fehlte ihm noch eine wichtige Information, und er fragte danach: »Wie ist denn der aktuelle Hirndruck des Patienten?« Dr. Einar sah ihn verwundert an. Er wusste es nicht, und wie sollte der Hirndruck überhaupt gemessen werden? Erst jetzt fiel auch Schwester Almut auf, dass der Monitor zur Hirndruckmessung nicht angeschlossen war. Oberarzt Dr. Volkrad nahm die EVD-Leitung in die Hand. »War die etwa die ganze Zeit geschlossen?« fragte er. Dr. Einar und Schwester Almut sahen sich an und nickten dann beide. Oberarzt Dr. Volkrad öffnete die EVD. Es liefen 14 ml Liquor im Schuss ab. Der anschließend gemessene ICP betrug 20 mm Hg. Dr. Einar fiel ein Stein vom Herzen, als er den nur wenig erhöhten Wert sah. Oberarzt Dr. Volkrad war jedoch noch nicht zufrieden. »Wie wurde der Patient während der Operation gelagert?« fragte er. Als er zur Antwort »Bauchlage« und »Oberkörper flach« hörte, schüttelte er den Kopf.

## 2.1.12 Welche Maßnahmen sind jetzt indiziert?

Empfehlenswert ist in diesem Fall die Durchführung einer cCT-Untersuchung. Da die EVD über mindestens 2 h geschlossen war und kein Liquor ablaufen konnte, besteht die Gefahr einer Liquordiapedese mit beginnendem Hirnödem bzw. es sind wegen des dadurch erhöhten ICP zerebrale Infarkte möglich.

▸ Dr. Einar war angesichts seiner Fehler ganz bedrückt und hoffte, die cCT möge keine neuen Pathologien aufweisen. Nach der Untersuchung brachte er Herrn Polster wieder auf die Intensivstation. Frau Polster wartete dort schon auf ihren Mann.

## 2.2 Fallnachbetrachtung/ Fallanalyse

### 2.2.1 Welches sind mögliche Ursachen für die hohe Diuresemenge?

Ursache der pathologischen Diurese kann ein zentraler Diabetes insipidus sein. Aufgrund des Funktionsausfalls der Osmorezeptoren des Hypothalamus, der Zerstörung des Hypophysenhinterlappens nach intrakraniellen Traumata, Infarkten oder Blutungen bzw. nach Hypophysektomie oder Neoplasmen wird häufig eine hypertone Dehydratation beobachtet. Klinisch imponiert eine Polyurie mit >30 ml/kg KG Urin/Tag. In der Laboruntersuchung finden sich erniedrigtes spezifisches Uringewicht, erniedrigte Urinosmolarität sowie eine Hypernatriämie. Zur Therapie eignet sich in diesem Fall die i.v.-Applikation von 0,4–4 µg Desmopressin bis zu 3× täglich.

Differenzialdiagnostisch muss außerdem eine gesteigerte Diurese als Folge des erhöhten Blutdrucks – sog. Druckdiurese – in Betracht gezogen werden. Insbesondere Patienten mit vorbestehenden normalen bzw. niedrigen Blutdruckwerten bieten wegen der im Rahmen der Triple-H-Therapie gewünschten Hypertonie häufig sehr hohe Urinausscheidungsportionen. Diagnostisch müssen auch hier eine Elektrolytbestimmung im Serum sowie die Messung des spezifischen Uringewichts erfolgen.

### 2.2.2 Welche medizinischen Fehler sehen Sie in dem geschilderten Fall?

#### Körpertemperatur

Wie in ▶ Kap. 2.1.10 ausgeführt, muss aufgrund der SAB die erhöhte Körpertemperatur des Patienten gesenkt werden.

## Volumentherapie/Überwachung

Während der gesamten Operation ist keine Blutgasanalyse durchgeführt worden. Auch wenn kein großer Blutverlust aufgetreten ist, müssen der gesteigerte Noradrenalinbedarf und die Diuresemengen diese Maßnahme triggern. Der ZVD-Wert in Bauchlage ist nur sehr eingeschränkt verwertbar. Trotzdem hätte er regelmäßig gemessen werden müssen, da Veränderungen durchaus hilfreiche Informationen liefern.

## Lagerung

Patienten mit einer zerebralen Pathologie sind durch einen Anstieg des intrakraniellen Drucks gefährdet und müssen deshalb zur Hirndruckprophylaxe und -therapie mit dem Oberkörper um 30° erhöht gelagert werden. (Dies gilt im Übrigen für alle Patienten auf einer ITS zur Prophylaxe der beatmungsassoziierten Pneumonie.) Empfehlenswert ist bei entsprechenden Patienten eine Absprache zwischen dem Anästhesie- und dem OP-Team. Fast alle Operationen an den Extremitäten können auch in Rückenlage durchgeführt werden. In Rückenlage ist neben der Oberkörperhochlage auch eine Pupillenkontrolle möglich.

## Monitoring des Hirndrucks

Es wurde versäumt, kontinuierlich den ICP und damit den CPP zu überwachen. Dies ist bei Patienten mit entsprechender zerebraler Pathologie zwingend erforderlich. Das Monitoring umfasst auch die Überwachung der EVD und ggf. Ablassen von Liquor.

### 2.2.3 Welche organisatorischen Schwachstellen/Fehler finden sich in dem geschilderten Fall?

## Anmeldung der Operation

Die Anmeldung der Operation erfolgte kurzfristig. Der junge Assistenzarzt der Anästhesie hatte keine Möglichkeit, sich mit dem speziellen Krankheitsbild der SAB auseinanderzusetzen und darauf vorzubereiten.

## Prämedikation

Die Prämedikation erfolgte durch die Kollegen auf der Intensivstation. Dies war im Sinne der Prozessoptimierung durchaus sinnvoll, allerdings ist es wünschenswert, dass der die Narkose durchführende Arzt präoperativ sich selbst ein Bild von dem Patienten macht.

## Supervision/Einteilung

Der Assistenzarzt erfuhr durch den verantwortlichen Oberarzt keine Supervision, obwohl dieser wusste, dass ein schwerkranker Patient durch einen jungen und unerfahrenen Kollegen betreut werden würde. Besser wäre es gewesen, einen erfahrenen Kollegen mit der Betreuung von Herrn Polster zu beauftragen.

## Algorithmus Betreuung von Patienten mit Hirndruck bei nicht neurochirurgischen Eingriffen

Bei der Betreuung von Patienten mit Hirndruck sind – auch wenn keine EVD liegt – einige Besonderheiten zu beachten. Sinnvoll ist es, in den Kliniken einen entsprechenden Algorithmus zu entwickeln und zu kommunizieren, um Fehler wie im geschilderten Fall vermeiden zu helfen.

### 2.2.4 Halt! Nicht umblättern! Hier eine Aufgabe für Sie: Lesen Sie die folgenden Begriffe einmal laut und blättern Sie anschließend um!

- Harnleiterstein
- Nekrose
- Myom
- Propofolinfusionssyndrom
- Impfreaktion
- Cymbalta
- Vitiligo
- Sagittalebene
- Laser
- Psoriasis
- Hyperthyreose
- Terlipressin

**Schreiben Sie alle Begriffe aus der Liste auf, an die Sie sich erinnern:**

_____
_____
_____
_____
_____
_____
_____
_____
_____
_____

Und? Wie viele Begriffe haben Sie noch gewusst? Gemäß der Miller'schen Zahl konnten Sie sich an 5–9 Begriffe erinnern. Laut Ebbinghaus'scher Vergessenskurve haben Sie sich an die ersten und letzten Begriffe eher erinnert.

Was hat diese Übung mit unserem Fall zu tun?

Bei der Übernahme des Patienten erhielt Dr. Einar zahlreiche Informationen: Beatmungseinstellungen, Analgosedierung, Triple-H-Therapie, EVD etc. Die Menge und die Art dieser Informationen waren für einen Assistenzarzt im 2. Ausbildungsjahr – ohne Intensiverfahrung – nicht alltäglich. Seine Verunsicherung und Überforderung äußerte sich beispielhaft auch darin, dass er mehrmals nachfragte und sich trotz der schnippischen Antworten davon nicht abhalten ließ. Sein größter Fehler war, dass er die erhaltenen Informationen nicht noch einmal laut zusammenfasste und so der Intensivmedizinerin Dr. Teresa keine Gelegenheit gab, die Vollständigkeit der aufgenommenen Informationen zu überprüfen. Was kann Dr. Einar davon abhalten haben? Hierfür gibt es zahlreiche Gründe, die hier nicht im Einzelnen ausgeführt werden: Angst vor Blamage, Kompetenzschutz, Gefühl der Sicherheit, Bequemlichkeit, hohe Risikobereitschaft etc.

Die menschliche Verarbeitungskapazität für Informationen ist limitiert. Gelangt der Mensch an seine Aufnahmegrenze, ist er gezwungen, die Informationsaufnahme zu reduzieren. Genau dies tat Dr. Einar, und die zu beachtende Besonderheit bei der Liquorableitung gelangte deshalb nicht in sein Bewusstsein. Momente der Informationsüberfrachtung begünstigen Wahrnehmungs- und Denkfehler, auf die in anderen Fällen näher eingegangen wird.

## Literatur

1. Cairns CJS, Andrews PJD. Management of hyperthermia in traumatic brain injury. Curr Opin Crit Care 2002; 8: 106–110
2. Ferro JM, Canhão P, Peralta R. Update on subarachnoidal haemorrhage. J Neurol 2008; 255: 465–479
3. Fischbacher M, Matthes G, Wölfl C, Sauerland S, AG Notfallmedizin der Deutschen Gesellschaft für Unfallchirurgie. Präklinische Intubation bei Trauma – Ergebnisse einer systematischen Literaturanalyse. Notfall Rettungsmed 2007; 10: 494–499
4. Hunt WE, Hess RM. Surgical risk as related to time of intervention in the repair of intracranial aneurysms. J Neurosurg 1968; 28: 14–20
5. Levy MM, Fink MP, Marshall JC, Abraham E, Angus D, Cook D, Cohen J, Opal SM, Vincent JL, Ramsay G. 2001 SCCM/ESICM/ACCP/ATS/SIS International Sepsis Definitions Conference. Crit Care Med 2003; 32: 1250–1256
6. Maas AI, Dearden M, Teasdale GM, Braakman R, Cohadon F, Iannotti F, Karimi A, Lapierre F, Murray G, Ohman J, Persson L, Servadei F, Stocchetti N, Unterberg A. EBIC-guidelines for management of severe head injury in adults. European Brain Injury Consortium. Acta Neurochir 1997; 139: 286–294
7. Ogungbo B. The World Federation of Neurological Surgeons scale for subarachnoid haemorrhage. Surg Neurol 2003; 59: 236–237
8. Plaisance KI, Mackowiak PA. Antipyretic therapy: physiologic rationale, diagnostic implications, and clinical consequence. Arch Intern Med 2000; 160: 449–456
9. Steiner LA, Andrews PJ. Monitoring the injured brain: ICP and CBF. Br J Anaesth 2006; 97: 26–38

# Fall 3 – Pankreasoperation

3.1 Falldarstellung – 22

3.2 Fallnachbetrachtung/Fallanalyse – 28

## 3.1 Falldarstellung

> Es war Sonntag, Dr. Constantin hatte gerade seine kalt gewordene Pizza aufgegessen, als Oberarzt Dr. Volkrad ihm mitteilte, es werde in Kürze ein Patient mit einem Pankreastumor in den OP kommen. Die Chirurgen wollten eine Probelaparatomie durchführen, es könnte auch etwas Größeres werden. Er möchte den Patienten aufklären gehen und anschließend intraoperativ betreuen. »Es ist immer dasselbe im Dienst«, dachte Dr. Constantin. »Der Oberarzt surft wieder im Internet, während die Assistenzärzte die ganze Zeit arbeiten.« Dr. Constantin war zwar erst im 4. Ausbildungsjahr, aber die Dienste machten ihm schon lange keinen Spaß mehr. »Pankreasoperation«, murmelte er vor sich hin, als er sich auf den Weg machte, »das klingt doch nach einem Elektiveingriff und nicht nach einer dringenden Operation im Dienst.«

Auf der Station traf Dr. Constantin Herrn Richter an, einen 65-jährigen Patienten, der über Übelkeit und Erbrechen verbunden mit einem Gewichtsverlust klagte. »Seit zwei Tagen habe ich wegen der Übelkeit nichts mehr zu mir genommen«, erzählte Herr Richter. »Seitdem ich den Tropf habe, ist zumindest der Durst nicht mehr so schlimm.« »Ich muss mein Urteil doch revidieren«, dachte Dr. Constantin. »Die Indikation scheint zu stimmen.«

Anamnestisch berichtete Herr Richter von Kopfschmerz- und Schwindelattacken. Bewusstlos sei er noch nie gewesen. »Mein Hausarzt hat vor zwei Wochen einen erhöhten Blutdruck festgestellt, und eigentlich hatte ich für gestern einen Termin für eine Langzeitblutdruckmessung«, erzählte Herr Richter weiter. »Aber dann kam vor zwei Tagen die Übelkeit, und ich bin lieber ins Krankenhaus gegangen.« Die Medikamentenanamnese war leer. Vor fünf Jahren hatte Herr Richter einen Leistenbruch operieren lassen. Die Spinalanästhesie war komplikationslos verlaufen. Dr. Constantin warf wegen des Blutdrucks noch einen Blick in die Stationskurve, konnte aber keine Eintragungen finden.

### 3.1.1 Welche Narkose- und Monitoringverfahren schlagen Sie vor?

**Anästhesie**

Aufgrund der Subileus-/Ileussymptomatik sollte die Einleitung der Allgemeinanästhesie als »rapid sequence induction« (RSI) durchgeführt werden (▶ Kap. 1.1.3). Für einen Oberbaucheingriff von ungewissem Umfang bietet sich an, die Allgemeinanästhesie in Kombination mit einer thorakalen Epiduralanästhesie (TEA) durchzuführen. Die Kombination der beiden Verfahren ermöglicht eine stabile intraoperative Narkoseführung ohne verzögertes Aufwachen durch eventuelle Narkoseüberhänge von Opioiden oder Muskelrelaxanzien.

Die größten Verteile der TEA liegen allerdings in der postoperativen Phase. Sie verbessert die Durchblutung im Splanchnikusgebiet, wirkt bei ausreichend kranialer Anlage kardioprotektiv und fördert die Darmperistaltik [12]. Neben der Ileusprophylaxe bietet sie dem Patienten eine komfortable Schmerztherapie mit wenigen systemischen Nebenwirkungen und erleichtert so die zügige Mobilisierung und den Kostaufbau.

**Monitoring**

Die Indikation für eine arterielle Blutdruckmessung ist bei der Anamnese mit unbehandeltem Hypertonus und Schwindel großzügig zu stellen. Außerdem ermöglicht der arterielle Zugang einfache Blutabnahmen zur Evaluierung des Säure-Basen-Haushaltes und zur Hämoglobin- und Blutzuckerkontrolle.

Die Anlage eines zentralen Venenkatheters (ZVK) ist in dem geschilderten Fall aus mindestens 3 Gründen gerechtfertigt (▶ Kap. 25.2.4): Zunächst ist bei einer Kombinationsanästhesie häufig die kontinuierliche Gabe vasoaktiver Substanzen erforderlich. Dann wird Herr Richter mit hoher Wahrscheinlichkeit auch nach der Operation noch einige Tage intravenöse Flüssigkeit und ggf. parenterale Ernährung erhalten. Und schließlich dient der ZVK auch der Überwachung des Volumenstatus, auch wenn der Absolutwert des zentralen Venendrucks (ZVD) nur sehr eingeschränkt verwendet werden kann.

## 3.1 · Falldarstellung

Weitere Monitoringverfahren, die unbedingt zu Anwendung kommen sollten, sind die Überwachung der Urinausscheidung mittels Blasenkatheter und eine ST-Streckenüberwachung.

### 3.1.2 Welche Laborwerte interessieren Sie?

**Elektrolytwerte**

Aufgrund von Übelkeit und Erbrechen bei Subileus-/Ileussymptomatik müssen die Elektrolytwerte überprüft werden.

**Hämatokrit**

Der Hämatokrit liefert Hinweise auf den intravasalen Flüssigkeitszustand – eine Information, die ebenfalls bei Subileus-/Ileussymptomatik wichtig ist.

**Gerinnungswerte inkl. Thrombozytenzahl**

Eine pathologische Gerinnung stellt eine Kontraindikation für die Anlage eines Periduralkatheters dar.

**Blutgruppe**

Bei einer geplanten Operation mit einem nicht genau bekannten Ausmaß muss ein größerer Blutverlust antizipiert werden. Neben der Bestimmung der Blutgruppe empfiehlt sich die vorsorgliche Bereitstellung von 2 Erythrozytenkonzentraten.

**Blutgasanalyse**

Eine arterielle Blutgasanalyse ist in dem geschilderten Fall nicht zwingend erforderlich. Die Indikation sollte allerdings großzügig gestellt werden, um eine pH-Wert-Verschiebung als Folge des Erbrechens zu erkennen.

Dr. Constantin klärte Herrn Richter über die Anästhesie inkl. TEA, invasiver arterieller Blutdruckmessung, ZVK und Transfusion auf. Als er bei der Aufklärung zur TEA Querschnittslähmung erwähnte, zuckte Herr Richter kurz zusammen und fragte: »Muss das mit dem Schmerzkatheter denn wirklich sein?« »Ein Muss ist das natürlich nicht«, antwortete Dr. Constantin. »Aber die Patienten profitieren davon, sodass ich es Ihnen wirklich nahe legen würde.«

Die Elektrolyt- und Gerinnungswerte von Herrn Richter waren im Normbereich, der Hämatokrit mit 53% (Norm 37–47%) als Zeichen des Volumenmangels etwas erhöht. Zwei Erythrozytenkonzentrate waren bereits eingekreuzt. Dr. Constantin gab Herrn Richter noch 2 mg Midazolam i.v. als Prämedikation und informierte die Stationsschwester, dass sie ihn sofort in den OP bringen konnte. Er selbst machte sich auch auf den Weg. »Man weiß nie, wie lange so eine Operation dauert«, dachte er. »Ich trinke lieber noch einen Kaffee, damit ich wach bleibe.«

Im Aufenthaltsraum im OP-Trakt traf er Fachkrankenschwester Myriam an. Er erzählte ihr von dem anstehenden Eingriff und dass Herr Richter bereits auf dem Weg war. »Danke, dass Sie mir das so früh sagen!«, war ihre Antwort. »Gerade habe ich im Saal alle Geräte ausgeschaltet.« Sie stand auf und verließ den Aufenthaltsraum, um mit ihren Vorbereitungen zu beginnen. »So kenne ich unsere Myriam!«, dachte Dr. Constantin. »Etwas schnippisch zu den Ärzten, aber immer nett zu den Patienten.«

Dr. Constantin wollte sich gerade eine zweite Tasse Kaffee einschenken, als sein Telefon klingelte: Es konnte losgehen. Im Einleitungsraum hatte Schwester Myriam Herrn Richter an die Monitorüberwachung angeschlossen und aufgesetzt. Dr. Constantin fielen die erhöhten Blutdruckwerte von 180/100 mm Hg auf. Bevor er sich an die PDK-Anlage machte, gab er deshalb Herrn Richter nochmals 1 mg Midazolam i.v.

Dr. Constantin hatte bereits einige Erfahrung mit Periduralkathetern, und die erste Punktion in Höhe Th 8 gelang ihm sofort. Als er den Katheter über die Nadel in den Periduralraum einführte, füllte sich dieser allerdings mit Blut. »Es wäre auch zu schön gewesen, wenn alles auf Anhieb geklappt hätte!«, dachte er.

### 3.1.3 Wie verfahren Sie mit dem PDK weiter?

Wenn der Katheter sich beim Vorschieben in den Periduralraum mit Blut füllt, ist von einer sekundären Perforation einer Periduralvene auszugehen. Als erstes wird der Katheter zurückgezogen. Beim Zurückziehen des Katheters ist zu beachten, dass dieser niemals über die liegende Thouy-Nadel zurückgezogen werden darf, sondern nur mit dieser zusammen, da sonst die Gefahr eines Abscherens des Katheters besteht.

Lässt sich danach weiterhin Blut aspirieren, muss der Katheter vollständig entfernt werden. Bei negativer Aspiration kann der Katheter belassen werden. Er darf dann allerdings erst mit einer zeitlichen Latenz von 4 h mit Lokalanästhetika beschickt werden. Lokalanästhetika, die in hoher Konzentration oder über eine längere Zeit auf ein Blutgerinnsel einwirken, hemmen die Gerinnselbildung und fördern die Fibrinolyse [5]. Nach ca. 4 h hat das Gerinnsel eine Festigkeit erreicht, die die beschriebenen Effekte der Lokalanästhetika kaum noch zum Tragen kommen lässt.

Dr. Constantin rief Oberarzt Dr. Volkrad hinzu. Auf dessen Anweisung hin zog Dr. Constantin den Katheter zurück, und es ließ sich kein Blut mehr aspirieren. »Ärgerlich ist es trotzdem«, sagte Oberarzt Dr. Volkrad, bevor er wieder ging. »Aber jetzt kannst Du mal wieder Anästhesie bei Oberbaucheingriffen ohne Periduralkatheter üben.« Nachdem der Verband fertig war, ließ Dr. Constantin Herrn Richter sich wieder hinlegen. Aufgrund der Übelkeit machte er eine RSI mit 10 μg Sufentanil, 5 mg/kg KG Thiopental und 1,2 mg/kg KG Rocuronium. Danach fuhr er den Patienten in den OP.

Wie häufig im Dienst arbeiteten jetzt alle gleichzeitig: Die Chirurgen lagerten Herrn Richter und begannen, den Bauch zu desinfizieren, und Dr. Constantin machte sich daran, den arteriellen und den zentralvenösen Zugang zu legen. »Das ist das Angenehme am Dienst«, dachte Dr. Constantin. »Alle wollen, dass es möglichst schnell vorangeht und niemand muss extra gerufen werden.«

Als Dr. Constantin fertig war und gerade die spitzen Gegenstände entsorgte, öffnete sich die Tür zum Waschraum und die chirurgische Oberärztin Dr. Dike betrat mit wedelnden Händen den OP. Sie wollte gerade der OP-Schwester mitteilen, was sie noch alles benötigte, als sie Dr. Constantin bemerkte. Ihre Blicke trafen sich, und beide waren froh darüber, dass sie einen Mundschutz trugen: So bekam niemand der anderen ihre Verblüffung mit. Sie kannten sich von der Zeit, als Dr. Constantin als PJ-Student auf ihrer Station gearbeitet hatte. Sie waren sich damals gleich sympathisch gewesen und hatten eine kurze und heftige Affäre gehabt. Frau Dr. Dike hatte die Liaison schließlich beendet, um ihre Ehe zu retten. Nur ihrer besten Freundin hatte sie von der Geschichte erzählt. »Never keep your boney, where you earn your money«, war damals deren Kommentar gewesen. Mittlerweile verstand Dr. Dike den Spruch. Es war immer eine etwas seltsame Situation, wenn sie aufeinander trafen bzw. sich aus dem Weg gingen. Dr. Dike wandte sich zu der OP-Schwester, um sich steril ankleiden zu lassen, und auch Dr. Constantin tat so, als wenn alles wie immer wäre.

Vor Hautschnitt vertiefte Dr. Constantin die Hypnose auf 1 MAC Desfluran ohne Lachgas. Weiter erhielt Herr Richter noch 30 μg Sufentanil i.v. Trotzdem stieg sein Blutdruck durch den chirurgischen Reiz auf 172/89 mm Hg. Dr. Constantin gab nochmals 20 μg Sufentanil i.v. und machte sich dann daran, das Protokoll zu schreiben. Die Operation ging zügig voran, doch wunderte sich Dr. Constantin über die anhaltend hohen Blutdruckwerte um 170/100 mm Hg. »Wirklich ärgerlich, dass ich den PDK nicht benutzen darf«, dachte er. »Herr Richter scheint ja einiges gewöhnt zu sein!«

### 3.1.4 Welche Erklärungen fallen Ihnen ein?

#### Hypnosetiefe

Die Tiefe der Hypnose war für Herrn Richter vielleicht nicht ausreichend. MAC-Werte dienen nur zur Orientierung und dürfen nicht als fester Absolutwert betrachtet werden. Die Ausschaltung bzw. Dämpfung des Bewusstseins kann im Einzelfall deutliche höhere Werte erfordern. Insbesondere muss daran gedacht werden, dass eine Ausschaltung des Gehörs so gut wie unmöglich ist (▶ Kap. 8.1.10).

#### Analgesietiefe

Ebenso wie die Hypnose ist der Analgetikabedarf interindividuell mitunter sehr unterschiedlich.

#### Hypertonus

Ein nicht eingestellter, aber auch ein behandelter Hypertonus kann sich auch intraoperativ bemerkbar machen. Typischer sind bei diesen Patienten allerdings relativ niedrige Blutdruckwerte aufgrund der medikamentös induzierten Sympathikolyse.

## Messfehler

Grundsätzlich muss bei auffälligen Blutdruckwerten auch an Messfehler gedacht werden. Bei der nichtinvasiven Blutdruckmessung sind hier die richtige Positionierung und die Wahl der richtigen Manschettengröße zu nennen. Bei der invasiven Blutdruckmessung müssen die korrekte Position des Druckwandlers und die Nullkalibration überprüft werden.

## Fehlende Medikamentenwirkung

An eine fehlende Medikamentenwirkung muss insbesondere immer dann gedacht werden, wenn die Medikamente zur besseren Dosierung verdünnt werden. Es ist erwiesen, dass Rechenfehler in 2–5% der Fälle auftreten, wobei die Fehlerquote von ärztlichen Mitarbeitern deutlich höher ist als bei Pflegekräften [10].

> Dr. Constantin überprüfte die invasive Blutdruckmessung. »Sieht in Ordnung aus«, dachte er. Zur Sicherheit führte er einen erneuten Nullabgleich durch, aber der Blutdruck von Herrn Richter blieb deutlich über der Norm. Die Tür zum OP öffnete sich, und Oberarzt Dr. Volkrad trat ein. »Wie ich sehe, haben Sie Schwierigkeiten mit der Narkoseführung ohne PDK«, sagte er zu Dr. Constantin. »Wie wäre es denn mit ein bisschen Schmerzmittel und Narkose?« Trotz der Mundtücher konnte man an den Augen der Chirurgen sehen, dass sie alle grinsten. »Danke, lieber Oberarzt«, verfluchte Dr. Constantin seinen Vorgesetzen innerlich. »Wirklich eine super Idee, mich vor allen so bloßzustellen! Geh' lieber wieder im Internet surfen und lass mich in Ruhe arbeiten.« Lediglich Oberärztin Dr. Dike warf ihm einen verständnisvollen Blick zu, und diesmal war Dr. Constantin dankbar, dass sie operierte.
> Oberarzt Dr. Volkrad blieb nur kurz im Saal. Dr. Constantin gab Herrn Richter nochmals 30 μg Sufentanil i.v. und drehte den Desfluranverdampfer so weit auf, dass die endexspiratorische Konzentration 2 MAC entsprach. Kurzfristig sank der Blutdruck von Herrn Richter auf systolische Werte unter 160 mm Hg, um nach 10 Minuten erneut anzusteigen. Dr. Constantin war sich jetzt ziemlich sicher, dass die Narkose tief genug war und beschloss nach kurzem Zögern, Herrn Richter Urapidil i.v. zu geben.

### 3.1.5 Warum ist Urapidil für die intraoperative Hypertoniebehandlung gut geeignet?

Urapidil ist ein peripherer $\alpha_1$-Blocker und ein zentraler $\alpha_2$-Agonist. Die Effekte aus peripherer Vasodilatation und zentraler Sympathikushemmung zur Senkung des Blutdrucks addieren sich, ohne dass eine Reflextachykardie auftritt [8]. Weiter hat Urapidil keinen Einfluss auf arterielle Barorezeptoren, und nach Absetzten des Medikaments muss nicht mit einer Rebound-Tachykardie gerechnet werden. Der intrakranielle Druck wird durch Urapidil nicht beeinflusst.

> Durch die fraktionierte Gabe von 50 mg Urapidil i.v. sank der systolische Blutdruck von Herrn Richter immer nur kurzzeitig unter 160 mm Hg. Zur Sicherheit gab Dr. Constantin Herrn Richter noch einmal 50 μg Sufentanil i.v. »Das müsste jetzt aber wirklich genug sein«, dachte er. Er setzte sich an das Narkosegerät und ging in Gedanken nochmals alle Punkte durch. Vielleicht hatte er ja etwas übersehen.
> Während er grübelte, fiel ihm auf, dass Herr Richter zunehmend ventrikuläre Extrasystolen im EKG hatte. »Irgendetwas stimmt hier nicht«, dachte er und beschloss, Oberarzt Dr. Volkrad anzurufen, obwohl sich ihm innerlich alles dagegen sträubte. »Ja ja, Narkoseführung ohne PDK kann sehr anspruchsvoll sein«, waren dessen Begrüßungsworte. »Kommen wenigstens Sie mit der Situation klar?« wandte er sich dann an die Oberärztin Dr. Dike. »Ich bin mit der Anästhesie von Dr. Constantin sehr zufrieden«, war ihre Antwort. »Herr Richter ist richtig entspannt, und die Tumorpräparation geht zügig voran. Ich denke, wir brauchen noch 90 Minuten.« Dr. Constantin merkte, dass Oberarzt Dr. Volkrad lieber eine andere Antwort gehört hätte.
> Dieser studierte jetzt das Narkoseprotokoll und blickte anschließend auf die am Monitor angezeigten Messwerte. Die Blutdruckwerte waren 240/130 mm Hg, die Herzfrequenz betrug 140 Schläge/min, und pro Monitordurchlauf waren 2–3 ventrikuläre Extrasystolen zu sehen. Die ST-Streckenanalyse im 5-Pol-EKG

zeigte in allen 3 Ableitungen deutliche Ischämiezeichen. Die pulsoxymetrisch gemessene Sättigung ($S_pO_2$) betrug 92%. Oberarzt Dr. Volkrad runzelte die Stirn und ließ sich dann ein Stethoskop geben, um die Lunge abzuhören. Auf beiden Seiten hörte er feuchte Rasselgeräusche.

### 3.1.6 Was ist los?

Die Symptome, die Herr Richter bietet, sind
- stark erhöhte Blutdruckwerte,
- Herzrhythmusstörungen,
- ST-Streckenveränderungen und
- ein beginnendes Lungenödem.

Das klinische Bild entspricht einer hypertensiven Krise mit drohendem Linksherzversagen. Andere klassische Symptome wie Hirndruckzeichen, Somnolenz, Paresen oder Krampfanfälle sind bei Patienten in Narkose nicht verwertbar. Die hypertensive Krise ist definiert durch eine akute Erhöhung des Blutdrucks auf systolische Werte >220 mm Hg oder diastolische Werte >120 mm Hg [4]. Entscheidend ist aber nicht nur der absolute Wert, sondern das Ausmaß des akuten Blutdruckanstiegs [11]. Das Risiko, während einer hypertensiven Krise einen akuten Myokardinfarkt zu erleiden, beträgt ca. 4%. Der wahrscheinliche pathophysiologische Mechanismus ist ein akuter Anstieg des peripheren Gefäßwiderstandes.

### 3.1.7 Was muss jetzt erstes Therapieziel sein?

Das erste Therapieziel bei Patienten, die im Rahmen einer hypertensiven Krise ein Lungenödem entwickeln, ist eine rasche Entlastung des Herzens durch eine Senkung von kardialer Vor- und Nachlast. Gleichzeitig muss eine Verbesserung der Oxygenierung erreicht werden.

#### Senkung von Vor- und Nachlast
Bei Patienten in Anästhesie kann in der Regel während der Operation keine Oberkörperhochlagerung durchgeführt werden. Als Medikament bietet sich ein schnell wirksamer Vasodilatator wie Nitroglycerin mit kurzer Halbwertszeit und damit guter Steuerbarkeit an. Auch Urapidil wurde schon erfolgreich angewendet [9], wobei die Wirkungsdauer deutlich länger ist und 4–6 h beträgt. Die Kombination mit einem Schleifendiuretikum ist unter Umständen sinnvoll.

#### Verbesserung der Oxygenierung
Zur Verbesserung der Oxygenierung muss die inspiratorische Sauerstoffkonzentration und das Niveau des positv endexspiratorischen Drucks (PEEP) erhöht werden. Die PEEP-Erhöhung führt gleichzeitig zu einer Vorlastsenkung.

Oberarzt Dr. Volkrad erhöhte die inspiratorische Sauerstoffkonzentration auf 100% und den PEEP auf 10 mm Hg. »Geben Sie mir bitte das Nitro-Spray«, sagte er zu Schwester Myriam. Er gab Herrn Richter 2 Hübe Nitroglycerin sublingual. Das Nitroglycerin brachte etwas Entspannung, allerdings keinen durchschlagenden Erfolg. »Myriam, ziehen Sie bitte einen Nitro-Perfusor auf.« Oberarzt Dr. Volkrad war sich jetzt sicher, den richtigen Therapiepfad eingeschlagen zu haben. »Und Sie, Dr. Constantin, beschicken jetzt bitte den Periduralkatheter, auch wenn erst 3 Stunden seit der Anlage vergangen sind. Ich denke, damit bekommen wir die Situation in den Griff.«

Oberärztin Dr. Dike hatte die Unruhe am Kopfende und die Anweisungen von Oberarzt Dr. Volkrad mitbekommen. Sie lächelte unter ihrem Mundschutz und konnte sich eine kleine Stichelei gegen ihren anästhesiologischen Kollegen nicht verkneifen. »Zeigen Sie jetzt Ihrem Assistenten, wie man eine Anästhesie mit Periduralkatheter macht?« Es war offensichtlich, wie sich Oberarzt Dr. Volkrad über die Bemerkung ärgerte, aber bevor er reagieren konnte, fügte sie noch hinzu: »Der Tumor ist fast draußen. Wir beeilen uns mit dem Zunähen, dann können Sie sich in Ruhe um Herrn Richter kümmern.«

Nach dem Beschicken des PDK mit 10 ml Ropivacain 0,4% und durch die kontinuierliche Gabe von Nitroglycerin sank der Blutdruck von Herrn Richter auf systolische Werte um 190 mm Hg. Die Herzfrequenz betrug ca. 100 Schläge/min, und der $S_pO_2$-Wert hatte sich auf 96% verbessert. Trotzdem war Oberarzt Dr. Volkrad noch nicht zufrieden, denn die ST-Strecken-Veränderungen waren noch nicht rückläufig

## 3.1.8 Welches Medikament kann jetzt noch zum Einsatz kommen?

Der stärkste Vasodilatator ist Natriumnitroprussid (NNP). NNP relaxiert unspezifisch glatte Muskelzellen in peripheren, arteriellen und venösen Gefäßen. NNP interagiert mit Oxyhämoglobin, wodurch Methämoglobin, Zyanid und NO entstehen. NO aktiviert die Guanylatzyklase glatter Gefäßmuskelzellen. Der intrazelluäre cGMP-Spiegel steigt und führt zu einer Hemmung des Kalziumeinstroms in die Zelle und einer Steigerung der Kalziumaufnahme in das endoplasmatische Retikulum. Die Folge ist eine Vasodilatation.

Die Produktion von NO nach der Gabe von Nitroglycerin scheint von der Aktivität der mitochondrialen Aldehyddehydrogenase (mADH) abzuhängen [3]. mADH wird durch zahlreiche Medikamente, wie z. B. Sulfonylharnstoffe, aber auch Stoffwechselprodukte wie Nitrit gehemmt und unterliegt einem erheblichen Genpolymorphismus. Insbesondere das negative Feedback durch Nitrit, welches bei der Verstoffwechselung von Nitroglycerin entsteht, erklärt die nachlassende Wirkung von Nitroglycerin über die Zeit. Im Gegensatz zu Nitroglycerin ist NNP ein direkter NO-Donator, und ein Wirkungsverlust über die Zeit tritt nicht auf.

NNP ist wegen der Abnahme des systemischen Gefäßwiderstandes gut zur Therapie der akuten Herzinsuffizienz bei peripherer Widerstandserhöhung geeignet. Der myokardiale Sauerstoffverbrauch wird durch die systolische und diastolische Entlastung gesenkt. Solange keine Hypovolämie vorliegt, bleibt das Herzzeitvolumen unbeeinflusst bzw. kann durch die Verminderung der Nachlast bei gleichzeitiger Steigerung der linksventrikulären Vorlast durch Volumengabe noch optimiert werden [2].

Seine gute Steuerbarkeit bei schnellem Wirkungseintritt und kurzer Wirkdauer machen es für den intraoperativen Einsatz attraktiv. NNP wird einschleichend via Perfusor in 5%iger Glukoselösung lichtgeschützt bis etwa 10 μg/kg KG/min verabreicht. Zur Vermeidung einer Zyanidintoxikation – dieses entsteht beim Abbau von Na-Nitroprussid und Erschöpfung der körpereigenen neutralisierenden Schwefeldonatoren – muss es mit einer Natriumthiosulfatlösung kombiniert werden.

Wie auch andere Vasodilatatoren führt NNP zu einer Zunahme des pulmonalen Rechts-links-Shunts mit konsekutivem Abfall von arteriellem Sauerstoffpartialdruck und Sauerstoffsättigung.

❯ Oberarzt Dr. Volkrad bat Schwester Myriam, Natriumnitroprussid zu holen. Außerdem wollte er, dass Esmolol und Amiodaron vorbereitet wurden, falls sich die ventrikulären Rhythmusstörungen durch Senkung des arteriellen Blutdrucks nicht besserten. Gerade als Schwester Myriam mit den Medikamenten zurückkam, fiel der systolische Blutdruck von Herrn Richter unter 100 mm Hg. Oberarzt Dr. Volkrad stutzte kurz und warf dann einen Blick in das Operationsfeld, um zu überprüfen, ob es vielleicht einen größeren Blutverlust gab. Oberärztin Dr. Dike blickte auf. »Wir haben das Präparat jetzt `raus. Es war gar nicht das Pankreas, sondern ein Nebennierentumor. Noch ein bisschen Blutstillung, und wir sind fertig«, sagte sie.

Nun war die Ursache der Probleme für Oberarzt Dr. Volkrad und Dr. Constantin klar.

## 3.1.9 Wahrscheinlich hatten Sie es bereits längst erkannt, oder?

Herr Richter hatte im Rahmen der Prämedikation von der neu diagnostizierten Hypertonie berichtet. Weitere Symptome waren intermittierende Kopfschmerzen und Übelkeit. Die Übelkeit hatte schließlich zur Selbsteinweisung geführt. Der Verlauf der Operation sowie die Lokalisation des Tumors lassen den Schluss zu, dass es sich um einen neuroendokrinen Tumor der Nebenniere handelte. In der histologischen Diagnostik wurde später die Diagnose Phäochromozytom bestätigt.

Ein Phäochromozytom ist ein katecholaminproduzierender Tumor neuroektodermalen Ursprungs, der aus den chromaffinen Zellen des sympathoadrenalen Systems entsteht [7]. 90% der Tumoren sind gutartig und einseitig an der Nebenniere lokalisiert, allerdings können sie auch entlang aller sympathischen Nervengeflechte des Bauch- und Beckenraums, solitär oder multilokulär auftreten. Selten findet man sie im Thorax- (2%) und im Nackenbereich (<0,1%). Bei 10% gibt es eine familiäre Häufung. Dann ist eine Assoziation mit

Tumoren der Schilddrüse und Nebenschilddrüse (MEN-Syndrome) und mit Phakomatosen (z. B. Morbus Recklinghausen, tuberöse Hirnsklerose) beschrieben.

Welches Katecholamin die Tumoren produzieren, ist abhängig von der Lokalisation und der Dignität des Tumors. Entstammen sie dem Nebennierenmark, schütten sie überwiegend Noradrenalin und Adrenalin, manchmal aber auch nur Adrenalin aus. Gehen sie von den sympathischen Paraganglien aus, sezernieren sie meist nur Noradrenalin. Bei maligner Entartung kann auch eine Dopaminsekretion vorherrschen.

### 3.1.10 Warum ist der arterielle Blutdruck so rasch gefallen?

Eine plötzliche Umkehr des Blutdruckverhaltens ist typisch für diese Phase der Operation. Die Katecholaminausschüttungen, die durch manuelle Manipulation durch die Operateure erhöht werden, sistieren abrupt.

Normalerweise ist die Diagnose Phäochromozytom präoperativ bekannt. Während der Operation werden deshalb zunächst die Venen des Tumors ligiert und anschließend der Tumor mobilisiert. In dieser Phase ist eine gute Kommunikation mit den Chirurgen wichtig, damit der Anästhesist sich rechtzeitig auf die neue Kreislaufsituation einstellen kann. Durch Stoppen der antihypertensiven Medikation, eventuelles Aussetzen des Periduralkatheters, Volumengabe und rechtzeitigen Beginn einer Noradrenalinzufuhr kann eine bedrohliche Hypotension abgefangen werden. Die kurze Halbwertzeit der Katecholamine ist für den abrupten Blutdruckabfall verantwortlich. Eine Down-Regulation der α-Rezeptoren durch präoperativ oft über lange Zeiträume erhöhte Katecholaminspiegel im Blut, eine damit einhergehende Hypovolämie und intraoperative Blutverluste erschweren die Hypotoniebehandlung.

> Bei den Chirurgen ließ die Anspannung nach, nachdem das Präparat abgegeben worden war. Im Anästhesieteam hingegen wurde es etwas unruhig, da der Blutdruck von Herrn Richter immer weiter fiel und nur mittels Akrinorgabe auf systolische Werte um 60 mm Hg gehalten werden konnte. Schließlich war der Noradrenalin-Perfusor fertig vorbereitet und wurde angeschlossen. Durch hochdosierte Katecholamin- und Volumengabe stabilisierten sich die Kreislaufverhältnisse von Herrn Richter zunehmend. Dr. Constantin brachte ihn intubiert und beatmet auf die Intensivstation. Auf dem Weg dorthin klingelte sein Telefon. »Das ist bestimmt Oberarzt Dr. Volkrad mit der nächsten Aufgabe für mich«, dachte er. »Ich brauch' jetzt aber erst einmal eine Pause!« Aber er irrte sich: Am anderen Ende der Leitung war Oberärztin Dr. Dike. »Ärgere Dich nicht so sehr über Deinen Vorgesetzten«, sagte sie. »Leider ist es meist so, dass schlechte Vorbilder überwiegen. Ich finde, Du hast deine Sache heute sehr gut gemacht!« Sie wünschten sich noch gegenseitig einen ruhigen Dienstverlauf und beendeten das Gespräch. So hatte die Geschichte am Ende noch etwas Positives für Dr. Constantin: Er war froh darüber, dass er und Oberärztin Dr. Dike wieder eine Gesprächsebene gefunden hatten. Sich immer nur aus dem Weg zu gehen, war auf die Dauer keine Lösung.

## 3.2 Fallnachbetrachtung/Fallanalyse

### 3.2.1 Definieren Sie arterielle Hypertonie!

Von einer arteriellen Hypertonie spricht man beim Erwachsenen, wenn der Blutdruck einen systolischen Wert von 140 mm Hg und einen diastolischen Wert von 90 mm Hg bei wiederholten Messungen an unterschiedlichen Tagen überschreitet, unabhängig von der zugrunde liegenden Ursache.

### 3.2.2 Welche Formen der Hypertonie kennen Sie?

Bei 90% der Patienten wird keine eindeutige Ursache gefunden. Für diese sog. essenzielle Hypertonie steht entsprechend auch keine kausale Therapie zur Verfügung. Die sekundäre Hypertonie betrifft 10% der Patienten. Es liegt eine Grunderkrankung vor, die teilweise einer kausalen Therapie zugänglich ist. ◘ Tab. 3.1 gibt einen Überblick über die verschiedenen Ursachen einer sekundären Hypertonie.

### Tab. 3.1. Ausgewählte Ursachen sekundärer Hypertonien

| Ursache | Krankheitsbilder |
|---|---|
| Renal | – Renoparenchymatös (chronische Gomerulo-/Pyelonephritis)<br>– Renovaskulär (z. B. Nierenarterienstenose, -aneurysma)<br>– Allgemeinerkrankungen mit Nierenbeteiligung (z. B. Diabetes mellitus, Gicht, Lupus erythematodes) |
| Endokrin | – Conn-Sndrom<br>– Cushing-Syndrom<br>– Phäochromozytom<br>– Hyperthyreose<br>– Akromegalie |
| Kardiovaskulär | – Aortenisthmusstenose |
| Neurogen | – Hirndruck<br>– Enzephalitis/Meningitis<br>– Tumoren<br>– Porphyrie |
| Schwangerschaftsassoziiert | – Präeklampsie<br>– Eklampsie |
| Medikamentös | – Kortikosteroide<br>– Orale Kontrazeptiva<br>– Nichtsteroidale Antiphlogistika<br>– MAO-Hemmer<br>– Zyklosporin A |
| Bluterkrankungen | – Polycythaemia vera<br>– Polyglobulie |

### 3.2.3 Wie müssen Patienten für eine elektive Phäochromozytomoperation vorbereitet werden?

Massive Katecholaminausschüttungen durch chirurgische Manipulationen am Tumor können zu lebensbedrohlichen hypertensiven Entgleisungen und Herzrhythmusstörungen führen. Daher müssen diese Patienten präoperativ suffizient mit α-Blockern und gelegentlich auch mit β-Blockern vorbehandelt werden [6]. Zur α-Blockade steht mit Phenoxybenzamin ein nichtselektiver α-Antagonist zur Verfügung, der über Aufhebung der katecholamininduzierten Vasokonstriktion zur einer Normalisierung des Blutdrucks bei verbesserter Herzauswurfleistung führt.

Die orale Einstellung ist einschleichend über 14 Tage mit 10–20 mg Phenoxybenzamin pro Tag zu beginnen und um 10–20 mg pro Tag zu steigern, bis der Blutdruck sich anhaltend normalisiert. Es werden Werte um 160/90 mm Hg angestrebt. Häufig klagen die Patienten dabei über orthostatischen Schwindel. Dieser ist Ausdruck des intravasalen Volumenmangels, der durch große Trinkmengen bis zum Abfall des Hämatokritwerts ausgeglichen werden muss. Gelegentlich treten unter Phenoxybenzamin unerwünschte Tachykardien auf, die einen Wechsel auf den kürzer wirksamen selektiven $α_1$-Antagonisten Doxazosin oder eine zusätzliche β-Blockade nötig machen.

Grundsätzlich dürfen beim Phäochromozytom β-Blocker nicht vor einer effektiven α-Blockade eingesetzt werden, weil es über eine Aufhebung der $β_2$-vermittelten Vasodilatation zu schwersten hypertensiven Krisen mit Linksherzversagen kommen kann. Bei dringlicher Operationsindikation kann eine i.v.-Blockade mit Phenoxybenzamin unter intensivmedizinischer Überwachung erfolgen. Das Gefühl einer »verstopften Nase« ist ein guter Indikator für eine wirksame α-Blockade.

Um eine gute Anxiolyse zu erzielen, ist es ratsam, die Patienten am Vorabend und am Morgen des Operationstages mit einem üblichen Benzodiazepin unter Berücksichtigung der allgemeinen Kontraindikationen zu prämedizieren.

> **Grundsätzlich gilt:**
> — Da es sich in aller Regel um einen elektiven Eingriff handelt, wird kein ungeblockter Patient operiert!

### 3.2.4 Welche medizinischen Fehler sehen Sie in dem geschilderten Fall?

#### PDK-Beschickung

In ▶ Kap. 3.1.3 wurde bereits erwähnt, dass die Beschickung des Periduralkatheters nach einer blutigen Punktion sehr kritisch zu sehen ist. Ob es sich hierbei tatsächlich um einen medizinischen Fehler handelt, ist sicher umstritten. Unabhängig davon war die erstmalige Beschickung des PDK mit Lokalanästhetikum unmittelbar vor Entfernung des neuroendokrinen Tumors medizinisch fragwürdig.

#### ZVD-Messung

Eine Messung des ZVD im Verlauf wurde nicht durchgeführt.

#### Blutdrucküberwachung auf Station/ präoperative Diagnostik

Bei der Kontrolle der Stationskurve fand Dr. Constantin keine Eintragungen zu Blutdruckmessungen bei Herrn Richter. Von den chirurgischen Kollegen wurde es versäumt, entsprechende Messungen anzuordnen. Weiter ist davon auszugehen, dass bei der Qualität bildgebender Verfahren die Lokalisation des Tumors im Bereich der Nebenniere hätte bekannt sein müssen. Eine weitere Abklärung erfolgte jedoch nicht. Die Initialdiagnose Subileus wurde nicht in Frage gestellt.

#### Kontrolle der Blutwerte

Intraoperativ erfolgte keine Kontrolle der Blutwerte. Spätestens nach Auftreten der Herzrhythmusstörungen hätten Hämatokrit- und Elektrolytwerte überprüft werden müssen.

### 3.2.5 Welche organisatorischen Schwachstellen/Fehler finden sich in dem geschilderten Fall?

#### Patientenaufklärung

Gemäß der Entscheidung des Bundesgerichtshofes [1] setzt eine ordnungsgemäße Aufklärung Folgendes voraus:
1. Eine Beschreibung der bevorstehenden Behandlungsmaßnahmen mit sämtlichen verbundenen Risiken. Patienten sind auch über seltene Risiken aufzuklären, wenn sie bei ihrem Eintreten die Lebensführung des Patienten stark belasten würden.
2. Eine Aufklärung über Alternativen.
3. Eine Aufklärung über die Erfolgschancen.
4. Eine rechtzeitige Aufklärung.

Die Rechtsprechung verlangt, dass der Patient über den beabsichtigten Eingriff so rechtzeitig unterrichtet wird, dass er die Vor- und Nachteile selbst abwägen und damit wirksam seine Einwilligung erteilen kann. Im ambulanten Bereich genügt grundsätzlich die Aufklärung am Operationstag. Bei stationärer Behandlung ist eine Aufklärung am Operationstag hingegen grundsätzlich verspätet.

Herr Richter war bereits 2 Tage in stationärer Behandlung. Die Anästhesieaufklärung hätte daher bereits früher erfolgen können, wenn nicht sogar müssen. Der Patient war allerdings nicht der Anästhesie gemeldet worden. Das Organisationsverschulden betrifft daher insbesondere die chirurgische Abteilung. Aus der Sicht der Anästhesie ist es sehr kritisch zu sehen, dass Dr. Constantin Herrn Richter auch auf einen PDK aufklärte. Der Patient war sehr verunsichert, als er von der seltenen Komplikation Querschnittslähmung erfuhr. Eine Bedenkzeit hatte er nicht.

## Präoperative Diagnostik

Auch wenn es sich auf den ersten Blick um einen medizinischen Fehler handelt, ist hier wahrscheinlich ein verstecktes Organisationsproblem verborgen. Vermutlich wurde aus Zeit- und/oder Personalmangel nicht ausreichend sorgfältig der Fall erörtert. Weiter muss bei der Diagnose Hypertonie eine entsprechende Überwachungskurve auf der Station geführt werden. Eine entsprechende Handlungsanweisung an die Pflegekräfte lag offensichtlich nicht vor.

## Kommunikation Chirurgie–Anästhesie

Auch wenn dieses Problem in dem Bereich der nichttechnischen Eigenschaften angesprochen wird (▶ Kap. 3.2.6), handelt es sich mit um ein Organisationsdefizit. Den Chirurgen war während der Operation bewusst, dass sich die Anästhesieführung schwierig gestaltete. Wünschenswert ist es, dass in solchen Situationen automatisch eine Abstimmung und ein Wissensaustausch zwischen den Abteilungen stattfinden.

### 3.2.6 Mit Hilfe welcher psychologischen Technik hätten Dr. Constantin und Oberarzt Dr. Volkrad vielleicht früher die Diagnose Phäochromozytom in Betracht gezogen?

Für Dr. Constantin und Oberarzt Dr. Volkrad war die Diagnose angesichts der erhöhten Blutdruckwerte klar: Die Narkose war zu flach. Dieses »einfache Weltmodell« wird zunächst nicht weiter hinterfragt. Dr. Constantin weitete sein »Weltmodell« etwas aus, indem er Hypertonie als eigenständige Erkrankung mit einbezog. Entsprechend gab er Urapidil. Dieses etwas »komplexere Weltmodell« wurde von dem hinzugerufenen Oberarzt Dr. Volkrad übernommen und Nitroglycerin gegeben. Die tatsächlich zugrunde liegende Ursache, ein katecholaminproduzierender Tumor, wurde erst in Betracht gezogen, als der Blutdruck nach Entfernung des Tumors plötzlich fiel.

Die Fehlerquelle, sich bei der Ursachenanalyse vorschnell auf zu einfache Erklärungen festzulegen, kann durch bewusstes »In-Betracht-Ziehen« möglichst aller relevanten Störungsursachen minimiert werden. Beispielsweise kann das Entscheidungsmodell FORDEC aus der Luftfahrt in zeitkritischen Situationen helfen, Entscheidungen regelgeleitet zu strukturieren. Bei diesem Akronym steht jeder Buchstabe für eine Stufe im Entscheidungsprozess. Nach diesem Modell werden im Entscheidungsprozess

1. relevante Fakten (»facts) gesammelt und
2. entsprechende Behandlungsalternativen (»options«) benannt.
3. Anschließend werden die Erfolgsaussichten und Risiken (»risks«) der einzelnen Maßnahmen abgeschätzt.
4. Ausgewählt (»decision«) wird die erfolgversprechendste Behandlung, wobei eventuelle Ausweichoptionen vorab festgelegt werden.
5. Nachdem die geplante Behandlung ausgeführt (»execute«) wurde, werden
6. Behandlungseffekte und die veränderte Gesamtlage mit den angestrebten Behandlungszielen verglichen (»check«).

Das FORDEC-Modell lässt sich gut als »gedankliche« Checkliste in zeitkritischen Situationen einsetzen. Ausblenden und Vergessen notwendiger Entscheidungsschritte können mit dieser Entscheidungshilfe eingegrenzt werden.

In der geschilderten Situation hätte ein kritisches Auseinandersetzen mit den bekannten, präoperativen Fakten (»facts«) sicher zu einer früheren Diagnosefindung geführt.

## Literatur

1. BGH-Urteil vom 25. März 2003, VI ZR 1331/02. Einzusehen über http://juris.bundesgerichtshof.de
2. Carl M, Alms A, Braun J, Dongas A, Erb J, Goetz A, Goepfert M, Gogarten W, Grosse J, Heller A, Heringlake M, Kastrup M, Kroner A, Loer S, Marggraf G, Markewitz A, Reuter M, Schmitt V, Schirmer U, Wiesenack C, Zwissler B, Spies C. Die intensivmedizinische Versorgung herzchirurgischer Patienten: Hämodynamisches Monitoring und Herz-Kreislauf-Therapie. S3-Leitlinie der Deutschen Gesellschaft für Anästhesiologie und Intensivmedizin und der Deutschen Gesellschaft für Thorax-, Herz- und Gefäßchirurgie. Anästh Intensivmed 2007; 48 (Suppl 1): 1–32
3. Chen Z, Zhang J, Stamler JS. Identification of the enzymatic mechanism of nitroglycerin bioactivation. Proc Natl Acad Sci USA 2002; 99: 8306–11
4. Gegenhuber A, Lenz K. Behandlung des hypertensiven Notfalls. Herz 2003; 28: 717–24

5. Hübler M, Albrecht DM. Einfluss von Lokalanästhetika auf die Blutgerinnung. Anaesthesist 2000; 49: 905–6
6. Knüttgen D, Wappler F. Anästhesie bei Phäochromozytom – Besonderheiten, mögliche Komplikationen und medikamentöse Strategien. Anästhesiol Intensivmed Notfallmed Schmerzther 2008; 1: 20–27
7. Lehnert H, Hahn K, Dralle H. Benignes und malignes Phäochromozytom. Internist 2002; 43: 196–209
8. Mancia G. Haemodynamic effects of the multiple action antihypertensive drug urapidil. Drugs 1990; 40 (Suppl 4): 14–20
9. Schreiber W, Woisetschläger C, Binder M, Kaff A, Raab H, Hirschl MM. The nitura study–effect of nitroglycerin or urapidil on hemodynamic, metabolic and respiratory parameters in hypertensive patients with pulmonary edema. Intensive Care Med 1998; 24: 557–63
10. Simpson CM, Keijzers GB, Lind JF. A survey of drug-dose calculation skills of Australian tertiary hospital doctors. Med J Aust 2009; 190: 117–20
11. Varon J, Marik PE. The diagnosis and management of hypertensive crisis. Chest 2000; 118: 214–27
12. Waurick R, Van Aken H. Update in thoracic epidural anaesthesia. Best Pract Res Clin Anaesthesiol 2005; 19: 201–13

# Fall 4 – Ein Tag im Aufwachraum

4.1  Falldarstellung  – 34

4.2  Fallnachbetrachtung/Fallanalyse  – 42

## 4.1 Falldarstellung

❱ Dr. Degenhard war seit eineinhalb Jahren in der Anästhesie als Assistenzarzt tätig. Er hatte die ersten großen Bauchoperationen betreut und mit fachärztlicher Unterstützung einige intraoperative Blutungen bei zum Teil sehr kranken ASA-3-Patienten gemeistert. Er war stolz auf sich, denn nach 9 Monaten HNO und 5 Monaten Augenklinik konnte er endlich »richtige« Narkosen machen.

Es war Ferienzeit, und Dr. Degenhard außerplanmäßig erstmals für den Aufwachraum (AWR) zuständig. Das OP-Programm war reduziert und keine intensivpflichtigen Patienten zu erwarten. Unter seinen Kollegen war der Arbeitsplatz AWR unterschiedlich beliebt. Einig waren sich alle nur darüber, dass die Arbeit abwechslungsreich und kurzweilig war, und so freute sich Dr. Degenhard auf die neue Aufgabe. Fachkrankenschwester Brigitte war mit ihm im AWR eingeteilt und galt in der Abteilung als erfahren und zuverlässig.

Gleich zu Arbeitsbeginn kamen einige Anfragen von Normalstation, die Dr. Degenhard nicht erwartet hatte: Wann wurden ZVK-Anlagen abgearbeitet oder ein PDK zur Schmerztherapie neu angelegt? Da der AWR noch leer war, bestellte er die entsprechenden Patienten von den Stationen ein. Als er Schwester Brigitte darüber informierte, wurde ihm klar, dass er in das erste Fettnäpfchen getreten war: »Das machen wir hier so nicht«, sagte sie. »Gleich kommt die erste Arthroskopie aus dem Saal, und die Zusatzaufgaben werden immer erst am Nachmittag erledigt, wenn es in den OPs ruhiger wird.« Anschließend bestellte sie die Patienten wieder ab. Dr. Degenhard hielt eine Arthroskopie bei einem jungen Mann und eine ZVK-Anlage für nicht zu viel Arbeit auf einmal, aber er wusste, dass er Schwester Brigittes Rat heute noch häufiger brauchen würde, und sagte nichts.

Die Arthroskopie war bei einem jungen Mann in Vollnarkose durchgeführt worden. Der den Patienten übergebende Anästhesist berichtete von einem unkomplizierten intraoperativen Verlauf, und der Patient blieb nur kurz im AWR. Dr. Degenhard ärgerte sich, dass er der Schwester nachgegeben hatte, der ZVK hätte schon längst gelegt sein können. Da es im Moment nichts zu tun gab, las er in dem Fallbuch »Komplikationen in der Anästhesie« …

### 4.1.1 Welche Funktionen hat ein Aufwachraum?

Der AWR ist ein Überwachungsraum ohne Stationscharakter für Frischoperierte. Hier verbleiben die Patienten so lange, bis sie aus der Narkose erwacht, wieder im Vollbesitz ihrer Schutzreflexe sind und keine unmittelbaren Komplikationen von Seiten der Atmung und des Kreislaufs mehr zu erwarten sind. Der Aufenthalt im AWR ist in der Regel auf einige Stunden begrenzt [2]. Der AWR soll somit die unmittelbar postoperative Überwachung der Patienten gewährleisten. Anästhesiologisch ausgebildetes Personal kann akute postoperative Probleme der Patienten vor der Verlegung lösen. Das kann im Einzelfall sehr aufwendig sein und mehrere Stunden in Anspruch nehmen. Durch eine suffiziente Therapie im AWR kann eine Weiterbetreuung auf einer teuren Intensivstation häufig umgangen werden, bzw. es werden die Patienten herausgefiltert, die einer intensivmedizinischen Betreuung bedürfen. Damit werden im AWR die Weichen für den weiteren Verbleib der Patienten gestellt.

Weiterhin kann der AWR zur Anlage invasiver Katheter, bei der ein Herz-Kreislauf-Monitoring erforderlich ist, genutzt werden. Häufig werden im AWR auch Regionalanästhesiekatheter für Operationen am selben oder folgenden Tag gelegt, um die Prozessabläufe zu optimieren.

### 4.1.2 Welche apparativen und personellen Voraussetzungen soll ein Aufwachraum erfüllen?

Der AWR sollte sich in unmittelbarer räumlicher Nähe des OP-Traktes befinden. Die DGAI fordert eine ständige personelle Präsenz im AWR. Die Präsenz kann durch eine entsprechend qualifizierte Pflegekraft ausgeübt werden, allerdings muss ein verantwortlicher Arzt in Rufnähe sein. Das während der Operation begonnene Monitoring des Patienten sollte ggf. fortgesetzt werden können. ◘ Tab. 4.1 gibt einen Überblick über die von der DGAI geforderte Geräteausstattung.

An jedem Platz müssen EKG, Pulsoxymetrie, Temperaturmessung und zumindest eine unblutige Blutdruckmessung verfügbar sein. Außerdem müs-

**Tab. 4.1.** Apparative Ausstattung im Aufwachraum gemäß Leitlinien der DGAI [2]

| | |
|---|---|
| EKG-Monitor | Essenziell |
| Pulsoxymetrie | Essenziell |
| 12-Kanal-EKG | Empfohlen |
| Unblutige Blutdruckmessung | Essenziell |
| Blutige Blutdruckmessung | Empfohlen |
| Sauerstoffinsufflation | Essenziell |
| Temperaturmessung | Essenziell |
| Absaugung | Essenziell |
| Defibrillator | Essenziell |
| Notfallinstrumentarium | Essenziell |
| Relaxometrie | Essenziell |
| Beatmungsmöglichkeit | Essenziell |
| Beatmungsgerät | Empfohlen |
| Infusionsspritzenpumpen | Empfohlen |
| Notfalllabor | Empfohlen |
| Kapnometrie | Empfohlen |
| Kommunikationstechnik | Essenziell |

sen ein Sauerstoffanschluss und eine Absaugvorrichtung vorhanden sein. Zur adäquaten Überwachung schwerer Fälle werden die Vorhaltung einer blutigen Blutdruckmessung, einer ZVD-Messung sowie die Ableitung eines Mehrkanal-EKGs empfohlen. Für den Notfall müssen ein Defibrillator und zumindest ein Handbeatmungsgerät zur Verfügung stehen. Außerdem sollen Laborparameter wie Blutgasanalysen, Hämoglobinkonzentration, Blutzucker und Serumelektrolyte ohne großen Aufwand bestimmt werden können [2].

### 4.1.3 Welches sind die häufigsten postoperativen Probleme, die im AWR zu beobachten sind?

- Postoperative Übelkeit und Erbrechen (PONV)
- Schmerzen
- Kreislaufstörungen wie Hypotonie oder Rhythmusstörungen
- Hypothermie (Shivering)
- Anästhetikaüberhang
- Relaxanzienüberhang
- Hypoxie
- Nachblutung und Gerinnungsstörungen

### 4.1.4 Welche Kriterien müssen für die Entlassung aus dem AWR erfüllt sein?

Auch hierfür wurde von der DGAI eine Leitlinie herausgegeben [3]. Vor Verlegung müssen die in der ▶ Übersicht genannten Kriterien erfüllt sein.

**Kriterien der DGAI-Leitlinie zur Entlassung aus dem Aufwachraum**

- Die Patienten müssen wach und ansprechbar sein.
- Die Spontanatmung muss eine zufriedenstellende Oxygenierung gewährleisten.
- Die Schutzreflexe müssen zurückgekehrt sein.
- Der Kreislauf muss stabil sein, d. h. es darf keine nennenswerte Blutung mehr zu erwarten sein, Blutdruck und Herzfrequenz müssen die präoperativen Ausgangswerte oder die postoperativ angestrebten Werte erreichen.
- Eine Normothermie muss vorliegen.
- Die Patienten haben eine effektive analgetische und bei Bedarf antiemetische Therapie erhalten.
- Eine neuroaxiale Regionalanästhesie ist in ihrer Ausbreitung rückläufig.

Können diese Ziele auch durch einen längeren Aufenthalt im AWR nicht erreicht werden, muss die Verlegung in einen Intensivüberwachungsbereich organisiert werden.

» »Interessantes Buch, aber ob es auch für die Praxis taugt?«, dachte Dr. Degenhard, als er es weglegte, um sich um die aus den OPs eintreffenden Patienten zu kümmern. Patienten nach Kniearthroskopie, laparoskopischer Cholezystektomie und vaginaler Hysterektomie wurden in den AWR gebracht. Alle 3 Eingriffe waren in unauffällig verlaufenden Allgemeinanästhesien durchgeführt worden. Dr. Degenhard kümmerte sich um die Patienten und behandelte Probleme wie Schmerzen, Übelkeit und Shivering. Inzwischen hatten die Stationen sich nochmals gemeldet, und Dr. Degenhard bestellte den Patienten zur ZVK-Anlage und, für eine halbe Stunde später, den Patienten für die PDK-Anlage ein. Als er dies Schwester Brigitte mitteilte, war sie mit seinem Vorgehen unzufrieden und verabschiedete sich erstmal in die Pause.

In ihrer Abwesenheit kamen zwei weitere Patienten in den AWR: Ein Patient nach Varizenoperation und ein Patient mit einer Femurnagelung. Während Dr. Degenhard sie an das Monitoring anschloss, meldete sich die Patientin nach Cholezystektomie wegen nicht nachlassender Übelkeit. Dr. Degenhard verabreichte ihr gerade 1 mg Granisetron i.v., als der Patient zur ZVK-Anlage gebracht wurde. Jetzt wurde es etwas viel: Die Übelkeit der Gallenpatientin ließ nicht nach, die Patientin mit der Hysterektomie hatte auch nach 10 mg Piritramid noch Schmerzen, und die Station hatte die aktuellen Gerinnungswerte des Patienten zur ZVK-Anlage vergessen.

Das einzig Erfreuliche war, dass der Patient nach Arthroskopie verlegungsfähig war, aber Dr. Degenhard wollte erst noch im Labor die Gerinnungswerte vor der ZVK-Anlage erfragen und sich um die Patientin nach Hysterektomie kümmern. Sie war 68 Jahre alt, ASA 2, wog 65 kg und hatte trotz einer präoperativen Metoprololtherapie wegen ihrer arteriellen Hypertonie immerhin eine Herzfrequenz von 90/min. Er verabreichte ihr nochmals 7,5 mg Piritramid i.v. und versprach ihr baldige Erleichterung.

### 4.1.5 Was wissen Sie über PONV, und wie können Sie es beeinflussen?

PONV ist ein häufiges Problem im AWR, tritt aber oft auch erst nach Verlegung auf Normalstation auf. Es kann nicht nur die Patienten subjektiv stark beeinträchtigen, sondern auch den Heilungsprozess z. B. durch verzögerte Nahrungsaufnahme negativ beeinflussen. Gleichzeitig wird von vielen Patienten PONV als Qualitätsmarker für die Anästhesie betrachtet und hat damit einen nicht unwesentlichen Einfluss auf die Außenwirkung unseres Fachgebietes.

Es gibt zahlreiche Risikofaktoren für das Auftreten von PONV, wobei manche nur einen fraglichen Einfluss haben [1]:
- Patientenfaktoren:
  - weibliches Geschlecht, Nichtraucher, Anamnese für Reisekrankheit oder PONV, niedriges Alter, ASA-Status 1–2.
- Einfluss durch die Anästhesie:
  - postoperative Opioidgabe, Narkosedauer, Lachgas, Inhalationsanästhetika, Antagonisierung mit Neostigmin.
- Einfluss durch die Operation:
  - Strabismusoperation, Ohroperationen, laparoskopische Operation, Oberbaucheingriff.

Bei prolongiertem PONV sollte stets auch an eine gastrointestinale Motilitätsstörung gedacht werden.

Zur Therapie und Prophylaxe eines PONV stehen zahlreiche Medikamente zur Verfügung, die zum Teil synergistisch eingesetzt werden können. Hierzu gehören:
- Kortikoide (Dexamethason),
- 5-HT$_3$-Antagonisten (Granisetron, Dolasetron, Tropisetron, Ondansetron),
- Antihistaminika (Dimenhydrinat),
- Butyrophenone (Haloperidol, Droperidol),
- Anticholinergika (Scopolamin),
- Anästhetika (Propofol).

Wichtig im Zusammenhang mit PONV ist es, die Patienten mit erhöhtem Risiko bereits präoperativ zu identifizieren und prophylaktische Maßnahmen einzuleiten. Erleichtert wird dies durch einen klinikspezifischen Algorithmus. ◘ Abb. 4.1 zeigt beispielhaft den Algorithmus PONV bei Erwachsenen der Klinik für Anästhesiologie und Intensivtherapie im Universitätsklinikum Dresden. Der Algorithmus orientiert sich an den Empfehlungen der nordamerikanischen [4] und deutschsprachigen Konsensuskonferenzen [1]. Zusätzlich aufgenommen als Risikofaktor wurde die ambulante Operation, um eine möglichst geringe Inzidenz einer verzögerten Entlassung nach Hause aufgrund von PONV zu erreichen.

## 4.1 · Falldarstellung

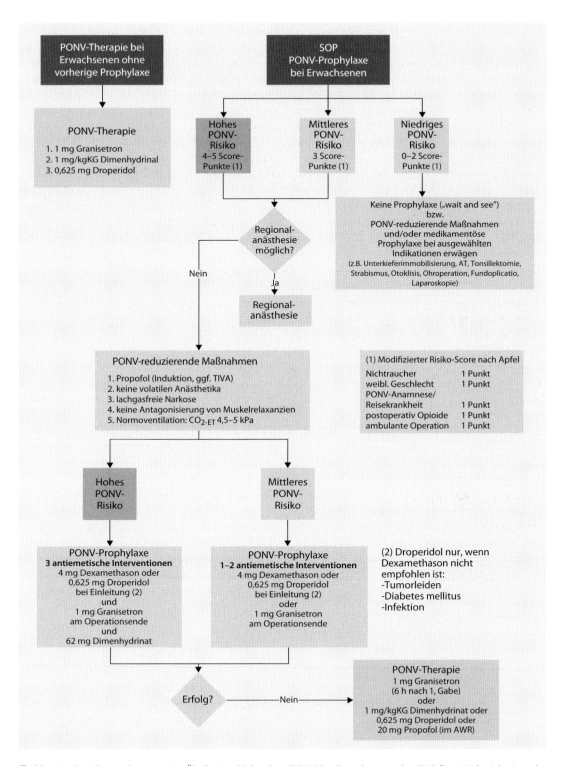

**Abb. 4.1.** Algorithmus »Postoperative Übelkeit und Erbrechen (PONV) bei Erwachsenen« der Klinik für Anästhesiologie und operative Intensivmedizin des Universitätsklinikums Dresden

> Die Gallenpatientin übergab sich. Dr. Degenhard fand nicht schnell genug eine Nierenschale, und das ganze Bett war nass. Er wunderte sich über den Verbleib von Schwester Brigitte, ihre Pause kam ihm wie eine Ewigkeit vor. Das Telefon klingelte, und Dr. Degenhard nahm die Gerinnungswerte des Patienten für die ZVK-Anlage entgegen. Die Werte waren im Normbereich, und er begann mit der Aufklärung des Patienten.

Als Schwester Brigitte zurückkam, erfasste sie schnell die Lage und warf Dr. Degenhard einen verachtenden Blick zu. Sie machte die Runde. Der Patientin nach Hysterektomie verabreichte sie 5 mg Piritramid i.v., da diese weiter über Schmerzen im Unterbauch klagte. Wegen der Tachykardie erhöhte Schwester Brigitte die Infusionsgeschwindigkeit der Elektrolytlösung. Danach rief sie die Station zur Abholung des Patienten nach Arthroskopie an und assistierte Dr. Degenhard bei der ZVK-Anlage. Der Monitor der Patientin nach Hysterektomie gab Alarm. Die Sauerstoffsättigung war auf 89 % gefallen, und sie wirkte sehr unruhig. Da Dr. Degenhard steril war, ging Schwester Britte zu der Patientin und erhöhte die Sauerstoffinsufflation von 1 auf 4 l/min. Daraufhin stieg die Sättigung prompt auf 95 %.

## 4.1.6 Warum ist es sinnvoll, die Sauerstoffinsufflation zu erhöhen?

Im Rahmen von Allgemeinanästhesien kommt es durch die Überführung von Spontanatmung zu Überdruckbeatmung regelhaft zu einer Beeinträchtigung der Lungenfunktion. Fehlende Zwerchfellkontraktionen begünstigen die Entstehung von dorsokaudalen Atelektasen. Die messbaren Folgen sind
- eine Abnahme von totaler Lungenkapazität, Residualvolumen und funktioneller Residualkapazität,
- eine Zunahme der Verschlusskapazität (»closing capacity«),
- eine erhöhte Totraumventilation und ein vergrößerter intrapulmonaler Shunt.

Diese Veränderungen bestehen auch nach Beendigung der Allgemeinanästhesie für einen unterschiedlich langen Zeitraum fort. Infolge des verschlechterten Perfusions-/Ventilations-Verhältnisses sind daher im AWR häufig Hypoxien und Hyperkapnien zu beobachten. Andere Einflussfaktoren – wie z. B. schmerzbedingt eingeschränkte Atmungstätigkeit oder atemdepressive Nebenwirkung von Medikamenten – können die Effekte verstärken.

Im Blut liegt Sauerstoff physikalisch gelöst im Plasma und chemisch gebunden an Hämoglobin vor. Die Menge des in beiden Formen transportierten Sauerstoffs ist vom arteriellen Sauerstoffpartialdrucks ($p_aO_2$) abhängig. Die Sauerstoffsättigung des Blutes ($S_pO_2$) zeigt an, wie viel Prozent des Hämoglobins mit Sauerstoff gesättigt ist. Die Beziehung von $S_pO_2$ und $p_aO_2$ wird durch die $O_2$-Bindungskurve beschrieben. Ein $S_pO_2$-Wert von 90 % entspricht ca. einem $p_aO_2$-Wert von 60 mm Hg.

Der $p_aO_2$ wiederum ist direkt proportional zum alveolären Sauerstoffpartialdruck ($p_AO_2$), sodass die Erhöhung der alveolären Sauerstoffkonzentration ein adäquates Mittel darstellt, um den $p_aO_2$ bzw. die $S_pO_2$ zu erhöhen. Zu beachten ist hierbei, dass die Sauerstofftransportkapazität von Hämoglobin ein Mehrfaches von der physikalisch gelösten ist. Liegt eine Anämie vor, kann daher trotz guter $S_pO_2$-Werte das Sauerstoffangebot zu gering sein und zu einer anaeroben Stoffwechsellage führen.

> Kaum war Dr. Degenhard mit der ZVK-Anlage fertig, wurde der Patient zur PDK-Anlage gebracht, und die Station war da, um den Patienten nach Arthroskopie abzuholen. Schwester Brigitte wollte wissen, ob die Patientin nach Gallenoperation verlegt werden könnte, die Übelkeit habe sich inzwischen gebessert.

Dr. Degenhard legte sich folgenden Plan zurecht: Zuerst wollte er den Patienten nach Arthroskopie verlegen, dann den Patienten zur PDK-Anlage aufklären und sich anschließend um die Patientin nach Hysterektomie kümmern. Die Patientin nach Gallenoperation konnte noch warten, die anderen Patienten betreute Schwester Brigitte. Als er nach etwa 15 Minuten an das Bett der Patientin nach Hysterektomie trat, hatte diese eine Herzfrequenz von 100/min und einen Blutdruck von 105/60 mm Hg. Sie klagte über leichten Schwindel, Müdigkeit und milde Luftnot. Dr. Degenhard spürte, dass bei der Patientin etwas nicht stimmte, aber was war los?

## 4.1.7 Was soll Dr. Degenhard jetzt tun?

Die Symptome der Patientin sind zu unspezifisch, um einen klaren Behandlungspfad einschlagen zu können. Der Schwindel, die Müdigkeit und sogar die Luftnot könnten z. B. durch die Piritramidgaben erklärt werden. Allerdings ist die Tachykardie in Kombination mit Hypotonie auffällig. Dr. Degenhard muss sich daher zuerst weitere Informationen beschaffen, um zwischen
- primär kardialen,
- pulmonalen,
- schmerz- oder PONV-bedingten oder
- hypovolämie-/anämiebedingten Ursachen differenzieren zu können.

An erster Stelle stehen eine genaue Befragung der Patientin und eine kurze körperliche Untersuchung. Anhand des Narkoseprotokolls wird überprüft, wie hoch der intraoperative Blutverlust war und ob es Hinweise ähnlicher Episoden schon während der Narkose gab. Eine arterielle Blutgasanalyse, eine Hämoglobin-/Hämatokritbestimmung und ein EKG mit ST-Strecken- und Rhythmusbeurteilung können ergänzend sinnvoll sein.

▶ Dr. Degenhard erhob eine kurze Anamnese. Die Patientin berichtete, dass sie den schnellen Herzschlag als sehr unangenehm empfand. Sie hatte das Gefühl, nicht richtig atmen zu können. Der Brustkorb war wie zugeschnürt, und sie klagte über einen dumpfen, retrosternalen Schmerz. Dr. Degenhards Mund wurde trocken. Er verspürte nun auch bei sich einen dumpfen, retrosternalen Schmerz und eine beginnende Tachykardie.

## 4.1.8 Wie lautet Ihre Verdachtsdiagnose, und welches sind die wichtigsten therapeutischen Maßnahmen?

Die von der Patientin geschilderten Symptome können durch ein akutes Koronarsyndrom verursacht worden sein. Eine instabile Angina pectoris ist ein potenziell lebensbedrohliches Ereignis und erfordert bereits bei Verdacht sofortige therapeutische Maßnahmen. Ziele sind

- Erhöhung des koronaren Sauerstoffangebots und
- Senkung des myokardialen Sauerstoffverbrauchs.

Zur Erhöhung des koronaren Sauerstoffangebots muss die inhalative Sauerstoffzufuhr erhöht werden. Bei ausreichendem Blutdruck ($RR_{sys}$>100 mm Hg) ist die Gabe eines koronaren Vasodilatators, z. B. Glyceroltrinitrat sublingual, indiziert. Die Nitrogabe kann – bei weiter ausreichend hohem Blutdruck – nach 10 min wiederholt werden.

Eine Senkung des myokardialen Sauerstoffverbrauchs wird durch herzfrequenzverlangsamende Maßnahmen bewirkt. Die gleichzeitige Verlängerung der Diastolendauer erhöht zusätzlich das koronare Sauerstoffangebot. Eine Herzfrequenzverlangsamung kann durch Sedierung, Schmerzmittelgabe, Gabe eines β-Blockers oder durch die Gabe von Volumen oder α-mimetisch wirkende Substanzen erreicht werden. In dem geschilderten Fall – mit den logistischen Möglichkeiten eines AWR – ist allerdings zunächst weiterführende Diagnostik durchzuführen, um dann gezielte herzfrequenzverlangsamende Maßnahmen einzuleiten.

▶ Dr. Degenhard erhöhte die Sauerstoffinsufflation auf 8 l/min und gab der Patientin 2 Hübe Nitrospray sublingual. Ihr retrosternales Druckgefühl wurde prompt besser, verschwand aber nicht vollständig. Der Blutdruck hatte nur unwesentlich auf das Medikament reagiert, und die Kontrollmessung zeigte 100/60 mm Hg. Er bat Schwester Brigitte, ein 12-Kanal-EKG zu schreiben und Blut zur Herzinfarktdiagnostik wegzuschicken (▶ Kap. 11.1.9). Schwester Brigitte erkannte sofort den Ernst der Lage. Im EKG waren deutliche ST-Strecken-Negativierungen in den Brustwandableitungen $V_{1-3}$ zu erkennen.

Dr. Degenhard wurde die Sache zu heiß, er informierte seinen Oberarzt Dr. Volkrad, der unverzüglich erschien. Am Bett der Patientin ließ er sich den Verlauf schildern, der Vollständigkeit halber untersuchte er die Patientin kurz und schlug die Bettdecke zurück, um das Wundgebiet zu kontrollieren. Dr. Degenhard traute seinen Augen nicht: Das ganze Bett war voller Blut …

## 4.1.9 Was war passiert?

Die Ursachen der Symptomatik waren offensichtlich ein Volumenmangel und eine akute Anämie. Die langsame, aber stetige Zunahme der Kreislaufprobleme erklärt sich durch die postoperative Nachblutung. Der Blutverlust wurde durch die Patientin zunächst kompensiert. Die Hypotonie und die neu aufgetretene Angina pectoris zeigen den Beginn einer kardialen Dekompensation.

## 4.1.10 Was ist nun zu tun?

Primäres Ziel ist die Stabilisierung des Kreislaufs. Eine Trendelenburg-Lagerung kann schnell und effektiv die Zeit bis zur Wirkung einer Volumentherapie überbrücken. Gelegentlich muss zumindest vorübergehend der Kreislauf durch fraktionierte oder kontinuierliche Sympathomimetikagaben (z. B. Akrinor, Noradrenalin) unterstützt werden. Zur Volumengabe bieten sich zunächst kolloidale Infusionslösungen – wie Hydroxyethylstärke (HES) oder Gelatine – an. Akute Blutungsanämien werden bei Normovolämie sehr viel länger und besser toleriert, da eine Abnahme der Blutviskosität eine kompensatorische Erhöhung des HZV effizienter ermöglicht. Eine gleichzeitige Hämoglobin-/Hämatokritbestimmung gibt Informationen über das Ausmaß der Blutung und hilft, die Menge an evtl. benötigten Erythrozytenkonzentraten abzuschätzen.

Außerdem muss bei jeder postoperativen Blutung immer der Operateur benachrichtigen werden, damit dieser das weitere Procedere zur kausalen Therapie der Blutung festlegt. Er stellt ggf. die Indikation für eine operative Blutstillung.

## 4.1.11 Wann wird transfundiert?

Das Sauerstoffangebot ($\dot{D}O_2$) des Körpers errechnet sich aus dem Produkt des Herzzeitvolumens (HZV) und des arteriellen Sauerstoffgehalts ($C_aO_2$):
- $\dot{D}O_2$ [ml/min]=HZV×$C_aO_2$ [ml/dl]
  (Gleichung 4.1)

$C_aO_2$ ist die Summe von chemisch gebundenem und physikalisch gelöstem Sauerstoff und kann mit folgender Gleichung berechnet werden:
- $C_aO_2$ [ml/dl]=Hb [g/dl]×$S_aO_2$ [%]×1,34+0,003×$p_aO_2$   (Gleichung 4.2)

wobei $S_aO_2$ die arterielle Sättigung darstellt.

Wenn nun Gleichung 4.2 in Gleichung 4.1 eingesetzt wird, wird der Einfluss der einzelnen Parameter offensichtlich:
- $\dot{D}O_2$=HZV×[Hb×$S_aO_2$×1,34+0,003×$p_aO_2$]

Ein erniedrigtes $\dot{D}O_2$ kann durch 4 pathophysiologisch unterschiedliche Mechanismen verursacht werden:
- Ischämische Hypoxie:
  Die Hypoxie wird durch ein erniedrigtes HZV verursacht. Die Abnahme der kardialen Leistung kann durch verschiedene Mechanismen bedingt werden. Hierzu gehören u. a. Herzinsuffizienz, Koronarstenosen, eine Sepsis oder die Effekte einer Allgemeinanästhesie.
- Hypoxische Hypoxie:
  Der Abfall des $\dot{D}O_2$ wird durch ein erniedrigtes $p_aO_2$ und eine erniedrigte $S_aO_2$ verursacht. Eine hypoxische Hypoxie beobachtet man u. a. bei Störungen des pulmonalen Gasaustauschs oder bei einer verhältnismäßig zu niedrigen $F_IO_2$ (▶ Kap. 1.1.8).
- Anämische Hypoxie:
  Die Hämoglobinkonzentration unterschreitet eine kritische Grenze. Die Anämie führt zu einer Abnahme des $\dot{D}O_2$, falls Kompensationsmechanismen wie Steigerung des HZV nicht mehr ausreichen.
- Hypoxämische Hypoxie:
  Bei einer hypoxämischen Hypoxie ist die Transportkapazität von Sauerstoff durch Hämoglobin gestört. Als Ursache kommen z. B. Vergiftungen mit CO-Hb- oder Met-Hb-Bildnern in Frage.

Unter physiologischen Bedingungen ist das $\dot{D}O_2$ mit 800–1200 ml/min ungefähr 4-mal höher als der Sauerstoffverbrauch ($\dot{V}O_2$) mit 250–300 ml/min. Ein isolierter Abfall des Hämoglobins führt daher nicht zwangsläufig zu einem ungenügenden $\dot{D}O_2$. Kompensatorisch kommt es initial zu einer Erhöhung der Sauerstoffextraktion, und der $\dot{V}O_2$ ist zunächst noch unabhängig vom $\dot{D}O_2$. Erst bei Unterschreiten eines kritischen Schwellenwerts von $\dot{D}O_2$ kann der Sauerstoffbedarf nicht mehr gedeckt werden, und $\dot{V}O_2$ wird linear abhängig von $\dot{D}O_2$. Es entwickelt sich eine Hypoxie mit anaerobem Stoffwechsel, erkennbar an ansteigenden Laktatwerten und einem Abfall der gemischtvenösen oder zentralvenösen Sättigung.

Jedes Individuum hat seinen eigenen, kritischen Hämoglobinwert. Dieser ist abhängig von den Kompensationsmöglichkeiten wie Steigerung des HZV und oder eine Erhöhung des $p_aO_2$. Eine wichtige Voraussetzung für eine adäquate Kompensation ist eine Normovolämie. Der individuelle kritische Hämoglobinwert ist nicht statisch, sondern kann sich in Abhängigkeit von verschiedenen Faktoren – z.B. im Rahmen einer Sepsis – verändern. Zu beachten ist weiterhin, dass einzelne Organe oder Organsysteme bei entsprechenden Vorerkrankungen unterschiedliche Toleranzen für einen Abfall des $\dot{D}O_2$ haben.

Einen universellen Schwellenwert des Hämoglobins/Hämatokrits, bei dessen Unterschreiten immer transfundiert werden muss, gibt es nicht [6]. An erster Stelle steht die Sicherstellung einer Normovolämie, um dem Körper die Gelegenheit zu geben, die physiologischen Kompensationsmechanismen auszuschöpfen. Anschließend ist es wichtig, andere Parameter zur Indikationsstellung einer Transfusion mit in die Entscheidung einzubeziehen [5]. Zu diesen physiologischen Transfusionstriggern gehören u. a.:

### Hinweise für Gewebehypoxie bzw. erhöhte Sauerstoffextraktion

Als leicht messbare Parameter bieten sich hier eine arterielle Blutgasanalyse, die Laktatkonzentration und die zentralvenöse Sättigung an. Ein negativer Base Excess, ein Anstieg der Laktatkonzentration bzw. ein Abfall der zentralvenösen Sättigung stellen wichtige Hilfen zur Indikationsstellung dar.

### EKG-Überwachung

Neu auftretende ST-Strecken-Veränderungen im EKG sind ein Hinweis für zu niedriges myokardiales $\dot{D}O_2$. Weiterhin können mittels EKG-Überwachung neu auftretende Herzrhythmusstörungen erkannt werden. Diese sind häufig Folge einer myokardialen Ischämie und sollten daher als Entscheidungshilfe mit in die Überlegungen einbezogen werden. Eine Kontrolle der Elektrolytwerte muss bei Herzrhythmusstörungen unbedingt durchgeführt werden.

### Kreislaufüberwachung

Hypotone Kreislaufverhältnisse bei Normovolämie und Anämie sind mit in die Überlegungen einzubeziehen. Sie stellen einen weiteren physiologischen Transfusionstrigger dar.

Bei der Patientin nach Hysterektomie im AWR zeigten die ST-Strecken-Veränderungen und die pektanginösen Beschwerden die Unterschreitung des kritischen $\dot{D}O_2$ an. Als Ursachen kommen in erster Linie eine Hypovolämie/Anämie durch den Blutverlust und eine alveoläre Hypoventilation durch die Opioidtherapie in Frage.

> Die Hämoglobinbestimmung ergab bei der Patientin einen Wert von 6,2 mg/dl (Norm 11,9–17,2 mg/dl), und Dr. Degenhard veranlasste nach der Volumentherapie mit Hydroxyethylstärke die Transfusion von 2 Erythrozytenkonzentraten. Sein Oberarzt Dr. Volkrad informierte den Operateur. Als dieser daraufhin in den Aufwachraum kam, hatte sich die Patientin deutlich stabilisiert. Die Herzfrequenz lag bei 80/min, und der Blutdruck war mit 125/80 mm Hg wieder im Normbereich. Die kardialen Ischämiezeichen waren sowohl klinisch als auch im EKG nicht mehr vorhanden. Aus dem Operationsgebiet kam kein neues Blut, sodass der Operateur gemeinsam mit den Anästhesisten beschloss, die Patientin zunächst konservativ zu behandeln. Die Gerinnungswerte sollten noch kontrolliert werden und die Verlegung aus dem AWR nicht auf Normal-, sondern auf die Wachstation der Frauenklinik erfolgen.

Dr. Degenhard fühlte sich schlecht. Wie schnell sich so ein Zwischenfall ereignen konnte. Dankbar nahm er das Angebot seines Oberarztes an, mit ihm einen Kaffee trinken zugehen. Dabei sprachen sie noch mal über alles …

## 4.2 Fallnachbetrachtung/Fallanalyse

### 4.2.1 Welche medizinischen Fehler sehen Sie in dem geschilderten Fall?

**Unkritische Gabe eines Opioids**

Die unkritische, wiederholte Gabe von Piritramid war falsch. Dr. Degenhard und Schwester Brigitte haben beide unabhängig voneinander das Opioid verabreicht, ohne die Patientin eingehend nach der Besserung der Schmerzen zu befragen. Außerdem haben sie zu lange die Tachykardie als schmerzbedingt akzeptiert. Eine weitere Ursachenforschung wurde nicht angestrebt.

**Fehlende Wund-/Drainagenkontrolle und unvollständige körperliche Untersuchung**

Sowohl Dr. Degenhard als auch Schwester Brigitte haben bei der Behandlung der Patientin nach Hysterektomie einen anästhesiologischen Tunnelblick gezeigt. Eine wesentliche Aufgabe des AWR-Teams ist es, auch chirurgische Probleme rechtzeitig zu erkennen, um entsprechend schnell und adäquat reagieren zu können.

Als die Patientin ihre kardiale Symptomatik schilderte, hat Dr. Degenhard sich gleich auf die Arbeitsdiagnose akutes Koronarsyndrom festgelegt. Eine kurze körperliche Untersuchung mit Kontrolle der Wundverbände hätte ihn nur wenig Zeit gekostet, aber entscheidend zur Ursachenforschung beigetragen.

### 4.2.2 Welche organisatorischen Schwachstellen/Fehler finden sich in dem geschilderten Fall?

**Fehlende Einweisung/Einarbeitung**

Dr. Degenhard war erstmalig im AWR eingeteilt. Eine spezifische Einweisung oder Einarbeitung mit Supervision fand im Vorfeld nicht statt. Die Ausnahmesituation Ferienzeit ist hierfür keine Entschuldigung.

**Fehlende Leitlinien**

Dr. Degenhard bestellt aus pragmatischen Überlegungen zusätzlich zu versorgende Patienten in ruhigere Arbeitsphasen am Vormittag. Wegen fehlender Leitlinien zur Arbeitsorganisation im AWR hatte Schwester Brigitte leichtes Spiel, diese sinnvolle, aber dem Routinebetrieb nicht entsprechende Strategie mit dem Totschlagargument »Das machen wir hier so nicht!« zu vereiteln. So gab es Phasen ohne Arbeit am Vormittag, gefolgt von Phasen mit hohem Arbeitsaufkommen am Nachmittag

### 4.2.3 Identifizieren Sie sich mit Dr. Degenhard oder eher mit Schwester Brigitte?

Dr. Degenhard war neu im AWR. Die Abläufe und Strukturen waren ihm nicht vertraut, und – wie oben angesprochen (▶ Kap. 4.2.2) – erhielt er auch keine Einarbeitung. Wie ging er mit dieser Ausgangssituation um?

Er legte sich einen Arbeitsplan zurecht, wobei sein Hauptziel darauf gerichtet war, möglichst zügig zu arbeiten. Hierbei traf er auf Widerstände bei der Pflegekraft, die mit der Einbestellung des Patienten zur ZVK-Anlage nicht einverstanden war, und sie verabschiedete sich prompt in die Pause. Als der Arbeitsaufwand zunahm, zögerte Dr. Degenhard, sie zurückzurufen, und versuchte, die anfallende Arbeit allein zu erledigen. Aber selbst als Schwester Brigitte wieder zurück war, war die Arbeit auch für zwei Personen zu viel. Dr. Degenhards Arbeitsplan hatte Schwächen. Welche?

**Zeitmanagement**

Durch das selbst festgelegte, straffe Arbeitsprogramm setzte er sich unter Zeitdruck. Puffer für eventuelle Komplikationen – beispielsweise mit der ZVK Anlage – oder eine Antizipation von anfallender Arbeit – Eintreffen weiterer Patienten aus den OPs – waren darin nicht vorgesehen.

**Priorisierung**

Er war nicht in der Lage, seinen einmal festgelegten Arbeitsplan den veränderten Umständen anzupassen. In der Folge setzt er die Prioritäten falsch. Dr. Degenhard bemerkte zwar, dass die Patientin nach Hysterektomie noch nicht ausreichend therapiert war, kümmerte sich aber um Unwichtigeres wie die Aufklärung des Patienten zur ZVK-Anlage.

In Situationen mit großer Arbeitsdichte können diese Schwächen im Arbeitsplan gravierende Folgen haben, die noch offensichtlicher werden, falls – wie im Fall – unvorhergesehene Ereignisse eintreten. Wie kann das kompensiert werden?

### Ressourcenmanagement

Durch Rekrutierung von Ressourcen wird Zeit gewonnen. Auf den Fall bezogen bedeutet dies beispielsweise: Hinzuziehen eines Kollegen zur ZVK-/PDK-Anlage oder Beauftragung der Station, die fehlenden Gerinnungswerte zu erfragen.

### Gemeinsame Zielsetzung (»commitment«)

Dr. Degenhard war neu im AWR und hatte andere Vorstellungen als Schwester Brigitte bezüglich des Tagesablaufs. Ihre Ziele waren gleich, aber ihr jeweiliger Arbeitsplan nicht. Der Konflikt »möglichst bald« versus »möglichst über den Tag verteilt« wäre durch eine gemeinsame Entscheidungsfindung mit einer beidseitigen Abstimmung des Handlungsplanes vermieden worden.

Die Frage »Identifizieren Sie sich mit Dr. Degenhard oder eher mit Schwester Brigitte?« ist bei gutem Ressourcenmanagement und einer gemeinsamen Zielsetzung rein rhetorisch.

### Literatur

1. Apfel CC, Kranke P, Piper S, Rüsch D, Kerger H, Steinfath M, Stöcklein K, Spahn DR, Möllhoff T, Danner K, Biedler A, Hohenhaus M, Zwissler B, Danzeisen O, Gerber H, Kretz F-J. Übelkeit und Erbrechen in der postoperativen Phase – Experten- und evidenzbasierte Empfehlungen zu Prophylaxe und Therapie. Anaesthesist 2007; 56: 1170–1180
2. Empfehlung der engeren Präsidien der DGAI und des BDA. Apparative Ausstattung für Aufwachraum, Intensivüberwachung und Intensivtherapie. Anästh Intensivmed 1997; 38: 470–474
3. Empfehlung der engeren Präsidien der DGAI und des BDA. Leitlinie zur postoperativen Überwachung. Anästh Intensivmed 1998; 39: 202–203
4. Gan TJ, Meyer T, Apfel CC, Chung F, Davis PJ, Eubanks S, Kovac A, Philip BK, Sessler DI, Temo J, Tramèr MR, Watcha M. Consensus guidelines for managing postoperative nausea and vomiting. Anesth Analg 2003; 97: 62–71
5. Madjdpour C, Marcucci C, Tissot J-D, Spahn DR. Perioperative Bluttransfusion – Nutzen, Risiken und Richtlinien. Anaesthesist 2005; 54: 67–82
6. Weiskopf RB, Viele MK, Feiner J, Kelley S, Lieberman J, Noorani M, Leung JM, Fisher DM, Murray WR, Toy P, Moore MA. Human cardiovascular and metabolic response to acute, severe isovolemic anemia. JAMA 1998; 279: 217–221

# Fall 5 – TUR-Prostata

5.1 Falldarstellung – 46

5.2 Fallnachbetrachtung/Fallanalyse – 53

## 5.1 Falldarstellung

> Die Vorbereitungen für die dritte Operation des Vormittages waren bereits abgeschlossen, als der nächste Patient, Herr Kleinheber, in die Einleitung gebracht wurde. Der urologische Oberarzt lief schon unruhig im Saal hin und her.

Herr Kleinheber war 76 Jahre alt und musste sich einer transurethralen Resektion der Prostata (TUR-Prostata) unterziehen. Bei ihm lagen ein seit langem bestehender arterieller Hypertonus, eine Hyperurikämie und eine Hypercholesterinämie vor. Anamnestisch hatte er bereits einmal eine Spinalanästhesie bei einer Fußoperation vor 2 Jahren erhalten, die damals unproblematisch verlaufen war. Als Dauermedikation nahm er Triamteren, Propanolol, Allopurinol und Simvastatin ein. Am Vorabend hatte er 25 mg Dikaliumchlorazepat als Schlaftablette und unmittelbar vor dem Transport in den OP 3,75 mg Midazolam p.o. zur Prämedikation erhalten.

Der Narkosearzt Dr. Demian kontrollierte das Prämedikationsprotokoll. Er war kurz vor seiner Facharztprüfung und heute in den TUR-Saal eingeteilt. Die erhobenen Laborparameter waren unauffällig, allerdings fehlte das angeordnete EKG. Dr. Demian befragte den Patienten hinsichtlich seiner Belastbarkeit. »Ich wohne in der zweiten Etage. Die Treppen schaffe ich ohne Probleme«, sagte Herr Kleinheber. Herzschmerzen oder Druckgefühl unter dieser Anstrengung würden nicht auftreten. Nach Rücksprache mit dem zuständigen Oberarzt Dr. Volkrad entschloss sich Dr. Demian, die Spinalanästhesie durchzuführen.

### 5.1.1 Wie hoch ist die Wertigkeit des EKGs bei diesem Patienten anzusehen?

Im Jahr 2002 wurden vom American College of Cardiology (ACC) und der American Heart Association (AHA) Leitlinien zum perioperativen, kardiovaskulären Management bei nicht herzchirurgischen Eingriffen herausgegeben. Diese Leitlinien wurden 2007 überarbeitet [1] und im Wesentlichen von der Deutschen Gesellschaft für Kardiologie übernommen [6]. Danach wird die Durchführung einer 12-Kanal-EKG-Untersuchung empfohlen

- Bei Patienten mit einem nicht abgeklärten Thoraxschmerz oder einem anderen Ischämie-Äquivalent (Klasse-I-Empfehlung: diagnostische Maßnahme ist effektiv).
- Bei asymptomatischen Patienten mit einem Diabetes mellitus (Klasse-IIa-Empfehlung: Evidenz favorisiert Effektivität).
- Bei Patienten mit einer kardialen Revaskularisationsmaßnahme in der Anamnese (Klasse-IIb-Empfehlung: Effektivität durch weniger Evidenz belegt).
- Bei Patienten mit früheren stationären Behandlungen aufgrund einer kardialen Erkrankung (Klasse-IIb-Empfehlung).
- Bei asymptomatischen Männern >45 Jahre oder asymptomatischen Frauen >55 Jahre mit ≥2 kardialen Risikofaktoren. Zu den Risikofaktoren gehören neben Diabetes mellitus noch Nikotinabusus, Hypercholesterinämie, Hypertonie, Adipositas und positive Familienanamnese (Klasse-IIb-Empfehlungen). Weitere Risikofaktoren, die allerdings (noch) nicht in die ACC/AHA-Leitlinien aufgenommen wurden, sind ein erhöhtes CRP, Fibrinogen oder Homozystein, Bewegungsmangel sowie soziale und psychische Faktoren [3].

Herr Kleinheber hat aufgrund seines Geschlechts, seines Alters und des Vorhandenseins von 2 Risikofaktoren ein hohes Risikoprofil für eine koronare Gefäßerkrankung. Auch wenn er vor 2 Jahren eine problemlose Spinalanästhesie erhalten hatte, ist daher ein präoperatives 12-Kanal-EKG erforderlich und auch mit relativ geringem Aufwand direkt vor der Operation durchführbar.

> Im Einleitungsraum schloss Fachkrankenpfleger Dietmar Herrn Kleinheber an ein 5-Pol-EKG an. Weiter wurden eine Blutdruckmanschette und ein Pulsoxymeter angelegt.
> Der Monitor zeigt folgende Werte:
> - Blutdruck: 150/91 mm Hg,
> - Herzfrequenz: 52 Schläge/min,
> - $S_pO_2$ bei Raumluft: 97%.

Pfleger Dietmar platzierte auf der linken Seite eine 17-G-Flexüle in einer Vene und schloss eine Vollelektrolytlösung an. Herr Kleinheber wurde aufgesetzt und der Rücken steril abgewaschen. Die Durchführung der Spinalanästhesie in Höhe L4/L5 gelang problemlos. Der Liquor war klar, und Dr. Demian injizierte 2,5 ml hyperbares Bupivacain 0,5%. Er war froh, dass die Punktion trotz der leichten lumbalen Skoliose von Herrn Kleinheber so glatt verlaufen war. »Lass uns Herrn Kleinheber rasch in den Saal fahren, sonst beschweren sich die Urologen wieder, dass es so lange dauert«, sagte Dr. Demian.

Pfleger Dietmar dekonnektierte die Patientenüberwachung vom Monitor und schob den OP-Tisch mit Herrn Kleinheber in den OP. Dr. Demian dokumentierte noch im Einleitungsraum die durchgeführten Maßnahmen auf dem Anästhesieprotokoll, als er Pfleger Dietmar rufen hörte: »Dr. Demian, kommen Sie schnell in den OP!«

### 5.1.2 Sind Sie einverstanden mit dem Ablauf?

#### Monitoring

Eine Spinalanästhesie führt aufgrund der bewirkten Sympathikolyse regelhaft zu einem Blutdruckabfall. Das Ausmaß und die Geschwindigkeit des Blutdruckabfalls hängen von zahlreichen Faktoren ab und sind daher a priori nur schwer abzuschätzen. Die größten Blutdruckabfälle werden meist unmittelbar nach Injektion des Lokalanästhetikums in den Subarachnoidalraum beobachtet. Gerade in dieser Phase ist daher eine engmaschige Überwachung der Patienten erforderlich, um ggf. durch die Gabe von Vasopressoren gegenzusteuern. Auch wenn der Transport eines Patienten aus dem Einleitungsraum in den OP in der Regel nur kurze Zeit in Anspruch nimmt, hätte bei Herrn Kleinheber eine Kreislaufkontrolle vor der Diskonnektion von der Überwachung erfolgen müssen.

#### Präoperative Nüchternheit/Volumenstatus

Wir erfahren in diesem Abschnitt nichts über die präoperative Nüchternheit von Herrn Kleinheber. Nach den Empfehlungen der anästhesiologischen Fachgesellschaften ist bei Erwachsenen eine präoperative Nahrungskarenz von 6 h und eine präoperative Flüssigkeitskarenz von 2 h einzuhalten [8]. Durch Erfragung der letzten Nahrungs- und Flüssigkeitsaufnahme werden nicht nur fehlende Nüchternheiten, sondern auch individuelle Nüchternheitszeiten erkannt. Diese sind häufig sehr viel länger als die von den anästhesiologischen Fachgesellschaften geforderten.

Vor Durchführung einer Spinalanästhesie sollte ein Patient idealerweise einen ausgeglichenen Volumenstatus haben. Herr Kleinheber wurde als dritter Programmpunkt bestellt. Es muss daher von einem Volumenmangel bei ihm ausgegangen werden. Deshalb sollte zumindest die erste Infusion bereits größtenteils infundiert sein, bevor eine Spinalanästhesie angelegt wird.

▶ Als Dr. Demian eilig den Saal betrat, bot sich ihm folgendes Bild: Der OP-Tisch wurde gerade auf den Sockel geschoben, und Herr Kleinheber drehte sich zur Seite und würgte. Pfleger Dietmar hielt dessen Kopf und die OP-Schwester eine Nierenschale. »Der sieht aber blass aus!«, dachte Dr. Demian. Das kardiovaskuläre Monitoring war noch nicht wieder angeschlossen. Dr. Demian sprang zum OP-Tisch und fühlte am Handgelenk den Puls von Herrn Kleinheber: Er war flach und ging schnell.

### 5.1.3 Was ist jetzt Ihre dringlichste Maßnahme?

Die Symptome, die Herr Kleinheber bietet, sind alle vereinbar mit der Diagnose Hypotonie als Folge der Spinalanästhesie. Diese Problematik wurde bereits in ▶ Kap. 5.1.2 angesprochen. Die Übelkeit kann durch eine zerebrale Minderperfusion erklärt werden. Die dringlichste Maßnahme ist jetzt, der eintretenden Sympathikolyse gegenzusteuern.

▶ Da sie den Tisch nach dem Hochfahren noch drehen mussten, um die Blutdruckmessung wieder anzuschließen, gab Dr. Demian unter dem Verdacht auf eine Hypotonie eine halbe Ampulle Akrinor i.v. Der erste, kurz darauf gemessene Blutdruck betrug 90/56 mm Hg, und Herrn Kleinheber ging es klinisch wieder besser. Die Infusion lief mit maximaler Geschwindigkeit, und die durch eine kühle Ampulle getestete, sensible Ausbreitung der Spinalanästhesie war bei Th8. Der urologische Oberarzt betrat den Saal. »Geht es hier endlich weiter?« wandte er sich an Dr. Demian. »Wir haben noch ein großes OP-Programm.«

»Warmherzig wie immer«, dachte Dr. Demian, als er dem Operateur zunickte, dass er mit der Operation beginnen konnte. Inzwischen hatte Pfleger Dietmar eine zweite Infusionsflasche angehängt. Da sich die Prostata im Ultraschall klein dargestellt hatte (geschätztes Prostatavolumen 38 ml), bat der urologische Oberarzt, doch auf das störende Gepuste zu verzichten.

Die Kreislaufparameter von Herrn Kleinheber hatten sich stabilisiert:
- Blutdruck: 124/76 mm Hg,
- Herzfrequenz: 49 Schläge/min,
- pulsoxymetrisch gemessene Sauerstoffsättigung ($S_pO_2$): 98% unter 4 l $O_2$.

Herr Kleinheber bekam 3 mg Midazolam fraktioniert i.v. und döste zufrieden.

### 5.1.4 Was meint der urologische Oberarzt mit dem »störendem Gepuste«?

Eine typische Komplikation der TUR-Prostata ist die Einschwemmung von Spülflüssigkeit über eröffnete Kapselvenen oder Sinus während der Operation. Eine Überwachung der Einschwemmung kann durch die Zugabe von Alkohol als Indikator in die Spülflüssigkeit erfolgen [2]. Patienten, die sich dem Eingriff in Spinalanästhesie unterziehen, werden dann in regelmäßigen Abständen aufgefordert, in einen Alkometer zu »pusten«. Hierzu muss der Chirurg die Operation unterbrechen. Der gemessene Blutalkoholspiegel ist dann proportional zur Menge an eingeschwemmter Flüssigkeit. Da die Inzidenz eines TUR-Syndroms in den letzten Jahren stetig gesunken ist, wird die Anwendung von Alkohol als Indikator nicht mehr generell empfohlen [7].

> Die Operation dauerte länger als erwartet. Die Prostata war zwar klein, aber stark vaskularisiert. Der Operateur schimpfte leise vor sich hin. Herr Kleinheber, der kurz wach wurde, fragte, wo er denn sei. »Ach ja«, sagt er, nachdem es ihm erklärt wurde, und schlief wieder ein. Nach insgesamt 70 Minuten Operationszeit war der Eingriff beendet. Der Operateur legte noch einen transurethralen Blasenspülkatheter und entfernte die Abdeckung. Pfleger Dietmar dekonnektierte die Überwachung, und Dr. Demian vervollständigte sein Protokoll. Das Anästhesie- und das OP-Team fuhren Herrn Kleinheber gemeinsam aus dem Saal.

> Beim Umlagern halfen natürlich alle. Als sie Herrn Kleinheber auf die Seite drehten, um die Umlagerungshilfe unter seinen Rücken zu schieben, machte er eine unkontrolliert wirkende Bewegung mit dem Arm und fing ähnlich an zu würgen wie vor Operationsbeginn. Er sah blass und schweißig aus. Dann verdrehte er die Augen und verlor das Bewusstsein.

### 5.1.5 Wie ist Ihr initiales Vorgehen?

Die Differenzialdiagnosen für die akute Verschlechterung des Zustandes von Herrn Kleinheber sind zahlreich. In der Akutsituation steht aber nicht eine detaillierte Differenzialdiagnostik im Vordergrund, sondern als erstes müssen die Vitalfunktionen überprüft werden, d. h.
- Bewusstsein,
- Atmung und
- Puls.

Falls Bewusstsein und Atmung nicht mehr vorhanden sind, ist die Pulskontrolle nur optional [4, 5], und eine externe Herzdruckmassage muss begonnen werden.

Wichtig ist der **frühzeitige Hilferuf**, um qualifizierte Verstärkung mit der Option einer eventuell erforderlichen elektrischen Rhythmisierung zu erhalten.

Ist die Atmung noch suffizient – ggf. unter Anwendung des Esmarch-Handgriffs –, sollten zunächst die Kreislaufparameter gemessen werden. Herr Kleinheber muss daher möglichst schnell wieder an ein kardiovaskuläres Monitoring angeschlossen werden. Die Transportphase vom Operationssaal in den Aufwachraum (AWR) ist stets eine kritische Situation, da sie meist mit nur eingeschränktem Monitoring stattfindet. Die apparativen und personellen Voraussetzungen eines AWR werden ausführlich im Fall 4 (▶ Kap. 4.1.2) besprochen.

## 5.1 · Falldarstellung

> Herr Kleinheber reagierte auch nach einem festen Kniff am Sternum nicht. Die Atmung war, nachdem Dr. Demian den Unterkiefer anhob, deutlich zu spüren. Er meinte, einen schwachen Puls an der Halsschlagader tasten zu können. In der Einleitung lag der nächste Patient, im OP war schon die Reinigungsfachkraft mit ihrem Putzwagen. »Also los, schnell in den Aufwachraum«, sagte Dr. Demian.

Der AWR befand sich in unmittelbarer Nähe des OPs. Ein verlegungsfähiger Patient wurde rasch auf den Gang geschoben, damit in dem kleinen 2-Bett-AWR genügend Platz zum Arbeiten war. Pfleger Dietmar schloss die Blutdruckmessung wieder an. Der erste gemessene Wert war 58/35 mm Hg. Dr. Demian spritzte eine Ampulle Akrinor i.v., während Pfleger Dietmar EKG und Pulsoxymeter anschloss. Die Herzfrequenz betrug 44 Schläge/min, die Pulsoxymetrie zeigte 91% an. Herr Kleinheber stöhnte und öffnete die Augen. Dank Akrinor war der Blutdruck auf 90/52 mm Hg gestiegen.

»Kannst Du den Oberarzt informieren?« wandte sich Dr. Demian an Pfleger Dietmar. »Dann können Sie ihm ja gleich sagen, dass Sie Ihre Spinale zu hoch gespritzt haben und dass wir hier weitermachen müssen, sonst schaffen wir das Programm nicht!« frotzelte der Urologe und verließ den Raum. Dr. Demian ärgerte sich über den Kommentar des Urologen, aber dass eine hohe Spinalanästhesie möglicherweise die Ursache der Situation war, konnte er nicht von der Hand weisen. »Aber vielleicht ist es doch noch etwas anderes, schließlich habe ich hyperbares Bupivacain genommen«, dachte Dr. Demian.

### 5.1.6 Welche weiteren Diagnosen kommen in Betracht?

Die in dem Fall geschilderte Bewusstlosigkeit kann zahlreiche Ursachen haben. Grundsätzlich kommen operations-/anästhesiebedingte Ursachen sowie patientenbedingte Ursachen in Frage. Folgende Möglichkeiten – ohne Anspruch auf Vollständigkeit – kommen in Betracht:
- hohe Spinalanästhesie,
- TUR-Syndrom,
- absolute oder relative Hypovolämie,
- Embolie/Thromboembolie, aber auch Luftembolie,
- kardiales Ereignis, z. B. Herzrhythmusstörung, Myokardinfarkt,
- Karotisstenose,
- anaphylaktische Reaktion.

Nach Stabilisierung der Vitalparameter müssen die einzelnen Möglichkeiten durch möglichst einfach anzuwendende und schnell verfügbare Tests bestätigt oder ausgeschlossen werden. Hierbei empfiehlt es sich, nach dem Prinzip »Häufiges ist häufig, und Seltenes ist selten« zu priorisieren.

> Oberarzt Dr. Volkrad betrat den AWR. »Ist das der Patient, bei dem wir auf das EKG verzichtet haben? Wie geht es ihm?« fragte er Dr. Demian. »Ich habe Herrn Kleinheber Akrinor und eine Druckinfusion mit einer kolloidalen Lösung gegeben. Damit ist der Blutdruck jetzt 115/65 mm Hg, die Herzfrequenz 70, und es geht ihm besser«, war dessen Antwort. Prompt bekam er die nächste Frage gestellt: »Was denken Sie, ist die Ursache?« Dr. Demian schluckte. Bisher hatte er noch nicht über mögliche Ursachen nachgedacht, sondern sich nur um die Stabilisierung von Herrn Kleinheber gekümmert. »Ich dachte an eine hohe Spinalanästhesie, hatte aber noch keine Zeit, die Ausbreitung zu testen.«

### 5.1.7 Welche Symptome erwarten Sie bei einer hohen Spinalanästhesie?

Eine Spinalanästhesie führt über eine Blockade präganglionärer, sympathischer Fasern regelhaft zu einer Abnahme des peripheren Gefäßwiderstands. Bei einer ungewollt hohen Ausbreitung einer Spinalanästhesie ist das Ausmaß des resultierenden Blutdruckabfalls größer. Die Vasodilatation führt zu einem venösen Pooling mit einer verminderten Dehnung des rechten Vorhofs und reflektorischer Bradykardie – sog. Bainbridge-Reflex.

Bei einer totalen Sympathikusblockade werden auch die Nn. accelerantes blockiert. Hierdurch wird die Bradykardie verstärkt, und die reflektorischen Kompensationsmöglichkeiten auf Lagerungseffekte und Volumenmangel gehen verloren.

Eine totale Spinalanästhesie ist mit einer respiratorischen Insuffizienz durch Lähmung der Atemmuskulatur, schweren Blutdruckabfällen, Atemstillstand, Pupillendilatation und Bewusstseinsverlust verbunden.

### 5.1.8 Wie therapieren Sie eine hohe Spinalanästhesie?

Die Therapie ist symptomatisch und besteht aus
- Gabe von Vasokonstriktoren, ggf. Katecholaminen,
- Volumengabe,
- Gabe von Vagolytika wie Atropin bei Bradykardie,
- Sauerstoffgabe,
- Intubation und Beatmung nach üblicher Narkoseeinleitung bei totaler Spinalanästhesie.

Kreislaufstabilisierende Lagerungsmaßnahmen dürfen nicht angewendet werden, wenn hyperbare Lokalanästhetika verwendet wurden. Hier kann eine Trendelenburg-Lagerung zu einer totalen Spinalanästhesie führen.

> Die Testung ergab, dass die sensible Ausbreitung der Spinalanästhesie bis zum Segment Th6 reichte. Der Bromage-Wert für die Beine betrug 3.
> »Eine hohe Spinalanästhesie würde ich das nicht nennen«, sagte Oberarzt Dr. Volkrad. »Allerdings haben wir jetzt eine Erklärung für die relativ langsame Herzfrequenz.« »Herr Kleinheber nimmt auch einen β-Blocker wegen seines hohen Blutdrucks«, Dr. Demian war froh, dass ihm etwas eingefallen war, das er beitragen konnte. »Hypertonie ist aber gerade nicht sein Problem.« Oberarzt Dr. Volkrad nickte Dr. Demian trotzdem aufmunternd zu. »Wie fühlen Sie sich, Herr Kleinheber? Haben Sie Kopfschmerzen?« wandte er sich an den Patienten. »Ich bin sehr müde und möchte schlafen. Das Luftholen geht etwas schwer. Kopfschmerzen habe ich keine«, war die Antwort. Dann schlief Herr Kleinheber wieder ein.
> Die Kontrollmessung ergab, dass der Blutdruck erneut auf 80/55 mm Hg gefallen war. Das Herz war auskultatorisch unauffällig. Die Atemgeräusche waren sehr leise, und Dr. Demian konnte keine Nebengeräusche hören. Oberarzt Dr. Volkrad ließ nochmals Akrinor injizieren, um die Zeit bis zum Anschluss eines Noradrenalin-Perfusors zu überbrücken. Herr Kleinheber bekam eine Sauerstoffmaske mit 4 l/min. »Welche Untersuchungen möchten Sie jetzt durchführen?« wandte er sich an Dr. Demian.

### 5.1.9 Welche Untersuchungen würden Sie jetzt durchführen?

Als erster Stelle sollte eine grobe klinische Untersuchung stehen. In dem geschilderten Fall waren die Untersuchungen von Herz und Lunge unauffällig. Die neurologische Untersuchung war aufgrund der Spinalanästhesie und der ausgeprägten Müdigkeit von Herrn Kleinheber nur eingeschränkt möglich. Die Bewusstseinslage des Patienten ist evtl. sekundär durch eine zerebrale Hypotonie/Hypoxie bedingt.

Ein essenzieller Bestandteil jeder klinischen Untersuchung im AWR ist die Beurteilung des Operationsgebietes (▶ Kap. 4.)

#### Beurteilung des Operationsgebietes

Typische lokale Komplikationen nach einer TUR-Prostata sind Nachblutung, Blasentamponade und Blasenperforation. Zur Vermeidung einer Blasentamponade erfolgt in der Regel eine postoperative Blasenspülung über spezielle Spülkatheter. Hierbei ist darauf zu achten, dass sich die Spülflüssigkeit vollständig wieder über den Blasenkatheter entleert. Ist dies nicht der Fall, ist der Spülkatheter entweder durch ein Blutkoagel verlegt (Blasentamponade), oder die Blase ist möglicherweise perforiert. Das klinische Bild einer Blasenperforation unter laufender Blasenspülung ist das eines akuten Abdomens. Die Diagnostik kann allerdings bei »ausreichend hoher« Spinalanästhesie (Ausbreitung bis Th4) erschwert sein.

Eine Abschätzung des postoperativen Blutverlustes über die Farbe der sich entleerenden Spülflüssigkeit ist nicht zuverlässig möglich. Besser ist hier eine Hämatokritkontrolle, im Idealfall im Rahmen einer Blutgasanalyse.

#### Blutgasanalyse

Durch eine Blutgasanalyse erhält man zusätzliche Informationen zur Ventilation/Oxygenierung sowie über den Elektrolyt- und Säure-Basen-Haushalt.

## 12-Kanal-EKG

Als weitere diagnostische Maßnahme empfiehlt sich die Anfertigung eines 12-Kanal-EKGs. Hier finden sich u. U. Hinweise für ein kardiales oder embolisches Ereignis.

> Der Spülkatheter förderte reichlich rosa tingierte Spülflüssigkeit. Dr. Demian kam es normal vor. Er betrachtete das angefertigte 12-Kanal-EKG. Außer einem erhöhten Sokolow-Index fiel ihm nichts auf. Insbesondere fand er keine Rhythmusstörung und keine Hinweise auf eine kardiale Ischämie oder eine akute Rechtsherzbelastung. Die durchgeführte Blutgasanalyse zeigte folgende Werte:
> - Hb: 7 mg/dl (Norm 11,9–17,2 mg/dl),
> - Hkt: 22% (Norm 37–47%),
> - $Na^+$: 125 mmol/l (Norm 136–145 mmol/l),
> - $K^+$: 3,1 mmol/l (Norm 3,8–5,2 mmol/l),
> - $pO_2$: 80 mm Hg (Norm 70–100 mm Hg unter Raumluft) unter 4 l $O_2$,
> - $pCO_2$: 34 mm Hg (Norm 36–44 mm Hg),
> - pH: 7,30 (Norm 7,35–7,45),
> - BE –3,5 (Norm ±2),
> - BZ: 145 mg/dl (Norm 70–120 mg/dl).

»Habe ich es mir doch gedacht!« sagte Oberarzt Dr. Volkrad zu Dr. Demian. »Damit ist jetzt wohl klar, was wir machen müssen, oder?«

### 5.1.10 Was ist ihre Verdachtsdiagnose?

Der Patient hat laborchemisch eine Anämie, Elektrolytveränderungen und eine Hypoxämie mit respiratorisch teilweise kompensierter, metabolischer Azidose. Unter Berücksichtigung der Vorgeschichte und der klinischen Symptome lautet die Verdachtsdiagnose TUR-Syndrom. Zusätzlich liegt noch eine leichte Hyperglykämie vor.

Das TUR-Syndrom entsteht durch Einschwemmung größerer Mengen hypotoner Spüllösung über den Plexus prostaticus. Die Folge ist eine hypotone Hyperhydratation mit den entsprechenden Elektrolytveränderungen. Die Spüllösung ist elektrolytfrei, damit eine gezielte Elektrokauterisation durchgeführt werden kann. Seitdem das ursprünglich verwendete freie Wasser durch standardisierte Sorbit-Mannit-Resektionslösungen (z. B. 27,0 g Sorbit; 5,4 g Mannit in 1 l; Osmolarität =178 mosmol/l) ersetzt wurde, sind schwere Verläufe nur noch selten zu beobachten.

### Symptome des TUR-Syndroms

- **Zentralnervöse Störungen**
  Durch die Hyposmolarität entsteht ein Hirnödem. Die Patienten klagen anfangs über Unruhe und Übelkeit und sind desorientiert. Im Verlauf können Halluzinationen und Krämpfe auftreten. Das früher manchen Spüllösungen zugesetzte Glyzin konnte Sehstörungen hervorrufen.
- **Kardiale Symptome**
  Typischerweise entwickeln die Patienten eine systolische und diastolische Hypertonie. Eine primäre Tachykardie geht in eine Reflexbradykardie mit Zentralisation über.
- **Intravasale, hyposmolare Hyperhydratation**
  Die Volumenbelastung führt zu einem ZVD-Anstieg. Es droht ein Lungenödem mit Dyspnoe und Hypoxämie. Bei starkem Abfall der Serumosmolalität kann eine intravasale Hämolyse mit Hb-/Hkt-Abfall und $K^+$- und LDH-Anstieg auftreten.
- **Gerinnungsstörung**
  Weiterhin beobachtet man eine Verdünnungskoagulopathie, evtl. kompliziert durch Einschwemmung von Gewebsthrombokinase aus dem Prostatagewebe mit konsekutiver Aktivierung der plasmatischen Gerinnung.

Der Ausprägungsgrad des TUR-Syndroms variiert stark. Er ist abhängig von
- Größe des Adenoms,
- Resektionszeit (**Cave:** Resektionszeit >60 min),
- Erfahrung des Operators,
- intravasalem Druck (Volumenstatus, Patientenlagerung),
- Alter des Patienten (schlechterer Hydratationsstatus bei älteren Patienten),
- intravesikalem Druck (optimal <15 cm $H_2O$),
- Höhe und damit Druck der Spüllösung (optimal <60cm),
- Einschwemmvolumen und Einschwemmrate.

**Tab. 5.1.** Schweregrade des TUR-Syndroms

| TUR-Syndroms | Na⁺ |
|---|---|
| Leicht | 135–125 mmol/l |
| Mittler | 125–120 mmol/l |
| Schwer | 110–120 mmol/l |
| Sehr schwer | <110 mmol/l |

Die einfachste Überwachungsmethode ist eine neurologische Überwachung des Patienten, weshalb die Spinalanästhesie das Anästhesieverfahren der ersten Wahl ist. Bei großen Adenomen und langer Resektionsdauer ist eine ZVK-Anlage zur kontinuierlichen Überwachung des ZVD sinnvoll. Intermittierende Kontrollen der Serumnatriumkonzentration geben Aufschluss über das Ausmaß der Einschwemmung ( Tab. 5.1).

Die Abschätzung des absorbierten Volumens kann mit Gleichung 5.1 erfolgen. Berechnung der absorbierten Menge an Spülflüssigkeit:

$$\text{absorbiertes Volumen} = \frac{[\text{Natrium}]_{\text{präop.}}}{[\text{Natrium}]_{\text{postop.}}} \times \text{ECF} - \text{ECF}$$

(Gleichung 5.1)
(ECF= extrazelluläre Flüssigkeit, ≈20% des Körpergewichts in kg)

### 5.1.11 Wie therapieren Sie das TUR-Syndrom?

Zur Therapie gehören die Beendigung der Operation und eine Einschränkung der Flüssigkeitszufuhr. Bei symptomatischen Patienten mit erniedrigter Osmolarität (Na⁺ <120 mol/l) können Schleifendiuretika und Elektrolytgaben indiziert sein. Ein zu schneller Elektrolytausgleich muss wegen der Gefahr einer pontinen Myelinolyse vermieden werden. Der Na⁺-Bedarf kann mit Gleichung 5.2 errechnet werden. Die Substitution erfolgt ggf. mit 1,5–2,0 mmol/l/h, bis die Na⁺-Konzentration >125 mmol/l ist.

Berechnung des Na⁺-Bedarfs in mmol (Gleichung 5.2):

$$\text{Natriumbedarf} = ([\text{Natrium}]_{\text{Soll}} - [\text{Natrium}]_{\text{Ist}}) \times \text{ECF}$$

(ECF= extrazelluläre Flüssigkeit, ≈20% des Körpergewichts in kg)

> Dr. Demian war sich etwas unsicher mit der Therapie, während Oberarzt Dr. Volkrad bereits Anweisungen gab: »Dietmar, geben Sie Herrn Kleinheber bitte 20 mg Furosemid i.v. und bereiten dann eine Beatmung mit Masken-CPAP vor. Außerdem müssen wir den Noradrenalin-Perfusor gegen einen Dobutamin-Perfusor tauschen. Sein Herz braucht etwas Unterstützung, um die eingeschwemmte Flüssigkeit zu bewegen. Das können Sie machen, Dr. Demian. Ich werde Herrn Kleinheber inzwischen einen ZVK legen.«

Herr Kleinheber wehrte sich kaum gegen die Maßnahmen und stöhnte nur kurz auf, als er die CPAP-Maske umgeschnallt bekam. Die Anlage des ZVK gelang problemlos. Nach dem Tausch der Perfusorspritzen fiel der Blutdruck von Herrn Kleinheber auf 60/35 mm Hg, die Herzfrequenz betrug 50/min. »Müsste der Blutdruck nicht höher sein?« wandte sich Dr. Demian an Oberarzt Dr. Volkrad. »Das wird gleich!«, erwiderte Dr. Volkrad. »Aber Sie haben Recht, und wir müssen noch etwas unternehmen, um die Leistungsfähigkeit des Herzens zu verbessern. Was schlagen Sie vor?«

### 5.1.12 Was kann Oberarzt Dr. Volkrad gemeint haben?

In der durchgeführten Blutgasanalyse zeigte sich eine Anämie mit einem Hämatokrit von 22%. Jedes Individuum hat seinen eigenen, kritischen Hämoglobinwert. Hypotone Kreislaufverhältnisse bei Anämie und Normovolämie stellen einen Transfusionstrigger dar (▶ Kap. 4.1.11).

> Oberarzt Dr. Volkrad ließ Pfleger Dietmar 2 Erythrozytenkonzentrate zur Transfusion vorbereiten. Der Dobutamin-Perfusor lief mittlerweile mit 20 μg/kg/min. Der einzige Effekt, der sich bisher eingestellt hatte, war, dass die Herzfrequenz jetzt 110/min betrug. Der Blutdruck war 70/45 mm Hg. »Das wird sicher gleich besser, wenn wir die Erythrozytenkonzentrate gegeben haben«, sagte Oberarzt Dr. Volkrad.

In der Tat führte die schnelle Gabe der Erythrozytenkonzentrate mittels Druckbeutel zu einem Anstieg des Blutdrucks auf 85/50 mm Hg, aber kurz nachdem der letzte Erythrozyt gegeben worden war, war der Effekt vorbei. Die Herzfrequenz betrug mittlerweile 120/min.

### 5.1.13 Was würden Sie jetzt tun?

Offensichtlich führen die eingeleiteten Therapiemaßnahmen bisher nicht zu dem gewünschten Erfolg. Dies kann zum einen daran liegen, dass sie noch nicht ausreichend intensiv waren oder dass die Arbeitshypothese TUR-Syndrom falsch ist. Eine weitere Möglichkeit ist außerdem, dass der Patient ein TUR-Syndrom hat, dessen Therapie durch eine weitere Erkrankung oder physiologische Störung erschwert wird. Grundsätzlich gilt, dass die Wirkung einer therapeutischen Maßnahme stets kritisch überprüft werden muss. Ist die Effektivität zweifelhaft, muss nach dem Prinzip »Gehe zurück auf Los!« vorgegangen werden.

> Eine erneute Blutgasanalyse zeigte, dass der Hämatokrit auf 30% gestiegen war. Die $Na^+$-Konzentration betrug 130 mmol/l (Norm 136–145 mmol/l). Die übrigen Werte waren fast im Normbereich. Der urologische Oberarzt kam in den Aufwachraum, um nachzusehen, warum es mit dem nächsten Patienten nicht losging. »Kann ich euch vielleicht helfen bei eurer Kopfarbeit?« meinte er mit einem verschmitzten Lächeln. Dann schlug er die Bettdecke zurück, um nach dem Spülkatheter zu sehen. Die umstehenden Anästhesisten trauten ihren Augen nicht: Herrn Kleinhebers Stamm war voller Urtikaria. »Das ist bestimmt eine Latexallergie. Wir nehmen immer latexhaltige Spülkatheter. Ich werde ihn besser mal wechseln«, sagte der Urologe in die Runde und ging zurück in den OP, um Hilfe und das entsprechende Material zu holen.
> Schweigend tauschte Oberarzt Dr. Volkrad die Dobutaminspritze wieder gegen die Noradrenalinspritze und bat dann Pfleger Dietmar, eine schnelle Infusion anzuhängen und Herrn Kleinheber Prednisolon und ein Antihistaminikum zu geben. Noch bevor der Urologe wieder zurück war, hatte sich die Kreislaufsituation von Herrn Kleinheber gebessert, und er wehrte sich heftig gegen die CPAP-Maske.

## 5.2 Fallnachbetrachtung/Fallanalyse

### 5.2.1 Welche medizinischen Fehler sehen Sie in dem geschilderten Fall?

#### EKG
Der Patient hätte präoperativ ein EKG erhalten sollten. Dieser Aspekt wurde in ▶ Kap. 4.1.1 bereits besprochen.

#### Überwachung nach Anlage der Spinalanästhesie
Hypotonien nach Anlage einer Spinalanästhesie werden am häufigsten in den ersten Minuten beobachtet. In dem geschildertem Fall war die Überwachung unzureichend (▶ Kap. 5.1.2).

#### Überwachung der Menge an eingeschwemmter Spülflüssigkeit
Wie in ▶ Kap. 4.1.4 dargestellt, ist die Überwachung der Einschwemmmenge mittels Alkohol als Indikator umstritten. Nichtsdestotrotz muss eine Überwachung erfolgen. Ein zuverlässiger Parameter ist die regelmäßige Bestimmung der $Na^+$-Konzentration im Serum (▶ Kap. 5.1.9). Dies ist nicht erfolgt.

#### Überwachung des Blutverlustes
Weiter wurden keine Kontrollen des Blutverlustes durchgeführt, obwohl es stärker als sonst üblich blutete.

#### Kontrolle der Ausbreitung der Spinalanästhesie
Es wurde von dem Assistenzarzt versäumt, während der Operation und nach deren Ende – vor der Umlagerung – die Höhe der Ausbreitung der Spinalanästhesie zu überprüfen. Die von dem Assistenzarzt später geäußerte Verdachtsdiagnose »hohe Spinalanästhesie« war deshalb noch nicht ausgeschlossen, als sich der klinische Zustand des Patienten akut verschlechterte.

#### Messung des zentralen Venendrucks
Nach der Anlage des ZVK im Aufwachraum wurde es versäumt, den zentralen Venendruck zu messen. Bei dem vermuteten TUR-Syndrom mit Volumen-

überlastung und konsekutiver Herzinsuffizienz wäre ein hoher Wert zu erwarten gewesen. Dieses diagnostische Tool wurde nicht genutzt und der Patient falsch therapiert.

### 5.2.2 Welche organisatorischen Schwachstellen/Fehler finden sich in dem geschilderten Fall?

**Standard zur Überwachung der Menge an eingeschwemmter Spülflüssigkeit**

Bei Männern, die sich einer TUR-P unterziehen, sollte stets die Menge an eingeschwemmter Spülflüssigkeit überwacht werden. Die entsprechenden Handlungsanweisungen oder Standards müssen formuliert und bekannt sein.

**Fehlendes EKG**

Das von dem prämedizierenden Anästhesisten angeordnete EKG war nicht angefertigt worden. Grundsätzlich sollte vor dem Transport eines Patienten in den OP von den Stationskräften immer überprüft werden, ob alle erforderlichen Unterlagen – wie Röntgenbilder, Laborbefunde, Aufklärungsbögen – vorhanden und evtl. angeordnete Untersuchungen – wie EKG, Herzecho – durchgeführt worden sind. Idealerweise erfolgt dies mittels einer Checkliste.

### 5.2.3 Wie ist die Zusammenarbeit zwischen den beiden Fachdisziplinen?

Die beiden Fachdisziplinen Anästhesie und Urologie haben kein gemeinsames Ziel: Der Urologe ist interessiert an einem zügigen Abarbeiten seines OP-Programms und betrachtet die Anästhesie als notwendigen Dienstleister, der nicht unerheblich zu Verzögerungen beiträgt. Entsprechend angespannt ist die Stimmung. Die Anästhesie ist sich der Rolle des Sekundärdienstleisters sehr wohl bewusst und befindet sich in einer Zwickmühle: Einerseits möchte sie eine »gute Zusammenarbeit« mit den Urologen, und andererseits geht dies zu Lasten der Qualität der Patientenversorgung. Ein Ziel der Anästhesie lautet: Keine Konflikte mit den Urologen.

Infolge dieser Konstellation haben die Maßnahmen zur Stabilisierung der Vitalparameter oder die Überwachung der Einschwemmmenge mittels Alkometer für die Urologie keine Priorität. Die unkooperative Arbeitsweise geht zum Teil auf die fehlende Kommunikation der Dringlichkeit seitens der Anästhesie zurück. Aufgaben hätten explizit benannt und delegiert werden müssen. Dr. Demian ging von einem eingespielten Team aus, in welchem Teammitglieder in Phasen hoher Beanspruchung Aufgaben antizipieren und Informationen implizit austauschen, und agierte entsprechend. Seine Annahme war aber falsch.

### Literatur

1. American College of Cardiology/American Heart Association Task Force on Practice Guidelines (Writing Committee to Revise the 2002 Guidelines on Perioperative Cardiovascular Evaluation for Noncardiac Surgery); American Society of Echocardiography; American Society of Nuclear Cardiology; Heart Rhythm Society; Society of Cardiovascular Anesthesiologists; Society for Cardiovascular Angiography and Interventions; Society for Vascular Medicine and Biology; Society for Vascular Surgery, Fleisher LA, Beckman JA, Brown KA, Calkins H, Chaikof E, Fleischmann KE, Freeman WK, Froehlich JB, Kasper EK, Kersten JR, Riegel B, Robb JF, Smith SC Jr, Jacobs AK, Adams CD, Anderson JL, Antman EM, Buller CE, Creager MA, Ettinger SM, Faxon DP, Fuster V, Halperin JL, Hiratzka LF, Hunt SA, Lytle BW, Nishimura R, Ornato JP, Page RL, Riegel B, Tarkington LG, Yancy CW. ACC/AHA 2007 guidelines on perioperative cardiovascular evaluation and care for noncardiac surgery: executive summary: a report of the American College of Cardiology/American Heart Association Task Force on Practice Guidelines (Writing Committee to Revise the 2002 Guidelines on Perioperative Cardiovascular Evaluation for Noncardiac Surgery). Anesth Analg 2008; 106: 685–712
2. Bliem F, Lamche M, Janda R, Ilias W, Schramek P. Blutverlust und Einschwemmung bei TURP vs. TUVRP unter Niederdruck- bzw. Hochdruckbedingungen. Urologe [A] 2003; 42: 1477–1484
3. Gohlke H, Albus C, Bönner G, Darius H, Eckert S, Gerber A, Gohlke-Bärwolf A, Gysan D, Hahmann H, Kübler W, Lauterbach KW, Mathes P, Predel H-G, Sauer G, von Schacky C, Schuler G, Siegrist J, Silber S, Tschöpe D, Thiery J, Wirth A. Leitlinie der Deutschen Gesellschaft für Kardiologie: Risikoadjustierte Prävention von Herz- und Kreislauferkrankungen [http://leitlinien.dgk.org/images/pdf/leitlinien_volltext/2007–10_Risikoadjustierte.pdf]
4. Handley AJ, Koster R, Monsieurs K, Perkins GD, Davies S, Bossaert L; European Resuscitation Council. European Resuscitation Council guidelines for resuscitation 2005.

Section 2. Adult basic life support and use of automated external defibrillators. Resuscitation 2005; 67 (Suppl 1): S7–23
5. Nolan JP, Deakin CD, Soar J, Böttiger BW, Smith G; European Resuscitation Council. European Resuscitation Council guidelines for resuscitation 2005. Section 4. Adult advanced life support. Resuscitation 2005; 67 (Suppl 1): S39–86
6. Osterhues H-H, Baer FM, Kelm M, Irmer M, Ivens K, Leschke M, Meißner A, Pauschinger M, Ritter N. Kommentar zu den Leitlinien zur perioperativen kardiovaskulären Evaluation bei nichtkardialer Chirurgie der ACC/AHA – Leitlinien-Update 2002. Kardiologe 2007; 1: 18–30
7. Rassweiler J, Teber D, Kuntz R, Hofmann R. Complications of Transurethral Resection of the Prostate (TURP)—Incidence, Management, and Prevention. Eur Urol 2006; 50: 969–980
8. Stellungnahme der Deutschen Gesellschaft für Anästhesiologie und Intensivmedizin (DGAI) und des Berufsverbandes Deutscher Anästhesisten (BDA). Präoperatives Nüchternheitsgebot bei operativen Eingriffen. Anästh Intensivmed 2004; 45: 722

# Fall 6 – Tonsillektomie – Hurra, ein Kind!

6.1  Falldarstellung  – 58

6.2  Fallnachbetrachtung/Fallanalyse  – 64

## 6.1 Falldarstellung

🔹 Dr. Maverick war seit zweieinhalb Jahren in der Anästhesie und schon durch fast alle Abteilungen rotiert, nur Kindernarkosen waren für ihn noch ein gänzlich unbekanntes Feld. Deshalb freute er sich, als sein Oberarzt in der HNO, Dr. Volkrad, ihn zur Prämedikation eines Kleinkinds schickte. Insgeheim hoffte er, das Kind am nächsten Tag narkotisieren zu dürfen.

Auf der Station angekommen erwartete ihn eine ungeduldige Mutter. Frau Milde begleitete ihren zweieinhalbjährigen Sohn Kevin, der am nächsten Tag eine Tonsillektomie bekommen sollte. Sie hatte den grünen Anästhesie-Aufklärungsbogen sehr detailliert ausgefüllt, bei Gewicht 20 kg eingetragen und sonst fast alles mit »nein« angekreuzt. Dr. Maverick war erfreut, denn dann musste er nicht soviel nachfragen und würde schnell fertig werden.

Als er die Antworten studierte, sprach ihn Frau Milde an: »Ich habe versucht, alles zu beantworten, habe aber noch einige Fragen. Kevin hat vor drei Wochen die zweite Impfung gegen Masern, Mumps und Röteln erhalten. Kann er da trotzdem operiert werden?« Dr. Maverick war unsicher, wie war das wieder?

### 6.1.1 Was ist nach Impfungen vor einer Allgemeinanästhesie zu beachten?

Im Jahr 2007 hat der Wissenschaftliche Arbeitskreis Kinderanästhesie (WAKKA) der Deutschen Gesellschaft für Anästhesiologie und Intensivmedizin (DGAI) aktuelle Handlungsempfehlungen zum Impfabstand herausgegeben [1]. Zurzeit gibt es keine Hinweise, dass Impfungen zu postoperativen Komplikationen nach Allgemeinanästhesien führen, und umgekehrt ist auch nicht bekannt, dass Allgemeinanästhesien, trotz leichter immunsuppressiver Effekte, den Nutzen einer Impfung abschwächen.

Um postoperative Komplikationen und Impfnebenwirkungen klar voneinander abgrenzen zu können, empfiehlt der WAKKA einen Abstand zwischen Impfung und Allgemeinanästhesie bei Lebendimpfstoffen von 14 Tagen und bei Todimpfstoffen von 3 Tagen. Bei der Masern-Mumps-Röteln-Impfung (MMR-Impfung) handelt es sich um eine Lebendimpfung mit attenuierten Viren. Da die Impfung von Kevin bereits vor 3 Wochen erfolgt war, muss die Operation nicht verschoben werden.

Umgekehrt wird ein Intervall von ca. 4 Wochen nach einer Allgemeinanästhesie für eine elektive Impfung empfohlen, um den Impferfolg durch eventuelle immunsuppressive Effekte der Narkose nicht zu gefährden

🔹 Dr. Maverick glaubte, dass die Impfung lang genug her war, aber sah zur Sicherheit in seinem allwissenden Kitteltaschenbuch nach. »Da bin ich aber erleichtert«, sagte Frau Milde. »Gestern war ich noch mit Kevin beim Kinderarzt. Der war sich nicht sicher gewesen. Eigentlich bin ich aber hingegangen, weil der HNO-Arzt gesagt hatte, dass er eine aktuelle Bescheinigung über die Narkosefähigkeit von Kevin braucht. Jetzt ist es so, dass Kevin aber immer krank ist. Der Husten ist momentan fast weg, aber ihn ohne laufende Nase zu sehen, passiert so gut wie nie. Der Kinderarzt hat die Bescheinigung deswegen nicht ausgestellt. Wie ist denn Ihre Erfahrung damit?« Dr. Maverick hoffte, dass Frau Milde nicht bemerkte, wie er rote Ohren bekam, denn Erfahrung hatte er keine.

### 6.1.2 Was soll Dr. Maverick der Mutter antworten?

**Bescheinigung Narkosefähigkeit**

In vielen Abteilungen ist es (noch) üblich, dass operative Kollegen von den Patienten eine Narkosefähigkeitsbescheinigung verlangen, die in der Regel vom Hausarzt ausgestellt werden soll. Dieses Vorgehen soll verhindern, dass geplante Operationen aufgrund eines anästhesiologischen Vetos kurzfristig abgesetzt werden. Narkosefähigkeitsbescheinigungen durch Dritte entbinden den betreuenden Anästhesisten nicht von seiner Sorgfaltspflicht und sind daher abzulehnen.

**Kinder mit einem Infekt der oberen Atemwege**

Auch zu dieser Thematik hat der Wissenschaftliche Arbeitskreis Kinderanästhesie der DGAI in seiner Handlungsempfehlung Stellung bezogen

[1]: Nur klinisch manifeste Infekte der oberen Luftwege mit Fieber über 38,5°C, Beeinträchtigung des Allgemeinbefindens und eitrigem Auswurf oder Nasensekret rechtfertigen das Verschieben eines elektiven Eingriffs. Dann sollte zumindest bis zum Abklingen der Akutsymptome gewartet werden. In der HNO ist die Operationsindikation häufig eine Fokussanierung, die zu rezidierenden Infekten führt. Ob wegen Infektzeichen ein Eingriff verschoben wird, muss individuell entschieden werden. Allerdings sollte die Fokussanierung hierdurch nicht verzögert werden.

Frau Milde war erleichtert, dass der Eingriff nicht verschoben werden musste. Ihr Mann hatte extra Urlaub zur Versorgung der kleinen Schwester genommen. Jetzt wollte sie nur noch wissen, wann denn Blut bei ihrem Sohn abgenommen würde.

### 6.1.3 Welche Blutwerte würden Sie bestimmen lassen?

Blutabnahmen sind bei allen Kindern unbeliebt, und »die Spritze« ist der Hauptgrund für Angst vor Narkosen oder Arztbesuchen allgemein. Ausführliche Eigen- und Fremdanamnesen zusammen mit einer körperlichen Untersuchung liefern bei klinisch gesunden Kindern alle nötigen Informationen. Die Indikation zur Blutabnahme ist deshalb sehr kritisch zu prüfen, und die Frage, welche Relevanz die Ergebnisse für die anstehende Narkose haben, steht im Vordergrund.

Auch bei Eingriffen mit gefürchteten postoperativen Nachblutungen wie der Tonsillektomie vermittelt die Gerinnungsdiagnostik allenfalls eine gefühlte Sicherheit und sagt nichts über das tatsächliche Risiko postoperativer Blutungskomplikationen aus. Eine Gerinnungsanamnese mit gezielten Fragen nach Gerinnungsauffälligkeiten ist viel aussagekräftiger [2]. Die beteiligten Fachgesellschaften haben in diesem Sinne Stellung bezogen [9], und der WAKKA bietet einen entsprechenden Fragebogen für die Gerinnungsanamnese auf seiner Webseite an (http://kinderanae.uniklinikum-dresden.de/Empfehlungen/2006_09_Fragebogen_HNO.pdf).

Neben der Blutabnahme sind auch ein EKG oder eine Thoraxröntgenaufnahme überflüssig, solange keine speziellen klinischen Fragestellungen beantwortet werden sollen.

Frau Milde fiel ein Stein vom Herzen, sie hatte sich wegen der Blutabnahme schon große Sorgen gemacht. Das war bei Kevin immer schwierig. Dr. Maverick erklärte ihr das weitere Prozedere mit EMLA-Pflaster und medikamentöser Prämedikation.

»Dann habe ich nur noch eine letzte Frage«, sage Frau Milde. »Kevin wacht oft nachts auf und bekommt dann etwas zu trinken. Bis wann darf ich ihm denn etwas geben?« Jetzt hatte sie Dr. Maverick auf dem falschen Fuß erwischt. Frau Milde war wegen der einfachen Narkosevorbereitung begeistert von ihm, sodass Dr. Maverick sich jetzt keine Blöße geben wollte. »Sicher ist sicher«, dachte er sich und nannte der Mutter sechs Stunden als präoperative Nüchternzeit, sowohl für Getränke als auch für feste Nahrung. Frau Milde verzog leicht das Gesicht, aber das souveräne Auftreten von Dr. Maverick hinderte sie daran, genauer nachzufragen.

### 6.1.4 Welche Nüchternzeiten werden für Kinder empfohlen?

Lange Nüchternzeiten werden von Kindern schlecht toleriert. Insbesondere Früh- und Neugeborene und Kleinkinder können durch fehlende Nahrungs- und Flüssigkeitsaufnahme schnell eine katabole Stoffwechsellage und ein Volumendefizit entwickeln. Das präoperative Defizit berechnet sich aus der Nüchternzeit in Stunden multipliziert mit dem stündlichen Erhaltungsbedarf eines Kindes. Dieser berechnet sich ab dem Säuglingsalter aus der »4-2-1-Regel«, d. h.:

- 4 ml/kg KG/h für die ersten 10 kg KG
- 2 ml/kg KG/h für jedes kg über 10 kg KG
- 1 ml/kg KG/h für jedes kg über 20 kg KG

Der WAKKA empfiehlt die in ◘ Tab. 6.1. angegebenen Nüchternzeiten bei Elektiveingriffen [1]. Nur wenn ein Trinken bis 2 h vor dem Eingriff nicht möglich ist, müssen Kinder eine Infusion erhalten.

**Tab. 6.1.** Präoperatives Nüchternheitsgebot bei elektiven Eingriffen [1]

| Alter | Feste Nahrung/Muttermilch | Milchnahrung | Klare Flüssigkeit |
|---|---|---|---|
| <1 Jahr | 4 h | 4 h | 2 h |
| >1 Jahr | 6 h | 6 h | 2 h |

Die allgemeine Stressreaktion auf Unfälle, Verletzungen, intraabdominelle Schmerzen oder ein starkes Krankheitsgefühl verzögert die Magenentleerung erheblich, sodass es nicht sinnvoll ist, fixe Nüchternzeiten abzuwarten. Die Kinder werden dadurch nicht nüchterner, im Gegenteil: Zunehmender Stress und Schmerzen erhöhen die Produktion von Magensäure. Allenfalls kann die Zeitspanne zwischen der letzten Nahrungsaufnahme und dem traumatischen Ereignis einen Eindruck über die Nüchternheit verschaffen (▶ Kap. 20.1.2).

> Am nächsten Morgen kam Dr. Maverick hochmotiviert zur Arbeit. Am Vorabend hatte er sich das Kapitel Kinderanästhesie mit allen Dosierungen in seinem Buch noch mal angeschaut, da der Oberarzt ihm versprochen hatte, das Kind auch betäuben zu dürfen. Gut gelaunt betrat er den Saal, wo Fachkrankenpfleger Felix bereits alles vorbereitet hatte. Felix war sehr erfahren, was Kindernarkosen betraf, und Dr. Maverick sehr glücklich, dass er ihn zur Seite hatte. Kevin wurde von der Station gebracht und die Verabschiedung der Mutter erfolgte unter Tränen auf beiden Seiten. Die Prämedikation mit 10 mg Midazolam rektal schien noch nicht richtig zu wirken. Pfleger Felix ließ sich nicht beirren und trug Kevin samt Kuscheltier unter Entzückensbekundungen der umstehenden Schwestern in den OP.

### 6.1.5 Wie können Kinder dieses Alters medikamentös prämediziert werden?

Eine präoperative Sedierung ist bei Kindern ab dem 6. Lebensmonat wünschenswert, da in diesem Alter die Trennung von den Eltern zu Verlustängsten und unkooperativen Kindern führt. In der Kinderanästhesie hat sich Midazolam als Benzodiazepin mit schnellem Wirkungseintritt und kurzer Halbwertzeit als besonders günstig erwiesen.

### Rektale Prämedikation

Bei rektaler Applikation von 0,5–1 mg/kg KG (maximal 15 mg) beginnt die Sedierung bereits nach 5 min zu wirken. Nach ca. 15 min sind die Kinder ausreichend sediert. Gelegentlich wird allerdings auch eine unzureichende Sedierung beobachtet (▶ Kap. 28.1.3).

### Orale Prämedikation

Für die orale Prämedikation in einer Dosis von 0,3–1 mg/kg KG (maximal 15 mg) stehen Tabletten zur Verfügung, die jedoch erst ab dem Schulkindalter von den Kindern akzeptiert werden. Eine Darreichungsform als Saft als Alternative zur rektalen Applikation im Kleinkindalter wird vom Hersteller nicht angeboten, wird aber häufig von den Krankenhausapotheken hergestellt oder kann durch Mischen der Ampullenlösung mit Sirup/Saft auch einfach selbst angefertigt werden.

### Nasale Prämedikation

Die nasale Prämedikation mit Midazolam (0,2–0,4 mg/kg KG) wirkt genauso schnell wie die rektale. Die Ampullenflüssigkeit brennt jedoch in der Nase und wird von den Kindern nicht begeistert aufgenommen. Hier empfiehlt es sich, zunächst die Nasenschleimhaut mit Lokalanästhetikum-Nasentropfen – z. B. Lidocain 1% – zu anästhesieren.

Paradoxe Wirkungen nach Midazolam sind sehr selten und eher dem nicht optimalen Prämedikationszeitpunkt anzuschulden, denn der schnelle Wirkungseintritt und die kurze Wirkdauer erfordern eine gut abgestimmte Organisation zwischen Station und Anästhesie.

Anticholinergika haben seit dem Verzicht auf die Anwendung von Succinylcholin und Halothan ihren Stellenwert in der medikamentösen Prämedikation verloren. Bei speziellen Indikationen – z. B. Strabismusoperationen – können sie zur Einleitung intravenös verabreicht werden (▶ Kap. 28.1.4 und 28.1.5). Barbiturate und Neuroleptika sind speziellen Indikationen vorbehalten. Allgemeine Vorsicht bei der Prämedikation ist bei Kindern mit Hirndruck und zyanotischen Herzvitien geboten.

> Pfleger Felix schloss Kevin an das übliche Monitoring an, und Dr. Maverick kümmerte sich um den venösen Zugang. »Ganz schön speckig«, dachte er sich, als er die EMLA-Pflaster von den Handrücken entfernt hatte, aber es half ja nichts: Sie brauchten einen venösen Zugang. Pfleger Felix hielt den Arm von Kevin fest, aber am Handrücken war nur der Hauch einer Vene zu erkennen. Dr. Maverick schlug den Rat von Pfleger Felix, am Fußrücken zu suchen, aus. »Dort war kein EMLA-Pflaster«, meinte er. Schließlich entschloss er sich zu einem beherzten Stich in den Handrücken. Die Enttäuschung war groß, als kein Blut kam, dafür aber Kevin zu weinen anfing. »Einmal versuche ich es noch«, sagte Dr. Maverick. Wann würde er sonst wieder die Gelegenheit dazu bekommen?

Aber leider war auch sein zweiter Versuch am anderen Handrücken nicht von Erfolg gekrönt. Kevin schrie mittlerweile wie am Spieß. Dr. Maverick gab auf. »Probier du es mal«, forderte er Pfleger Felix auf. Dieser punktierte eine Vene in der Ellenbeuge, aber da Dr. Maverick den Arm zu zaghaft festhielt, zog Kevin ihn im entscheidenden Moment weg, und die Vene platzte. Dr. Maverick hatte die Abwehrkräfte des kleinen Jungen unterschätzt.

## 6.1.6 Welches sind mögliche Gründe für die schlechten Venenverhältnisse des Kindes?

Venenpunktionen am wachen Kind sollten nur nach Betäubung der Haut durch EMLA (»eutectic mixture of local anaesthetics«) durchgeführt werden. 1 g EMLA-Creme enthält 25 mg Prilocain und 25 mg Lidocain. Um eine gute Wirkung zu erzielen, muss die Creme mindestens 60 min einwirken können. Wird das EMLA-Pflaster erst direkt vor der Venenpunktion entfernt, sind die Punktionsbedingungen schlecht, denn die vasokonstriktorische Wirkung des Prilocains ist noch nicht abgeklungen. Deshalb muss das Pflaster mindestens 20 min vorher entfernt werden. Bei Säuglingen <3 Monaten darf wegen der möglichen Methämoglobinbildung kein EMLA verwendet werden.

Angst und Stress führen zu einer Vasokonstriktion. Ein Abwarten einer guten Prämedikationswirkung kann am Ende schneller zum Erfolg führen als mehrfache Venenpunktionen, die den Stress noch weiter erhöhen – übrigens nicht nur für das Kind. Auch die zunehmende Adipositas in unserer Gesellschaft macht vor den Kindern nicht halt. Es empfiehlt sich daher, die Kinder bei der Prämedikation nach gut sichtbaren Venen zu untersuchen, potenzielle Einstichstellen zu markieren und nicht nur allgemein EMLA anzuordnen.

> OA Dr. Volkrad hörte das Gebrüll aus dem Saal und schaute kurz herein. »Macht bitte eine Maskeneinleitung« sagte er und war wieder weg.

Dr. Maverick war froh, dass er am Vorabend darüber gelesen hatte. Er öffnete den Sevofluranverdampfer und drückte die Maske auf das Gesicht von Kevin. Der zappelte und brüllte ... und schlief dann langsam ein. Dr. Maverick war trotzdem sehr unzufrieden mit sich und dem Verlauf. Wenigstens konnte er die Maske problemlos halten, die Beatmung ging gut. Als Kevin tief genug schlief, wollte er es noch einmal versuchen. Pfleger Felix übernahm die Beatmung, und Dr. Maverick punktierte die Vene am Fuß. Er hatte in Narkose nicht mehr mit einer Abwehrbewegung des Kindes gerechnet – kurzum: Die Vene war zerstochen. Jetzt war auch Pfleger Felix nicht mehr so nachsichtig wie sonst. Er übergab die Maske an Dr. Maverick und punktierte die letzte sichtbare Vene am anderen Fußrücken – glatter Stich, sicherer Zugang!

»Ein Glück«, dachte Dr. Maverick. Er ließ Pfleger Felix 4 mg/kg KG Propofol und 2 μg/kg KG Fentanyl geben. Dann reichte dieser ihm eine 2,5er-Larynxmaske. Dr. Maverick hatte eigentlich einen Tubus erwartet, aber Felix war der Erfahrenere in der HNO. Zu seinem Erstaunen konnte Dr. Maverick die Larynxmaske problemlos platzieren, und sie war dicht. Er gab Kevin für die Operation frei. Während die HNO-Ärzte sich ans Werk machten, schrieb Dr. Maverick sein Protokoll.

Pfleger Felix ging »für den Nächsten vorbereiten«. Der Oberarzt guckte durch die Tür und war mit einem »Na bitte, geht doch« auch schon wieder weg.

Auf einmal alarmierte das Beatmungsgerät: Zu geringes Atemminutenvolumen stand im Display. Tatsächlich, anstelle der eingestellten 200 ml Atemzugvolumen wurden pro Atemzug nur noch 80 ml verabreicht. Die Sauerstoffsättigung war gut, und Dr. Maverick konnte keine Nebengeräusche als Hinweis für eine Undichtigkeit feststellen. »Vielleicht atmet das Kind dagegen«, dachte er und verabreichte nochmals 2 µg/kg KG Fentanyl. Danach fiel die Herzfrequenz etwas, aber die Beatmungssituation verbesserte sich nicht. Dr. Maverick stellte die Beatmung auf manuellen Betrieb um. Mit dem Beutel gelang es ihm immerhin, 120 ml langsam zu insufflieren. Für einen kurzen Moment war er erleichtert, aber dann betrug das Atemzugvolumen nur noch 30 ml, und die Sättigung von Kevin begann zu fallen.

Was war jetzt los? Hatte das Kind aspiriert, einen Broncho- oder gar Laryngospasmus? »Diese Lamas sind echter Mist«, dachte Dr. Maverick und wurde nervös. Weil er die Lage nicht mehr unter Kontrolle hatte, rief er den Oberarzt.

### 6.1.7 Was ist los? Ist eine Larynxmaske für einen HNO Eingriff geeignet?

Der Einsatz der Larynxmaske hat in den letzten Jahren in der HNO-Chirurgie stetig zugenommen. Gegenüber der orotrachealen Intubation weist sie einige Vorteile auf [4]. Durch die geringere Traumatisierung der Atemwege führt sie insbesondere in der Aufwachphase und im Aufwachraum seltener zu Laryngo- und Bronchospasmen. Dies ist gerade bei Adeno- oder Tonsillektomien hilfreich, da die Kinder selten infektfrei sind. Blutaspirationen lassen sich mit der Larynxmaske sicher vermeiden, weil sie den Larynx gegen Sekret aus dem Pharynx besser abdichtet als beispielsweise ungeblockte Tuben, wie sie in der Kinderanästhesie häufig benutzt werden. Ein ruhigeres Erwachen, seltener Halsschmerzen und weniger Husten sind bei der Larynxmaske keinesfalls als reiner Komfort zu werten, denn es bedeutet auch weniger Blutungen in der unmittelbar postoperativen Phase.

Demgegenüber stehen einige Nachteile: Beim Einbringen des Mundsperrers durch die Operateure kann es zu Dislokationen oder Obstruktionen der Larynxmaske kommen. Um dies zu verhindern, darf die Larynxmaske beim Einlegen des Mundsperrers nicht fixiert sein und muss eventuell auch von den Atemschläuchen kurz dekonnektiert werden. Ein Lockern des Mundsperrers führt zur Aufhebung der Obstruktion. Zum Erfolg wird die Larynxmaske allerdings erst dann, wenn erfahrene Operateure und Anästhesisten in guter Zusammenarbeit bereit sind, sich auf die Methode einzulassen. In unserem Fall ist es zu einer Obstruktion der Larynxmaske durch den Mundsperrer gekommen, einer typischen Komplikation zu Beginn der Operation.

▶ Für Oberarzt Dr. Volkrad war die Sache klar, er bat den Operateur, seinen Mundsperrer zu lockern und neu zu platzieren. Dieser schien das für einen völlig normalen Vorgang zu halten, legte seine Instrumente weg und tat dies. Schon war das Problem behoben, und Kevin ließ sich wunderbar beatmen. Dr. Maverick stand wie ein Idiot da und dachte nur: »Das hätte er mir auch mal vorher sagen können …« Pfleger Felix betrat den Saal und erkundigte sich, was gewesen sei. Dr. Maverick erläuterte kurz die Situation und sagte, dass er noch nie ein Kind und schon gar nicht in der HNO betreut hätte. Daraufhin meinte Pfleger Felix nur: »Das hättest Du ja sagen können, das wusste hier doch niemand. Dann wäre ich nicht gegangen.«

Die Operation wurde ohne weitere Besonderheiten beendet. Unter Assistenz von Pfleger Felix gelang die Ausleitung problemlos. Jetzt musste Dr. Maverick nur noch die postoperative Schmerztherapie notieren.

### 6.1.8 Welche Schmerztherapie schlagen Sie vor?

Eine Tonsillektomie ist ein kleiner, aber schmerzhafter Eingriff. Die anfängliche Schläfrigkeit der Kinder im Aufwachraum sollte nicht dazu führen, keine Schmerztherapie einzuleiten oder das Problem an die nachbetreuende Station zu übergeben.

Zur Schmerztherapie bei Kindern stehen zahlreiche Nichtopioidanalgetika zur Verfügung [3, 7].

Nach Tonsillektomie wird am häufigsten Paracetamol angewendet.

## Paracetamol

Paracetamol ist sehr gut verträglich und hat bei Einhaltung der empfohlenen Höchstmengen praktisch keine Nebenwirkungen. Kontraindiziert ist es bei bekannten Leberfunktionsstörungen und Glutathionmangel. Wegen der geringen therapeutischen Breite durch hepatotoxische Abbauprodukte muss eine maximale Tagesdosis festgelegt werden; eine Anordnung wie »nach Bedarf« ist obsolet. Das empfohlene Dosierungsintervall beträgt 6 h. Bei hohen Dosierungen muss auch der Behandlungszeitraum festgelegt werden. Bei Kindern <3 Monaten beschränkt er sich auf 48 h, sonst sind es 72 h. Die kumulierte Tageshöchstdosis beträgt 100 mg/kg KG bei Kindern >3 Monaten und 60 mg/kg KG bei Kindern <3 Monaten.

- **Rektale Anwendung**
  Bei rektaler Verabreichung werden maximale Plasmaspiegel erst nach 2–3 h erreicht, sodass hier die erste Gabe idealerweise bereits nach Einleitung der Allgemeinanästhesie gegeben wird. Die Aufsättigungsdosis (»loading dose«) beträgt 35–45 mg/kg KG. Für die Repetitionsdosis werden 10–20 mg/kg KG benötigt.
- **Orale Gabe**
  Bei oraler Gabe liegt die Dosis von Paracetamol sowohl für die Aufsättigung als auch für die Erhaltung bei 10–20 mg/kg KG.
- **Intravenöse Gabe**
  Paracetamol steht auch als Kurzinfusion zur Verfügung. Die empfohlene Dosierung beträgt 15 mg/kg KG bei Kindern, die schwerer als 10 kg sind. Liegt das Gewicht darunter, wird die Dosis halbiert.

## Metamizol

Metamizol hat eine höhere analgetische Potenz als Paracetamol. Es wirkt besonders gut bei viszeralen und spastischen Schmerzen. Die empfohlene Dosierung beträgt 10 mg/kg KG mit einem Repetitionsintervall von 4 h. Tageshöchstmengen von 80 mg/kg KG dürfen nicht überschritten werden. Metamizol muss grundsätzlich als Kurzinfusion verabreicht werden, da es bei Bolusgabe zu einem Blutdruckabfall führt. Zugelassen ist es für Kinder ab dem 3. Lebensmonat.

## Nichtsteroidale Antiphlogistika

Für die Schmerztherapie bei Kindern können grundsätzlich auch nichtsteroidale Antiphlogistika (NSAID) wie Diclofenac oder Ibuprofen zur Anwendung kommen. Sie haben eine höhere analgetische Potenz als Paracetamol und sind besonders günstig bei Knochenschmerzen. Wegen der Beeinträchtigung der Thrombozytenfunktion sollten sie nach Tonsillektomien allerdings nicht gegeben werden [5].

## Opioide

Meist bedarf es unmittelbar postoperativ zusätzlich einer Opioidmedikation. Da bei Kindern die Differenzierung zwischen Weinen aus Schmerzen oder aus allgemeinem Unbehagen nicht immer sicher möglich ist, muss die Opioidapplikation unter Überwachung der Atemfunktion – idealerweise der peripheren Sauerstoffsättigung – durchgeführt werden. Häufig erfolgt die Anwendung deshalb nur im Aufwachraum.

- **Piritramid**
  Ein in Deutschland häufig verwendetes Opioid ist Piritramid. Die Dosierung beträgt 0,05–0,2 mg/kg KG.
- **Tramadol**
  Alternativ steht auch das schwache Opioid Tramadol zur Verfügung [6, 8]. Es ist ein μ-Rezeptor-Agonist, bindet aber auch schwach an κ- und δ-Rezeptoren. Daneben beeinflusst Tramadol die Monoamine, indem es das Re-uptake von Noradrenalin und Serotonin hemmt. Tramadol wird in einer Dosierung von 0,5–1–2 mg/kg KG angewendet. Es führt relativ häufig zu Übelkeit und Erbrechen und ist ab einem Alter von 12 Monaten zugelassen.

> Dr. Maverick trug den schlafenden Kevin in den Aufwachraum, wo dessen Mutter bereits angespannt wartete. Sie bedankte sich erleichtert bei Dr. Maverick für die gute Betreuung. Die zahlreichen blauen Flecken der fehlgeschlagenen Venenpunktionen hatte sie noch nicht gesehen. Dr. Maverick dachte nur »Wenn die wüsste ...«

## 6.2 Fallnachbetrachtung/Fallanalyse

### 6.2.1 Welche medizinischen Fehler sehen Sie in dem geschilderten Fall?

#### Prämedikation
Die Prämedikation wurde von Dr. Maverick nicht sorgfältig durchgeführt, eine Gerinnungsanamnese vor einer Tonsillektomie wäre das Mindeste gewesen. Die falsche Anordnung bezüglich der Nüchternheit wurde bereits in ▶ Kap. 6.1.4 besprochen.

#### Venenpunktion
Die Venenpunktion hätte er besser früher abgeben müssen, entweder an seinen Oberarzt oder an Pfleger Felix.

#### Larynxmaske
Dr. Maverick kannte sich mit Larynxmasken bei Kindern nicht aus. Er hätte daher besser einen Tubus verlangen sollen, auch wenn das nicht das übliche Verfahren in der Klinik ist. Man sollte immer das tun, was man am sichersten beherrscht.

#### Handbeatmung nach Auftreten von Beatmungsproblemen
Viele Anästhesisten sind Beuteltiere… Ein häufig zu beobachtender Reflex bei Auftreten von Beatmungsproblemen ist das Umstellen auf Handbeatmung. Auch wenn dies im Einzelfall durchaus hilfreich sein kann, führt es in der Regel nur dazu, dass höhere Beatmungsdrücke und höhere Tidalvolumina appliziert werden. Moderne Anästhesiegeräte können meist besser beatmen als die menschliche Hand. Die Handbeatmung hat den weiteren Nachteil, dass es mentale und körperliche Ressourcen bindet und so unter Umständen eine Problemlösung durch Ablenkung verzögert. In dem geschilderten Fall vermutete Dr. Maverick u. a. einen Bronchospasmus. Hier wäre eine Auskultation sinnvoller gewesen.

Eine Umstellung auf Handbeatmung ist immer dann sinnvoll, wenn ein Gerätedefekt ausgeschlossen werden soll. Ist das Beatmungsgerät weiter funktionsfähig, sollte es auch wieder benutzt werden.

### 6.2.2 Welche organisatorischen Schwachstellen/Fehler finden sich in dem geschilderten Fall?

#### Supervision
Eine Supervision von Dr. Maverick fand weder während der Prämedikation noch während der Operation in angemessenem Maße statt. Oberarzt Dr. Volkrad war sich offensichtlich – oder vielleicht besser gesagt hoffentlich – der fehlenden Fachkompetenz von Dr. Maverick nicht bewusst. Die DGAI und die Rechtsprechung verlangen Facharztstandard für alle Narkosen. Verantwortlich war in dem geschilderten Fall der Oberarzt. Dieser überließ die Supervision dem erfahrenen Pfleger Felix.

#### Organisationsverschulden
Oberarzt Dr. Volkrad teilte Dr. Maverick zu der Narkose ein und beging somit ein Organisationsverschulden, da er gleichzeitig nicht supervidierte.

#### Übernahmeverschulden
Dr. Maverick teilte weder dem zuständigem Oberarzt noch dem beteiligten Pfleger seine fehlende Kompetenz mit. Er handelte vorsätzlich und beging ein Übernahmeverschulden.

### 6.2.3 Wieso hat Dr. Maverick nicht kommuniziert, dass er keine Erfahrung mit Kinderanästhesien hatte?

Dr. Maverick möchte während seiner ersten Kinderanästhesie vor dem Team glänzen, da er überzeugt ist, nur bei perfekter Leistung die Gelegenheit weiterer Kindernarkosen zu erhalten. Er möchte ein Held sein und im Team ein Fremdbild erzeugen, welches seinem derzeitigen Qualifikationsgrad nicht entspricht. Der übertriebene Wunsch nach Anerkennung setzt ihn unnötig unter Leistungsdruck und führt zu erhöhter Risikobereitschaft.

Wie sollte im Team mit solch einer perfektionistischen Grundhaltung umgegangen werden?

Die Lösungsstrategie ist einfach, aber die Umsetzungen schwierig, da zahlreiche – oft über Jahre manifestierte – Normen und Werte verändert werden müssen. Der Selbstwert von Ärzten und die

Fremdwahrnehmung des Arztberufes beruhen größtenteils auf perfekter Performance. Fehler sind hier nicht erlaubt. Die Lösungsstrategie lautet daher: Etablierung einer Fehlerkultur. Ein Arbeitsumfeld, in dem offen mit Fehlern umgegangen wird, in dem die Leitungsebene hier eine Vorbildfunktion einnimmt, konterkariert eine perfektionistische Grundhaltung. Fehler werden nicht sanktioniert, sondern konstruktiv diskutiert. Erwartungen und damit verbundene Normen und Werte der Abteilung müssen allgemein bekannt sein.

**Literatur**

1. Becke K, Giest J, Strauß JM für den Wissenschaftlichen Arbeitskreis Kinderanästhesie der Deutschen Gesellschaft für Anästhesiologie und Intensivmedizin (DGAI). Handlungsempfehlungen zur präoperativen Diagnostik, Impfabstand und Nüchternheit im Kindesalter. Anästh Intensivmed 2007; 48:S 62-S66
2. Eberl W, Wendt I, Schroeder HG. Präoperatives Screening auf Gerinnungsstörungen vor Adenotomie und Tonsillektomie. Klin Pädiatr 2005; 217: 20–24
3. Gäbler RP. Analgesie bei Neugeborenen, Säuglingen und Kleinkindern. Anästh Intensivmed 2008; 49: 407–418
4. Hillebrand H, Motsch J. Larynxmaske – Möglichkeiten und Grenzen. Anaesthesist 2007; 56: 617–630
5. Møiniche S, Rømsing J, Dahl JB, Tramèr MR. Nonsteroidal antiinflammatory drugs and the risk of operative site bleeding after tonsillectomy: a quantitative systematic review. Anesth Analg 2003; 96: 68–77
6. Pendeville PE, Von Montigny S, Dort JP, Veyckemans F. Double-blind randomized study of tramadol vs. paracetamol in analgesia after day-case tonsillectomy in children. Eur J Anaesthesiol 2000; 17: 576–582
7. Rakow H, Finke W, Mutze K, Reich A, Reinhold P, Strauß JM für den Wissenschaftlichen Arbeitskreis Kinderanästhesie der Deutschen Gesellschaft für Anästhesiologie und Intensivmedizin (DGAI). Handlungsempfehlung zur perioperativen Schmerztherapie bei Kindern. Anästh Intensivmed 2007; 48: S99-S103
8. Scott LJ, Perry CM. Tramadol: a review of its use in perioperative pain. Drugs 2000; 60: 139–176
9. Strauß JM, Becke K, Schmidt J. Blutgerinnung vor Adenotomie und Tonsillektomie im Kindesalter – wozu? Gemeinsame Erklärung der Deutschen Gesellschaft für Kinderheilkunde und Jugendmedizin (DGKJM), der Deutschen Gesellschaft für Hals-Nasen-Ohren-Heilkunde, Kopf und Hals-Chirurgie (DGHNOKC), Deutschen Gesellschaft für Anästhesiologie und Intensivmedizin (DGAI) und der Gesellschaft für Thrombose und Hämostaseforschung (GTH). Anästh Intensivmed 2006; 47:561–562
10. WAKKA (Fragebogen für die Gerinnungsanamnese bei Kindern) http://kinderanae.uniklinikum-dresden.de/Empfehlungen/2006_09_Fragebogen_HNO.pdf).

# Fall 7 – Die Nachblutung – Oh je, ein Kind!

7.1 Falldarstellung; Vorgeschichte s. Fall 6 – 68

7.2 Fallnachbetrachtung/Fallanalyse – 74

## 7.1 Falldarstellung; Vorgeschichte s. Fall 6 (▶ Kap. 6)

> Der restliche Tag im OP verlief für Dr. Maverick ohne weitere Besonderheiten. Als das OP-Programm beendet war, verabschiedete sich Oberarzt Dr. Volkrad, um zu einer Besprechung zu gehen. Betrübt über die nicht optimal gelaufene Kindernarkose verließ Dr. Maverick den Saal. Es war ihm aufgetragen worden, auf der HNO-Station die Patienten für den nächsten Tag zu prämedizieren. Zum Glück waren keine Kinder dabei, davon hatte er erstmal genug.
> Während er die Akte des ersten Patienten auf der Station durchsah, hörte er einen durchdringenden Schrei: »Ein Arzt sofort ins Zimmer 110!« Die gegenübersitzende Schwester schaute ihn aufmunternd an; gemeinsam liefen sie los. »In Zimmer 110 liegt das tonsillektomierte Kind von heute«, sagte sie auf dem Weg. Als sie das Zimmer betraten, bestätigten sich Dr. Mavericks Befürchtungen: Im Bett lag Kevin. Das Kopfkissen, das Laken, alles war voller Blut. Die Mutter redete weinend auf ihren Sohn ein, der matt Blut spuckte, aber noch ansprechbar war. Dr. Maverick bekam weiche Knie. »Warum bin ich heute Morgen bloß aufgestanden?«, fragte er sich. Die Schwestern hatten Kevin inzwischen in die stabile Seitenlage gelegt und wischten mit Zellstoff das ständig nachlaufende Blut ab. »Gott sei Dank sind Sie da! Bitte helfen Sie meinem Kind, Herr Doktor!« Frau Milde sah Dr. Maverick hoffnungs- und erwartungsvoll an.

### 7.1.1 Was soll Dr. Maverick jetzt tun?

Offensichtlich hat Kevin eine erhebliche Nachblutung aus dem Operationsgebiet. Nachblutungen treten nach Tonsillektomien besonders häufig am Operationstag und ca. 1 Woche danach auf, wenn sich der Schorf löst. An erster Stelle stehen zunächst die Überprüfung der Vitalfunktionen und der Schutzreflexe, um eine Blutaspiration zu verhindern. Das Kind muss dann so schnell wie möglich zur Blutstillung zurück in den OP gebracht werden. Dr. Maverick kann die Situation nicht allein bewältigen und muss Hilfe organisieren. Verständigt werden müssen

- sein Oberarzt,
- die Anästhesiepflege und
- das HNO-Team.

Dr. Maverick sollte Kevin persönlich in den OP begleiten und das Informieren an Pflegekräfte der HNO-Station delegieren.

> Dr. Maverick versuchte, Kevins Mutter gegenüber souverän zu wirken, aber innerlich war er mehr als nervös. Solch eine Situation hatte er noch nicht erlebt. Würde dieser Tag denn nie enden? Die HNO-Schwester kam vom Telefonieren zurück und teilte Dr. Maverick mit, dass alle Teams verständigt worden waren. »Ihr Oberarzt Dr. Emmerich lässt ausrichten, dass Sie das Kind sofort in den OP bringen sollen. Er wartet dort. Außerdem sollen Sie schon mal Volumen anhängen«, sagte sie.

### 7.1.2 Welches Volumen soll Dr. Maverick »anhängen«?

Bei Kindern können – wie bei Erwachsenen – Blutverluste bis zur Grenze des maximal tolerablen Blutverlustes durch kristalloide oder kolloidale Volumenersatzmittel substituiert werden (▶ Kap. 4.1.11). Gesunde Kinder tolerieren niedrige Hämatokritwerte gut, sodass die Herstellung der Normovolämie im Vordergrund steht. Kristalloide haben nur eine kurze intravasale Verweildauer, weshalb bei einem ausgeprägten Volumendefizit an erster Stelle kolloidale Volumenersatzmittel verwendet werden. Zur Verfügung stehen Hydroxyethylstärke- (HES) oder Gelatinelösungen. Initial können 10–20 ml/kg KG – in Notfällen bis 30 ml/kg KG – infundiert werden. Die Dosierung ist der Kreislaufwirkung anzupassen. Zeichnet sich eine Stabilisierung der Hämodynamik ab, wird das interstitielle Flüssigkeitsdefizit mit kristalloiden Infusionslösungen therapiert.

Bei schwersten Hypotonien aufgrund eines Volumenmangels bzw. bei einem hämorrhagischen Schock kann die Therapie mit einer hypertonen Infusionslösung begonnen werden [4]. Die physiologische Plasmaosmolarität beträgt normalerweise 280–295 mosmol/kg. Die Infusion eines geringen Volumens einer hypertonen Lösung bewirkt einen kurzfristigen Anstieg der Plasmaosmolarität. Der resultierende hohe osmotische Gradient an den Zellmembranen führt zu einer raschen Mobilisierung intrazellulären Wassers.

Bei der Verwendung einer hypertonen Kochsalzlösung ist der Volumeneffekt auf einen geringen Zeitraum beschränkt. Aus diesem Grund wurden Infusionslösungen entwickelt, die aus einer Mischung von hypertoner Kochsalzlösung (7,2–7,5%) und einem Kolloid mit einer hohen Wasserbindungskapazität bestehen (z. B. 4,2–24% Dextra 60/70 oder 6–20% Hydroxyethylstärke 200.000/450.000). Die Osmolarität der Infusionslösungen ist >2000 mosmol/kg. Die übliche Dosierung beträgt 4 ml/kg KG.

Die längerfristige Anhebung der Plasmaosmolarität hat zahlreiche negative Auswirkungen. Deshalb ist es wichtig, dass unmittelbar nach dem initialen Bolus mit der Infusion von kristalloiden Lösungen begonnen wird. Ein Abweichen von dieser Regel ist nur in ausgewählten Fällen – z. B. im Rahmen einer Hirndrucktherapie – sinnvoll.

Als Kristalloide sollten Vollelektrolytlösungen benutzt werden. Reine Glukoselösungen wirken nach der Verstoffwechselung der Glukose als freies Wasser im Körper und sind verantwortlich für gefährliche Hyponatriämien, die zu einem Hirnödem führen können, oder Hyperglykämien.

> Soweit Dr. Maverick es beurteilen konnte, spuckte Kevin das ganze Blut aus. Der Kleine hustete zwischendurch, sodass die Schutzreflexe anscheinend intakt waren. Dr. Maverick bat die HNO-Schwester, eine Infusion Hydroxyethylstärke zu holen. Zu Frau Klein gewandt meinte er:»Kevin hat eine Nachblutung. Wir müssen ihn noch mal in den OP bringen.« »Es wird doch alles gut gehen, oder?«, war ihre verängstigte Antwort. »Bitte machen Sie die Narkose selber!«

Dr. Maverick wollte 10 ml/kg KG Hydroxyethylstärke geben. Bei Kevins Gewicht von 20 kg machte das 200 ml. Er hängte die Infusion an, und dann machten sie sich auf den Weg. Im OP angekommen wartete Fachkrankenpfleger Felix bereits. Der zuständige Oberarzt Dr. Emmerich war noch nicht da. Dr. Maverick schleuste sich schnell ein. Als er den OP betrat, hatte Pfleger Felix das Monitoring bereits angeschlossen. Kevins Herzfrequenz lag bei 160/min, der Blutdruck betrug 95/64 mm Hg, und er atmete schnell. »Wir brauchen leider einen neuen Zugang«, sagte Pfleger Felix, »der alte ist beim Umlagern leider `rausgerutscht.« »Super«, dachte Dr. Maverick, »das wird lustig. Zum Glück ist der Blutdruck ja noch gut.« Zirka 100 ml Hydroxyethylstärke waren bereits infundiert worden.

### 7.1.3 Kann man sich sicher sein, dass die Situation stabil ist?

In der geschilderten Situation lässt sich der Zustand von Kevin nur klinisch abschätzen. Der Blutdruck liegt noch im Normbereich, die Herzfrequenz allerdings schon deutlich über der Norm (Tab. 7.1). Die Tachypnoe kann ein Kompensationszeichen einer beginnenden Schocksymptomatik sein. Die

Tab. 7.1. Hämodynamische Normwerte bei Kleinkindern

| Alter | Systolischer Blutdruck [mm Hg] | Diastolischer Blutdruck [mm Hg] | Herzfrequenz [Schläge/min] |
|---|---|---|---|
| Neugeborenes | 65–80 | 40–50 | 130±20 |
| 1 Monat | 85 | 60 | 120±20 |
| 1 Jahr | 95 | 65 | 120±20 |
| 2 Jahre | 95 | 65 | 110±20 |
| 4 Jahre | 95 | 65 | 100±20 |
| 6 Jahre | 100 | 60 | 100±20 |

Annahme, dass ein guter Blutdruck allein für stabile Verhältnisse steht, ist bei Kindern fatal und führt dazu, dass Schockzustände viel zu spät erkannt werden. Über eine Steigerung des peripheren Widerstands und der Herzfrequenz können Flüssigkeits- oder Blutverluste lange Zeit kompensiert werden. Die Dekompensation tritt plötzlich ein. Kleinkinder können ihr Herzzeitvolumen fast nur über eine Herzfrequenzzunahme steigern, da Schlagvolumen und Kontraktilität wegen der geringeren Anzahl kontraktiler Bestandteile limitiert sind.

> Dr. Maverick musterte Kevins Venen. Außer den blauen Flecken von den zahlreichen Punktionsversuchen am Vormittag war allerdings nichts zu sehen. Die Herzfrequenz von Kevin stieg auf 180/min, die Sättigung lag bei 90% und der Blutdruck bei 72/45 mm Hg. Er war unruhig, ängstlich und blass. Pfleger Felix hielt Kevin eine Sauerstoffmaske über das Gesicht, und Kevin wurde etwas ruhiger.

### 7.1.4 Was ist die Ursache der Unruhe? Wie groß schätzen Sie den Blutverlust ein?

Die Unruhe kann für eine beginnende zerebrale Hypoxie in Zusammenhang mit dem niedrigen Blutdruck und dem Blutverlust stehen. Die Anhebung der inspiratorischen Sauerstoffkonzentration erhöht das Sauerstoffangebot (▶ Kap. 4.1.6) und kann die zerebrale Hypoxie verbessern. Natürlich können auch Schmerzen, Angst oder der Geschmack des Blutes zur Unruhe beitragen.

Kinder in der Altersgruppe von Kevin haben ein Blutvolumen von ca. 80 ml/kg KG. Das Gesamtblutvolumen beträgt daher 1600 ml. Bei einem Blutdruckabfall von >25% mit Schocksymptomatik ist der Blutverlust >20% des Blutvolumens. Auf den Fall angewendet heißt dies >300 ml.

> Dr. Maverick war überfordert. Er konnte nur eine Vene am Fußrücken erahnen, traute sich aber nicht, diese letzte Vene auch noch zu zerstechen. Wo blieb nur der Oberarzt? Wieso kam niemand? Wie bekam er jetzt bloß einen venösen Zugang?
> In diesem Moment hörte er die Stimme von Oberarzt Dr. Emmerich, der sich mit dem HNO-Arzt unterhaltend dem OP näherte. Dr. Emmerich erkannte sofort den Ernst der Lage. »Wieso habt ihr mich nicht noch mal angerufen. Ich wusste nicht, wie ernst die Lage ist«, sagte er verärgert. »Das Kind hat ja nicht mal einen venösen Zugang.« Kleinlaut zeigte Dr. Maverick seinem Oberarzt die letzte Vene. Dr. Emmerich schimpfte, dass morgens alles so zerstochen worden war. Er ließ sich eine Nadel geben, aber auch sein Versuch, die Vene am Fußrücken zu punktieren, scheiterte. Die nächste Kontrollmessung des Blutdrucks zeigte 60/30 mm Hg; die Herzfrequenz war unverändert bei 180/min. Sie brauchten dringend einen Zugang.

### 7.1.5 Welche Optionen haben Sie noch für einen Zugang?

Kevin hat offensichtlich mittlerweile einen lebensbedrohlichen Volumenmangel, und eine unmittelbare Volumengabe muss möglichst schnell erfolgen. Nachdem ein intravasaler Zugang über periphere Venen nicht mehr möglich ist, gibt es grundsätzlich noch 2 Möglichkeiten:
— die Punktion einer zentralen Vene oder
— ein intraossärer Zugang.

Die Anlage eines zentralvenösen Zugangs bei einem Kleinkind für den Ungeübten nicht einfach und u. U. mit einem entsprechenden Zeitaufwand verbunden. Der intraossäre Zugang ist hier daher die bessere Alternative.

> **Intraossärer Zugang**
> — Über einen intraossären Zugang können im Notfall alle Infusionen, Medikamente und Blutprodukte appliziert werden.
> — Seine Flussgeschwindigkeit entspricht etwa dem eines intravenösen Zugangs.
> — Weiterhin sind Blutentnahmen darüber möglich.

In den aktuellen Richtlinien des Pediatric Advanced Life Support ist die intraossäre Punktion während der Reanimation indiziert, wenn innerhalb von 90 s kein vaskulärer Zugang gelegt werden kann [2]. In der Kindernotfallanästhesie wird sie eher selten angewendet [3]. Als Punktionsstellen stehen die proximale Tibia einige Zentimeter unterhalb der Tuberositas, das proximale Femur, der Humerus, der mediale Malleolus tibiae oder die Spina illiaca anterior superior am Beckenkamm zur Verfügung. Die Einstichstelle muss sich in sicherem Abstand zur Epiphysenfuge befinden, und die Stichrichtung immer von dieser weg zeigen. Es stehen verschiedene Systeme zur Verfügung, die als gleichwertig anzusehen sind [1]. In der Kinderanästhesie werden in der Regel Systeme angewendet, die manuell in den Knochen eingebracht werden. Neben diesen manuell einzubringenden Intraossärnadeln (Cook/Jamshidi) stehen auch Geräte zur Verfügung, die die Intraossärnadel mittels Federkraft (F.A.S.T. 1/B.I.G.) oder mittels einer Bohrmaschine (EZ-IO) in den Knochen einbringen.

▸ Oberarzt Dr. Emmerich verlangte nach einer intraossären Nadel und führte diese in die proximale Tibia ein. Kevin stöhnte nur kurz auf. Erleichtert sah Dr. Maverick, wie Blut in die Nadel zurücklief. »Ich wusste gar nicht, dass wir so etwas hier im OP haben«, dachte er. Oberarzt Dr. Emmerich nahm eine Probe ab und drückte ihm diese in die Hand. »Kontrollieren Sie bitte den Hämatokrit!« Dann schloss er eine kolloidale Infusionslösung an die intraossäre Nadel an und begann mit der Narkoseeinleitung.

### 7.1.6 Wie leiten Sie dieses Kind ein?

Kevin hat große Mengen Blut verschluckt und ist daher nicht nüchtern. Deshalb empfiehlt sich eine Ileuseinleitung mit geblocktem Tubus. Außerdem müssen eine Magill-Zange und ein großlumiger OP-Sauger bereit liegen, um Koagel und Blut, die die Sicht auf den Larynx versperren, entfernen zu können.

Je nach Volumenstatus des Kindes kann eine Narkoseeinleitung mit Propofol/Barbituraten und Opioiden zu schweren Hypotonien führen, deshalb ist der Einsatz von Ketamin zu erwägen. Alternativ kann auch eine Maskeneinleitung mit Sevofluran durchgeführt werden. Vorteilhaft können hier die erhaltene Spontanatmung bei erwarteter schwieriger Intubation und die geringere Kreislaufdepression sein. Allerdings muss man sich des erheblichen Aspirationsrisikos bewusst sein.

▸ Oberarzt Dr. Emmerich konnte die Trachea von Kevin zügig und ohne Besonderheiten intubieren. Eine weitere Kreislaufdepression durch die Einleitung wurde mit Akrinor behandelt, und die kolloidalen Infusionen stabilisierten den Blutdruck. Die Operateure begannen mit der Blutstillung. Dr. Emmerich legte nun in Ruhe einen intravasalen Zugang in eine Vene in der Ellenbeuge. Sichtlich zufrieden mit sich fragte er Dr. Maverick: »Na, wie wird der Hämatokrit wohl sein?«

### 7.1.7 Welche Werte erwarten Sie?

Die Blutverluste sind bei einer Tonsillennachblutung sehr schwer abzuschätzen, weil das Blut nicht in einem Sauger mit Maßeinheit, sondern in Magen, Bettlaken und Tüchern verschwindet. Die initial bestimmten Hämoglobin-/Hämatokritwerte können fast normal sein und geben keine Auskunft über den tatsächlichen Blutverlust. Dies erklärt sich dadurch, dass Plasma und zelluläre Bestandteile zeitgleich verloren gehen.

▸ Die Analyse der Blutprobe ergab einen Hämoglobinwert von 10 g/dl und einen Hämatokritwert von 30%. »Na, was machen wir jetzt?«, fragte Dr. Emmerich. Dr. Maverick war sich nicht sicher. War das ein transfusionswürdiger Befund?

### 7.1.8 Müssen bei diesen Werten Erythrozyten transfundiert werden?

Die Normalwerte für Hämoglobin liegen bei Kleinkindern zwischen 11 und 13 g/dl. Somit befinden sich die Werte gerade unterhalb der Normgrenze. Allerdings werden die Werte mit Erreichen einer Normovolämie durch die Infusionstherapie sinken. Da es sich bei der Tonsillektomie um ein kleines Wundgebiet mit umschriebener und chirurgisch gut stillbarer Blutung handelt, kann in diesem Fall bei stabiler Hämodynamik die Transfusion noch abgewartet werden. Zur Sicherheit sollte eine Blutkonserve bereitgestellt werden und die Werte engmaschig kontrolliert werden. Bei anderen Operationen (z. B. große orthopädische Skoliosekorrekturen) können diese Werte bereits eine Transfusionsindikation darstellen, wenn noch größere intraoperative Blutverluste oder Nachblutungen erwartet werden.

◉ Nach Rücksprache mit Oberarzt Dr. Emmerich erkundigte sich Dr. Maverick in der Blutbank nach dem Vorhandensein eines Erythrozytenkonzentrats. Als sich Kevins Zustand wieder stabilisiert hatte, verließ Dr. Emmerich den OP mit den Worten: »Jetzt kommt Ihr doch wieder alleine klar, oder?« Die Operateure beendeten den Eingriff mit den Worten: »So ganz trocken ist das Wundgebiet nicht. Das Kind darf bei der Ausleitung keinesfalls husten!« Außerdem baten sie Dr. Maverick, noch »eine Gerinnung« abzunehmen. Bei den guten venösen Zugängen, die Kevin jetzt hatte, war das kein Problem, aber die Ausleitung …?

### 7.1.9 Wie soll das Kind ausgeleitet werden?

Auch wenn die Operateure sich eine ruhige Ausleitung wünschen, steht die Aspirationsgefahr bei dem nicht nüchternen Kind im Vordergrund. Deshalb wird die Extubation erst nach Wiederkehr der Schutzreflexe durchgeführt. Das Absaugen des Nasen- Rachen-Raums ist nicht zu empfehlen. Stattdessen kann man das Kind zur Ausleitung etwas kopftief und auf die Seite lagern. Eine antiemetische intraoperative Prophylaxe mit Dexamethason (150 µg/kg KG) und einem Serotoninantagonisten (z. B. Tropisetron mit 0,05–0,1 mg/kg KG) ist sinnvoll.

◉ Dr. Maverick war zufrieden mit sich. Wider Erwarten war die Ausleitung gut verlaufen. Fast ohne Husten konnte er Kevin bei guter Spontanatmung und sichtbaren Schluckbewegungen extubieren. Kevin röchelte etwas, aber Pfleger Felix beruhigte Dr. Maverick: »Das liegt an dem Blut und Schleim im Rachen.« Kevin wurde in den Aufwachraum (AWR) verlegt. Dr. Maverick beendete das Protokoll und erledigte die übrige Bürokratie. Danach ging auch er in den AWR, um nach Kevin zu sehen. Er röchelte immer noch erheblich, und die Sättigung war mit 92% unter Sauerstoffgabe nicht zufriedenstellend.

### 7.1.10 Welches Problem hat das Kind?

Ein häufiges postoperatives Problem stellt ein Ödem der oberen Luftwege dar. Schließlich wird bei diesen Patienten durch häufiges Absaugen und die Reintubation mehrfach im Pharynx-/Larynxbereich manipuliert. Klinisch sieht man einen Stridor und zunehmend eine respiratorische Erschöpfung bei Erschwerung der mechanischen Atemarbeit. Um eine erneute Intubation möglichst zu verhindern, muss unverzüglich therapiert werden. Dazu gehören die Anfeuchtung der Atemluft und die Verneblung von Epinephrin. Außerdem kann in schweren Fällen zusätzlich Prednisolon mit 3 mg/kg KG intravenös oder als Suppositorium verabreicht werden.

◉ Während die Anästhesieschwester im Aufwachraum die Inhalation durchführte, rief das Notfalllabor an und teilte die Gerinnungswerte mit:
- Quick-Wert: 95% (Norm 70–130%),
- aPTT: 45 s (Norm 20–40 s; laborabhängig),
- Thrombozyten: 180 Gpt/l; Norm 150–400 Gpt/l,
- Hämoglobin: 8,7 g/dl; Norm 12–14 g/dl,
- Hämatokrit: 28%; Norm 37–47%.

Dr. Maverick wunderte sich über die verlängerte aPTT. So groß war der Blutverlust nicht gewesen, und die übrigen Gerinnungswerte lagen im Normbereich. Er teilte dies dem HNO-Arzt mit, der gerade im AWR nochmals das Wundgebiet kontrollierte. »Da müsst Ihr etwas machen. Hier blutet es immer noch diffus«, war sein Kommentar.

### 7.1.11 Was soll Dr. Maverick von diesen Werten halten?

Es handelt sich um eine isolierte Erhöhung der aPTT bei ansonsten normalen Gerinnungswerten. Klinisch hat Kevin einige Stunden nach dem Ersteingriff angefangen, diffus nachzubluten. Auch nach der zweiten Operation ist die Blutung nicht komplett zum Stillstand gekommen. Diese Kom-

7.1 · Falldarstellung; Vorgeschichte s. Fall 6

bination aus Labor und Klinik lenkt den Verdacht auf eine angeborene Koagulopathie, wobei 95% der angeborenen Koagulopathien auf einen Mangel an Faktor VIII (Hämophilie A), Faktor IX (Hämophilie B) und das von-Willebrand-Jürgens-Syndrom entfallen. Die Hämophilie A ist mit einer Inzidenz von 1:10000 bei einem Jungen ca. 10-mal häufiger als eine Hämophilie B. Beide werden X-chromosomal rezessiv vererbt. Das von-Willebrand-Jürgens-Syndrom (vWJS) ist entweder autosomal dominant (Typ 1) oder rezessiv (Typ 2 und Typ 3) vererbt, wobei mit 60–80% Typ 1 die häufigere Form darstellt. Das vWJS hat keine vollständige Penetranz und ist mit 0,5–1% die häufigste angeborene Koagulopathie.

Da man in der Akutsituation keine aufwendige Gerinnungsdiagnostik durchführen kann, müssen diese Wahrscheinlichkeiten berücksichtigt werden. Außerdem ist eine gezielte Befragung der Eltern nach Blutungsauffälligkeiten im Alltag und in der Familie nachzuholen [7]. Eine positive Familienanamnese ist allerdings nicht zwingend, da beispielsweise ca. 30% der Hämophilie A als Neumutationen auftreten. Leichtere Formen mit einer Faktorenrestaktivität von 5–20% können subklinisch verlaufen – keine Auffälligkeiten bei Geburt, Impfungen oder Blutabnahmen – und fallen erst bei größeren Traumata oder kleinen Operationen wie Zahnextraktionen oder Tonsillektomien auf.

> Bevor Dr. Maverick seinen Oberarzt mit dieser Gerinnung konfrontierte, befragte er noch mal die Mutter. Sie saß inzwischen am Bett von Kevin und hielt dessen Hand. »Ich kann mich an keine Besonderheiten im Alltag erinnern. Einmal ist Kevin aus dem Einkaufswagen gefallen. Da hat er schon große blaue Flecken bekommen, aber es war auch ein ganz schöner Sturz. In meiner Familie oder der Familie meines Mannes gibt es niemanden, der mit der Blutgerinnung Probleme hat«, sagte sie. Ehe Dr. Maverick sich versah, hatte sie seine Hand ergriffen. »Ich bin Ihnen so unendlich dankbar, dass Sie meinen Sohn gerettet haben!« Dr. Maverick murmelte verlegen: »Ich habe nur meinen Job gemacht.«

Dann rief er Oberarzt Dr. Emmerich an und erwartete eine Therapieempfehlung. Dr. Emmerich dachte am Telefon kurz nach. »Und es blutet immer noch?«, fragte er. Er empfahl ...

### 7.1.12 Was wäre Ihre Therapieempfehlung?

Am wahrscheinlichsten ist ein von-Willebrand-Jürgens-Syndrom. Es gehört zu der Gruppe der hämorrhagischen Diathesen. Beim von-Willebrand-Jürgens-Syndrom findet sich ein qualitativer oder quantitativer Defekt des von-Willebrand-Faktors (vWF). Der von-Willebrand-Faktor wird in Gefäßendothelzellen gebildet. Kommt es zu Gefäßwandvernetzungen, dann bindet der von-Willebrand-Faktor an die freiliegenden Kollagene und bildet so eine Brücke zu den Thrombozyten.

Die Gabe von Desmopressin setzt kurzfristig von-Willebrand-Faktor aus dem Gefäßendothel frei, sodass seine Konzentration um das bis zu 5-Fache ansteigt [6]. Im Plasma assoziiert er sich mit Faktor VIII und schützt diesen vor enzymatischem Abbau. Dieser Molekülkomplex spielt als Vermittler der Thrombozytenadhäsion bei der primären Hämostase und als Kofaktor für die Aktivierung von Faktor X zu Xa in der plasmatischen Gerinnung eine wichtige Rolle.

Da der häufigste Gerinnungsdefekt, ein von Willebrand Syndrom Typ 1, mit einer Verminderung von vWF einhergeht, ist bei postoperativen diffusen Blutungen ein Therapieversuch indiziert [5]. Auch bei milden Formen der Hämophilie A (Restaktivität >10%) kann mit Desmopressin die Blutungsneigung günstig beeinflusst werden. In 8-stündigen Intervallen wird die Gabe wiederholt, solange noch eine Blutungsneigung besteht. Allerdings ist die Wirkung nur auf wenige Tage begrenzt.

> Wie von Oberarzt Dr. Emmerich empfohlen gab Dr. Maverick 0,4 µg/kg KG Desmopressin als Kurzinfusion über 20 min. Der erwünschte Effekt stellte sich ein, und die Blutung sistierte. Kevin schlief endlich friedlich ohne Stridor auf seinem frisch bezogenen, sauberen Kopfkissen. Die Erleichterung war seiner Mutter, aber auch Dr. Maverick deutlich anzumerken. Er sprach mit ihr und klärte sie über den Verdacht einer Koagulopathie auf. »In ein paar Wochen sollten Sie Kevin in einer Gerinnungsambulanz vorstellen, um das abzuklären«, sagte er ihr. Dr. Maverick veranlasste noch die Verlegung von Kevin auf eine Wachstation und

verließ dann erschöpft, aber glücklich die Klinik. Diese Lektion würde er so schnell nicht vergessen.

## 7.2 Fallnachbetrachtung/Fallanalyse

### 7.2.1 Welche medizinischen Fehler sehen Sie in dem geschilderten Fall?

Medizinische Fehler, die bei der ersten Narkose gemacht wurden (s. Fall 6; ▶ Kap. 6), haben große Auswirkungen auf den weiteren Verlauf. Hier sind insbesondere die zahlreichen frustranen Punktionsversuche aufzuführen.

#### Gerinnungsanamnese

Die Gerinnungsanamnese war bereits vor der ersten Narkose nicht erfragt worden. Spätestens mit dem Auftreten der Nachblutung hätte dies nachgeholt werden müssen.

#### Venöser Zugang

Der Verlust des venösen Zugangs bei der Umlagerung von Kevin ist eine unbedingt zu vermeidende Katastrophe.

### 7.2.2 Welche organisatorischen Schwachstellen/Fehler finden sich in dem geschilderten Fall?

#### Algorithmus Notfallzugang

Dr. Maverick war nicht bekannt, dass eine intraossäre Nadel im OP-Bereich für Notfälle vorhanden war. Die schnelle Herstellung eines sicheren Zugangs kann für die Patienten (über-)lebenswichtig sein. Die Vorhaltung eines entsprechenden Equipments ist daher sinnvoll. Allerdings muss das Vorhandensein dieses Equipments auch allgemein bekannt sein. Ähnlich wie bei der Notkoniotomie muss bei der Anwendung einer intraossären Nadel oder anderen Systemen zum intraossären Zugang häufig eine nicht unerhebliche Hemmschwelle überwunden werden. Es ist daher sinnvoll, deren Einsatz in einen entsprechenden Algorithmus aufzunehmen, den Algorithmus allgemein bekannt zu machen und idealerweise im Simulationszentrum zu trainieren.

### 7.2.3 Treten Sie zurück! Sie sind Arzt!

Die abfallenden Vitalparameter Kevins und die vergeblichen Punktionsversuche setzten Dr. Maverick unter Druck. Er fixierte seine Aufmerksamkeit auf den lebensbedrohlichen Patientenzustand. Es war ihm nicht möglich, über alternative Zugangsoptionen nachzudenken – es mangelte ihm hierfür an Aufmerksamkeitsressourcen. Welche Optionen stehen bei Fixierungsproblemen zur Verfügung?

Gerade in zeitlich kritischen Situationen mit hohem Komplexitätsgrad ist es oft hilfreich, gedanklich aus der Situation herauszutreten (Stepback) und das Geschehen »unbelastet« neu zu bewerten. Was kann man tun, um auch unter Stress an diese Reißleinenstrategie zu denken?

Im Vorfeld muss jeder für sich Rituale oder Verhaltensregeln soweit einüben, dass sie unter Stress weiter abrufbar bleiben. Diese Rituale oder Verhaltensregeln sollten einfach und unauffällig sein, und sie werden entsprechend vom Umfeld kaum wahrgenommen. Beispiele wären: 3-mal tief durchatmen, Räuspern, einen Schritt zurücktreten, die Faust ballen etc. Hat man sich für ein Ritual entschieden, muss es in alltäglichen Berufssituationen regelmäßig angewendet werden, damit es sich manifestiert. Nur dann ist es in zeitkritischen Situationen abrufbar.

#### Hier eine kurze Anleitung

Denken Sie sich ein unauffälliges Ritual aus, und bei der nächsten Routinesituation – wie Maskenbeatmung – wenden sie es heimlich an. Stellen Sie sich dann eine Notfallsituation oder eine Komplikation vor – wie »Patient erbricht« oder »Intubationsschwierigkeiten« – und legen Sie die Strategie fest. Wenn Sie das oft genug wiederholen, werden Sie feststellen, dass Ihnen auch in Stresssituationen diese Technik bewusst ist – ein kleiner Schritt für den Anästhesisten, ein großer Schritt für den Patienten.

### Literatur

1. Calkins MD, Fitzgerald G, Bentley TB, Burris D. Intraosseous infusion devices: a comparison for potential use in special operations. J Trauma 2000; 6: 1068–74
2. European Resuscitation Council. Part 10: pediatric advanced life support. Resuscitation 2000; 46: 343–99

3. Jordi Ritz EM, Erb TO, Frei FJ. Vaskulärer Zugang in der Kindernotfallanästhesie. Anaesthesist 2005; 54: 8–16
4. Kreimeier U, Messmer K. Small-volume resuscitation: from experimental evidence to clinical routine. Advantages and disadvantages of hypertonic solutions. Acta Anaesthesiol Scand 2002; 46: 625–38
5. Mannucci PM. Desmopressin (DDAVP) in the treatment of bleeding disorders: the first 20 years. Blood 1997; 90: 2515–21
6. Reiter RA, Knöbl P, Varadi K, Turecek PL. Changes in von Willebrand factor-cleaving protease (ADAMTS13) activity after infusion of desmopressin. Blood 2003; 101: 946–48
7. Stuck BA, Genzwürker HV. Tonsillektomie bei Kindern – Präoperative Evaluation von Risikofaktoren. Anaesthesist 2008; 57: 499–504

# Fall 8 – Ileus

8.1 Falldarstellung – 78

8.2 Fallnachbetrachtung/Fallanalyse – 86

## 8.1 Falldarstellung

Bevor ich von meinen persönlichen Erfahrungen berichte, stelle ich mich erst einmal vor: Mein Name ist Sabine Bandner, ich bin 45 Jahre alt, 1,65 m groß und 56 kg schwer. Seit 10 Jahren arbeite ich als Fachärztin für Anästhesiologie und Intensivmedizin in einem kleinen, städtischen Krankenhaus. Wir machen ca. 6500 Narkosen pro Jahr und betreuen eine Intensivstation mit 7 Betten. Ich bin mit meiner Arbeit zufrieden und mache sie sehr gern. Doch darum geht es nicht. Hier nun mein Bericht:

Vor 5 Monaten bekam ich starke abdominelle, krampfartige Schmerzen, die in Wellen über mich herfielen. Ich lag zu Hause auf dem Sofa mit einem Heizkissen auf dem Bauch und mochte mich nicht rühren. Das und 1 g Metamizol hatten bisher immer geholfen. Diesmal jedoch war es so schlimm, dass ich nicht zur Arbeit gehen konnte. Nach ungefähr eineinhalb Tagen kamen Übelkeit und Erbrechen dazu, nicht einmal Tee konnte ich zu mir nehmen. Fieber hatte ich keines, und als mein Ehemann, am späten Nachmittag von der Arbeit kommend, mich ernstlich erschrocken und die Stirn runzelnd ansah, wusste ich, dass es Zeit war, eine Klinik aufzusuchen. Irgendwie schaffte ich es ins Auto, und er fuhr mich in die etwas weiter entfernt liegende Uni-Klinik. Die Einweisung in das »eigene« Haus hatte ich verständlicherweise abgelehnt. Ich machte mir Sorgen um unseren Sohn Johann, aber mein Mann meinte, ich solle mich jetzt erst einmal um mich kümmern. Sie kämen beide schon zurecht.

In der Notaufnahme wurde Blut abgenommen und ich umgehend dem chirurgischen Oberarzt Dr. Darius vorgestellt. Er begrüßte mich mit Handschlag: »Na, Frau Kollegin, erzählen Sie mal.« Ich schilderte ihm die Symptomatik und erwähnte außerdem, dass ich mich vor ca. 5 Jahren aufgrund einer akuten Appendizitis einer konventionellen Appendektomie hatte unterziehen müssen. Der Befund damals war recht ausgeprägt gewesen, verbunden mit einer lokalen Peritonitis. Dr. Darius untersuchte mich. Mein Abdomen war gespannt und hart, und jede Berührung war schmerzhaft. Die Diagnose Ileus konnte sogar ich als Anästhesistin stellen.

Der Chirurg wollte zur Sicherheit noch eine Röntgenübersichtsaufnahme a.p. und seitlich. »Typische Spiegelbildung, ganz klassisch«, sagte der Radiologe zu Dr. Darius, während ich erneut mit Übelkeit, Erbrechen und der nächsten Schmerzwelle kämpfte. »Die Operation ist sehr dringlich«, wandte sich Dr. Darius mir zu. »Ich tippe auf einen Bridenileus.« Er rief den diensthabenden Oberarzt der Anästhesie Dr. Volkrad an. »Ich habe hier eine Kollegin von Ihnen mit einem Bridenileus, die wir so schnell wie möglich operieren müssen.« Dann wandte er sich wieder mir zu: »Ein Operationssaal ist wahrscheinlich erst in 2 Stunden frei. Wir legen Sie so lange auf Normalstation und warten auf die Ergebnisse der Blutabnahme.« Danach klärte er mich noch über die Operation und die Risiken auf. Mir war das im Augenblick jedoch alles relativ gleichgültig.

Unterdessen traf der Anästhesist Oberarzt Dr. Volkrad in der Notaufnahme ein. Ich erzählte ihm von der Voroperation und dass ich Asthma bronchiale habe, eingestellt mit Symbicort, einem Kombinationspräparat aus Budenosid und Formoterol, wovon ich jeweils morgens und abends 2 Hübe nehme. Ich vergaß den Turbohaler nie und wenn doch, würde ich sehr schnell dyspnoisch. Bezüglich der Familienanamnese war es für ihn wichtig zu wissen, dass mein 14-jähriger Sohn Johann an einer Muskeldystrophie Typ Duchenne leidet. Es geht ihm von Jahr zu Jahr schlechter, und er ist auf eine ständige Hilfe angewiesen. Aber der Alltag war mit meinem Ehemann gut organisiert. Dr. Volkrad versprach, die Narkose bei mir selber durchzuführen. »Soll ich Ihnen eine Prämedikation geben lassen?« fragte er zum Abschluss. Ich wollte keine, denn trotz meiner Schmerzen wollte ich den Ablauf bewusst aus Patientensicht erleben.

Ich wartete noch ca. 2,5 Stunden auf Normalstation, ehe ich in den Operationssaal abgerufen wurde. Wie ich die Zeit verbracht habe, kann ich nicht mehr genau sagen, einzig die Schmerzen sind mir in Erinnerung geblieben.

Gegen 20 Uhr wurde ich in den OP-Trakt gebracht. Dr. Volkrad war wie versprochen da. Bei meinem Anblick zog er unzufrieden die Stirn hoch. Ich sah wohl wirklich nicht mehr gut aus, und so fühlte ich mich auch: schwach, schwindlig, apathisch und immer noch mit der Übelkeit kämpfend. Eine solche Adynamie hatte ich bislang noch nicht erlebt. Nach Anlage von EKG, Pulsoxymetrie und Blutdruckmanschette durch Fachkrankenschwester Ruth legte er selbst den intravenösen Zugang. Mein Blutdruck war 115/75 mm Hg, die Herzfrequenz lag bei 110/min, und die periphere Sättigung betrug 91%. Dr. Volkrad sah sich vor Narkosebeginn noch die Laborwerte an. Ich erhielt 1 Liter Vollelektrolytlösung infundiert. Schwester Ruth hielt so lange meine Hand.

## 8.1 · Falldarstellung

Folgende Werte lagen Dr. Volkrad vor:
- Hb: 17 mg/dl (Norm 11,9–17,2 mg/dl),
- Hkt: 48% (Norm 37–47%),
- Leukozyten: 14,0 Gpt/l (Norm 3,6–9,8 Gpt/l),
- Thrombozyten: 350 Gpt/l (Norm 150–400 Gpt/l),
- Quick-Wert: 80% (Norm 70–130%),
- aPTT: 38 s (Norm 20–41 s),
- Fibrinogen: 5 g/l (Norm 1,5–4,5 g/l),
- AT III: 90% (Norm 75–125%),
- $Na^+$: 141 mmol/l (Norm 136–145 mmol/l),
- $K^+$: 2,7 mmol/l (Norm 3,8–5,2 mmol/l),
- ALAT (GPT): 10 U/l (Norm <17 U/l),
- ASAT (GOT): 8 U/l (Norm <15 U/l),
- Bilirubin (gesamt): 0,8 mg/dl (Norm <1,0 mg/dl),
- Kreatinin: 71 µmol/l (Norm 62–106 µmol/l),
- Harnstoff: 4,8 mmol/l (Norm 3,0–9,2 mmol/l),
- Gesamteiweiß: 6,5 mg/dl (Norm 6–8,4 mg/dl),
- CRP: 130 mg/l (Norm <10 mg/l).

»In Ordnung«, sagte Dr. Volkrad, »es kann jetzt losgehen.« Zu mir gewandt meinte er, ich solle die Augen schließen, an etwas Schönes denken und mir keine Sorgen machen. Danach fehlt mir ein Stück Erinnerung.

### 8.1.1 Welche Form der Anästhesie würden Sie wählen und warum?

Aufgrund des intraabdominellen Eingriffs ist bei Frau Bandner eine Allgemeinanästhesie indiziert. Bei der auffälligen Familienanamnese mit einem Sohn, der an Muskeldystrophie Typ Duchenne erkrankt ist, muss diese als triggerfreie Narkose durchgeführt werden. Triggerfrei bedeutet, dass Medikamente vermieden werden, die eine maligne Hyperthermie (MH) induzieren können. Hierzu gehören die Inhalationsanästhetika, ausgenommen Lachgas, und die depolarisierenden Muskelrelaxanzien (Succinylcholin). Aber auch Psychostimulanzien wie Alkohol, Cocain und Antidepressiva können eine MH auslösen. Sichere Medikamente sind u. a. Benzodiazepine, Barbiturate, Lokalanästhetika, Propofol, nichtdepolarisierende Muskelrelaxanzien und Ketamin.

Die Inzidenz für das Auftreten einer malignen Hyperthermie zeigt große geographische und ethnische Unterschiede. In einer deutschen Untersuchung wurde sie mit 1:60.000 errechnet, bei einer geschätzten Prävalenz der genetischen Veranlagung von 1:10.000 [4]. Sie kommt bei allen Menschenrassen und beiden Geschlechtern vor, wobei eine Prädominanz des männlichen Geschlechts und von Kindern bzw. Jugendlichen vermutet wird. Weiterhin besteht eine Kopplung der MH-Disposition an verschiedene neuromuskuläre Erkrankungen wie Muskeldystrophien (Typ Duchenne oder Becker), Myotonien (Myotonia congenita Thompson), Arthrogryposis mulitplex congenita, mitochondriale Myopathien, SR-Adenosintriphosphat-Defizit-Syndrom und Myadenylatdeaminase-Mangel. Auch die periodische hyperkaliämische Paralyse kann mit einer MH-Disposition gekoppelt sein. Jedoch gibt es keine nachgewiesene Korrelation der malignen Hyperthermie mit diesen Muskelerkrankungen.

Die autosomal dominant vererbte »Central Core Disease« und das in Australien vorkommende King-Denborough-Syndrom sind hingegen mit der MH-Anlage gekoppelt. Aufgrund der häufigeren MH-Episoden bei Patienten mit neuromuskulären Erkrankungen bzw. bei positiver Familienanamnese wird gegenwärtig immer dann eine triggerfreie Narkose empfohlen, sofern kein Normalbefund eines In-vitro-Kontrakturtests vorliegt [12].

Günstig und möglich wäre eine Kombination aus Epidural- und Allgemeinanästhesie. Hier ist jedoch aus juristischer Sicht zu beachten, dass kein ausreichend langer Zeitraum für die Entscheidungsfindung für oder gegen eine Regionalanästhesie zur Verfügung steht.

### 8.1.2 Was müssen Sie bei der Narkoseeinleitung beachten?

Aufgrund der Ileussymptomatik mit Übelkeit und Erbrechen sowie als Notfallpatientin ist das Risiko einer Magensaftaspiration während der Narkoseeinleitung bei Frau Dr. Bandner deutlich erhöht. Die Inzidenz einer Aspiration beträgt während einer Allgemeinanästhesie bei Elektiveingriffen 1:3000–4000 und bei Notfalleingriffen 1:600–900 [13]. Deshalb wird bei Notfalleingriffen i. Allg. zur Einleitung einer Allgemeinanästhesie die »rapid sequence induction« (RSI) empfohlen. Ziele der RSI sind es, zum einen ein ausreichend tiefes Narkosestadium des Patienten für eine Intubation zu erreichen und andererseits die Zeit zu minimieren, in der er aufgrund des erschlafften Muskeltonus – insbesondere des Ösophagussphinkters – einem höheren Regurgitationsrisiko ausgesetzt ist.

Analysiert man allerdings die derzeitige Literatur, gibt es keine evidenzbasierten Untersuchungen, die eine eindeutige Antwort geben auf die Frage: Reduziert die RSI die Inzidenz bzw. die Folgen einer Aspiration während »emergency airway management« [7]? Dennoch sollte bei jeder Allgemeinanästhesie mit erhöhtem Aspirationsrisiko eine RSI durchgeführt werden. Dabei ist jedoch jeder einzelne Schritt der RSI auf seine Praktikabilität und mögliche Nebenwirkungen hin zu überprüfen und zu überdenken.

### 8.1.3 Nennen Sie weitere Indikationen für eine RSI und beschreiben Sie die Vorgehensweise!

Die Indikationen für eine RSI sind in der ▶ Übersicht genannt.

> **Indikationen für eine »rapid sequence induction« (RSI)**
> - Notfallpatienten:
>   - nicht nüchterne Patienten
>   - traumatisierte Patienten bzw.
>   - Patienten mit einem akuten Abdomen
> - Gastrointestinale Erkrankungen:
>   - Ileus
>   - obere gastrointestinale Blutung
>   - Magenatonie
>   - Magenentleerungsstörung
>   - Hiatushernie
>   - Refluxösophagitis
>   - Ösophagusdivertikel
>   - Ösophagusatresie
>   - Pylorusstenose
> - Bewusstseinsgetrübte Patienten:
>   - komatöse Patienten
>   - Patienten mit Intoxikationen
>   - alkoholisierte Patienten
> - Patienten mit Urämie
> - Patienten mit erhöhtem Hirndruck
> - Schwangere ab dem 2. Trimenon
> - Manifeste Hypothyreose

Häufig wird folgende Vorgehensweise gewählt:

### Magenentleerung

Präoperativ kann v. a. bei Patienten mit Ileus, Peritonitis, Blutungen im oberen Gastrointenstinaltrakt – Ausnahme bekannte Ösophagusvarizen – oder Pylorospasmus eine Magensonde zur Entlastung flüssigen Mageninhalts gelegt werden. Zu beachten ist, dass feste Nahrungsbestandteile über die Sonde nicht abgesaugt werden können und ggf. auch den Abfluss behindern. Außerdem kann die liegende Magensonde während der Narkoseeinleitung als Schiene fungieren und damit die Regurgitation von Magensaft erleichtern. Deshalb empfiehlt es sich, die Magensonde kurz vor der Einleitung wieder zu entfernen.

Insgesamt ist die forcierte Magenentleerung vor einer geplanten RSI sehr umstritten. Das Einführen einer Magensonde ist für die Patienten meist sehr unangenehm, und ihre Effektivität ist fraglich. Klinische Studien hierzu fehlen.

Gelegentlich wird – insbesondere bei Schwangeren – unmittelbar vor Anästhesiebeginn eine Pufferung des Mageninhalts mit Natriumzitrat durchgeführt. Auch zu diesem Vorgehen gibt es keine klinischen Studien. Natriumzitrat selbst ist sehr unangenehm im Geschmack, und häufig klagen die Patienten nach Einnahme über neu aufgetretene Übelkeit.

### Narkoseeinleitung
- Hochlagerung des Oberkörpers,
- sicherer i.v.-Zugang,
- ausreichend lange Präoxygenierung, mindestens 3 min mit $F_IO_2$ von 1,0,
- Absaugung mit dickem Absaugkatheter bereithalten,
- Injektionsanästhetikum und Muskelrelaxans rasch nacheinander injizieren,
- keine Beatmung, zügige Intubation mit Führungsstab bei erreichter Narkosetiefe.

Hierzu noch einige Bemerkungen:
Die Hochlagerung des Oberkörpers verlängert insbesondere bei adipösen Patienten nach der Präoxygenierungsphase die »sichere« Apnoezeit bis zum Erreichen kritischer arterieller Sauerstoffpartialdrücke [2] und sollte deshalb nicht nur unter dem Aspekt der möglichen Aspirationsprophylaxe zur Anwendung kommen.

Es wird generell empfohlen, die Medikamente zur Narkoseeinleitung möglichst schnell zu injizieren. Entsprechend muss mit möglichen Nebenwirkungen insbesondere in Bezug auf die Hämodynamik gerechnet werden. Es gibt keine Untersuchung, die das Aspirationsrisiko während der titrierten, prolongierten Medikamentenapplikation gegen die hämodynamische Instabilität während der schnellen Injektion abwägt. Deshalb muss die Geschwindigkeit der Medikamentenapplikation in jedem Fall individuell bewertet und entsprechend angepasst werden [7].

Neben Injektionsanästhetikum und Muskelrelaxans werden noch weitere Medikamente zur Unterdrückung der autonomen Reflexe während der Intubation und zur Dosisreduktion und damit der Nebenwirkungen zur RSI empfohlen. Zu diesen adjuvanten Medikamenten gehören Opioide, Lidocain und Esmolol. Insbesondere mit Fentanyl konnte eine sehr gute hämodynamische Stabilität post intubationem erzielt werden [10]. Lidocain reduziert im Vergleich zu Esmolol deutlich weniger die hypertensive Antwort auf die Intubation, unterdrückt jedoch effektiver den Hustenreiz. Das Evidenzniveau für die Anwendung von Fentanyl und Esmolol während der RSI beträgt Grad 1b, wenn die klinischen Umstände gegeben sind. Im Gegensatz dazu wird die routinemäßige Anwendung von Lidocain nicht empfohlen [7].

Die Ausübung eines Krikoiddrucks (KD) während der RSI beruht auf Anekdoten und Expertenmeinung. Randomisiert kontrollierte Studien, die einen effektiven Aspirationsschutz durch den KD belegen, fehlen (▶ Kap. 1.1.3). Dennoch gehört er in den meisten Kliniken zum Standard der RSI. Der KD reduziert die Wahrscheinlichkeit einer gastralen Insufflation während der Maskenbeatmung. Zu beachten ist eine mögliche Atemwegsobstruktion mit erschwerten Intubationsbedingungen durch den KD [7].

Auch für das unbedingte Vermeiden einer Maskenbeatmung unter RSI gibt es keine evidenzbasierten Daten. Sind die Patienten während der Narkoseeinleitung hypoxiegefährdet, muss eine Beatmung über die Maske erfolgen. Bei Kindern wird heutzutage die Beatmung mit der Maske zur Vermeidung der Hypoxie sogar empfohlen. Das Risiko der Mageninsufflation wird minimiert durch einen Inspirationsdruck, der 15–20 cm $H_2O$ nicht überschreitet [7].

### 8.1.4 Wie würden Sie im Fall von Frau Dr. Bandner vorgehen?

Die kardiopulmonalen Parameter der Patientin werden bereits überwacht. Wie oben beschrieben wird der Oberkörper hochgelagert und Frau Brandner für mindestens 3 min mit einer dicht auf dem Gesicht sitzenden Maske mit einer inspiratorischen Sauerstofffraktion ($F_IO_2$) von 1,0 präoxygeniert. Ein ideales Injektionsanästhetikum sollte neben einer kurzen Wirkdauer, dem Unterdrücken sympathischer Reaktionen während der Intubation, verlässlichen anästhetischen und mnestischen Eigenschaften, Verbesserung der Laryngoskopie im Falle einer inkompletten Muskelrelaxation vor allen Dingen eine hämodynamische Stabilität und geringe andere Nebenwirkungen aufweisen. Ein solches Medikament existiert derzeit (noch) nicht. Prinzipiell können zur Anwendung kommen:
- Propofol,
- Thiopental,
- Etomidate,
- Ketamin oder auch
- Benzodiazepine.

Es müssen individuelle Patienteneigenschaften, mögliche Nebenwirkungen – wie Steigerung des intrakraniellen Drucks durch Ketamin bei Patienten mit Schädel-Hirn-Trauma – oder auch unzureichende Wirkungen – wie fehlender zerebroprotektiver Effekt bzw. unzureichende Unterdrückung der sympathischen Reflexe durch Midazolam – berücksichtigt werden. Propofol ist derzeit das bevorzugte Medikament insbesondere in Kombination mit nichtdepolarisierenden Muskelrelaxanzien zur RSI, da es die Atemwegsreflexe gut unterdrückt, den Laryngoskopiegrad verbessert, wodurch möglicherweise der Erfolg der Intubation erhöht wird [11].

Für die notwendige Muskelrelaxation im Rahmen der RSI stehen zurzeit zwei Medikamente zur Verfügung:
- Succinylcholin und
- Rocuronium.

Succinylcholin in der Dosierung von ≥1 mg/kg KG sorgt für ausgezeichnete Intubationsbedingungen und ist bei fehlenden Kontraindikationen das Mittel der ersten Wahl [7]. Mit Rocuronium in einer Dosierung von 0,9–1,2 mg/kg KG werden nahezu ähnliche Intubationsbedingungen geschaffen [9]. Aufgrund der bekannten Muskeldystrophie ihres Sohnes ist im Falle von Frau Dr. Brandner Succinylcholin kontraindiziert.

> So richtig zu mir gekommen bin ich dann erst auf der Intensivstation, irgendwann in der Nacht oder den frühen Morgenstunden des folgenden Tages. Als es hell wurde, mir es klinisch besser ging, konnte ich mich wieder auf andere Dinge konzentrieren. Es schwirrten merkwürdige Erinnerungen in meinem Kopf herum, und so war ich neugierig auf das Narkoseprotokoll und den Operationsbericht. Ich ließ mir die entsprechenden Seiten geben und las.
>
> Der Operationstisch war zur Narkoseeinleitung in Schräglage gebracht worden. Nach Präoxygenierung mit einer $F_iO_2$ von 1,0 hatte ich 0,2 mg Fentanyl, 150 mg Propofol und 100 mg Rocuronium i.v. erhalten. Die Intubation gelang problemlos, es gab keinen Anhalt für eine Aspiration. Die post intubationem aufgetretene Hypotonie von 85/50 mm Hg konnte mit 2/10 Akrinor koupiert werden. Die Narkose wurde dann auf folgende Weise fortgesetzt …

rechterhalten werden. Es bieten sich dafür Fentanyl und eine kontinuierliche Propofolapplikation an.

Das Atemgas sollte kein Lachgas enthalten und ein Gemisch aus Sauerstoff und Luft sein. Lachgas diffundiert aufgrund seiner im Vergleich zu Stickstoff 35-fach besseren Löslichkeit im Blut sehr leicht in luftgefüllte Räume. Da Lachgas schneller in die Höhlen hinein- als Stickstoff herausströmt, vergrößern deshalb dehnbare Höhlen wie der Darm ihr Volumen, während in nicht dehnbaren Höhlen der Innendruck steigt. Normalerweise ist die intestinale Lachgasdiffusion ohne Bedeutung, weil sich nur geringe Luftmengen im Darm befinden. Bei einer Obstruktion hingegen kann die Volumenzunahme einerseits das operative Vorgehen deutlich erschweren bzw. postoperativ durch die weiterhin geblähten Darmschlingen die Atmung der Patienten behindern.

> Und so war es auch. Ich erhielt nach der Narkoseeinleitung einen Propofol-Perfusor mit einer Applikationsrate von 4 mg/kg KG/h. Zum Operationsbeginn wurde die Rate auf 6 mg/kg KG/h gesteigert. Außerdem hatte ich kurz vor Hautschnitt weitere 0,3 mg Fentanyl erhalten. Mein Kreislauf war unter der Infusionstherapie stabil. Beatmet wurde ich mit einem Atemgasgemisch aus jeweils 50% Sauerstoff und Luft. Die Operation an sich hatte nur 50 Minuten gedauert. Ich entnahm den Papieren, dass ein Bridenileus im Bereich des Dünndarms die Ursache für meine Beschwerden gewesen war. Zum Glück war lediglich eine Adhäsiolyse notwendig gewesen. Doch warum lag ich dann auf der Intensivstation und wurde am Ende der Operation nicht extubiert? Dann sah ich, dass eine Relaxometrie durchgeführt worden war. Als Train-of-Four- (TOF-) Wert war 1/4 angegeben. Der Grund war also ein Muskelrelaxansüberhang gewesen.

### 8.1.5 Welche Medikamente würden Sie zur Aufrechterhaltung der Anästhesie wählen? Welche würden Sie meiden und warum?

Volatile Anästhetika müssen bei Frau Brandner aufgrund der MH-Disposition vermieden werden. Die Narkose muss deshalb als balancierte Anästhesie mit Opioiden und Injektionsanästhetika auf-

### 8.1.6 Warum bestand bei Frau Bandner der Muskelrelaxansüberhang, und warum wurde er nicht antagonisiert?

Frau Bandner erhielt im Rahmen der RSI die doppelte Intubationsdosis von Rocuronium im Vergleich zu einer normalen Narkoseeinleitung. Die Wirkung tritt dann nach ca. 1 min ein. Die Wirkdauer von Rocuronium wird mit 30–40 min angegeben, kann sich jedoch bei Verwendung einer höheren Dosierung deutlich verlängern.

Hauptwirkort der Muskelrelaxanzien sind die Azetylcholinrezeptoren der motorischen Endplatte. Eine indirekte Antagonisierung kann erfolgen, indem durch Hemmung der Cholinesterase die Konzentration des Azetylcholins erhöht wird, es hierdurch zu einer kompetitiven Verdrängung des Muskelrelaxans am Rezeptor kommt und so die Wirkung aufgehoben wird. Typische Vertreter der Cholinesterasehemmer bzw. Parasympathomimetika sind Neostigmin und Pyridostigmin. Bevor jedoch eine solche Antagonisierung erfolgen kann, sollte eine Spontanerholung auf 25% der neuromuskulären Überleitung abgewartet werden. Dies entspricht 3–4 Impulsen beim TOF. Da bei Frau Bandner ein TOF-Wert von 1/4 gemessen wurde, ist dies ein Grund für die unterlassene Antagonisierung. Nach Gabe von Cholinesterasehemmern wird die Azetylcholinkonzentration jedoch nicht nur an den nikotinergen, sondern auch an den muskarinergen Rezeptoren erhöht. Die Folge sind typischen Nebenwirkungen wie:
- Bradykardie,
- Steigerung der Speichel- und Bronchialsekretion,
- gesteigerte Darmmotorik,
- Bronchokonstriktion,
- Miosis,
- Kontraktion der Harnblase,
- Übelkeit und Erbrechen,
- bei Myasthenia gravis Auslösung einer cholinergen Krise.

Zur Minimierung der Nebenwirkungen müssen die indirekten Muskelrelaxansantagonisten deshalb immer mit der Gabe von Atropin oder Glykopyrronium kombiniert werden. Da eine vollständige Hemmung der Wirkung am muskarinergen Rezeptor nicht sichergestellt werden kann, sind Asthma bronchiale, Bradyarrhythmien und AV-Block sichere Kontraindikationen. Auch bei intraabdominellen Eingriffen, insbesondere bei Darmanastomosen, sollte eine Antagonisierung der Muskelrelaxanzienblockade vermieden werden, da es durch die Steigerung der Darmmotilität mit Hyperperistaltik zu einem Anstieg des intraluminalen Drucks, zur Abnahme der mesenterialen Perfusion und Gefährdung der Darmanastomose kommen kann. Da Frau Bandner an einem Asthma bronchiale litt, war keine Antagonisierung erfolgt.

Eine seit kurzem auf dem Markt befindliche Alternative zur Antagonisierung von Rocuronium ist Suggamadex. Suggamadex ist ein modifiziertes γ-Cyclodextrin, welches leicht wasserlösliche 1:1-Komplexe mit steroidalen Muskelrelaxanzien eingeht. Die Ausscheidung der Komplexe erfolgt renal oder über Dialysat. Eine Recurarisierung wurde bisher noch nicht beobachtet. Die Affinität von γ-Cyclodextrin ist am größten für Rocuronium, gefolgt von Vecuronium und Pancuronium. Es ist bei Rocuronium auch bei tiefer Muskelblockade wirksam. Suggamadex wirkt auf kein Rezeptorsystem des Körpers und scheint nebenwirkungsarm zu sein. Ein Nachteil sind die sehr hohen Kosten für das Medikament.

> Am Ende der Operation war eine arterielle Blutgasanalyse durchgeführt worden, welche folgende Werte zeigte:
- Hb: 10,2 mg/dl (Norm 11,9–17,2 mg/dl),
- Hkt: 31% (Norm 37–47%),
- $Na^+$: 136 mmol/l (Norm 136–145 mmol/l),
- $K^+$: 3,0 mmol/l (Norm 3,8–5,2 mmol/l),
- pH-Wert: 7,33 (Norm 7,35–7,45),
- $p_aCO_2$: 41 mm Hg (Norm 36–44 mm Hg),
- $p_aO_2$: 105 mm Hg (Norm 70–100 mm Hg),
- BE: –4,8 mmol/l (Norm ±2 mmol/l),
- $HCO_3^-$: 20,4 mmol/l (Norm 22–26 mmol/l),
- $S_aO_2$: 95% (Norm 95–98%).

Ich hatte 0,2 mg Fentanyl und 5 mg Midazolam erhalten und auf der ITS noch ein wenig geschlafen. Im Verlauf der Nacht konnte ich dann zügig geweant und extubiert werden. Ich hatte jedoch irgendwie unschöne Träume in Erinnerung, als ich aufwachte.

Am nächsten Morgen kam Oberarzt Dr. Volkrad auf die Intensivstation, um nach mir zu sehen. Ich hatte seine Visite erwartet und befürchtet, denn ich musste ihm etwas sehr Unangenehmes erzählen. »Guten Morgen, Frau Kollegin«, begrüßte er mich. »Alles in Ordnung? Haben Sie gut geschlafen?« Ich schüttelte den Kopf. »Über die Narkose kann ich eigentlich nicht klagen, aber richtig geschlafen habe ich nicht. Ich kann mich daran erinnern, dass jemand mit einem großen Gerät in meinem Bauch herumwühlte.« Dr. Volkrad sah mich erschrocken an: »Hatten Sie Schmerzen dabei?« »Schmerzen hatte ich keine, aber es war ein sehr unangenehmes Gefühl«, antwortete ich wahrheitsgemäß. »Können Sie sich an noch etwas erinnern«, fragte er weiter. Ich sagte, dass ich einen Mann neben mir habe stehen sehen. Ich wollte ihm ein Zeichen geben, aber mir fehlte die Kraft. Dann bin ich wohl wieder eingeschlafen.

### 8.1.7 Von welcher anästhesiologischen Komplikation berichtet die Patientin?

Frau Bandners Schilderungen entsprechen einem intraoperativen Wachheitszustand (Awareness).

### 8.1.8 Nennen Sie die Inzidenz, Ursachen sowie begünstigende Faktoren für das Auftreten einer Awareness!

Die Prävalenz gibt an, wie verbreitet ein Sachverhalt in einer Zielpopulation ist, die Inzidenz beschreibt das Neuauftreten dieses Sachverhaltes. Die Inzidenz einer unerwünschten Wachheit mit Schmerzerleben tritt in 0,03% und ohne Schmerzerlebnis in 0,1–0,2% aller Anästhesien auf, wobei die Häufigkeit je nach Art des operativen Eingriffs und der Narkoseform sehr unterschiedlich verteilt ist. Bewusstseinsleistungen ohne Erinnerung und unbewusste Erinnerungen sind noch häufiger und werden in bis zu 70% der Fälle beobachtet [1]. ◘ Tab. 8.1. zeigt die Prävalenzen der unterschiedlichen Erinnerungen im Falle eines Awareness-Erlebnisses (mod. nach [1]).

Die Ursachen der intraoperativen Wachheitszustände sind vielfältig. Relativ häufig werden sie bei Patienten mit geplanter flacher Narkoseführung bzw. Limitation der Anästhetikadosierung beobachtet. Hierzu zählen
- Allgemeinanästhesien zur Sectio caesarea,
- Skolioseoperationen mit »Aufwachversuch«,
- herzchirurgische Patienten, besonders während des kardiopulmonalen Bypasses,
- starre Bronchoskopien,
- Patienten mit erheblicher Einschränkung der kardialen Pumpfunktion sowie
- Traumapatienten.

Ebenso ist die Fehlinterpretation der klinischen Zeichen der Narkosetiefe eine Ursache der Awareness. Die Beobachtung der klinischen Zeichen versagt nämlich, sobald autonome Reaktionen durch Medikamente wie Katecholamine, Antihypertensiva, Parasympatholytika etc. die Schmerzantwort durch Opioide und die Patientenbewegungen durch Muskelrelaxation beeinträchtigt werden. Nicht zu vergessen ist ein nicht beachteter erhöhter Anästhesiebedarf gerade bei jüngeren Patienten und Patienten mit jeglicher Art eines Drogenabusus in der Anamnese.

Hauptursachen der unerwarteten intraoperative Wachheit sind jedoch Gerätefehlfunktionen und -fehlbedienungen.

Zu den eine Awareness begünstigenden Faktoren zählen
- weibliches Geschlecht,
- ASA I–II-Patienten,
- Alter <60 Jahre
- Opioid-$N_2O$-Muskelrelaxanzien-Narkosen ohne Gabe von volatilen Anästhetika.

### 8.1.9 Welche Folgen können intraoperative Wachheitszustände für die Patienten nach sich ziehen?

Die Folgen sind abhängig von den erinnerten Wahrnehmungen. Sie umfassen mit zunehmender Schwere:
- Unruhe,
- Schlafstörungen,

◘ Tab. 8.1. Prävalenzen von Erinnerungen während eines Awareness-Ereignisses

| Berichtete Erinnerung | Prävalenz |
| --- | --- |
| Hören | 85–100% |
| Sehen | 27–46% |
| Angst | 78–92% |
| Hilflosigkeit | 46% |
| Operationsdetails | 64% |
| Lähmung | 60–89% |
| Schmerz | 39–42% |

- Albträume,
- ständiges Wiedererleben der intraoperativen Wahrnehmung,
- Gefühl der Todesnähe,
- Vermeiden von Situationen, die dem intraoperativen Wacherleben ähneln,
- generelle Abstumpfung gegenüber äußeren Reizen,
- Vollbild der posttraumatischen Belastungsstörung (PTSD).

Leichte Beeinträchtigungen sind häufig, und nur bei einem kleinen Teil der Patienten kommt es zu einer anhaltenden Störung des täglichen Lebens. Genaue Daten gibt es nicht, jedoch legt eine Befragung von Patienten nahe, dass ca. 7% der Betroffenen einer Therapie bedürfen.

### 8.1.10 Welche Strategien zur Vermeidung der intraoperativen Wachheit gibt es?

Bei den bereits zuvor aufgeführten operativen Eingriffen mit einem erhöhten Risiko für das Auftreten einer intraoperativen Wachheit ist erhöhte Aufmerksamkeit geboten. Bei diesen Patienten sollte die Möglichkeit der Awareness angesprochen werden. Bei allen anderen Patienten ohne erhöhtes Risiko ist es gerechtfertigt, diese als mögliche Nebenwirkung der Anästhesie nicht anzusprechen, da eine unzumutbare Verunsicherung zahlloser Patienten die Folge wäre.

> **Prophylaxe der Awareness**
> Wichtigste Strategie zur Prophylaxe der Awareness ist die medikamentöse Prämedikation mit Benzodiazepinen [8].

Bei den meisten Elektiveingriffen wird heutzutage ein Benzodiazepin oral noch auf der Station verabreicht. Bei Notfalleingriffen ist die intravenöse Gabe des Benzodiazepins günstig.

Generell wird empfohlen, die Anwendung von Muskelrelaxanzien auf das notwendige Minimum zu reduzieren. Die Ausschaltung des Bewusstseins muss so lange aufrechterhalten werden, wie die Muskelrelaxation besteht. Eine Relaxometrie wird bei jeder Allgemeinanästhesie empfohlen, im Zweifelsfall ist sie obligatorisch.

Weiterhin sind Gespräche im Operationssaal auf das Notwendige zu beschränken. Jederzeit sollte der einfühlsame Ton beibehalten werden, und jegliche abfällige oder beleidigende Äußerung über den Patienten muss unterlassen werden.

Sowohl die volatilen als auch die intravenösen Anästhetika unterdrücken in ausreichender Dosierung die bewusste und unbewusste Wahrnehmung und können so in Kombination mit potenten und ausreichend hoch dosierten Analgetika intraoperative Wachzustände jeden Schweregrades effektiv unterdrücken. Das bedeutet, dass keine Mononarkosen durchgeführt werden dürfen. Zur Vermeidung intraoperativer Wachheitszustände ist zudem wichtig, ausreichend hohe Induktionsdosen des Anästhetikums zu verwenden, dies betrifft gerade jene Patienten, die eine RSI bekommen [6].

Um die unerwünschte intraoperative Wachheit zu vermeiden, darf die endtidale Anästhetikakonzentration der volatilen Anästhetika auch in Kombination mit Lachgas und Opioiden 0,6 MAC der $MAC_{incision}$ (und nicht der $MAC_{awake}$!) nicht unterschritten werden. Hierbei sind die verschiedenen Altersstufen mit den unterschiedlichen $MAC_{incision}$-Werten zu beachten. Die Überwachung der endtidalen Anästhetikakonzentration zeigt jedoch lediglich eine ausreichend hohe Konzentration an, ohne vor der intraoperativen Wachheit zu schützen.

Es ist bislang nicht endgültig geklärt, ob eine balancierte Anästhesie mit volatilen Anästhetika im Vergleich zur totalen intravenösen Anästhesie (TIVA) eine geringere Inzidenz für die intraoperative Wachheit aufweist. Neuere Daten weisen auf eine höhere Inzidenz während einer TIVA hin [3]. Theoretisch können rasche Volumenverschiebungen, erhebliche Blutverluste, ein schwer abschätzbares Verteilungsvolumen, veränderte Metabolisierungs- und Ausscheidungsraten bei kritisch kranken Patienten zu unkalkulierbaren Plasmakonzentration von beispielsweise Propofol führen.

Zum erweiterten Monitoring und zur Überwachung der Narkosetiefe wurden außerdem EEG-Ableitungen hinzugezogen, da eine Änderung bzw. Ausschaltung des Bewusstseins zu typischen EEG-

Veränderungen führt. Auch akustisch evozierte Potenziale werden zur Beurteilung der Anästhesie durchgeführt. Jedoch kann durch keines dieser Verfahren zuverlässig auf den Grad der Bewusstseinsausschaltung geschlossen werden.

Insbesondere die Abschirmung gegenüber akustischen Reizen gelingt durch eine Allgemeinanästhesie nicht zuverlässig. Aus diesem Grund ist eine regelhafte Vertäubung von Patienten mit einem erhöhten Risiko für Awareness günstig.

Falls es doch zu einer intraoperativen Wachheit kommt, sollten die Beschwerden des Patienten ernst genommen werden. Oft hilft bereits das Gespräch. Bleiben die Beschwerden länger bestehen, ist eine psychologische Betreuung, bei schweren Fällen eine psychiatrische Behandlung anzustreben.

▸ Dr. Volkrad sah mich nach unserem Gespräch ernst an. »Das ist mir wirklich sehr unangenehm, und es tut mir sehr leid. Ich entschuldige mich vielmals bei Ihnen! Falls irgendwelche anhaltenden Beschwerden auftreten, wenden Sie sich bitte sofort an mich.« Ich beruhigte ihn und versprach, mich auf jeden Fall in den nächsten Monaten nochmals bei ihm zu melden. Irgendwie dauerte es dann aber doch ein Jahr, ehe ich ihn am Telefon sprach. In den ersten 2 Wochen hatte ich noch ab und zu von den »Geräten in meinem Bauch« geträumt, dann aber nie wieder. Und so kann ich heute auch ganz normal ohne emotionale Beeinträchtigung oder Schweißausbrüche über meine Erfahrung berichten.
Sabine Bandner

## 8.2 Fallnachbetrachtung/Fallanalyse

### 8.2.1 Welche medizinischen Fehler sehen Sie in dem geschilderten Fall?

**Infusionstherapie**
Aufgrund der bereits länger bestehenden Ileussymptomatik ist eine Hypovolämie der Patientin wahrscheinlich. Ursache ist die massive Sekretion von Flüssigkeit in das Darmlumen in Kombination mit einer verminderten Rückresorption. Zugrunde liegen regionale Störungen der Blutversorgung und die daraus resultierende Entzündungsreaktion wie auch der Abstrom von Flüssigkeit infolge der erhöhten Osmolarität. Solange die mechanische Ursache nicht beseitigt ist, kann die rasche Infusion von Flüssigkeiten diese Sekretion in das Darmlumen noch verstärken. Dennoch sollte bereits vor der Operation diese Verschiebung isotoner Flüssigkeit von intravasal nach intraluminal so optimal wie möglich korrigiert werden. Frau Bandner hätte daher bereits während der Wartezeit auf die Operation eine Infusionstherapie erhalten müssen.

**Hypokaliämie**
Aufgrund des mechanischen Ileus treten häufig – wie auch bei Frau Bandner – Übelkeit und Erbrechen auf. Durch den Verlust von saurem Magensekret kommt es einerseits zu einer metabolischen Alkalose und andererseits zu einer Hypokaliämie. Die nichtkompensierte metabolische Alkalose ist gekennzeichnet durch einen erhöhten pH-Wert, erhöhtes Bikarbonat und positiven »base excess«. Zur Kompensation wird die Atemtätigkeit verringert, was einen Anstieg des $pCO_2$ zur Folge hat und eine Normalisierung des pH-Wertes erzielen kann. Weiterhin wird Kalium im Austausch mit $H^+$-Ionen aus dem Extrazellulärraum in die Zellen verschoben. Hierdurch erhöht sich die plasmatische $H^+$-Konzentration, während die Konzentration des Kaliums fällt. Diese extrazelluläre Hypokaliämie wird durch rezidivierendes Erbrechen noch zusätzlich aggraviert.

Eine forcierte Therapie sollte nicht unbedingt erfolgen, da mit Behebung der Ursache der metabolischen Alkalose die Rückverschiebung der Elektrolyte einhergeht. Dennoch wird empfohlen, den Serumkaliumwert in einen Normalbereich anzuheben, da Hypokaliämien Adynamie, Paresen und auch zum paralytischen Ileus zur Folge haben können. Ein Ileus führt also zur Hypokaliämie und die Hypokaliämie zum Ileus.

Aufgrund der Abnahme der neuromuskulären Erregbarkeit wird außerdem die Wirkung von Muskelrelaxanzien potenziert. Ebenso können typische EKG-Veränderungen wie T-Abflachung, ST-Senkung, U-Wellen sowie Extrasystolen auftreten. Ein dritter Grund für die Therapie der Hypokaliämie ist, dass diese aufgrund der $H^+/K^+$-Verschiebungen eine metabolische Alkalose weiter unterhalten.

## Blutgasanalyse

Die möglichen Auswirkungen auf den Säure-Basen-Haushalt durch einen Ileus wurden unter dem Stichwort Hypokaliämie bereits besprochen. Insbesondere wenn der Ileus bereits längere Zeit besteht, muss daher vor Anästhesieeinleitung zumindest eine kapilläre – besser eine arterielle – Blutprobe gewonnen und analysiert werden.

## Prämedikation

Das Interesse von Frau Brandner, den Anästhesie- und Operationsablauf bewusst aus Patientensicht mitzuerleben, ist für viele wahrscheinlich nachvollziehbar. Die fehlende medikamentöse Prämedikation hat aber sicher ihr Awareness-Erlebnis begünstigt. Insbesondere unter Berücksichtigung der Tatsache, dass während der Operation auch keine volatilen Anästhetika gegeben wurden, war dieses Vorgehen falsch.

### 8.2.2 Welche organisatorischen Schwachstellen/Fehler finden sich in dem geschilderten Fall?

**Algorithmus Awareness-Prophylaxe**

Wie ► Kap. 8.1.8 dargestellt, gibt es bestimmte Operationen und Anästhetikakombinationen, die das Auftreten einer Awareness begünstigen. Es ist daher empfehlenswert, eine klinikinterne Handlungsanweisung zu etablieren, die entsprechende Vermeidungsstrategien vorgibt.

### 8.2.3 Ihnen ist ein Fehler passiert, und Sie erwarten eine Patientenbeschwerde. Was tun Sie?

Über die – auch juristische – Vorgehensweise nach Fehlern gibt es genügend entsprechende Literatur. Wir wollen uns hier auf die psychologischen Aspekte beschränken. In dem geschilderten Fall war sich Dr. Volkrad keines Fehlers bewusst, als er die Patientin besuchte. Unabhängig von dem Fall ist es immer empfehlenswert, falls Komplikationen eingetreten sind, den direkten Kontakt mit den Patienten zu suchen. Durch das direkte Gespräch werden Spekulationen seitens des Patienten vermieden, und der Patient hat die Möglichkeit, seinen Unmut zu äußern, und ist häufig aufgeschlossen für Entschuldigungen. Dr. Volkrad zeigte in seinem postoperativem Patientengespräch Betroffenheit und entschuldigte sich für die eingetretene Komplikation. Da er Rechtfertigung und Delegation auf situative Faktoren vermied, blieb das Vertrauensverhältnis zwischen ihm und Patientin bestehen. Aus juristischer Sicht reagierte er korrekt: Im Gespräch machte er kein Schuldzugeständnis und gewährleistete dennoch Transparenz und zeitliche Nähe.

Welche Wertigkeit haben Fehler für unsere klinische Tätigkeit? Wir lernen aus Fehlern – sowohl aus selbstgemachten als auch aus Fehlern Anderer (s. Fall 1 bis Fall 30)! Wichtig ist es daher, die Fehler nicht unter den Tisch zu kehren, sondern offen anzusprechen und entsprechende Vermeidungsstrategien abzuleiten. Eine Rückmeldung durch Oberarzt Dr. Volkrad in der nächsten Team-Besprechung über die aufgetretene Awareness sensibilisiert alle Beteiligten. Die Analyse der beitragenden Faktoren deckt Probleme in Organisation und Teamarbeit auf und bringt Lösungsansätze zur Sprache.

Voraussetzung ist eine offene Fehlerkultur und ein non-punitiver Ansatz. Auch anonyme, klinikinterne Critical Incident Reporting-Systeme (CIRS) sind ein sehr wertvolles Werkzeug [5], da sie die Hemmschwelle, von Fehlern zu berichten, senken.

## Literatur

1. Daunderer M, Schwender D. Unerwünschte Wachheit während Allgemeinanästhesie. Anaesthesist 2004; 53: 581–94
2. Dixon BJ, Dixon JB, Carden JR et al. Preoxygenation is more effective in the 25 degrees head-up position than in the supine position in severely obese patients: a randomized controlled study. Anesthesiology 2005; 102: 1110–5
3. Errando CI, Sigl JC, Robles M, Clabuig E, Garcia J, Arocas F, Higueras R, del Rosario E, Lopez D, Peiro CM, Soriano JL, Chaves S, Gil F, Garcia-Aguado R. Awareness with recall during general anaesthesia: a prospective observational evaluation of 40001 patients. Br J Anaesth 2008; 101: 178–85
4. Hartung E, Anetseder M, Olthoff D, Deutrich C, Lehmann-Horn F, Baur C, Mortier W, Tzanova I, Doetsch S, Quasthoff S, Hoffmann M, Schwefler B, Jantzen JP, Wappler F, Scholz

J: Die regionale Verbreitung der Maligne Hyperthermie Veranlagung in Deutschland: Stand 1997. Anaesthesiol Intensivmed Notfallmed Schmerzther 1998; 33: 238–43
5. Hübler M, Möllemann A, Eberlein-Gonska M, Regner M, Koch T. Anonymes Meldesystem kritischer Ereignisse in der Anästhesie – Ergebnisse nach 18 Monaten. Anaesthesist 2006; 55: 133–41
6. Jaffrelot M, Jendrin J, Floch Y, Lockey D, Jabre P, Vergne M, Lapostolle F, Galinski M, Adnet F. Prevention of awakening signs after rapid-sequence intubation: arandomized study. Am J Em Med 2007; 25: 529–34
7. Neilipovitz DT, Crosby ET. Evidence-Based Clinical Update: No evidence for decreased incidence of aspiration after rapid sequence induction. Can J Anesth 2007; 54: 748–64
8. Orser BA, Mazer CD, Baker AJ. Awareness during anesthesia. CMAJ 2008; 178: 185–8
9. Perry JJ, Lee J, Wells G. Are intubation conditions using rocuronium equivalent to those using succinylcholine? Acad Emerg Med 2002; 9: 813–23
10. Sagarin MJ, Barton ED, Chng YM, Walls RM. National Emergency Airway Registry Investigators. Airway management by US and Canadian emergency medicine residents: a multicenter analysis of more than 6,000 endotracheal intubation attempts. Ann Emerg Med 2005; 46: 328–36
11. Skinner HJ, Biswas A, Mahajan RP. Evaluation of intubation conditions with rocuronium and either propofol or etomidate for rapid sequence induction. Anaesthesia 1998; 53: 702–6
12. Wappler F, Scholz J, von Richthofen V, Fiege M, Köchling A, Matschke J, Winkler G, Schulte am Esch J: Inzidenz der Disposition zur malignen Hyperthermie bei Patienten mit neuromuskulären Erkrankungen. Anaesthesiol Intensivmed Notfallmed Schmerzther 1998; 33: 373–80
13. Warner MA, Warner ME, Weber JG. Clinical significance of pulmonary aspiration during the perioperative period. Anaesthesiology 1993; 78: 56–62

# Fall 9 – Abrasio

9.1 Falldarstellung – 90

9.2 Fallnachbetrachtung/Fallanalyse – 95

## 9.1 Falldarstellung

> Frau Karla Roland war 57 Jahre alt und hatte eine lange Krankheitsgeschichte: Vor 5 Jahren war bei ihr wegen eines Karzinoms eine tiefe anteriore Rektumresektion mit Anlage eines Kolostomas durchgeführt worden. Damals wurde eine Leberzirrhose im Stadium Child B festgestellt, und seit dieser Zeit trank sie keinen Alkohol mehr. Der Verzicht war ihr anfangs schwer gefallen. Vor der Diagnose hätte sie sich selbst oder auch jemand anderem gegenüber nie zugegeben, Alkoholikerin zu sein. Aber das Problem war für sie jetzt überstanden.

Bei den täglichen Verrichtungen war Frau Roland wegen ihrer ausgeprägten Adipositas nur eingeschränkt belastbar. Das Leben im Kreise ihrer Familie konnte sie aber trotz der Einschränkungen gut und voller Freude meistern, wenn auch in letzter Zeit die Belastbarkeit abgenommen hatte. Seit rund einem Jahr klagte sie außerdem über rezidivierende vaginale Blutungen. Dreimal waren deswegen bereits Abrasiones notwendig gewesen, und auch diesmal war es der Grund für ihre Aufnahme in der Klinik für Gynäkologie. Die Narkosen hatte Frau Roland bislang ohne Probleme vertragen, und sie sah dem neuerlichen Eingriff mit Gelassenheit entgegen. Sie hatte ein schönes Zimmer mit Blick auf den Fluss, die Tasche war bereits ausgepackt. Sie trank Kaffee, schwatzte mit ihrer Zimmernachbarin und wartete auf den Anästhesisten. Es war schon Nachmittag, und sie wollte eigentlich noch einen kleinen Spaziergang machen.

Dr. Iram, ein noch junger Facharzt für Anästhesie, war in der Klinik für Gynäkologie zur Prämedikation eingeteilt. Es war bereits kurz vor 16 Uhr, und Dr. Iram stöhnte angesichts der dicken gynäkologischen und chirurgischen Akte von Frau Roland. Zum Glück gab es Narkoseprotokolle aus den vergangenen Monaten, sodass die Prämedikation hoffentlich nicht allzu lange dauern würde. Schließlich war Dr. Iram unter anderem Anästhesist geworden, weil er ein großes Interesse an einem pünktlichen Feierabend hatte.

Nach dem Studium der Akte von Frau Roland notierte Dr. Iram Folgendes auf der Prämedikationsseite:

**Vorerkrankungen:**
- Z. n. tiefer anteriorer Rektumresektion mit AP-Anlage
- Ethyltoxische Leberzirrhose Child B mit portaler Hypertonie und Ösophagusvarizen
- Arterieller Hypertonus
- Aortenklappenstenose
- Diätetisch geführter Diabetes mellitus

**Medikation:**
- Propanolol 1×50 mg
- Ramipril 1×5 mg
- Torasemid 1×10 mg
- Pantoprazol 1×20 mg
- Vitamin K 10 mg 1× tgl.
- Fraxiparin 1×40 mg s.c.

### 9.1.1 Welches sind mögliche Indikationen für Propanolol und warum?

Propanolol ist ein nicht kardioselektiver β-Rezeptor-Antagonist und wird zur Therapie eines arteriellen Hypertonus eingesetzt. Im Fall von Frau Roland ist die Gabe eines β-Blockers günstig, da hierdurch eine Kontrolle der basalen Herzfrequenz gelingt. Bei einer Aortenklappenstenose sollte eine Herzfrequenz zwischen 60 und 80/min angestrebt werden [1]. Extreme Brady- und Tachykardien müssen unbedingt vermieden werden. In der Regel wird für die Therapie der arteriellen Hypertonie mit Herzfrequenzkontrolle (und auch ggf. der Therapie einer Herzinsuffizienz) ein kardioselektiver β-Blocker mit überwiegender $β_1$-Rezeptor-Affinität gewählt.

Im Fall von Frau Roland ist die Senkung des Pfortaderhochdrucks eine weitere Indikation für Propanolol. Im Rahmen einer Leberzirrhose kommt es bei ca. 75% der Patienten zu einer portalen Hypertonie mit Ausbildung von Umgehungskreisläufen. Die kausale Therapie besteht prinzipiell in der Behandlung der Grunderkrankung [5, 6]. Bei Frau Roland ist aufgrund der ethyltoxisch bedingten und bereits fortgeschrittenen Lebererkrankung eine kausale Therapie nicht mehr möglich. Um das Risiko der Ösophagusvarizenblutung zu verringern, sollte der Pfortaderdruck auf unter 12 mm Hg oder zumindest um 20% des ursprünglich gemessenen Wertes gesenkt werden. In verschiedenen Studien wurde gezeigt, dass dieses Ziel medikamentös durch nicht kardioselektive β-Blocker bei ca. 20–30% der Patienten erreicht werden kann

[2]. Propanolol wird in dieser Indikation mit einer Dosierung von durchschnittlich 70 mg empfohlen, wobei eine niedrige Anfangsdosis gegeben und dann über Tage schrittweise erhöht wird.

> Dr. Iram ahnte mittlerweile, dass die Prämedikation von Frau Roland trotz der vorhandenen alten Narkoseprotokolle mehr Zeit in Anspruch nehmen würde als erhofft. Aber irgendetwas vermisste er noch, bevor er zum Gespräch ins Zimmer der Patientin gehen konnte.

## 9.1.2 Auf welche Voruntersuchungen würden Sie in dem geschilderten Fall nicht verzichten wollen?

**Laborwerte**

**Gerinnungsdiagnostik.** Bei fortgeschrittener Leberzirrhose ist häufig eine verminderte Syntheseleistung der Leber zu beobachten. Neben der dafür typischen Abnahme der Cholinesterase im Serum kommt es zu einer Störung in der Bildung der Vitamin-K-abhängigen Gerinnungsfaktoren des Prothrombinkomplexes (Faktoren II, VII, IX und X), der Proteine C, S und Z sowie von Antithrombin III (AT III). Messbar ist die Synthesestörung mit Bestimmung des Quick-Wertes bzw. des AT III-Wertes im Serum. Hinweise auf eine Gerinnungsstörung bei Frau Roland ergeben sich bereits aus der vorbestehenden Therapie mit Vitamin K. Außerdem können pathologische Werte für Albumin, ALAT, ASAT, Bilirubin und LDH auftreten.

**Elektrolytwerte.** Elektrolytwerte müssen präoperativ immer dann kontrolliert werden, wenn Patienten regelmäßig Diuretika einnehmen. Bei Torasemid handelt es sich um ein potentes Schleifendiuretikum, welches eine Hypokaliämie verursachen kann.

**Nierenwerte.** Die Retentionswerte müssen immer dann bestimmt werden, wenn eine Nierenerkrankung bekannt ist oder wenn Patienten Erkrankungen haben, die gehäuft mit Nierenerkrankungen einhergehen. Hierzu gehören z. B. Diabetes mellitus und Hypertonie. Eine fortgeschrittene Leberzirrhose kann außerdem zu einem sog. hepatorenalen Syndrom führen.

**Blutbild.** Gehäufte und verstärkte postmenopausale Blutungen können zu relevanten Blutbildveränderungen führen.

**EKG**

Bei höhergradigen Aortenklappenstenosen sind mögliche typische Veränderungen im EKG
- das Auftreten eines Linkstyps,
- Zeichen der Linksherzhypertrophie,
- Ischämiezeichen
  sowie als Ausdruck einer Druckhypertrophie
- eine T-Negativierung links präkordial (Brustwandableitungen $V_4$–$V_6$).

Bei langjährig bekannter Aortenklappenstenose ist zu empfehlen, in regelmäßigen Abständen echokardiographische Kontrollen zur Schweregradbestimmung durchzuführen. Insbesondere ist dies zu fordern, wenn die klinische Belastbarkeit des Patienten aufgrund anderer Erkrankungen nicht ermittelt werden kann. Mit zunehmendem Schweregrad der Aortenklappenstenose steigt das ohnehin erhöhte perioperative Risiko weiter an.

> Und so durchwühlte Dr. Iram noch einmal die unsortierte Akte der Patientin. Ein aktuelles EKG war schnell gefunden und zeigte einen normofrequenten Sinusrhythmus mit einem AV-Block I. Grades sowie Ischämiezeichen. Der Rest fehlte natürlich. Just in diesem Augenblick schob ihm doch die junge, hübsche Schwester Annegret von der Station den gesuchten Laborzettel zu: »Ich dachte, die wollten Sie vielleicht sehen, oder?« sagte sie mit einem spitzbübischen Lächeln. Dr. Iram nickte kurz, wurde rot und beugte sich schnell über das Blatt Papier:
> - Hb: 11,6 g/dl (Norm 12–14 g/dl),
> - Hkt: 35 % (Norm 37–48 %),
> - Leukozyten: 7,2 Gpt/l (Norm 4–11 Gpt/l),
> - Thrombozyten: 120 Gpt/l (Norm 150–400 Gpt/l),
> - Quick: 63% (Norm 70–130%),
> - aPTT: 41 s (Norm 20–40 s; laborabhängig),
> - Bilirubin: 1,6 mg/dl (Norm 0,2–1,1 mg/dl),
> - ALAT: 13 U/l (Norm <17 U/l),
> - ASAT: 8 U/l (Norm <15 U/l),
> - LDH: 280 U/l (Norm 120–240 U/l),
> - Kreatinin: 1,1 mg/dl (Norm 0,5–1,2 mg/dl),
> - $Na^+$: 138 mmol/l (Norm 136–145 mmol/l),
> - $K^+$: 3,4 mmol/l (Norm 3,8–5,2 mmol/l).

### 9.1.3 Wie interpretieren Sie die Laborwerte?

Der Hb- und Hkt-Wert sind am ehesten aufgrund der postmenopausalen Blutungen leicht erniedrigt und derzeit nicht interventionsbedürftig. Quick-Wert und PTT sind ebenfalls nicht im Normbereich. Als Ursache kommt hier die eingeschränkte Lebersynthesefunktion im Rahmen der Leberzirrhose in Frage. Diese ist auch der Grund für die pathologischen Leberwerte. Die erniedrigten $K^+$-Werte können Folge der Diuretikatherapie sein.

> »Gut, endlich alles beisammen«, dachte Dr. Iram. Das Narkoseprotokoll war anhand der älteren Protokolle zügig vorbereitet, sodass er endlich zum Aufklärungsgespräch zur Patientin gehen konnte. Nach der Durchsicht des von Frau Roland bereits ausgefüllten Aufklärungsbogens ergaben sich keine neuen Aspekte. Frau Roland gab an, seit ungefähr einem halben Jahr nur noch bis in die erste Etage ohne Pause Treppen steigen zu können, statt wie gewohnt in die dritte. »Das liegt einfach an meinen Rettungsringen«, sagte sie mit einem Lächeln. »Die sind im letzten Jahr etwas mehr geworden. Ich esse gern und dann wird der Bauch eben dicker, vor allem wenn man sich nicht viel bewegt.« Frau Roland war 1,67 m groß und wog aktuell ca. 85 kg. Dr. Iram wurde hellhörig und… richtig: Neben dem 3/6-Systolikum und der Adipositas fand sich in der klinischen Untersuchung ein ausgeprägter Aszites. An den Armen und Beinen hatte Frau Roland Hämatome. Nach genauerem Nachfragen gab sie an, bereits bei Bagatelltraumata »blaue Flecken zu bekommen«. Innerlich stöhnte er erneut auf: Warum mussten die komplizierten und aufwendigsten Patienten immer die letzten am Tage sein? Ein paar Minuten später hatte er alle Fragen gestellt, sich ein Bild gemacht und so sah ihn nun Frau Roland in Erwartung der Gesprächsfortsetzung fragend an.

### 9.1.4 Welche Anästhesieform würden Sie Frau Roland empfehlen und warum?

Prinzipiell kann für den kurzen Eingriff eine Spinalanästhesie in Betracht gezogen werden. Für dieses Anästhesieverfahren sprechen die geringeren Auswirkungen auf die pulmonale Funktion bei Adipositas. Bei Frau Roland ist jedoch aufgrund der verschiedenen Vorerkrankungen bzw. deren Kombination eine Allgemeinanästhesie indiziert. Die Aortenklappenstenose per se ist eine relative Kontraindikation zur Durchführung einer Spinalanästhesie. Durch Senkung des venösen Rückstroms, hervorgerufen durch ein venöses Pooling besonders im Bereich des Splanchnikusgebietes, kommt es zu einer reduzierten Füllung des linken Ventrikels. Gleichzeitig verschlechtert die Abnahme des systemischen Widerstandes den koronaren Perfusionsgradienten und damit die Sauerstoffversorgung des Herzens. Hieraus kann eine deutliche Abnahme des Herzzeitvolumens resultieren und damit einhergehend eine weitere Minderperfusion des Myokards. Eine eventuell auftretende reflektorische Tachykardie mit reduzierter Diastolendauer potenziert die koronare Minderperfusion. Weiterhin sprechen die Blutungsanamnese sowie die pathologischen Gerinnungsparameter gegen die Durchführung einer rückenmarksnahen Regionalanästhesie.

### 9.1.5 Mit welchen pathophysiologischen Veränderungen am Herzen und der Hämodynamik müssen Sie aufgrund der Aortenklappenstenose rechnen?

Eine Aortenklappenstenose ist durch eine Einengung der Öffnungsfläche gekennzeichnet. Die normale Öffnungsfläche bei einem Erwachsenen beträgt 2,5–3,5 $cm^2$. Bei einer Einengung um mehr als ein Drittel wird die Stenose hämodynamisch relevant. Je nach Klappenöffnungsfläche und systolischem Druckgradienten zwischen linkem Ventrikel und der Aorta werden verschiedene Schweregrade der Aortenstenose unterschieden, wobei der Druckgradient vom Herzzeitvolumen abhängt und damit korreliert werden muss (◘ Tab. 9.1).

Eine Aortenklappenstenose bedingt einen erhöhten Widerstand in der Systole. Es resultiert eine Druckbelastung des linken Ventrikels, der konzentrisch hypertrophiert. Die Druck-Volumen-Kurve ist nach rechts und oben verschoben. Mit zunehmender Hypertrophie entwickelt sich eine

## 9.1 · Falldarstellung

**Tab. 9.1.** Einteilung der Schweregrade einer Aortenklappenstenose

| Schweregrad | Systolischer Druckgradient (mm Hg) | Klappenöffnungsfläche (cm²) |
|---|---|---|
| I | <40 | >1,5 |
| II | 40–80 | 0,8–1,5 |
| III | 81–120 | 0,4–0,8 |
| IV | >120 | <0,4 |

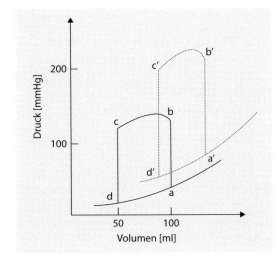

**Abb. 9.1.** Druck-Volumen-Kurve des linken Ventrikels. Bei einer Aortenklappenstenose verdickt sich das Myokard des linken Ventrikels und ist schlechter dehnbar (verminderte Compliance). Hierdurch verschiebt die Druck-Volumen-Kurve nach oben und nach rechts (gestrichelte Linien). Enddiastolisch erhöhen sich Druck und Volumen (a → a'). Da der linke Ventrikel gegen einen fixen Gradienten pumpen muss (erhöhter Afterload), wird der Endpunkt der isovolumetrischen Kontraktion ebenfalls verschoben (b → b').

Compliance-Störung, sodass im Verlauf der linksventrikuläre enddiastolische Druck und nachfolgend auch der Druck im linken Vorhof ansteigen (Abb. 9.1).

Kennzeichnend ist weiterhin der erhöhte basale Energie- und Sauerstoffbedarf des Herzens in Folge der Druckbelastung und durch die vergrößerte kardiale Muskelmasse [4]. Die Koronarperfusion kann diesen Mehrbedarf nicht garantieren, sodass typischerweise eine relative Koronarinsuffizienz auftritt. Die Gründe für die Minderperfusion sind

- eine inadäquate Vaskularisierung des Myokards im Vergleich zur Muskelmasse,
- ein verminderter Perfusionsgradient infolge des erhöhten enddiastolischen Drucks sowie niedrigen poststenotischen Drucks in der Aorta und einer verlängerten Diffusionsstrecke im hypertrophierten Myokard.

Kommt es zu einer Sauerstoffschuld, reagiert der linke Ventrikel mit schwerwiegenden Herzrhythmusstörungen bis hin zum Kammerflimmern. Die klinischen Symptome, die insbesondere während körperlicher Belastung auftreten, sind daraus ableitbar:

- Angina pectoris auch ohne Nachweis einer Koronararteriensklerose,
- Synkope
sowie
- akutes Herzversagen.

Nachdem Dr. Iram diese Gedanken durch den Kopf gegangen waren, klärte er Frau Roland über eine Allgemeinanästhesie auf. Sie wurde nun doch ein wenig aufgeregt, denn die letzten Operationen waren mittels einer »Rückenmarknarkose« durchgeführt worden. Dr. Iram erklärte ihr seine Gründe und versprach, ihr etwas zur Beruhigung für die Nacht aufzuschreiben.

Frau Roland verbrachte in der Tat eine ruhige Nacht. Der Eingriff sollte am Vormittag stattfinden, weshalb sie auf ihr Frühstück verzichten musste. Später wurde ihr mitgeteilt, dass eine Notfallpatientin dazwischen geschoben werden musste, sodass sie erst nach 13.00 Uhr abgerufen wurde.

Für die Anästhesie war Frau Dr. Eina eingeteilt, eine noch junge Kollegin mit zwei Jahren Erfahrung in der Anästhesie. Bei Durchsicht des Narkoseprotokolls und des Aufklärungsbogens stutzte sie aufgrund der Vorerkrankungen der Patientin kurz. Sie überlegte, ob sie sich mit dem Oberarzt Dr. Volkrad absprechen sollte, entschied sich dann aber dagegen. Sie war sich sicher, dass er bereits gestern über Frau Roland informiert worden war. »Wir nehmen eine ProSeal-Larynxmaske«, teilte sie der Anästhesiefachkrankenschwester Freya mit, die mit ihr eingeteilt war. Aufgrund der älteren Narkoseprotokolle und der zu erwartenden Kürze des Eingriffs sah sie keinen Grund, von diesem sonst bei solchen Eingriffen angewendeten Anästhesieverfahren abzuweichen.

Frau Roland wurde in Steinschnittlagerung gelagert, ein 3-Pol-EKG, die Blutdruckmanschette, der Sättigungsclip und ein intravenöser Zugang angelegt. Ihr Blutdruck war 150/80 mm Hg, die Herzfrequenz betrug 55/min. Nach Präoxygenierung erhielt sie zur Narkoseeinleitung 0,15 mg Fentanyl und 150 mg Propofol i.v.

Frau Dr. Eina platzierte die ProSeal-Larynxmaske Größe 4 problemlos, und auch die Beatmung bot keine Schwierigkeiten. Zur Aufrechterhaltung der Narkose öffnete sie den Desfluranverdampfer. »Sehr gut«, dachte sie und teilte dem erfahrenen gynäkologischen Kollegen mit, dass die Operation beginnen konnte.

Der erste nach Narkoseeinleitung gemessene Blutdruckwert (Messung nach Riva Rocci) ergab eine Hypotonie von 70/50 mm Hg, die Herzfrequenz war nur unwesentlich auf 65/min angestiegen. Frau Dr. Eina stellte die Infusion schneller und bat Schwester Freya, 3/10 Akrinor i.v. zu geben. Nach einer Minute war der Blutdruck auf 85/60 mm Hg gestiegen. »Geben Sie bitte noch einmal 3/10 Akrinor«, sagte Frau Dr. Eina. Sie überlegte kurz, ob sie Frau Roland eine kolloidale statt der laufenden kristalloiden Infusion geben sollte. Dann erinnerte sie sich, dass es aufgrund der linksventrikulären Druckbelastung sekundär zur Steigerung des linken Vorhofdrucks mit relativer Mitralklappeninsuffizienz kommen kann und dann ein Lungenödem droht. So entschied sie sich gegen eine intensivierte Volumentherapie.

Der nächste Blutdruckwert war 80/60 mm Hg, und Frau Roland erhielt erneut 4/10 Akrinor. »Die reagiert aber träge«, dachte Frau Dr. Eina. Ihre beginnende Nervosität blieb dem operierenden Gynäkologen nicht verborgen. »Ist irgendetwas nicht in Ordnung?«, fragte er. »Nein, nein«, war ihre Antwort. »Blutet es denn sehr?« »Nicht mehr als üblich. In drei Minuten bin ich fertig.«

Frau Dr. Eina entspannte sich nach dieser Information und beendete schon einmal die Desfluranzufuhr. Plötzlich fiel die Herzfrequenz von Frau Roland auf 30/min. Frau Dr. Eina schaltete den Alarm am Monitor aus, ging rasch zur Anästhesiekommode, um Atropin aufzuziehen, und rief nach Schwester Freya. Diese war gerade in der Einleitung und kümmerte sich um die nächste Patientin. Schwester Freya betrat den OP, sah ihre Ärztin mit der Atropinampulle hantieren und warf einen Blick auf den Monitor: Das EKG zeigte eine Nulllinie, und kein Alarm war zu hören – Asystolie.

## 9.1.6 Wieso hat der Monitor keinen Asystoliealarm gegeben?

Die Alarmausschaltung bei Überwachungsmonitoren kann auf zwei Wegen erfolgen:
- durch Quittieren des Alarms oder
- durch Unterdrückung des Alarmtons (Alarm aus).

Die Quittierung eines Alarms signalisiert der hinterlegten Software, dass der entsprechende Alarm wahrgenommen wurde. Die meisten Monitore sind so programmiert, dass bei einem Fortbestehen derselben Alarmursache (hier Bradykardie) für eine gewisse Zeit – in der Regel für 2–3 min – keine erneute Alarmierung erfolgt. Bei anderen Alarmgründen, wie z. B. Hypotonie oder Sättigungsabfall, wird hingegen erneut ein Alarmton ausgelöst.

Im Gegensatz hierzu führt eine Unterdrückung des Alarmtons bei zahlreichen Monitoren dazu, dass keinerlei akustischer Alarm mehr ausgelöst wird. Dies bedeutet, dass neue Alarme unter Umständen nicht wahrgenommen werden. Dieses Prinzip gilt allerdings nicht bei allen Monitortypen. Manche Monitore sind mit einer Software ausgestattet, die vorher definierte Alarme wie z. B. Asystolie oder Kammerflimmern stets auch akustisch weitergibt.

### Grundsätzlich gilt aber:
- Eine Quittierung eines Alarms ist gegenüber der Unterdrückung des Alarmtons zu bevorzugen.

▶ »Haben Sie gesehen, dass die Patientin keinen Herzschlag mehr hat?« »Das kann nicht sein«, sagte Frau Dr. Eina, ließ vor Schreck die Atropinampulle fallen und wurde aschfahl. Der Gynäkologe sprang vom Stuhl auf. Er war mit der Operation glücklicherweise gerade fertig. »Was soll ich tun?«, fragte er in den Raum. Schwester Freya hatte inzwischen mit der mechanischen Herzdruckmassage begonnen. Frau Dr. Eina erwachte aus ihrer Erstarrung. »Bitte sofort dem Oberarzt Bescheid sagen«, bat sie den Kollegen.

Wenige Augenblicke später war Oberarzt Dr. Volkrad mit einer zweiten Anästhesieschwester zur Stelle. Er zog erstaunt die Augenbrauen hoch, fragte, was hier los sei und übernahm angesichts der Reanimationssituation, ohne die Antworten abzuwarten, das weitere Behandlungsregime. Er wies Frau Dr. Eina und Schwester Freya an, die Herzdruckmassage abwechselnd fortzusetzen. Dann stellte er die inspiratorische Sauerstofffraktion auf 100% und intubierte Frau Roland mit Assistenz der zweiten Anästhesieschwester. Anschließend delegierte er mit äußerer Ruhe die Medikamentenapplikation.

Nach ca. 8–9 Minuten Herzdruckmassage sowie insgesamt 4 mg Adrenalin und 3 mg Atropin i.v. hatte Frau Roland wieder einen Sinusrhythmus mit einem ausreichenden Blutdruck. Zur weiteren Stabilisierung des Blutdrucks erhielt sie einen Noradrenalin-Perfusor und eine kolloidale Infusionslösung. »Ich werde mich um ein Bett auf unserer Intensivstation kümmern, und Sie bereiten bitte alles für die Anlage einer invasiven arteriellen Druckmessung vor«, sagte er zu Schwester Freya. An Frau Dr. Eina gewandt meinte er: »Wir sprechen später darüber.«

Frau Dr. Eina begleitete Frau Roland auf die Intensivstation. Bei der Übergabe war die Patientin kardiopulmonal stabil. Geknickt ging Frau Dr. Eina zurück in den Gynäkologie-OP, wo sie von Dr. Volkrad bereits erwartet wurde.

## 9.2 Fallnachbetrachtung/Fallanalyse

### 9.2.1 Welche medizinischen Fehler sehen Sie in dem geschilderten Fall?

**Voruntersuchung**

Vor dem operativen Eingriff hätte in nicht allzu großem Abstand eine Echokardiographie durchgeführt werden müssen, zumal sich die klinische Belastbarkeit der Patientin in den letzten Monaten verschlechtert hatte. Diese abnehmende Belastbarkeit kann ein Hinweis auf eine Progredienz der Aortenklappenstenose sein. Eine weitere mögliche Ursache für die zunehmende Dyspnoe von Frau Roland ist auch eine Zunahme des Aszites. In dem geschilderten Fall wurde von dem prämedizierenden Anästhesisten die Diagnostik der Klappenstörung völlig vernachlässigt.

**Wahl des Narkoseverfahrens**

Bei Frau Roland war neben der vorbestehenden Adipositas ein ausgeprägter Aszites bekannt. Die Folge ist ein erhöhtes Aspirationsrisiko, weshalb die Allgemeinanästhesie als Intubationsnarkose mit »rapid sequence induction« (RSI) erfolgen sollte. Muskelrelaxanzien, die als Nebenwirkung eine Tachykardie bewirken können, sollten nicht zur Anwendung kommen. Eine Maskennarkose, Larynxmaske oder ähnliche Intubationsalternativen bieten keinen sicheren Aspirationsschutz. Aufgrund der Wasserretention und Ödemneigung ist außerdem mit einer schwierigen Intubation zu rechnen.

Adipositas und Aszites bewirken einen Zwerchfellhochstand mit folgender restriktiver Ventilationsstörung. Die restriktive Ventilationsstörung wird durch eine Allgemeinanästhesie weiter verstärkt, sodass die funktionelle Residualkapazität und die totale Lungenkapazität weiter sinken. Es steht somit weniger Lungenoberfläche für den Gasaustausch zur Verfügung, und die Gefahr einer Hypoxämie steigt. Zur Sicherstellung eines ausreichend hohen myokardialen Sauerstoffangebots bei dem erhöhten myokardialen Sauerstoffbedarf aufgrund der Aortenklappenstenose ist eine Beatmung mit PEEP empfehlenswert. Mit erhöhten Beatmungsdrücken ist zu rechnen.

**Monitoring**

Die Überwachung von Frau Roland während der Anästhesie war unzureichend. Trotz des »kleinen« Eingriffs war ein erweitertes Monitoring indiziert. Bei Patienten mit einer Aortenklappenstenose ist die größte Gefahr eine myokardiale Sauerstoffschuld. Deshalb ist die hämodynamische Stabilität zur Sicherung der koronaren Perfusion entscheidend.

Veränderungen müssen früh erkannt und schnell therapiert werden. Deshalb muss zumindest ein invasives Monitoring des arteriellen Blutdrucks erfolgen. Die Anlage der invasiven Blutdruckmessung muss hierbei vor Einleitung der Allgemeinanästhesie durchgeführt werden. Der Blutdruck muss im Normbereich gehalten, und extreme Herzfrequenzen müssen vermieden werden. Besonders wichtig ist die Aufrechterhaltung einer synchronisierten Vorhofaktion zur Ventrikelfüllung, weshalb insbesondere supraventrikuläre Herzrhythmusstörungen konsequent therapiert werden müssen. Bereits geringe Anästhetikamengen können gerade bei diesen Patienten einen Blutdruckabfall, eine Verringerung des Herzzeitvolumens und damit einen Abfall des koronaren Perfusionsgradienten hervorrufen. Der »cardiac output« ist lediglich mittels Tachykardie steigerbar, da aufgrund der Aortenstenose die Ejektionsfraktion relativ fixiert ist. Auch kurzfristige Blutdruckabfälle müssen deshalb schnell detektiert und konsequent behandelt werden.

### Wahl/Dosierung der Anästhetika

Grundsätzlich gilt die Regel, dass alle Anästhetika zu einer Depression des kardiovaskulären Systems führen können. Das Ausmaß der Depression ist allerdings dosisabhängig. Die Anästhetika dürfen daher nur vorsichtig titriert appliziert werden. Der initiale Bolus von 1,5 mg/kg KG Propofol war hier anscheinend zu viel. Als Alternativsubstanzen bieten sich Etomidate oder S-Ketamin an, die beide eine geringere kardiale Beeinträchtigung bewirken.

### Therapie der Hypotonie

Patienten mit einer Aortenklappenstenose sind wegen der schlechten Compliance des linken Ventrikels auf ein ausreichendes intravasales Volumen angewiesen. Die Ejektionsfraktion kann nicht gemäß dem Bedarf gesteigert werden, und gleichzeitig verschlechtert eine Tachykardie durch Verkürzung der Diastole die ohnehin schon eingeschränkte Koronarperfusion. Euvolämie muss zur Sicherung einer suffizienten Ventrikelfüllung gesichert, eine Tachykardie und Hypotension zur Sicherung der koronaren Durchblutung vermieden werden.

Die größere Gefahr ist somit nicht das Lungenödem, sondern die Hypovolämie. Blutdruckabfälle werden in erster Linie mittels Volumen therapiert. Bei unzureichendem Erfolg müssen zügig Vasopressoren zum Einsatz kommen, wobei auch hier weiterhin auf eine ausreichende Flüssigkeitszufuhr geachtet werden muss. Mittel der ersten Wahl ist Noradrenalin. Durch seine überwiegende Wirkung auf α-Rezeptoren wird eine periphere Vasokonstriktion erreicht, Tachykardien treten seltener bzw. erst bei höherer Dosierung auf. Akrinor scheint weniger gut geeignet, die Hypotonie zu therapieren. Aufgrund des enthaltenen Substanzgemischs (Cafedrin und Theodrenalin) ist das Wirkmuster komplex und nicht vollständig geklärt. In niedriger Dosierung besteht eine überwiegende $β_1$-Stimulation am Herzen, die zu einem Anstieg von Herzfrequenz und Blutdruck führt. In höherer Dosierung scheint die α-Stimulation zu überwiegen.

### Ausschalten des Monitoralarms

Auf diesen Punkt wurde in ▶ Kap. 9.1.6 bereits eingegangen.

## 9.2.2 Welche organisatorischen Schwachstellen/Fehler finden sich in dem geschilderten Fall?

### Prämedikation

Aufgrund der schweren Nebenerkrankungen hätte bereits am Tag der Prämedikation eine entsprechende Information über die Patientin an den Oberarzt erfolgen müssen. Andererseits ist es die Aufgabe des verantwortlichen Oberarztes, sich über die am Folgetag zu anästhesierenden Patienten zu informieren.

### Veränderungen im Operationsplan

Auch hier hätte der Oberarzt über die Patientin Bescheid wissen müssen. Nur dann hätte er auch ggf. eine Flüssigkeitssubstitution anordnen können, da sich wegen des verzögerten Operationsbeginns eine länger dauernde Flüssigkeitskarenz für Frau Roland ergab. Wie bereits ausgeführt, war Frau Roland aufgrund der Aortenklappenstenose besonders gefährdet durch eine Hypovolämie.

## Supervision

Bei Frau Dr. Eina handelte es sich um eine Ausbildungsassistentin im 3. Ausbildungsjahr. Die DGAI fordert für alle Anästhesien Facharztstandard [7]. Dies bedeutet, dass der verantwortliche Facharzt in Rufnähe sein und entsprechend über alle Patienten informiert sein muss. Dies war einerseits von Oberarzt Dr. Volkrad versäumt worden, andererseits erfolgte auch keine entsprechende Information durch Frau Dr. Eina.

## Reanimationstraining

Frau Dr. Eina war in der Notfallsituation offensichtlich überfordert, während Schwester Freya mit der Reanimation begann. Notfallsituationen müssen in regelmäßigen Abständen in einem Simulationslabor trainiert werden, um die Algorithmen zu verinnerlichen und Hemmschwellen abzubauen

### 9.2.3 Frau Dr. Eina verzichtete vor Beginn der Anästhesie auf Information des fachlich Vorgesetzten. Sie ging davon aus, er sei bereits informiert gewesen. Ist Ihnen Ähnliches auch schon einmal passiert?

Trotz Verwunderung über die im Narkoseprotokoll und in den Krankenakten aufgeführten Vorerkrankungen entschied sich Junganästhesistin Dr. Eina gegen eine zusätzliche Abklärung mit dem Oberarzt. Sie vermutete, dass er bereits durch den prämedizierenden Anästhesisten über die schweren Vorerkrankungen aufgeklärt worden sei. Dieses Verhalten bezeichnet man als Verantwortungsdiffusion. Weder der prämedizierende Arzt noch Frau Dr. Eina übernahmen die ihrer Funktion entsprechende Verantwortung, den zuständigen Oberarzt zu informieren.

Gehen Menschen davon aus, dass außer ihnen noch andere Beteiligte für die Durchführung von Maßnahmen in Frage kommen, nimmt die Wahrnehmung der eigenen Verantwortlichkeit getreu dem Motto »ein Anderer übernimmt sicherlich das offensichtlich Notwendige« ab. Wie kann eine solche Verantwortungsdiffusion vermieden werden?

Die Lösung ist so einfach und selbstverständlich, dass sie oft nicht durchgeführt wird: Wir müssen miteinander reden! Durch explizites Rückversichern beim prämedizierenden Anästhesisten oder Oberarzt wäre die inadäquate Narkosetechnik »Larynxmaske« bei der vorliegenden Aortenklappenstenose verhindert worden.

## Literatur

1. American College of Cardiology; American Heart Association Task Force on Practice Guidelines (Writing Committee to revise the 1998 guidelines for the management of patients with valvular heart disease); Society of Cardiovascular Anesthesiologists, Bonow RO, Carabello BA, Chatterjee K, de Leon AC Jr, Faxon DP, Freed MD, Gaasch WH, Lytle BW, Nishimura RA, O'Gara PT, O'Rourke RA, Otto CM, Shah PM, Shanewise JS, Smith SC Jr, Jacobs AK, Adams CD, Anderson JL, Antman EM, Fuster V, Halperin JL, Hiratzka LF, Hunt SA, Lytle BW, Nishimura R, Page RL, Riegel B. ACC/AHA 2006 guidelines for the management of patients with valvular heart disease: a report of the American College of Cardiology/American Heart Association Task Force on Practice Guidelines (writing Committee to Revise the 1998 guidelines for the management of patients with valvular heart disease) developed in collaboration with the Society of Cardiovascular Anesthesiologists endorsed by the Society for Cardiovascular Angiography and Interventions and the Society of Thoracic Surgeons. J Am Coll Cardiol 2006; 48: e1–148
2. Banares R, Moitinho E, Matilla A, Garcia-Pargan JC, Lampreave JL, Piera C, Abraldes JG, De Diego A, Albillos A, Bosch J. Randomized comparison of long-term carvedilol and propanolol administration in the treatment of portal hypertension in cirrhosis. Hepatology 2002; 36: 1367–1373
3. Blery C, Charpak Y, Szatan M, Darne B, Fourgeaux B, Chastang C, Gaudy JH. Evaluation of a protocol for selective ordering of preoperative tests. Lancet 1986; I: 139–141
4. Daniel WG, Baumgartner H, Gohlke-Bärwolf C, Hanrath P, Horstkotte D, Koch KC, Mügge A, Schäfers HJ, Flachskampf FA. Klappenvitien im Erwachsenenalter. Clin Res Cardiol 2006; 95: 620–641
5. de Franchis R, Pascal JP, Ancona E, Burrouhgs AK, Henderson M, Fleig W, Groszmann R, Sauerbruch T, Soederlund C, Lebrec D, Soerensen TIA, Pagliaro L. Definitions, methodology and therapeutic strategies in portal hypertension, A consensus development workshop. J Hepatol 1992; 15: 256–261
6. de Franchis R. Updating consensus in portal hypertension: report of the Baveno III consensus workshop on definitions, methodology and therapeutic strategies in portal hypertension. J Hepatol 2000; 33: 846–852
7. Entschließung der engeren Präsidien der DGAI und des BDA. Zulässigkeit und Grenzen der Parallelverfahren in der Anästhesiologie. Anästh Intensivmed 1989; 30: 56–57

# Fall 10 – Leistenhernie

10.1 Falldarstellung – 100

10.2 Fallnachbetrachtung/Fallanalyse – 105

## 10.1 Falldarstellung

› Zwei Monate war es jetzt her, dass Frau Dr. Clara erfolgreich die Facharztprüfung Anästhesiologie abgelegt hatte. Bereits kurz vor der Prüfung war Dr. Clara in den Bereich Kinderanästhesie rotiert. Diese Rotation fand meist kurz vor oder nach Erreichen der Facharztreife statt. Kindernarkosen wurden zwar auch in anderen Bereichen durchgeführt, aber nirgendwo waren so viele ganz Kleine zu betreuen wie in der Kinderchirurgie. Insofern war diese Rotation auch für eine neue Fachärztin etwas Besonderes.

Heute war Hernientag, und insgesamt waren fünf Säuglinge zu betreuen, die alle jünger als 3 Monate waren. Die Arbeit in der kinderanästhesiologischen Abteilung machte Frau Dr. Clara großen Spaß. Das gesamte Team war – bis auf sie natürlich – gut eingearbeitet. Alle Handgriffe waren so weit wie möglich standardisiert, sodass über die meisten Handlungen keine großen Worte mehr verloren werden mussten. Gerade wurde der dritte Säugling von der Anästhesiefachkrankenschwester Jolanda in die Einleitung gebracht. Er hieß Ludwig, war jetzt 5 Wochen alt und ein ehemaliges Frühgeborenes.

### 10.1.1 Wie ist »frühgeboren« definiert? Auf welche Besonderheiten müssen Sie im postoperativen Verlauf vorbereitet sein?

Man spricht von frühgeboren, wenn der Säugling vor der 37. Gestationswoche zur Welt kommt. Eine Leistenhernie ist eine typische Erkrankung ehemaliger Frühgeborener und muss häufig wegen Einklemmungsgefahr bereits in den ersten Lebenswochen operiert werden.

Das Atemzentrum ehemaliger Frühgeborener zeichnet sich durch eine erhöhte Ansprechbarkeit auf hemmende Einflüsse aus. Dies ist ein Grund dafür, warum bei ihnen respiratorische Komplikationen nach einer Allgemeinanästhesie häufiger beobachtet werden als bei reifen Säuglingen [11]. Eine entsprechende postoperative Überwachung über mindestens 24 h ist daher zwingend. Aus anästhesiologischer Perspektive ist es wünschenswert, die Operation so lange wie möglich aufzuschieben. Mit zunehmendem Alter wird das Atemzentrum durch Analgetika und Hypnotika weniger beeinflusst.

› Hernienoperationen wurden in der Regel in einer Kombination aus einer Allgemeinanästhesie und einer Single-shot-Kaudalanästhesie durchgeführt. Dr. Clara hatte mittlerweile ca. 20 Säuglinge mit diesen Verfahren betreut und begann, sich langsam sicher zu fühlen.

### 10.1.2 Was halten Sie von dem Kombinationsverfahren bei dieser Indikation?

Aufgrund der Unreife des Atemzentrums ehemaliger Frühgeborener ist es theoretisch sinnvoll, Substanzen, die auf das Zentrum eine hemmende Wirkung ausüben, entweder möglichst sparsam zu verwenden oder ganz zu vermeiden [7]. Der endgültige wissenschaftliche Nachweis für ein solches Vorgehen steht allerdings noch aus [5]. Regionalanästhesieverfahren können bei Leistenhernienoperationen entweder als alleiniges Anästhesieverfahren – z. B. als Spinal- oder Kaudalanästhesie – oder als Kombination von Kaudal- oder Epiduralanästhesie mit einer »leichten« Allgemeinanästhesie zum Einsatz kommen.

› Der kleine Ludwig war in der 35. Schwangerschaftswoche auf die Welt gekommen und hatte sich bis auf einen passageren Neugeborenenikterus unauffällig entwickelt. Zwei Wochen nach der Geburt war er mit seiner glücklichen Mutter nach Hause entlassen worden und wog jetzt ziemlich genau 4000 g.

Frau Dr. Clara kannte Ludwig bereits, denn alle zu operierenden Kinder wurden am Operationsmorgen durch den Anästhesisten besucht, um zu überprüfen, ob sie auch gesund waren. Zur Sicherheit sah sie trotzdem nochmals den Aufklärungsbogen durch, aber auch die Familienanamnese war unauffällig. »Bei den vielen Kindern mit gleichen Diagnosen kann man nicht genau genug kontrollieren«, dachte sie. Dann wandte sie sich dem Kind zu.

Ludwig hatte bereits einen venösen Zugang von den Kollegen der Kinderchirurgie bekommen. Über einen Perfusor liefen 40 ml/h Vollelektrolytlösung. Schwester Jolanda wickelte einen Sättigungssensor um Ludwigs Daumenballen und schloss das EKG an.

## 10.1 · Falldarstellung

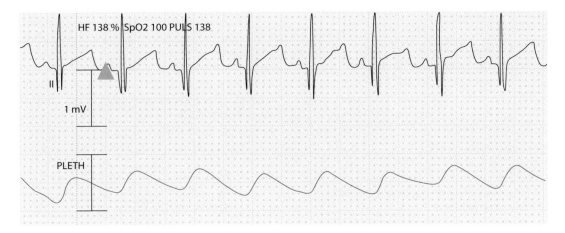

◘ **Abb. 10.1.** EKG und Pulsoxymetriekurve nach Induktion der Allgemeinanästhesie

Der Monitor zeigte einen Sinusrhythmus mit einer Herzfrequenz von 160/min und eine pulsoxymetrisch gemessenen Sauerstoffsättigung ($S_pO_2$) von 100%. Oberarzt Dr. Volkrad sah durch die Glasscheibe aus dem OP in die Einleitung. Er gab Frau Dr. Clara ein Zeichen, dass die Voroperation gleich beendet sei und sie mit der Einleitung beginnen konnte. Sie setzte sich ans Kopfende des OP-Tisches und hielt Ludwig die Maske zur Präoxygenierung dicht über Mund und Nase. »Gib bitte 20 mg Propofol«, sagte sie zu Schwester Jolanda. »Das sind 2 ml«, antwortete diese und begann mit der Injektion. Ludwigs Herzfrequenz fiel auf 140/min (◘ Abb. 10.1). Der Blutdruck betrug 60/30 mm Hg.

### 10.1.3 Ist das nicht ein bisschen viel Propofol?

Die übliche Induktionsdosis von Propofol bei Erwachsenen beträgt 1,5–2,5 mg/kg KG. Kleinkinder und Säuglinge haben allerdings ein deutlich größeres Verteilungsvolumen, und daher muss die Induktionsdosis deutlich erhöht werden. Diese Regel ist nicht nur bei der Verwendung von Propofol, sondern auch bei der Verwendung von Alternativsubstanzen – wie dem Barbiturat Thiopental – gültig.

▸ Bisher war Ludwig ruhig gewesen, aber mit Beginn der Propofolinjektion fing er an zu weinen und zu hicksen. »Echt schade, dass man bei den Kleinen kein Lidocain vorgeben soll«, sagte Frau Dr. Clara zu Jolanda. Das Hicksen blieb auch, als Ludwig eingeschlafen war. Frau Dr. Clara versuchte, ihn vorsichtig zu beatmen, aber ohne richtigen Erfolg. Der $S_pO_2$-Wert war 99% und die Herzfrequenz 170/min. Die Schiebetür zum OP ging auf. Oberarzt Dr. Volkrad warf einen kurzen Blick auf Ludwig und Frau Dr. Claras Bemühungen und meinte dann: »Die häufigste Ursache für eine schwierige Maskenbeatmung ist die zu flache Narkose.« Auf Frau Dr. Claras Anweisungen hin gab Schwester Jolanda weitere 20 mg Propofol, gefolgt von 10 µg Fentanyl. Das Hicksen verschwand, aber die Maskenbeatmung klappte immer noch nicht richtig.

### 10.1.4 Was kann der Grund für die schwierige Maskenbeatmung bei ausreichend tiefer Anästhesie sein?

Die Maskenbeatmung von Neugeborenen und Säuglingen ist für den Ungeübten oft schwierig. Die häufigsten Fehler sind eine Verlegung der Atemwege
- durch zu starke Reklination – Maskenbeatmung ist nur in Neutralposition gut möglich –,
- durch zu starken Druck mit der Maske auf das Nasengerüst und folgender Obstruktion der Nasengänge
- oder durch Druck auf den Mundboden mit konsekutiver Verlegung der Choanen durch die Zunge.

Dr. Clara hörte, wie der Sättigungston allmählich tiefer wurde und wurde nervös. »Das kriegen wir schon hin«, meinte Jolanda beruhigend. »Sie dürfen den Kopf nicht so überstrecken und außerdem nicht so auf den Mundboden drücken.« Dr. Clara nahm sich die Ratschläge zu Herzen, und Ludwig ließ sich problemlos mit der Maske beatmen. Die Sättigung stieg rasch wieder auf 99%. »Dann können wir jetzt intubieren«, sagte sie zu Jolanda.

### 10.1.5 Wurde hier nicht irgendetwas vergessen?

Die Durchführung einer Intubation ohne die Anwendung von Muskelrelaxanzien erschwert nicht nur häufig die Intubation, sondern ist auch mit einer erhöhten Inzidenz an Heiserkeit, Halsschmerzen und Kehlkopfläsionen verbunden [4]. Trotzdem wird insbesondere in der Kinderanästhesie zunehmend auf die Anwendung von Muskelrelaxanzien verzichtet [10]. Die Hauptgründe hierfür sind das Vorhandensein von Kontraindikationen für Muskelrelaxanzien oder eine kurze antizipierte Operationszeit. Bei Säuglingen und insbesondere ehemaligen Frühgeborenen kommt noch ein weiterer Aspekt hinzu: Ihr erhöhtes Verteilungsvolumen bewirkt, dass im Vergleich zu Erwachsenen relativ große Mengen an Muskelrelaxanzien benötigt werden. Die hepatische bzw. renale Elimination erfolgt langsamer, und die Wirkdauer von Muskelrelaxanzien ist nicht sicher vorhersehbar. Eine eventuell vorhandene Restrelaxierung erhöht die Gefahr postoperativer Hypoxien.

Säuglinge haben einen geringeren Muskeltonus als größere Kinder und Erwachsene. Die Intubation ist daher auch ohne Muskelrelaxanzien leichter möglich. Es besteht allerdings die Gefahr, dass die Narkosetiefe dabei fälschlicherweise als tief genug eingeschätzt wird.

Frau Dr. Clara legte die Maske zur Seite, und Schwester Jolanda reichte ihr einen Tubus mit einem Innendurchmesser von 3,5 mm. Sie führte den Tubus in das rechte und anschließend in das linke Nasenloch ein, aber jedes Mal spürte sie einen deutlichen Widerstand. Das war ihr bisher noch nicht passiert.

Der Sättigungston vom Monitor wurde schon wieder dunkler. Dr. Clara brach den Intubationsversuch ab und beatmete Ludwig erneut mit der Maske. »Gib mir bitte einen kleineren Tubus«, sagte sie zu Jolanda. »Der wird aber bestimmt undicht sein«, war ihre Antwort. »Vielleicht sollten Sie lieber oral intubieren.« Dankbar nahm Frau Dr. Clara den Hinweis auf, und es gelang ihr prompt, die Trachea von Ludwig zu intubieren. Der Tubus wurde fixiert und Ludwig anschließend auf die Seite gelegt. Zur Narkoseaufrechterhaltung öffnete Dr. Clara den Sevofluranverdampfer.

Dann desinfizierte sie die Sakralgegend und bereitete alles für die Kaudalanästhesie vor. Schwester Jolanda hatte bereits Ropivacain 0,2% als Lokalanästhetikum vorbereitet.

### 10.1.6 Wie viel Lokalanästhetikum würden Sie Ludwig zur Kaudalanästhesie geben?

Die Dosierung richtet sich nach dem Gewicht (und der Größe) des Kindes sowie nach dem geplanten Eingriff. Meist wird das Dosierungsschema nach Armitage (◘ Tab. 10.1) zur Berechnung zu Hilfe genommen. Interessanterweise wurde dieses Dosierungsschema von Armitage 1979 nur als Leserbrief veröffentlicht und wird seitdem zitiert.

Bei einem Körpergewicht von 4 kg und einer geplanten Leistenhernienoperation müssen daher 4 ml Lokalanästhetikum injiziert werden. Zur Verlängerung der Wirkungsdauer kann 1–2 µg/ml Clonidin hinzugefügt werden [8]. Bei Neugeborenen darf Clonidin allerdings wegen möglicher später Atemdepression nicht verwendet werden [3].

◘ Tab. 10.1. Dosierungsschema nach Armitage [1] zur kaudalen Applikation eines Lokalanästhetikums

| Dosis [ml/kg KG] | Erreichtes Dermatom |
|---|---|
| 0,5 | L 1 |
| 0,75 | Th 12 |
| 1 | Th 10 |
| 1,25 | Th 6–8 |

## 10.1 · Falldarstellung

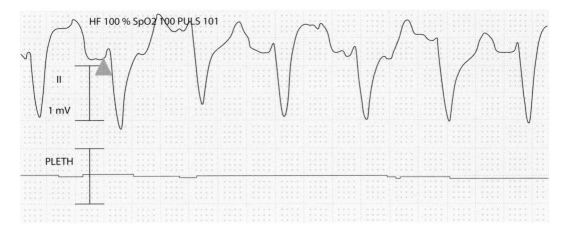

**Abb. 10.2.** EKG und Pulsoxymetriekurve (▶ Kap. 10.1.8)

Das Einführen der Kaudalkanüle gelang Frau Dr. Clara problemlos. Als kein Liquor und keine Blut zurücklief, injizierte sie 4 ml Ropivacain 0,2%, zog die Nadel heraus und klebte ein Pflaster auf die Einstichstelle. Plötzlich gab das Beatmungsgerät Alarm: »Endexspiratorisches $CO_2$ zu niedrig« blinkte auf dem Monitor. »Hoffentlich ist der Tubus nicht `rausgerutscht«, sagte sie zu Schwester Jolanda. Gemeinsam drehten sie Ludwig schnell auf den Rücken zurück. Dr. Clara stellte auf manuelle Beatmung um, erhöhte die inspiratorische Sauerstoffkonzentration auf 100% und überprüfte die Tubuslage. »Der liegt richtig«, sagte sie, als der nächste Alarm losging: Bradykardie. Die Herzfrequenz betrug nur noch 110/min.

### 10.1.7 Was würden Sie jetzt tun?

Der Abfall der Herzfrequenz bei Neugeborenen und Säuglingen ist eine lebensbedrohliche Situation, da bei einer Herzfrequenz unter 100/min ein insuffizienter Kreislauf und funktionell ein Kreislaufstillstand vorliegt.

Die häufigste Ursache ist eine primäre Hypoxie, die in dem geschilderten Fall durch Dr. Clara bereits ausgeschlossen wurde. Ziel muss es jetzt sein, möglichst schnell die Herzfrequenz zu steigern.

Dr. Clara war jetzt sehr nervös und drückte hektisch auf dem Beatmungsbeutel herum. »Gib bitte 0,1 mg Atropin«, sagte sie zu Jolanda; »und ruf den Oberarzt.« Oberarzt Dr. Volkrad übergab gerade das von ihm betreute Kind dem Aufwachraumarzt. Er ließ alles stehen und liegen, als ihn der Hilferuf erreichte. »Was ist das Problem?« fragte er Dr. Clara. Sie schilderte kurz den Ablauf. Oberarzt Dr. Volkrad sah auf den Monitor (Abb. 10.2).

### 10.1.8 Wie interpretieren Sie Abb. 10.2, und welche Maßnahmen würden Sie jetzt durchführen?

Im Vergleich zu Abb. 10.1 fallen breite Kammerkomplexe mit einer Frequenz von ca. 100/min auf. Die Pulsoxymetriekurve ist flach. Unter Berücksichtigung des geringen endexspiratorischen $CO_2$ muss von einem Kreislaufstillstand ausgegangen werden, und die Reanimation gemäß den Richtlinien des European Resuscitation Council begonnen werden [2].

Oberarzt Dr. Volkrad überprüfte nochmals die Tubuslage. Ludwig sah mittlerweile zyanotisch aus. Dann begann der Oberarzt mit der externen Herzdruckmassage. Hierzu legte er beide Hände um den Brustkorb des Kindes und komprimierte das Sternum um ca. ein Drittel des Durchmessers. Rasch wurde das Kind wieder rosig. Auf dem Monitor zeigte sich das in Abb. 10.3 dargestellte Bild.

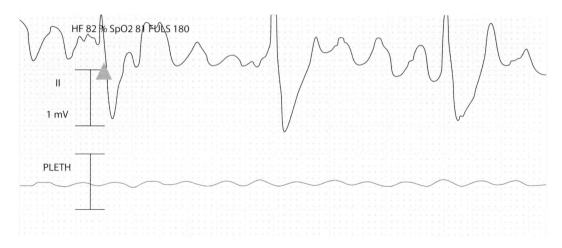

**Abb. 10.3.** EKG und Pulsoxymetriekurve (▶ Kap. 10.1.9)

### 10.1.9 Was sehen Sie auf dem Monitor, und was machen Sie jetzt?

Auf dem Monitor sieht man jetzt wieder eine Pulsoxymetriekurve als Zeichen einer effizienten externen Herzdruckmassage. Das EKG hat sich weiter verändert: Neben den Artefakten durch die externe Herzdruckmassage erkennt man noch stärker deformierte Kammerkomplexe mit einer Frequenz von ca. 50/min. Gemäß den Richtlinien des European Resuscitation Council [2] muss jetzt Adrenalin verabreicht werden. Die Dosierungsempfehlung bei Säuglingen beträgt 10 µg/kg KG.

Während er weiter Ludwigs Brustkorb komprimierte, gab Dr. Volkrad Schwester Jolanda die Anweisung, 40 µg Adrenalin zu injizieren. Anschließend verabreichte sie noch 30 ml kolloidaler Infusionslösung als Bolus mit einer großen Spritze. Eine Minute später unterbrach Dr. Volkrad die Herzdruckmassage und blickte auf den Monitor (◘ Abb. 10.4). Die Kammerkomplexe waren wieder enger. Er suchte nach der A. carotis und tastete dort einen kräftigen Puls. Der anschließend gemessene Blutdruck betrug 70/30 mm Hg.

Alle Umstehenden waren erleichtert, dass es dem Kind zunächst einmal wieder gut ging. Oberarzt Dr. Volkrad sprach mit den Chirurgen, dass die Operation jetzt nicht stattfinden konnte und rief dann auf der Intensivstation an, um Ludwig dort anzumelden. Eine unmittelbar nach erfolgreicher Reanimation durchgeführte Blutgasanalyse zeigte normale Elektrolytwerte und keinen Anhalt dafür, dass das Kind einen Sauerstoffmangel erfahren hatte.

### 10.1.10 Was könnten die Ursachen der Kreislaufveränderungen gewesen sein?

**Hypoxie**

Wie in ▶ Kap. 10.2.7 bereits erwähnt ist die häufigste Ursache einer Kreislaufdepression bei Säuglingen und Kleinkindern eine Hypoxie. In dem dargestellten Fall traf dies nicht zu. Trotzdem ist es essenziell, zunächst eine Hypoxie auszuschließen und ggf. entsprechend zu behandeln.

**Kardiale Ursachen**

Auffallend war, dass das Erstsymptom ein zu niedriges endexspiratorisches $CO_2$ war. Dies muss als Hinweis gewertet werden, dass es primär zu einem Kreislaufversagen kam. Obwohl die Wahrscheinlichkeit einer kardialen Ursage sehr gering ist, müssen auch kardiale Ursachen in die Erwägungen mit einbezogen werden.

**Versehentliche Spinalanästhesie**

Unmittelbar nach Injektion des Lokalanästhetikums kam es zu dem Kreislaufzusammenbruch. Eine mögliche Ursache ist eine versehentliche in-

## 10.2 · Fallnachbetrachtung/Fallanalyse

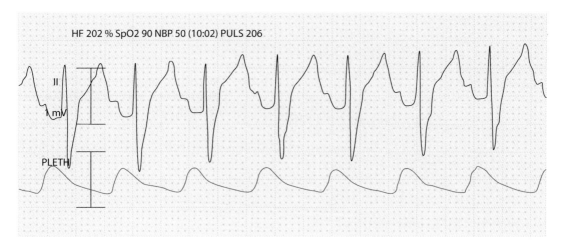

**Abb. 10.4.** EKG und Pulsoxymetriekurve. Im Vergleich zu den vorherigen Abbildungen sind die Kammerkomplexe enger. Die T-Wellen sind deutlich höher als in **Abb. 10.1.** Die Pulsoxymetriekurve deutet auf suffiziente Kreislaufverhältnisse hin

trathekale Injektion des Lokalanästhetikums mit folgender – evtl. hoher – Spinalanästhesie. Die gesehenen EKG-Veränderungen (**Abb. 10.2**) sprechen allerdings dagegen.

### Intoxikation mit Lokalanästhetikum
Der zeitliche Zusammenhang mit der Injektion des Lokalanästhetikums und die registrierten EKG-Veränderungen sprechen für eine Intoxikation. Die Geschwindigkeit zusätzlich für eine intravasale Injektion.

> »Was ist hier eigentlich passiert?« fragte Oberarzt Dr. Volkrad in den Raum. Dr. Clara schilderte ausführlich den Ablauf der Geschehnisse. »Jolanda, zeigen Sie mir bitte noch mal die Spritze mit dem Ropivacain«, wandte sich Dr. Volkrad dann an die Anästhesieschwester. Schwester Jolanda zeigte ihm die Spritzen und die dazugehörigen Ampullen. »Verdammt«, murmelte Dr. Volkrad, nachdem er alles genau betrachtet hatte. »Das Kind hat Ropivacain 1% anstelle von Ropivacain 0,2% erhalten. Ich mache Ihnen da keinen Vorwurf, Jolanda, die Ampullen sehen wirklich verdammt ähnlich aus. Wir müssen aber unbedingt verhindern, dass so etwas noch einmal vorkommt.«

Anschließend brachte Dr. Volkrad den kleinen Ludwig selber analgosediert, intubiert und beatmet auf die Intensivstation. Dort wartete bereits die Mutter auf ihn. Er schilderte ihr den Ablauf der Ereignisse und ließ auch nicht die Verwechslung der Konzentrationen aus. Die Mutter war sehr ängstlich und wütend zugleich. Oberarzt Dr. Volkrad konnte nichts weiter tun als sich immer wieder zu entschuldigen.

## 10.2 Fallnachbetrachtung/ Fallanalyse

### 10.2.1 Welche medizinischen Fehler sehen Sie in dem geschilderten Fall?

#### Kreislaufüberwachung
Auch wenn der absolute Blutdruckwert bei Säuglingen häufig nur eine sehr eingeschränkte Aussagekraft hat, können Veränderung wertvolle Hinweise auf den Volumenstatus und die kardiozirkulatorische Depression durch Anästhetika liefern. In dem geschilderten Fall erfolgte keine Messung des Blutdrucks vor Einleitung der Allgemeinanästhesie.

#### Wahl der Medikamente zur Intubation ohne Muskelrelaxanzien
Wie in ▶ Kap. 10.1.5 bereits dargestellt, kann die Durchführung einer Intubation ohne Hilfe von Muskelrelaxanzien in ausgewählten Fällen sinnvoll sein. Es gibt sogar zahlreiche Kliniker, die grund-

sätzlich auf Muskelrelaxanzien verzichten und diese nur in ausgewählten Fällen anwenden. Verschiedene Techniken zur Intubation ohne Muskelrelaxanzien wurden in klinischen Studien untersucht. Eine verbindliche Empfehlung zur Wahl der Anästhetika kann nicht gegeben werden, aber Einigkeit herrscht darüber, dass die Intubation in tiefer Narkose durchgeführt werden muss. Zur Vermeidung hoher Propofolmengen wird daher die Kombination mit einem hochpotenten Opioid wie Remifentanil empfohlen [12]. Die Gabe von 10 mg/kg KG Propofol bei einem Neugeborenen ist kritisch zu sehen.

### Durchführung der Kaudalanästhesie

Dieser Punkt wird seit vielen Jahren (Jahrzehnten) kontrovers in der Fachliteratur diskutiert. Die kaudale Gabe einer Testdosis von Adrenalin kann eine intravasale Lage der Nadel detektieren helfen. Allerdings ist dieser Test nicht zu 100% zuverlässig, und ein fehlender Herzfrequenzanstieg schließt eine intravasale Lage nicht aus [9]. Es gibt Hinweise dafür, dass EKG-Veränderungen – insbesondere ST- und T-Wellen-Erhöhungen – sensiblere Parameter sind [6].

## 10.2.2 Welche organisatorischen Schwachstellen/Fehler finden sich in dem geschilderten Fall?

### Medikamentenverwechslung

Vor Medikamentenverwechslungen ist niemand gefeit. Leider gibt es in Deutschland keine gesetzlichen Richtlinien, wie einzelne Medikamentengruppen gekennzeichnet sein müssen, um die Verwechslungsgefahr zu minimieren. In dem geschilderten Fall geschah allerdings eine Verwechslung von Konzentrationen desselben Wirkstoffs. Hier hätte auch eine Markierung von Medikamentengruppen nicht geholfen. Empfehlenswert ist es, zusätzlich durch organisatorische Maßnahmen vorzubeugen, dass ähnlich aussehende Medikamente an räumlich getrennten Orten aufbewahrt werden. Weiterhin müssen feste Regeln bezüglich der Medikamentenapplikation festgelegt sein. Hier bietet sich ein sog. Readback an – ein Verfahren, bei dem das angesagte Medikament und die Dosierung durch die applizierende Person wiederholt werden. Dr. Clara und Schwester Jolanda hatten sich bis zum Zeitpunkt der Kaudalanästhesie vorbildlich daran gehalten.

## 10.2.3 Mal unter uns: Wie oft haben Sie schon erlebt, dass Medikamente verwechselt wurden?

Medikamentenverwechslungen sind unser täglich Brot. Obwohl durch Medien und Fachpresse das Bewusstsein dafür geschaffen wurde, persistieren sie dennoch im klinischen Alltag. Warum?

Zahlreiche Faktoren begünstigen Medikamentenverwechslungen. Ohne Anspruch auf Vollständigkeit gehören hierzu Ampullenform/-beschriftung, Medikamentenlagerung und die individuelle Sehschärfe der beteiligten Personen. Aber selbst ein obligatorischer Sehtest für Ärzte und Pflegekräfte kann das Problem nicht ganz beheben, denn die menschliche Informationsverarbeitung geht ressourcenschonend vor. Oder kontrollieren Sie jedes Mal alle Spritzen, die von jemand Anderem aufgezogen wurden?

Wenn unser Aktierungsniveau entweder zu niedrig (Unterforderung – Monotonie) oder zu hoch ist (Überforderung – Stressbelastung), wird das menschliche Informationssuchraster gröber, und weniger Hinweisreize (»cues«) werden für die Informationsüberprüfung hinzugezogen. Auch wenn widersprüchliche Daten – falsche Medikamentenbezeichnung bzw. in diesem Fall richtiges Medikament mit anderer Konzentration – vorliegen, wird das hypothesenkonforme Bild auf die abweichende Realität projiziert.

In dem geschilderten Fall haben wir eine Situation ohne Stressbelastung gewählt, um für die Problematik in Routinesituationen zu sensibilisieren. Gibt es Lösungsansätze? Natürlich! Diese sind aber unbequem und haben es schwer, sich im Alltag zu etablieren:

- Abarbeiten von Checklisten,
- Readback,
- gegenseitiges Überprüfen und
- immer das Wahrgenommene in Frage stellen.

Zum Schluss noch eine Anregung für Sie: Beobachten Sie morgen einmal bei sich selbst, wie bei Ihnen das Prinzip der Ressourcenschonung funktioniert!

## Literatur

1. Armitage EN. Caudal block in children. Anaesthesia 1979; 34: 396
2. Biarent D, Bingham R, Richmond S, Maconochie I, Wyllie J, Simpson S, Rodriguez Nunez A, Zideman D. European Resuscitation Council Guidelines for Resuscitation 2005 – Section 6. Paediatric life support. Resuscitation 2005; 67 S1: S97–S133
3. Breschan C, Krumpholz R, Likar R, Kraschl R, Schalk HV. Can a dose of 2 µg/kg caudal clonidine cause respiratory depression in neonates? Paediatr Anaesth 1999; 9: 81–83
4. Combes X, Andriamifidy L, Dufresne E, Suen P, Sauvat S, Scherrer E, Feiss P, Marty J, Duvaldestin P. Comparison of two induction regimens using or not using muscle relaxant: impact on postoperative upper airway discomfort. Br J Anaesth 2007; 99: 276–281
5. Craven PD, Badawi N, Henderson-Smart DJ, O'Brien M. Regional (spinal, epidural, caudal) versus general anaesthesia in preterm infants undergoing inguinal herniorrhaphy in early infancy. Cochrane Database Syst Rev 2003; 3: CD003669
6. Freid EB, Bailey AG, Valley RD. Electrocardiographic and hemodynamic changes associated with unintentional intravascular injection of bupivacaine with epinephrine in infants. Anesthesiology 1993; 79: 394–398
7. Gerber AC, Weiss M. Das ehemalige Frühgeborene mit Leistenhernien – Welches Anästhesieverfahren? Anaesthesist 2002; 51: 448–456
8. Ivani G, De Negri P, Conio A, Amati M, Roero S, Giannone S, Lönnqvist PA. Ropivacaine-clonidine combination for caudal blockade in children. Acta Anaesthesiol Scand 2000; 44: 446–449
9. Marhofer P, Koinig H, Kapral S. Kaudalanästhesie – Die Wahl der Medikamente für die Kaudalanästhesie bei Kindern. Anaesthesist 2003; 52: 55–67
10. Meakin GH. Role of muscle relaxants in pediatric anesthesia. Curr Opin Anaesthesiol 2007; 20: 227–231
11. Steward DJ. Preterm infants are more prone to complications following minor surgery than are term infants. Anesthesiology 1982; 56: 304–306
12. Woods AW, Allam S. Tracheal intubation without the use of neuromuscular blocking agents. Br J Anaesth 2005; 94: 150–158

# Fall 11 – Hüftoperation

11.1 Falldarstellung – 110

11.2 Fallnachbetrachtung/Fallanalyse – 115

## 11.1 Falldarstellung

▶ Frau Scholz war 85 Jahre alt und hatte sich vorgenommen, keine Operation mehr über sich ergehen zu lassen. Weiter versuchte sie, Arztkontakte und Medikamente zu vermeiden. Seit fünf Jahren hatte sie Herzrhythmusstörungen, aber Falithrom (Marcumar) wollte sie nicht nehmen. Da musste man ständig zum Arzt und sich Blut abnehmen lassen. 85 Jahre war es ihr bisher gut gegangen, und es würde ihr bestimmt noch weitere 10 Jahre gut gehen. Die kleinen Herz-ASS-Tabletten störten sie weniger. Diese nahm sie regelmäßig neben dem Pentalong ein, das ihr gut geholfen hatte. Ihr größtes Problem war jetzt, dass sie unerträgliche Schmerzen beim Gehen hatte. Zähne zusammenbeißen und Ibuprofentabletten halfen nicht mehr ausreichend. Die Hüftprothese war zu locker und musste operiert werden.

Der Tag im Orthopädiesaal fing ganz normal an. Während die erste Operation im Gange war, fragte der Operateur die Anästhesistin Dr. Frona, ob die nächste Patientin bereits bestellt sei. Dr. Frona, seit einem Jahr Fachärztin, war am Vortag im Dienstfrei gewesen und kannte die Patientin nicht. Sie versprach, sich um die Organisation zu kümmern.

Der Kollege, der die Patientin in der Prämedikationsambulanz gesehen hatte, hatte ein Intensivbett gefordert. Er beschrieb Frau Scholz als geistig adäquat, allerdings auch als non- bzw. schwer compliant. Folgende Informationen waren festgehalten:
- Patientin 85 Jahre alt, 160 cm groß, 54 kg schwer, ASA III.
- Geplante Op.: Wechsel von Pfanne und Schaft der Hüftprothese.
- Vornarkosen (im eigenem Haus vor 2 Jahren): problemlos außer moderatem PONV, Cormack I.
- Die Patientin war mäßig belastbar, nach einer Etage bekam sie Dyspnoe, in den letzten 4 Wochen war Laufen schmerzbedingt kaum möglich.
- EKG: absolute Arrhythmie bei Vorhofflimmern.
- KHK CCS II, unter Einnahme (seit ca. 6 Monaten) von Pentalong keine Angina pectoris, Herz-ASS 100 ist seit 17 Tagen abgesetzt.
- Echokardiographie (vor 3 Monaten durchgeführt): Dilatation beider Vorhöfe, Trikuspidal- und Mitralinsuffizienz II°, Aorteninsuffizienz I°, normale linksventrikuläre Funktion.
- Keine kardialen Dekompensationszeichen.
- Laborwerte: CRP und Leukozyten gering erhöht, alle anderen Werte im Normbereich.

Es wurden 2,2 g Augmentan i.v. zur Endokarditisprophylaxe und 3,75 mg Midazolam p.o. zur Prämedikation angeordnet.

### 11.1.1 Welches sind die Risiken von Frau Scholz, und wie schätzen Sie die Notwendigkeit einer postoperativen intensivmedizinischen Betreuung ein?

**Risiken**
- Blutungsrisiko
- Hypothermie
- Lebensalter
- Kardiale Anamnese

Der Wechsel beider Komponenten einer Hüftendoprothese hat ein sehr hohes Blutungsrisiko. Darüber hinaus besteht bei der langen Operationsdauer die Möglichkeit einer Hypothermie. Frau Scholz hat aufgrund ihres Alters und der kardialen Anamnese ein deutlich erhöhtes Risiko für perioperative Komplikationen. Die Bereitstellung eines Bettes auf einer Intensivstation ist dringend angeraten.

### 11.1.2 Welche über die Standardnarkose hinausgehenden Verfahren würden Sie in Betracht ziehen bzw. vorbereiten lassen?

**Überwachung des Volumenstatus**
Das Ausmaß des Monitorings muss den möglichen Volumenverschiebungen während der Operation angepasst werden. Entsprechend empfiehlt sich zur perioperativen Überwachung
- eine invasive, kontinuierliche Blutdruckmessung,
- eine Verlaufskontrolle des zentralen Venendrucks (ZVD) via ZVK und
- eine Messung der Urinausscheidung mittels Blasenkatheter.

## Überwachung der Herzfunktion

Aufgrund der Vorerkrankungen von Frau Scholz und des Ausmaßes der Operation ist eine engmaschige Überwachung der Herzfunktion zu gewährleisten. Diese umfasst als Minimalstandard:
- eine invasive, kontinuierliche Blutdruckmessung,
- eine Verlaufskontrolle des ZVD und
- eine ST-Strecken-Überwachung mittels 5-Pol-EKG.

Da die Ergebnisse der Voruntersuchungen von Frau Scholz nicht schwer pathologisch waren, sind weitere Monitoring-Verfahren nur fakultativ anzuwenden. Hierzu gehört insbesondere
- die perioperative Überwachung der kardialen Pumpfunktion mittels transösophagealer Echokardiographie (TEE).

## Autotransfusion, Erythrozytenkonzentrate

Der operative Wechsel von Pfanne und Schaft der Hüftprothese kann mit einem erheblichen Blutverlust einhergehen. Deshalb muss ein System zur maschinellen Autotransfusion vorbereitet sein. Die Verfügbarkeit von mindestens 4 Erythrozytenkonzentraten ist vor Operationsbeginn zu überprüfen.

### 11.1.3 Sind Sie mit dem präoperativen Management einverstanden?

## Endokarditisprophylaxe

Die neuesten Richtlinien zur Endokarditisprophylaxe, die seit Mai 2007 in den USA und seit Oktober 2007 auch in Deutschland gelten, sehen die Indikation zur perioperativen Endokarditisprophylaxe nur noch bei Hochrisikopatienten vor [4]. Zu den Hochrisikogruppen zählen Herztransplantationspatienten mit Valvulopathie, Patienten mit Zustand nach Endokarditis, Patienten mit künstlichen Herzklappen, Patienten mit angeborenem, nicht oder nur palliativ korrigiertem, zyanosebedingendem Herzfehler und Patienten mit korrigierten kardialen Missbildungen und verbliebenen Defekten nahe der eingesetzten Ersatzmaterialien. Frau Scholz benötigt also keine Endokarditisprophylaxe.

## Antikoagulation

Auch wenn Patienten wie Frau Scholz nach aktueller Studienlage von einer oralen Antikoagulation profitieren würden, ist die Non-Compliance eine Kontraindikation. Die Patientin hat allerdings ein deutlich erhöhtes, perioperatives Thromboserisiko, sodass sie für diesen Zeitraum mit niedermolekularem Heparin in therapeutischer Dosierung antikoaguliert werden muss [6]. Frau Scholz hatte präoperativ laborchemisch eine unauffällige Nierenfunktion. Bei Patienten mit Niereninsuffizienz wird – wegen Kumulationsgefahr – die Gabe von unfraktioniertem Heparin anstelle von niedermolekularem Heparin empfohlen.

> Nachdem die Verfügbarkeit des Intensivbettes bestätigt wurde, wurde Frau Scholz in den OP abgerufen. Im Einleitungsraum erfolgte die Anlage einer invasiven Blutdruckmessung in Lokalanästhesie vor der problemlosen Intubation und Anlage eines dreilumigen ZVK in der V. jugularis interna dextra. Die erste Stunde der Operation verlief unauffällig.
>
> Frau Scholz war kreislaufstabil, normofrequent, die Urinproduktion war mit mehr als 0,5 ml/kg KG/h ausreichend. Die Oxygenierung, die Elektrolytwerte und der Hb-Wert waren laut der wiederholt erfolgten Blutgasanalysen im Normbereich. Geblutet hatte es ca. 600 ml, und Frau Scholz hatte 1200 ml kristalloide und 500 ml kolloidale Infusionslösungen erhalten.
>
> Nach 65 Minuten Operationszeit erfolgte das Einbringen der Femurprothese. Plötzlich fiel der Blutdruck auf 60/30 mm Hg. Die Herzfrequenz sank von 70 auf 50/min, die periphere Sättigung von 100 auf 70%. »Wie gut, dass ich Manuela nicht zum Helfen nach nebenan habe weggehen lassen«, dachte Dr. Frona, während sie die erste Spritze von ihr gereicht bekam. Diese hatte Anästhesiefachkrankenschwester Manuela schon in der Hand gehalten.

### 11.1.4 Wie ist Ihr therapeutisches Vorgehen?

Die dramatischen Veränderungen der Kreislaufparameter von Frau Scholz erfordern unmittelbares Handeln. In erster Linie muss eine Stabilisierung des Blutdrucks angestrebt werden. Daher müssen

- Vasopressor- oder Katecholamingabe,
- Volumengabe
- und eine Erhöhung der inspiratorischen Sauerstoffkonzentration auf 100% erfolgen.

> Die sofortige Injektion von 1,5 Ampullen Akrinor zeigte keine Wirkung. Im Überwachungsmonitor zeigte die ST-Strecken-Analyse eine Negativierung um 0,5 mV in Ableitung II, um 0,2 mV in aVF und keine Veränderung in Ableitung V. Dr. Frona schloss eine Druckinfusion mit 500 ml Hydroxyethylstärke an den venösen Zugang an und stellte die inspiratorische Sauerstoffkonzentration auf 100%. »Ruf bitte den Oberarzt«, wies sie Schwester Manuela an. »Wenn sich hier nicht gleich etwas bessert, müssen wir reanimieren«, dachte sie. Für die Orthopäden war es eine Hüftoperation wie jede andere.

### 11.1.5 Was ist Ihrer Meinung nach die Ursache der Kreislaufveränderungen?

Die Ursache ist die sog. Knochenzement- oder Palacosreaktion. Sie wird ausgelöst durch das Einbringen von Knochenzement in den Femurschaft. Typische klinische Symptome einer Palacosreaktion sind
- Blutdruckabfall,
- Herzfrequenzveränderungen – meist ein Anstieg, gelegentlich aber auch ein Abfall – und
- ein Abfall der Sauerstoffsättigung.

Der weltweit am häufigsten verwendete Knochenzement besteht aus Polymethylmethacrylat (PMMA). PMMA wird unmittelbar vor Einbringen in den Knochen im Operationssaal aus einer flüssigen Komponente, bestehend aus monomerem MMA und einem polymeren Pulver aus PMMA hergestellt. Während oder unmittelbar nach dem Einbringen des Zements in den Knochen können folgende Nebenwirkungen auftreten [9]:
- Hypotension bis hin zum kardiovaskulären Kollaps,
- anaphylaktische Reaktionen,
- Lungenembolie,
- pulmonale Hypertonie mit Rechtsherzversagen,
- akutes Lungenversagen (ALI).

Die ablaufenden pathophysiologischen Prozesse sind in ◘ Abb. 11.1 dargestellt.

Die genaue Ursache der Palacosreaktion ist noch ungeklärt. Früher vermutete, direkte kardiotoxische Effekte durch eingeschwemmte Monomerpartikel gelten mittlerweile als unwahrscheinlich. Allerdings führen MMA-Monomere zu einer Freisetzung der Anaphylatoxine C3a und C5a mit konsekutiver histaminvermittelter allergischer Reaktion. Zur Prophylaxe dieser Reaktion wird deshalb von einigen Autoren eine Histaminblockade empfohlen [8].

Die wichtigsten Auslöser der Palacosreaktion sind wahrscheinlich embolische Ereignisse. Mittels TEE wurden bei 61,5% der Patienten, die sich einer Hybridendoprothesenoperation unterzogen, schwere Lungenembolien nachgewiesen [5]. Die beobachteten Mikro- und Makroembolien können aus Luft, thrombembolischem Material, aus fettigen Knochenmarkpartikeln oder aus Zementpartikeln bestehen. Die Folgen sind akute Zunahmen des pulmonalarteriellen Widerstandes und des intrapulmonalen Shunts. Da die Auswurfleistung des rechten Herzens stark von der myokardialen Vordehnung abhängt (Frank-Starling-Mechanismus), sind die zu beobachtenden Blutdruckabfälle besonders ausgeprägt, wenn
- ein Volumendefizit besteht,
- der ventrikuläre Füllungsmechanismus – z. B. bei Vorhofflimmern – beeinträchtigt
- oder die rechtsventrikuläre Funktion eingeschränkt ist.

Das Ausmaß der Palacosreaktion ist in erster Linie von der Höhe des intramedullären Drucks im Femurschaft abhängig. Folgende Maßnahmen zur Vorbeugung der Palacosreaktion bzw. zur Abschwächung der Folgen sind sinnvoll:
- Abwarten der Polymerisierung der Knochenzementmonomere vor dem Einbringen in die Knochenhöhle,
- Verwendung von vakuumbetriebenen Mischvorrichtungen zur Entfernung von Luftblasen aus dem PMMA-Zement,
- ausgiebiges Spülen der Knochenhöhle vor Einbringen des Zements in den Femurschaft,
- Entlüftung bzw. Drainage der Knochenhöhle während der Zementierung,

## 11.1 · Falldarstellung

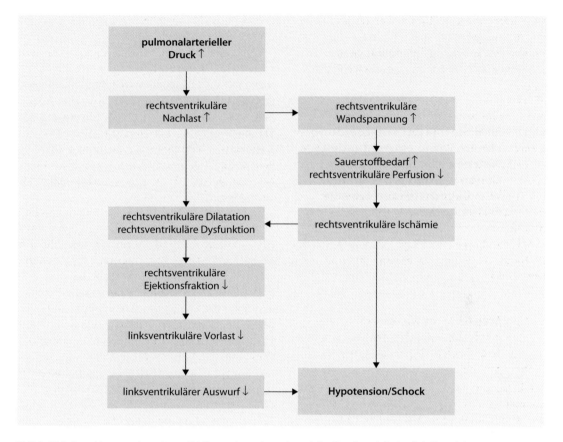

◘ **Abb. 11.1.** Auswirkungen einer akuten Erhöhung des pulmonalarteriellen Drucks auf die kardiale Pumpleistung

— langsames, kontrolliertes Einbringen der Prothese in den Femurschaft,
— ausgeglichene Volumenbilanzierung und stabile Kreislaufverhältnisse.

Eine prophylaktische Beatmung mit 100% Sauerstoff wird empfohlen.

### 11.1.6 Wie therapieren Sie in dieser Situation?

Die Therapie ist primär symptomatisch. Vasopressoren- und Volumengabe wird unter der Vorstellung einer Erhöhung der rechtsventrikulären Füllung durchgeführt. Gelegentlich kann die Gabe eines Adreanlinbolus oder eine kontinuierliche Katecholamintherapie erforderlich sein. Die Erhöhung der inspiratorischen Sauerstoffkonzentration auf 100% bei kontrollierter Beatmung bzw. der Beginn einer primär assistierten Maskenbeatmung bei Operation unter Regionalanästhesie dient der Senkung des pulmonalarteriellen Drucks und der Sicherstellung einer ausreichenden Oxygenierung.

Zur Senkung des pulmonalarteriellen Drucks werden auch die intratracheale Verabreichung von Nitrolingual und die intravasale Gabe von Furosemid diskutiert.

▸ Schwester Manuela war jetzt sehr aufgeregt, während im Hintergrund das Hämmern der Orthopäden zu hören war. »Warum geht es der Patienten so schlecht? Hat sie eine Fettembolie?«, fragte sie. »Soll ich eine Blutgasanalyse machen? Welche Medikamente soll ich aufziehen? Ich habe den Oberarzt erreicht. Er kommt gleich.« Sie hatte auch versucht, eine zusätzliche Pflegekraft zu organisieren, aber ihre Kollegen waren momentan alle beschäftigt. Die Blutgasanalyse wurde von Dr. Frona abgelehnt; sie hatte momentan andere Sorgen.

### 11.1.7 Sind Sie mit der Entscheidung von Dr. Frona einverstanden? Welche zusätzlichen Informationen würden Sie einholen? Wie diagnostizieren Sie eine Fettembolie?

In der Tat würde eine Blutgasanalyse in der beschriebenen Situation hilfreiche Informationen liefern. Wie in ▶ Kap. 11.1.5 dargestellt, kann die Patientin eine (Fett-) Embolie erlitten haben. Die Diagnose einer Fettembolie wird meist klinisch – unter Berücksichtigung der möglichen kausalen Umstände – gestellt. Die klassische Trias besteht aus
- Ateminsuffizienz,
- neurologischen Veränderungen und
- Petechien an den oberen Extremitäten.

Daneben gibt es zahlreiche unspezifische Zeichen wie Fieber, Tachykardie, Nierenversagen oder Laborveränderungen wie eine Anämie und Koagulopathie. Die Thoraxröntgenaufnahme zeigt in ausgeprägten Fällen das Bild eines Lungenödems, im EKG finden sich Zeichen einer Rechtsherzbelastung. Es gibt zwei Theorien zur Pathogenese des sog. Fettemboliesyndroms:
- **Mechanische Theorie:**
  In der mechanischen Theorie wird davon ausgegangen, dass große Fetttröpfchen pulmonalarterielle Gefäße verschließen und kleine Fetttröpfchen die Lunge passieren. Diese führen u. a. zu Mikroembolien im zentralen Nervensystem, in den Nieren und anderen Organsystemen mit den entsprechenden klinischen Symptomen. Die extrapulmonale Symptomatik kann auch durch ein persistierendes Foramen ovale erklärt werden [1].
- **Biochemische Theorie:**
  Die biochemische Theorie propagiert direkte Effekte von freien Fettsäuren auf Pneumozyten. Hiermit werden Hypoxie, pulmonalen Hypertonie und die entsprechenden kardiopulmonalen Einschränkungen erklärt.

Während eines pulmonalembolischen Ereignisses kommt es – neben dem Anstieg des pulmonalarteriellen Drucks – zu einem plötzlichen Anstieg der Totraumventilation mit einer Zunahme der arterioalveolären $CO_2$-Differenz. Interessant wären in der geschilderten Situation daher
- die endtidale $CO_2$-Konzentration im Vergleich zur arteriellen $CO_2$-Konzentration und
- der Vergleich des ZVD mit Werten vor dem Ereignis.

In der geschilderten Situation muss Dr. Frona abwägen, ob sie auf die Anwesenheit von Schwester Manuela verzichten kann. Sie entscheidet richtig, dass die Durchführung einer Blutgasanalyse nur bei zusätzlichen personellen Ressourcen erfolgen kann. Die endtidale $CO_2$-Konzentration und der ZVD hingegen können ohne großen Aufwand direkt im Operationssaal bestimmt werden.

> Die Akrinorinjektionen und die kolloidale Infusionslösung waren wirkungslos. Der systolische Blutdruck von Frau Scholz war unter 30 mm Hg gefallen, die Herzfrequenz betrug nur noch 30/min. »Wir brauchen jetzt schnell eine manuelle Herzdruckmassage, sonst stirbt Frau Scholz«, sagte Dr. Frona laut und deutlich, damit es alle hören konnten. Das Operationsteam begann sofort, kräftige Thoraxkompressionen durchzuführen. Schwester Manuela hatte bei dem Wort »Herzdruckmassage« sofort 1 mg Adrenalin aufgezogen. Nach ca. 30 Sekunden und fraktionierter Gabe von insgesamt 0,3 mg Adrenalin besserte sich der Blutdruck wieder. Oberarzt Dr. Volkrad trat gerade durch die Tür, als eine kontinuierliche Infusion von 0,3 µg/kg KG/min Noradrenalin gestartet wurde, um den Blutdruck zu stabilisieren. Nachträglich bestätigt er Dr. Fronas Entscheidung. Bis zur Normalisierung der Sättigung vergingen noch weitere 60 Sekunden.
> 4 Minuten später wurde eine arterielle Blutgasanalyse abgenommen. Der $p_aCO_2$-Wert war mit 44 mm Hg unauffällig, und auch die Oxygenierung mit einem $p_aO_2$-Wert von 210 mm Hg beruhigend. Der Hb-Wert betrug 12,3 mg/dl (Norm 11,9–17,2 mg/dl). Die ST-Strecken-Analyse zeigte weiterhin patho-

logisch veränderte Werte. Der Operateur prüfte die Festigkeit der alten Pfannenendoprothese und entschied sich, wegen der dramatischen Ereignisse auf deren Wechsel zu verzichten und es bei dem Austausch des gelockerten Schafts zu belassen. »Puh!«, dachte Dr. Frona. »Gut, dass mir diese Diskussion erspart bleibt.«

Eine halbe Stunde nach der Reanimation war die Operation beendet. Die Körpertemperatur von Frau Scholz betrug 34,9°C. Es gab keine weiteren Kreislaufschwankungen, und der gesamte Blutverlust betrug insgesamt ca. 800 ml. Frau Scholz wurde intubiert und kontrolliert beatmet, mit laufender Noradrenalininfusion auf die Intensivstation verlegt.

### 11.1.8 Warum wird die Patientin intubiert und beatmet verlegt?

Die Patientin ist hypotherm und zeigt weiterhin Zeichen einer kardialen Ischämie. Bei Beendigung der Narkose unter Hypothermie kommt es zu einem erhöhten Sauerstoffverbrauch, der in den bereits zuvor ungenügend versorgten Herzregionen die Ischämie verschlechtert. Die Patientin kann also erst nach langsamer Erwärmung extubiert werden.

### 11.1.9 Welche weitere Diagnostik empfiehlt sich?

Sofort nach Ende der Operation bzw. spätestens bei Eintreffen auf der Intensivstation sind
- ein 12-Kanal-EKG geschrieben,
- eine Thoraxröntgenaufnahme veranlasst,
- Blut zur Laboruntersuchung abgenommen und
- ein Herzecho anzufordern bzw. durchzuführen.

Diese diagnostischen Maßnahmen dienen u. a. dem Ausschluss oder der Bestätigung eines Myokardinfarkts und einer Rechtsherzbelastung. Von den Laborparametern sind insbesondere Troponin, CK und CK-MB von Bedeutung. Deren Bestimmung muss nach 2 h wiederholt werden. Differenzialdiagnostisch und therapeutisch haben auch die D-Dimere und der proBNP-Wert einen hohen Stellenwert bei Lungenembolien [7].

> Nach diesem Schreck musste Dr. Frona tief durchatmen. 3 Stunden später ging sie zur Nachvisite auf die Intensivstation. Frau Scholz war immer noch beatmet, aber in einem stabilen Zustand. Die ersten Troponinwerte waren im Normalbereich, im EKG zeigte sich kein Anhalt für einen akuten Myokardinfarkt. Die Körpertemperatur betrug 35,0°C, und der Kreislauf war ohne Katecholaminunterstützung stabil. Der aktuelle Hämoglobinwert war 10,3 mg/dl. Dr. Frona ging beruhigt nach Hause.

Am nächsten Morgen war Frau Scholz wach und adäquat. Der Beatmungsschlauch war noch vor Mitternacht entfernt worden. Frau Scholz war empört, dass sie eine Nacht auf dieser schrecklich lauten und unruhigen Station verbringen musste. »Meine Zimmernachbarin hatte nur eine Teilbetäubung für die gleiche Operation und durfte sofort wieder auf ihr Zimmer«, sagte sie. Die Herzenzyme und das EKG waren in den Kontrollen unauffällig gewesen. Dr. Frona erklärte Frau Scholz das Geschehene und freute sich, dass diese wieder ganz die Alte war: non-compliant und unzufrieden mit den Ärzten ...

## 11.2 Fallnachbetrachtung/Fallanalyse

### 11.2.1 Welche medizinischen Fehler sehen Sie in dem geschilderten Fall?

#### ASS-Therapie
Die ASS-Einnahme wurde bei Frau Scholz länger als notwendig unterbrochen [2, 3]. Bei Hochrisikoeingriffen mit zu erwartendem großem Blutverlust ist das Absetzen des ASS zu vertreten. Bei kleineren Eingriffen ist die Unterbrechung interdisziplinär zu diskutieren, da durch das Absetzen von ASS das Risiko für ein akutes Koronarsyndrom deutlich erhöht wird.

#### Optimierung der Bedingung vor Einbringen des Palacos
Bei Hochrisikopatienten in Allgemeinanästhesie muss bereits vor Einbringen des Knochenzements eine prophylaktische Beatmung mit 100% $O_2$ erfolgen. Ebenfalls ist auf eine Optimierung des Volumenhaushalts zu achten. Bei Hochrisiko-

patienten sind vorbereitete Katecholaminspritzen wünschenswert.

**Einbringen des Knochenzementes**

In ▶ Kap. 11.1.5 sind die Maßnahmen zur Reduktion des Ausmaßes einer Palacosreaktion aufgelistet.

**Therapie der kardialen Ischämie**

Bei persistierenden ST-Strecken-Veränderungen hat eine kontinuierliche Nitroglyceringabe bis zum Ausschluss eines Myokardinfarktes zu erfolgen.

**Überwachung**

Bei Hochrisikopatienten muss eine kontinuierliche ZVD-Messung während der Operation durchgeführt werden. Ebenso ist eine intraoperative TEE an Kliniken, die an Risikopatienten Hochrisikoeingriffe durchführen, wünschenswert.

### 11.2.2 Welche organisatorischen Schwachstellen/Fehler finden sich in dem geschilderten Fall?

**Prämedikation**

Es ist wünschenswert, dass der die Narkose durchführende Anästhesist bei seinen Patienten auch das Prämedikationsgespräch durchgeführt. Im Rahmen von Prozessoptimierungen mit Prämedikationsambulanzen ist dies allerdings nur noch schwer zu gewährleisten.

**Ressourcenrekrutierung**

Die Anforderung einer zusätzlichen Pflegekraft scheiterte. In Notfallsituationen wie der geschilderten sollte nicht gezögert werden, auch anästhesiefremdes Personal wie OP-Springer zu rekrutieren, und sei es, um der Forderung nach zusätzlichem Personal Nachdruck zu verleihen.

### 11.2.3 Wieso ist für Anästhesisten immer alles so schwierig?

Durch die Spezialisierung der Medizin nimmt die Fachbezogenheit zu. Das geht zu Lasten einer interdisziplinären Sichtweise. Für die Orthopäden handelte es sich bei der Hüftprothese um einen Routineeingriff, für die Anästhesistin war es eine Risikonarkose. Diese unterschiedlichen Sichtweisen mündeten in einen ungleichen Informationsstand. Die beiden Fachabteilungen hatten entsprechend kein gemeinsames mentales Modell (»shared mental model«; ▶ Kap. 27.2.3). Was hätten die Chirurgen wissen müssen?

Es fehlte eine frühzeitige Information der Chirurgen über den kritischen Zustand von Frau Scholz. Die Anästhesistin nahm keine Informantenrolle ein. Stattdessen konzentrierte sie sich zunächst ausschließlich auf die Therapie der bedrohlichen Kreislaufsituation, ohne die Behandlungsmöglichkeiten der Orthopäden – Verminderung des Drucks auf den Femurschaft – in Betracht zu ziehen.

Wie wichtig eine gemeinsame Zielsetzung und Aufgabenverteilung sind, zeigte sich bei der folgenden Reanimationssituation. Dr. Frona informierte das Team lautstark über die lebensbedrohliche Lage sowie über die sofort zu erfolgenden Behandlungsmaßnahmen. Durch Verwendung der »Wir«-Form bezog sie alle Teammitglieder mit ein. Das OP-Team begann sofort mit der Thoraxkompression, während Schwester Manuela sich um die Notfallmedikamente kümmerte.

**Literatur**

1. Byrick RJ. Causes of brain injury during orthopedic surgery. Can J Anaesth 2004; 51: 867–870
2. Burger W, Chemnitius JM, Kneissl GD, Rücker G. Low-dose aspirin for secondary cardiovascular prevention – cardiovascular risks after its perioperative withdrawal versus bleeding risks with its continuation – review and meta-analysis. J Intern Med 2005; 257: 399–414.
3. Collet JP, Montalescot G, Blanchet B, Tanguy ML, Golmard JL, Choussat R, Beygui F, Payot L, Vignolles N, Metzger JP, Thomas D. Impact of prior use or recent withdrawal of oral antiplatelet agents on acute coronary syndromes. Circulation 2004; 110: 2361–2367
4. Deutsche Gesellschaft für Kardiologie. Prophylaxe der infektiösen Endokarditis. Kardiologe 2007; 1: 243–250
5. Hagio K, Sugano N, Takashina M, M, Nishii T, Yoshikawa H, Ochi T. Embolic events during total hip arthroplasty: an echocardiographic study. J Arthroplast 2003; 18: 186–192
6. Kearon C, Hirsh J. Management of anticoagulation before and after elective surgery. N Engl J Med 1997; 336:1506–1511

7. Konstantinides S, Hasenfuß G. Akutes Cor pulmonale bei Lungenembolie – Entscheidender prognostischer Faktor und kritischer Parameter für die Auswahl der therapeutischen Strategie. Internist 2004; 45: 1155–1162
8. Lamadé WR, Friedl W, Schmid B, Meeder PJ. Bone cement implantation syndrome. A prospective randomised trial for use of antihistamine blockade. Arch Orthop Trauma Surg 1995; 114: 335–339
9. Memtsoudis SG, Rosenberger P, Walz M. Critiacal care issues in the patient after major joint replacement. J Intensive Care Med 2007; 22: 92–104

# Fall 12 – Fußoperation

12.1 Falldarstellung – 120

12.2 Fallnachbetrachtung/Fallanalyse – 122

## 12.1 Falldarstellung

> Frau Dr. Leto arbeitete seit drei Jahren in der Anästhesie. Im Rahmen ihrer Ausbildungsrotation war sie momentan in der Orthopädie eingeteilt – ein Bereich, der ihr wegen der zahlreichen Regionalanästhesieverfahren großen Spaß machte. Heute war Fuß-Tag. In dem Saal, in dem sie eingeteilt war, waren insgesamt 6 Eingriffe geplant: Eine Hammerzehoperation, eine Charcot-Fußoperation und vier Fußoperationen bei diabetischen Patienten. Die Hammerzehoperation war der erste Programmpunkt gewesen, und Frau Dr. Leto hatte eine unauffällige Vollnarkose mit Larynxmaske durchgeführt. Jetzt lag Frau Claussen in der Anästhesieeinleitung.

Frau Claussen war 59 Jahre alt und litt – wie ihr erstmals vor 30 Jahren mitgeteilt wurde – an der Charcot-Marie-Tooth- (CMT-) Erkrankung. Betroffen waren bei ihr die Beine, und nach den vielen Jahren war ihre Unterschenkelmuskulatur mittlerweile sehr schwach. Sie hatte jetzt ausgeprägte Hohlfüße und Hammerzehen und war nur noch auf Krücken unterwegs. Aufgrund der Schmerzen hatte sie sich jetzt dazu entschlossen, sich operieren zu lassen.

Frau Dr. Leto hatte von der CMT-Erkrankung keine genauen Vorstellungen. Frau Claussen war am Vortag in der Prämedikationsambulanz gesehen worden, und der prämedizierende Anästhesist hatte mit Rotstift »triggerfreie Narkose« auf dem Anästhesieprotokoll vermerkt. Weiter waren folgende Informationen notiert:

- 60 kg, 160 cm.
- Morbus Parkinson, medikamentös eingestellt mit Levodopa 100 mg und Benserazid 28,5 mg.
- Intermittierende Tachyarrhythmia absoluta und Hypertonie, behandelt mit 50 mg Metoprolol tgl.
- Chronische Gastritis mit Refluxösophagitis, behandelt mit 20 mg Pantoprazol.
- Chronisches zervikales Schmerzsyndrom.
- Das EKG und die Laborparameter waren unauffällig.
- Zur medikamentösen Prämedikation hatte Frau Claussen 7,5 mg Midazolam p.o. erhalten und am Operationstag ihre übliche Morgenmedikation eingenommen.

### 12.1.1 Stimmt der Hinweis »triggerfreie Narkose«?

Die Frage impliziert bereits ein Nein. Die CMT-Erkrankung gehört zu der Gruppe der heriditären sensomotorischen Neuropathien (HSMN) und ist gekennzeichnet durch einen symmetrische, distale Muskelschwäche aufgrund einer Demyelinisation und eines Verlustes an peripheren Axonen. Die Folge ist eine reduzierte Nervenleitungsgeschwindigkeit und ein Verschwinden von Reflexen. Die Muskelschwäche ist Folge der Nervenerkrankung und kein Symptom einer Erkrankung aus dem Formenkreis der Muskeldystrophien. Eine erhöhte Inzidenz von maligner Hyperthermie im Rahmen von Anästhesien wurde bisher nicht beschrieben.

### 12.1.2 Welche Muskelrelaxanzien können bei der CMT-Erkrankung sicher eingesetzt werden?

Die häufigste Beschwerde von CMT-Patienten nach Allgemeinanästhesien ist Muskelschwäche [1]. Da Inhalationsanästhetika auch eine gewisse muskelrelaxierende Wirkung haben, ist daher deren Vermeidung durchaus gerechtfertigt. Patienten mit einer CMT-Erkrankung leiden unter einer chronischen Denervierung peripherer Muskeln, sodass es – ähnlich wie bei bettlägerigen Patienten – zu einer vermehrten Expression postsynaptischer Azetylcholinrezeptoren kommt. Daher ist die Indikation für die Anwendung von Succinylcholin sehr eng zu stellen. Weiter ist der gleichzeitig vorhandene Morbus Parkinson eine relative Kontraindikation für Succinylcholin. Nichtdepolarisierende Muskelrelaxanzien wie Atracurium [6], Mivacurium [8] oder Vecuronium [2] wurden bereits ohne Probleme angewendet. Allerdings ist nach der Anwendung von Vecuronium bereits von einer unerwartet langen neuromuskulären Blockade berichtet worden [7].

> Frau Dr. Leto sah in ihrem Kitteltaschenbuch nach, aber auch dort fand sie nichts zur CMT-Erkrankung. »Wir machen bei Frau Claussen eine triggerfreie Narkose«, sagte sie zu Fachkrankenschwester Barbara, die mit ihr zusammen den Saal betreute. Diese hatte

## 12.1 · Falldarstellung

die Bemerkung auf dem Anästhesieprotokoll bereits gelesen und alles entsprechend vorbereitet. Frau Claussen erhielt zur Anästhesieeinleitung 100 mg Propofol, 0,15 mg Fentanyl und 25 mg Rocuronium i.v. Maskenbeatmung und Intubation gelangen problemlos, ohne dass Frau Dr. Leto Frau Claussens Kopf stark reklinieren musste. Schließlich musste sie wegen der HWS-Probleme aufpassen. Sie startete die kontinuierliche Gabe von Propofol zunächst mit 3 mg/kg KG/h, und gemeinsam mit Schwester Barbara schob sie Frau Claussen in den OP.

Kurz darauf begann auch die Operation. Frau Dr. Leto hatte vor dem Hautschnitt die Propofolinfusion auf 4 mg/kg KG/h gesteigert, aber sie hatte den Eindruck, dass das gar nicht notwendig gewesen wäre. Frau Claussen reagierte mit keinem der Messparameter auf den chirurgischen Reiz. Die Größe des Eingriffs war deutlich kleiner als im OP-Plan angegeben und dauerte nur 20 Minuten. »Zum Glück habe ich nicht noch mehr Fenta gegeben«, dachte Frau Dr. Leto. »Sonst würde sich die Ausleitung jetzt endlos hinziehen.« Sie stellte die Propofolinfusion aus, und kurz danach begann Frau Claussen selbstständig zu atmen. »Frau Claussen«, sagte Frau Dr. Leto laut zu der Patientin, »machen Sie mal die Augen auf!« Die Augen öffnete Frau Claussen auch, aber ansonsten zeigte sie keinerlei Bewegungen.

### 12.1.3 Was würden Sie jetzt tun?

Die einzige Reaktion, die Frau Claussen zeigt, ist Öffnen der Augen bei ausreichender Spontanatmung. Hieraus kann nicht der Rückschluss gezogen werden, dass die Schutzreflexe bereits wieder ausreichend vorhanden sind. Ein Relaxanzienüberhang muss ausgeschlossen werden. Alternativ muss auch an Antriebsstörung aufgrund des Morbus Parkinson gedacht werden.

> Frau Dr. Leto holte aus der Anästhesieschublade das Relaxometriegerät hervor, klebte die Elektroden in den Bereich des linken N. ulnaris am Handgelenk fest, wählte als Stromstärke 50 mA und drückte Train-of-Four (TOF). An Frau Claussens Hand war keine Reaktion zu sehen. Sie wiederholte die Stimulation, legte aber diesmal ihre Hand in die Hand von Frau Claussen. Aber auch so konnte sie keine Muskelantwort registrieren. »Vielleicht ist ja das Gerät kaputt«, dachte sie. Sie klebte sich selber zwei Elektroden ans Handgelenk und löste einen TOF aus, allerdings nur mit 20 mA Stromstärke. »Autsch«, entfuhr es ihr, als ihre Hand zuckte. Dann griff sie zum Telefon, um sich einen Tipp von ihrem Oberarzt Dr. Volkrad zu holen.

> Der kam kurz darauf in den OP und wiederholte die Messungen. Zur Sicherheit probierte er auch noch die andere Hand von Frau Claussen aus. Das Ergebnis blieb aber negativ. »Wenn wir noch nicht einmal eine Zuckung haben, dann können wir auch nicht antagonisieren«, sagte er. »Time is not toxic«, fügte er noch hinzu. »Wir geben Frau Claussen noch etwas mehr Zeit und lassen sie solange schlafen.« Dann stellte er die Propofolinfusion mit 2 mg/kg KG/h wieder an und verließ den Saal.

### 12.1.4 Haben Sie eine andere Idee?

**Beurteilung der Relaxierungstiefe**

Bei einer negativen Antwort nach einem TOF-Stimulus kann ein tiefer neuromuskulärer Block vorliegen. Zur Beurteilung empfiehlt es sich, einen Post-Tetanic-Count (PTC) durchzuführen. Beim PTC werden der Applikation eines 50-Hz-Stimulus über 5 s nach einer Pause von 3 s 15 Einzelstimuli mit einer Frequenz von 1 Hz appliziert (◘ Abb. 12.1). Die Anzahl der positiven Muskelkontraktionen korreliert reziprok mit der Blockadetiefe. Bei >10 positiven Einzelzuckungen ist die Rückkehr eines positiven TOF unmittelbar zu erwarten.

Bei der Durchführung von relaxometrischen Messungen ist darauf zu achten, dass die entsprechende Extremität ausreichend warm ist, um valide Ergebnisse zu erhalten. Idealerweise sollte die Extremitätentemperatur >35°C, mindestens aber >32°C liegen.

**Antagonisierung der Muskelrelaxation**

Die am häufigsten verwendeten Medikamente zur Antagonisierung von nichtdepolarisierenden Muskelrelaxanzien sind Azetylcholinesterasehemmer. Typische Vertreter sind Neostigmin und Pyridostigmin. Sie können angewendet werden, wenn nach einem TOF-Stimulus mindestens eine Zuckung positiv ist. Voraussetzung ist, dass in den 10 min

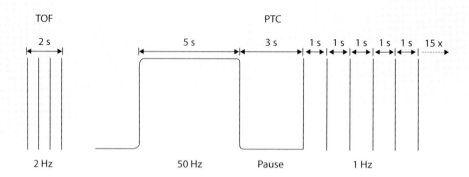

**Abb. 12.1.** Schematische Darstellung einer Train-Of-Four- (TOF-) Stimulation und eines Post-Tetanic-Count (PTC) bei der Relaxometrie. Die Wahl der Impulsstärke kann in der Regel am Relaxometriegerät eingestellt werden

vor der TOF-Applikation kein PTC durchgeführt wurde. Oberarzt Dr. Volkrad hat insofern Recht mit seiner Aussage, dass diese Art von Antagonisten (noch) nicht angewendet werden können.

Seit Ende 2008 ist Sugammadex zur Antagonisierung auch einer tiefen Rocuroniumblockade [3] in Deutschland erhältlich. Das Medikament ist kostenintensiv und wird daher nicht in der Routine, sondern nur selten angewendet.

> Frau Dr. Leto hatte es sich neben Frau Claussen gemütlich gemacht. Die Patientin atmete regelmäßig, und die endexspiratorische Messung zeigte Normokapnie. Jede Minute machte sie eine TOF-Messung, immer mit dem gleichen negativen Ergebnis. Frau Dr. Leto hatte zwar schon häufiger beobachtet, dass Rocuronium unerwartet lange wirkte, aber 80 Minuten waren – so glaubte sie – ein neuer persönlicher Rekord. Sie dokumentierte gerade die letzten Vitalparameter auf dem Anästhesieprotokoll, als plötzlich alles ganz schnell ging. Frau Claussen bewegte die Beine, setzte sich mit einem Ruck auf und versuchte, den Beatmungsschlauch loszuwerden. Bei dem Versuch, die Arme freizubekommen, entfernte sie sich den venösen Zugang. Frau Dr. Leto sprang zu der Patientin, löste die Fixierung des Endotrachealtubus, zerriss die Cuffdruckleitung und extubierte Frau Claussen. Diese legte sich daraufhin wieder hin und schlief wieder ein. Frau Dr. Leto stoppte die Propofolinfusion und hielt eine Maske über Frau Claussens Gesicht. »Seltsam«, dachte sie, als sie nochmals einen TOF-Stimulus auslöste. »Immer noch negativ.«

> 10 Minuten später war Frau Claussen wach und wurde in den Aufwachraum verlegt. Eine Stunde später ging es auf Normalstation. Der Fall ließ Frau Dr. Leto keine Ruhe, und sie besuchte die Patientin am Folgetag, das Relaxometer in der Kitteltasche. Frau Claussen war sehr zufrieden mit der Narkose und konnte sich an nichts erinnern. Die TOF-Messung, die Frau Dr. Leto durchführte, war immer noch negativ ...

## 12.2 Fallnachbetrachtung/Fallanalyse

### 12.2.1 Was ist Ihre Erklärung für die negative Relaxometrie?

Die CMT-Erkrankung betrifft typischerweise die untere Extremität und hier insbesondere den N. peronaeus. In neurophysiologischen Untersuchungen finden sich
- eine Abnahme der Nervenleitungsgeschwindigkeit,
- eine verlängerte Latenzzeit und
- eine Abnahme der Aktionspotenzialamplitude.

Anatomisches Korrelat ist eine Axondegeneration, die häufig lange klinisch inapparent bleibt. In schweren Fällen bzw. bei langen Krankheitsverläufen sind diese neurophysiologischen Alternationen auch an der oberen Extremität und hier insbesondere im Bereich der Nn. ulnaris und medianus nachweisbar. Die Folge ist, dass ein Monitoring der Muskelrelaxation gar nicht mehr oder nur noch sehr schwierig durchführbar ist [4].

### 12.2.2 Welche medizinischen Fehler sehen Sie in dem geschilderten Fall?

**Relaxometrie**

Die Relaxometrie ist häufig kein Standard zur Überwachung der Muskelrelaxation, auch wenn zahlreiche Untersuchungen immer wieder zeigen, dass der Anteil an noch restrelaxierten Patienten in den Aufwachräumen beträchtlich ist.

> Unabdingbar ist eine Relaxometrie immer dann, wenn Patienten mit Muskelerkrankungen oder Erkrankungen des peripheren Nervensystems relaxiert werden. Dann muss eine Ausgangsmessung nach Einleitung der Allgemeinanästhesie und vor Gabe des Muskelrelaxans erfolgen, um Überraschungen wie in dem geschilderten Fall zu verhindern. Hierbei zu beachten ist, dass dies auch alle Patienten betrifft, bei denen es sekundär – z. B. in Folge einer Systemerkrankung wie Diabetes mellitus – zu Neuropathien kommen kann [5].

Auf die Überprüfung der Extremitätentemperatur wurde bereits in ▶ Kap. 12.1.4 eingegangen.

**Anmerkung außerhalb des Falles.** Neben einer negativen Relaxometrie bzw. der Notwendigkeit einer größeren Stromstärke ist bei diesen Patienten häufig auch die Nervenstimulation im Rahmen von Regionalanästhesien erschwert.

### 12.2.3 Welche organisatorischen Schwachstellen/Fehler finden sich in dem geschilderten Fall?

**Triggerfreie Narkose**

Wie in ▶ Kap. 12.1.1 bereits dargestellt, war es nicht erforderlich, eine triggerfreie Narkose durchzuführen. Wenn allerdings schon »Triggerfreiheit« von dem prämedizierenden Anästhesisten verlangt wird – dann sollte die Anästhesie auch an erster Stelle im OP-Programm stattfinden. Entsprechende Algorithmen für die OP-Organisation sind zu fordern.

**Relaxometrie**

Der Stellenwert der Relaxometrie wurde bereits in ▶ Kap. 12.2.2 dargestellt. Die Anwendung dieses Monitoringverfahrens als Standard – zumindest bei bestimmten Patientengruppen – muss mittels Handlungsanweisungen festgelegt sein.

### 12.2.4 Wie hätte sich Frau Dr. Leto verhalten sollen, um den Fehler möglicherweise früher zu erkennen?

Frau Dr. Leto wunderte sich zu Recht über die negative Relaxometrie bei Frau Claussen und begab sich auf Ursachensuche. Ihre erste Vermutung war, dass ein Gerätedefekt vorlag. Dieser wurde von ihr relativ rasch ausgeschlossen. Danach war die Sache für sie klar: Es handelte sich um eine unerwartet lange Wirkungsdauer des Muskelrelaxans. Alternative Möglichkeiten – wie nichtadäquates Monitoringverfahren aufgrund von Veränderungen der Neurophysiologie – wurden von ihr nicht berücksichtigt.

Ihre Informationssuche war sehr selektiv und darauf gerichtet, eigene Annahmen – eine technische Ursache ist so gut wie ausgeschlossen – zu bestätigen. Das Entstehen solcher Fixierungsfehler wird immer dann begünstigt, wenn bisherige Vorgehensweisen nicht kritisch in Frage gestellt werden. Falsche oder unzureichend reflektierte Schlussfolgerungen persistieren und pflanzen sich unter Umständen fort.

Wie kann das verhindert werden?

Ziel ist ein kritisches In-Frage-Stellen bisheriger Vorgehensweisen, um unberücksichtigte – vielleicht auch neue – Informationen mit in die Urteilsbildung einfließen zu lassen. Oftmals genügt das laute Verbalisieren des Problems, wie beispielsweise »Warum geht die Relaxometrie hier nicht?« Lautes Verbalisieren hilft, Denkvorgänge zu aktivieren, die das Problem von einer anderen Perspektive aus betrachten. Gleichzeitig wird anderen Anwesenden das Problem verdeutlicht. Sie können sich aktiv an der Problemlösung beteiligen und werden indirekt auch dazu aufgefordert. Durch ein solches Verhalten wird es leichter, Alternativen zu berücksichtigen. Der Denkfehler einer selektiven Informationssuche wird eher erkannt.

## Literatur

1. Antognini JF. Anaesthesia for Carcot-Marie-Tooth disease: a review of 86 cases. Can J Anaesth 1992; 39: 398–400
2. Baraka AS. Vecurorium neuromuscular block in a patient with Charcot-Marie-Tooth Syndrome. Anaesth Analg 1997; 84: 927–8
3. Caldwell JE, Miller RD. Clinical implications of sugammadex. Anaesthesia 2009; 64 (Suppl 1): 66–72
4. Fiacchino F, Grandi L, Ciano C, Sghirlanzoni A. Unrecognized Charcot-Marie-Tooth disease: Diagnostic difficulties in the assessment of recovery from paralysis. Anaesth Analg 1995; 81: 199–201
5. Knüttgen D, Bremerich D, Rings J, Curth A, Doehn M. Versagen der Relaxometrie bei diabetischer Polyneuropathie. Anaesthesist 1992; 41: 559–63
6. Naguib M, Samarkandi AH. Response to atracurium and mivacurium in a patient with Charcot-Marie- Tooth disease. Can J Anaesth 1998; 45: 56–9
7. Pogson D, Telfer J, Wimbush S. Prolonged vecuronium neuromuscular blockade associated with Charcot Marie Tooth neuropathy. Br J Anaesth 2000; 85: 914–7
8. Schmitt HJ, Münster T. Mivacurium-induced neuromuscular block in adult patients suffering from Charcot-Marie-Tooth disease. Can J Anaesth 2006; 53: 984–8

# Fall 13 – Spinalkanalstenose

13.1 Falldarstellung – 126

13.2 Fallnachbetrachtung/Fallanalyse – 133

## 13.1 Falldarstellung

> Als Dr. Arnd sich am Mittwochmorgen in den OP einschleusen wollte, wartete vor der Tür Herr Tann. Herr Tann hatte gestern seine Frau bei der Prämedikation begleitet und erkannte Dr. Arnd sofort »Guten Morgen, Dr. Arnd. Meine Frau ist schon im OP. Passen Sie bitte gut auf sie auf! Ich habe niemanden sonst mehr.« Dr. Arnd empfand die Situation als etwas merkwürdig, aber er versprach, gut auf sie auf zu passen. Dann betrat er den Umkleideraum.

In der Anästhesievorbereitung hatten Fachkrankenschwester Sarah und ihre Praktikantin Blutdruckmanschette, EKG und den Fingerclip für die Pulsoxymetrie angeschlossen. Sie waren froh, dass Dr. Arnd eintraf, denn an beiden Armen von Frau Tann zeigte sich nicht eine Vene. Auch an den Füßen schimmerten durch die weiße, talgige Haut nur winzige Äderchen. »Gut, dass Sie kommen, Herr Doktor«, begrüßte ihn Frau Tann tapfer. »Sie werden doch eine Vene finden? Ich kann auch viel aushalten.« »Guten Morgen, Frau Tann! Einen kleinen Moment, ich muss erst noch mal Ihre Papiere kontrollieren.«

Dr. Arnd nahm die Akte in die Hand. Er war besonders auf das noch ausstehende Herzecho gespannt, das er gestern angeordnet hatte.
Folgende Informationen hatte er jetzt zu Frau Tann:

- 77 Jahre alt,
- 1,62 m groß und 60 kg schwer,
- arterielle Hypertonie,
- Hypercholesterinämie und Hyperlipidämie.
- Anamnestisch hatte sie bis vor einem halben Jahr nach 1–2 Etagen Luftnot bekommen. Dann begannen die Symptome der Spinalkanalstenose mit Gangunsicherheit, und sie hatte sich nicht mehr belastet.
- Z. n. Tonsillektomie als Kind,
- Z. n. Mamma-Ca vor 10 Jahren,
- Z. n. Nikotinabusus (25 »pack years« bis vor 15 Jahren),
- Rö-Thorax: keine Pleuraergüsse, beginnendes Emphysem, Herzsilhouette verplumpt, Herz etwas vergrößert,
- EKG: SR, LT, T-Negativierung in $V_2$–$V_6$, nach Sokolow-Index LV-Hypertrophie,
- Herzecho: EF: ~55%, Klappen zart, Aortenstenose I°, Wandverdickung, Relaxationsstörung,
- pathologische Laborwerte: Hb: 10,5 mg/dl (Norm 11,9–17,2 mg/dl), Hkt: 0,29% (Norm 37–47%), Kreatinin: 134 µmol/l (Norm 62–106 µmol/l),
- Medikamente: Captobeta (Captopril und Hydrochlorothiazid)

### 13.1.1 Welche Probleme antizipieren Sie bei der geplanten Operation der Spinalkanalstenose?

#### Operation in Bauchlage
Der erschwerte Zugang zur Patientin durch die Bauchlage macht eine besonders sorgfältige Fixierung des Tubus, eine besonders sorgfältige Lagerung der Patientin und ausreichend viele, gut erreichbare intravenöse Zugänge notwendig.

#### Blutverlust
Bei einer degenerativ verursachten Spinalkanalstenose ist nicht mit sehr großen Blutverlusten zu rechnen. Dagegen kann es bei tumorös bedingter Spinalkanalstenose zu größeren Blutungen aufgrund starker Vaskularisierung der Metastase und Gerinnungsstörungen kommen. Bei zahlreichen Tumoren – hier sind insbesondere Mamma- und Prostatakarzinom zu nennen – findet sich eine hohe Aktivität von Plasminogenaktivatoren [1]. Die induzierte Konversion von Plasminogen zu Plasmin führt zu einer Aktivierung der Fibrinolyse. Die Fibrinolyse erleichtert es dem Tumor, infiltrierend zu wachsen und zu streuen. Eine massive Freisetzung von Plasminogenaktivatoren im Rahmen von Tumorchirurgie kann eine systemische Hyperfibrinolyse auslösen.

Im Fall von Frau Tann muss zusätzlich bedacht werden, dass sie bereits vor Operationsbeginn eine Anämie hat. Die Bereitstellung ausreichender Blutkonserven ist daher sicherzustellen.

#### Hypothermie
Patienten, die in Bauchlage operiert werden, können schwieriger passiv erwärmt werden und neigen eher zu Hypothermien.

## 13.1.2 Welche Information erhalten Sie aus den kardialen Voruntersuchungen?

### EKG
Die Patientin bietet im EKG Zeichen einer linksventrikulären Hypertrophie, wahrscheinlich als Folge ihres Hypertonus. Die T-Negativierung in $V_2$–$V_6$ sind ein Zeichen für eine eingeschränkte Koronarreserve.

### Thoraxröntgenaufnahme
Neben dem Lungenemphysem ist eine Herzvergrößerung auffällig. Bei einer a.-p.-Aufnahme im Stehen sollte der Herzschatten nicht mehr als 50% des knöchernen Thoraxdurchmessers sein. Die verplumpte Herzsilhouette spricht für eine Hypertrophie des linken Vorhofs.

### Herzecho
Die auffälligen Befunde sind eine Wandverdickung und eine Relaxationsstörung, sodass bei Frau Tann von einer diastolischen Herzinsuffizienz auszugehen ist. Die diastolische Herzinsuffizienz ist charakterisiert durch einen erhöhten Füllungswiderstand des Ventrikels (◘ Abb. 13.1).

Bei einer diastolischen Herzinsuffizienz zeigt sich im Herzecho [4]:
- eine verlangsamte isovolumetrische, linksventrikuläre Relaxation trotz normaler Ejektionsfraktion (EF>45%),
- ein normales oder erniedrigtes enddiastolisches Ventrikelvolumen bei verminderter frühdiastolischer Füllungsphase und verminderter diastolischer Dehnbarkeit (linksventrikulärer enddiastolischer Druck >16 mm Hg),
- ein normales oder erniedrigtes Schlagvolumen
- und natürlich der erhöhte Füllungsdruck bei gesteigerter linksventrikulärer Kammersteifigkeit, v. a. unter Belastung.

Man unterscheidet zwischen der diastolischen Dysfunktion und der diastolischen Herzinsuffizienz. Bei asymptomatischen Patienten spricht man von einer diastolischen Dysfunktion. Makromorphologisch findet sich eine konzentrische Hypertrophie des linken Ventrikels, die im Gegensatz

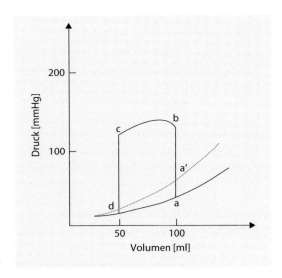

◘ Abb. 13.1. Druck-Volumen-Kurve des linken Ventrikels. Bei einer diastolischen Herzinsuffizienz kommt es zu einer Relaxationsstörung des linken Ventrikels. Hierdurch steigt der diastolische Druck während der Ventrikelfüllung (d → a) überproportional (d → a').

zu der exzentrischen Hypertrophie bei der systolischen Dysfunktion steht.

Die Symptome der diastolischen Herzinsuffizienz bestehen aus Belastungs- oder Ruhedyspnoe, Jugularvenenstauung, Verlagerung des Herzspitzenstoßes, Ödemen, Hepatomegalie und pektanginösen Beschwerden. Im Fall von Frau Tann sind die klinischen Symptome aufgrund ihrer Beeinträchtigung durch die Spinalkanalstenose schwer zu evaluieren. Auskultatorisch muss bei der Prämedikation ein Lungenödem ausgeschlossen werden. In der durchgeführten Thoraxröntgenaufnahme zeigte sich jedenfalls kein Anhalt für eine ausgeprägte Stauung. Laborchemisch findet sich u. U. ein erhöhter proBNP-Spiegel.

### Risikofaktoren einer diastolischen Herzinsuffizienz
- Alter
- Arterielle Hypertonie
- Adipositas
- Diabetes mellitus

▼

- Obstruktives Schlafapnoesyndrom
- LV-Hypertrophie
- Aortenstenose
- Koronare Herzkrankheit

> Jetzt wandte Dr. Arnd sich Frau Tann zu. Nachdem er sämtliche Extremitäten versucht hatte und nur eine blaue Flexüle am linken Fuß legen konnte, beschloss er, den ZVK in Lokalanästhesie vor der Narkoseeinleitung zu legen. Frau Tann erklärte sich einverstanden. Der Punktionsversuch der V. anonyma dextra war frustran. Da er Frau Tann das Gedrücke am Hals nicht weiter zumuten wollte, versuchte Dr. Arnd als nächstes, die V. subclavia dextra zu punktieren. Es gelang im zweiten Anlauf. Der Seldinger-Draht ließ sich problemlos vorschieben, und einige Extrasystolen gaben Dr. Arnd die Gewissheit, am richtigen Ort gelandet zu sein. Frau Tann strahlte ihn an: »War gar nicht schlimm«, behauptete sie.
>
> Dann begann Dr. Arnd mit der Narkoseeinleitung: »Schwester Sarah, bitte geben Sie 0,15 mg Fentanyl, dann insgesamt 70 mg Propofol.« Nachdem Frau Tann eingeschlafen war, erhielt sie 30 mg Atracurium. Der nächste gemessene Blutdruck betrug nur 68/35 mm Hg. Nach einer Ampulle Akrinor und 250 ml kolloidaler Infusionslösung stieg er auf 87/54 mm Hg. Schwester Sarah zog die Medikamente für einen Noradrenalin-Perfusor auf und wies ihre Praktikantin an, die Anlage der invasiven Blutdruckmessung vorzubereiten. Dr. Arnd hatte Schwierigkeiten, die A. radialis zu tasten, und ließ sich ein Ultraschallgerät bringen.
>
> Schließlich war alles geschafft: Der Blutdruck hatte sich unter 0,04 µg/kg KG/min Noradrenalin bei 120/87 mm Hg stabilisiert, die arterielle Blutdruckmessung war gelegt, die Magensonde platziert, die Augen mit Augenpflaster geschützt, ein Blasenkatheter gelegt, und Schwester Sarah hatte nach narkoseinduzierter Vasodilatation am linken Unterarm eine 17-G-Flexüle platzieren können. Die Narkose wurde mit 3,6 Vol.-% Desfluran aufrechterhalten.
>
> Der Orthopäde betrat die Einleitung: »Guten Morgen, alles in Ordnung? Können wir in den OP einfahren? Hat Frau Tann die Antibiotikaprophylaxe bereits erhalten?« Die Kurzinfusion mit dem Antibiotikum wurde angehängt, und Dr. Arnd war froh, dass er trotz der aufwendigeren Einleitung Frau Tann nur mit 15 Minuten Verspätung in den Saal brachte.

### 13.1.3 Hätten Sie ein anderes Vorgehen gewählt?

**Invasive Blutdruckmessung vor Einleitung der Allgemeinanästhesie**

Bei Frau Tann war aufgrund der Vorerkrankungen die Anlage einer invasiven Blutdruckmessung vor Einleitungsbeginn in Lokalanästhesie empfehlenswert.

**Anlage des ZVK mit Ultraschallkontrolle**

Da ein Ultraschallgerät verfügbar war, hätte es auch zur Anlage des ZVK verwendet werden sollen. Dieses Vorgehen wird insbesondere von wachen Patienten geschätzt, reduziert die Komplikationsrate und erhöht die Trefferquote.

**Noradrenalin-Perfusor vor Einleitung der Allgemeinanästhesie**

Aufgrund der Vorerkrankungen von Frau Tann war damit zu rechnen, dass eine kontinuierliche Gabe eines Vasopressors erforderlich werden würde. Bei entsprechender Antizipation muss ein Noradrenalin-Perfusor bereits vor Einleitung der Allgemeinanästhesie vorbereitet sein.

**Etomidate?**

Zahlreiche Anästhesisten bevorzugen bei kardial vorerkrankten Patienten Etomidate als Einleitungsanästhetikum, da es weniger negativ inotrop wirkt als beispielsweise Propofol.

**Zeitpunkt der perioperativen Antibiotikaprophylaxe**

Die intravenöse Antibiotikagabe wurde zu einem ungünstigen Zeitpunkt begonnen, da Frau Tann unmittelbar im Anschluss bzw. während der Antibiotikagabe von der Monitorüberwachung dekonnektiert wurde. Allergische Kreislaufreaktionen werden so nicht schnell erkannt.

Zusätzlich sollte eine perioperative Antibiotikaprophylaxe spätestens 30 min vor Hautschnitt abgeschlossen sein, um effektiv wirken zu können.

> Nach der gemeinsamen Umlagerung in Bauchlage und kurzer Diskonnektion aller Überwachungskabel betrug der erste gemessenen Blutdruck 78/43 mm Hg, die Herzfrequenz war kurz bei 45 Schläge/min, um

dann auf 95 Schläge/min zu steigen. Die pulsoxymetrisch gemessene Sättigung ($S_pO_2$) betrug 94%.

Während Dr. Arnd die Noradrenalindosis verdoppelte und Schwester Sarah die restlichen 250 ml kolloidaler Infusionslösung als Druckinfusion infundierte, fragte der Orthopäde, warum der Monitor alarmiere und ob er was helfen könne. »Nein, nein«, sagte Dr. Arnd, »das wird gleich wieder.« Und tatsächlich, der Blutdruck stieg auf 105/65 mm Hg. Die Praktikantin fragte Dr. Arnd schüchtern, ob Frau Tann vielleicht eine Lungenembolie gehabt hätte.

### 13.1.4 Wie erklären Sie der Praktikantin dieses Ereignis?

Die abgelaufenen Kreislaufveränderungen können mehrere Ursachen haben:

#### Relative Hypovolämie bei Lagerung

Die relative Hypovolämie bei der Umlagerung von Patienten in die Bauchlage ist ein häufig zu beobachtendes Ereignis. Es wird begünstigt durch eine präoperative Hypovolämie, die narkosebedingte Vasodilatation und durch die gleichzeitige Absenkung der Beine, wie es bei der Lagerung zu dieser Operation üblich ist. Die Patienten müssen vor dem Umlagern bereits ausreichend Volumen zum Ausgleich der narkoseinduzierten Vasodilatation erhalten haben, es müssen ausreichend intravenöse Zugänge vorhanden sein, und die Patienten dürfen nur so kurz wie möglich von der Monitorüberwachung dekonnektiert werden. Eine vasopressorisch aktive Substanz muss vorbereitet sein.

#### Kardiales Ereignis

Ein kardiales Ereignis kann nicht sicher ausgeschlossen werden. Besonderes Augenmerk gilt hier dem EKG und der ST-Strecken-Analyse. Das rasche Ansprechen auf vasoaktive Substanzen und Volumengabe macht die Hypovolämie als Ursache wahrscheinlicher.

#### Lungenembolie bei vorbestehender Thrombose

Im Rahmen der Umlagerung kann es weiterhin auch zu einer Lungenembolie durch einen mobilisierten, vorbestehenden Thrombus gekommen sein. Auffällig wären dann eine geringe endtidale und eine relativ hohe arterielle $CO_2$-Konzentration infolge der vergrößerten Totraumventilation.

#### Vagaler Reflex bei zu wachem Patienten

Die Patientin hat relativ wenige Narkosesubstanzen zur Einleitung bekommen, und die endtidale Desflurankonzentration liegt unterhalb des MAC-Wertes. Deswegen ist ein Aufwachen der Patientin bei der Umlagerung mit Pressen und vagalem Reflex denkbar. Ein Pressen war allerdings aufgrund des zeitlichen Verlaufs als klinisches Zeichen unwahrscheinlich, da noch von einer ausgeprägten Muskelrelaxation auszugehen ist.

#### Stimulation des Karotissinus bei unsachgemäßer Lagerung des Halses

Auch eine Stimulation des Karotissinus mit nachfolgendem vagalem Reflex ist denkbar und macht eine Überprüfung der Lagerung notwendig.

#### Allergische Reaktion auf das Antibiotikum

Eine anaphylaktische Reaktion auf die Antibiotikagabe ist eine wichtige Differenzialdiagnose. Das allergische Exanthem als Leitsymptom ist nicht zwingend erforderlich [3]. Auch die bronchiale Konstriktion ist nicht obligat. Die Soforttherapie zur Stabilisierung des Kreislaufs ist die gleiche wie zur Therapie der Hypovolämie. Bei persistierender Symptomatik muss diese Differenzialdiagnose berücksichtigt werden. Die primäre Antibiotikagabe bei narkotisierten Patienten hat immer unter Überwachung der Vitalfunktionen zu erfolgen.

> Dr. Arnd erklärte der Praktikantin, dass seiner Meinung nach die wahrscheinlichste Ursache eine relative Hypovolämie infolge der Lagerung war. Ein ischämisches kardiales Ereignis schloss er bei stabilem ST-Streckenverlauf eher aus und schlug ihr vor, eine Blutgasanalyse abzunehmen, um eine Lungenembolie auszuschließen.
> Die durchgeführte BGA zeigte folgende Werte:
> - Hb: 8,5 mg/d (Norm 11,9–17,2 mg/dl),
> - Hkt: 0,26% (Norm 37–47%),
> - $p_aO_2$: 272 mm Hg (Norm 70–100 mm Hg),
> - $p_aCO_2$: 37 mm Hg (Norm 36–44 mm Hg),
> - BE: –1 mmol/l (Norm ±2 mmol/l),

- Laktat: 1,1 mmol/l (Norm 0,5–2,2 mmol/l),
- Na: 141 (Norm 135–150 mmol/l),
- K: 3,7 (Norm 3,5–5,0 mmol/l),

»Oh«, sagte Dr. Arnd, »Sarah, haben Sie eigentlich in der Blutbank angerufen, ob Erythrozytenkonzentrate eingekreuzt worden sind?« Schwester Sarah erwiderte etwas schnippisch, dass sie dafür nun wirklich noch keine Zeit gehabt hätte. »Na, dann rufen Sie jetzt bitte an«, sagte Dr. Arnd. Die angeforderten EKs waren noch nicht fertig. Die Stationsschwester hatte am Vortag bei Frau Tanns desolatem Venenstatus kein Blut abnehmen können. Der diensthabende Stationsarzt hatte dies erst heute Morgen nachgeholt. Sie seien aber in spätestens 25 Minuten fertig. »Naja gut«, brummte Dr. Arnd.

Die Operation begann. Zum Schnitt bekam Frau Tann 0,25 mg Fentanyl i.v. Der Blutdruck hatte sich stabilisiert, und das Noradrenalin konnte auf 0,05 µg/kg KG/min reduziert werden.

Die nächsten zwei Stunden verliefen unauffällig. Dr. Arnd nahm sich Zeit und hielt der Praktikantin einen Vortrag über die Differenzialdiagnosen der plötzlichen Hypotonie unter Narkose.

Inzwischen hatte Schwester Sarah eine neue BGA durchgeführt. Die Ergebnisse unterschieden sich nur marginal von der vorherigen, und Dr. Arnd war zufrieden. Er warf einen Blick auf den Sauger, in dem ca. 350 ml blutige Flüssigkeit zu sehen waren. Die Temperatur von Frau Tann betrug 35,8°C.

»Ach ja«, fragte die Praktikantin, »müssen wir nicht eigentlich auch den ZVD messen?« Dr. Arnd räusperte sich. »Nun ja, der absolute Wert sagt uns sowieso nicht viel, aber Ihr könnt ihn ja messen. Ich bin gleich wieder da. Ich muss nur mal kurz eine rauchen gehen.« Er zog seine Gitanes aus der Tasche und verschwand um die Ecke. Schwester Sarah seufzte. Der gemessene ZVD betrug 6 mm Hg.

## 13.1.5 Welche Aussage hat der ZVD an dieser Stelle?

Der zentrale Venendruck ist ein einfach zu ermittelnder Parameter, der dem Blutdruck der oberen Hohlvene bzw. dem rechten Vorhof entspricht. Er wird invasiv über einen zentralen Venenkatheter gemessen. Häufig wird er als Maß für das intravasale Volumen angesehen. Allerdings zeigen verschiedene Untersuchungen, dass die Korrelation zwischen dem absoluten ZVD-Wert und dem intravasalen Volumen gering ist [7].

Nichtsdestotrotz kann aus dem Verlauf des ZVD-Wertes perioperativ eine Tendenz zu Volumenmangel bzw. Volumenüberladung/Herzinsuffizienz abgeleitet werden. Sinnvoll ist die Bestimmung des Wertes vor der Einleitung der Narkose in Rückenlage zum postoperativen Vergleich und wiederholte Bestimmungen nach Umlagerung zur intraoperativen Überwachung. Der absolute Wert, der gemessen wird, hat wenig Aussagekraft, auch wenn er im physiologischen Bereich liegt. Bauchlagerung und PEEP-Beatmung können ihn falsch positiv beeinflussen.

Neben der Bestimmung des ZVD-Wertes kann in bestimmten Fällen auch die Analyse der ZVD-Kurve zusätzliche Informationen über eine Rechtsherzbelastung bzw. über Klappenfehler liefern.

» »Na, alles gut?«, fragte Dr. Arnd, als er wieder den Saal betrat. »Ich denke schon«, antwortete Schwester Sarah. »Die Operation soll nicht mehr all zu lange dauern. Ich habe allerdings gerade noch mal 0,15 mg Fentanyl gegeben.« Kein Problem, denke ich«, sagte Dr. Arnd und stellte sich auf die Zehenspitzen, um über das Tuch zu spähen. 30 Minuten später war die Operation vorbei. Beim Zunähen der Wunde fiel der Blutdruck erneut. Die arterielle Blutdruckkurve zeigte 68/45 mm Hg. Die Herzfrequenz betrug 91 Schläge/min.

»Wozu werden denn die Bauchtücher so aufgereiht?« fragte die Praktikantin, als die Abdeckung entfernt wurde und ihr Blick auf den Boden neben der Wand fiel. Dr. W murmelte etwas von »später« und bat die OP-Schwester, das Bett in den OP zu bringen. Beim Abziehen der sterilen Abklebung lösten sich zwei EKG-Elektroden. » Wir wollen doch die Patientin jetzt sowieso ins Bett drehen«, kommentierte der Operateur. »Ich weiß nicht, ob das bei dem Blutdruck so eine gute Idee ist«, protestierte Schwester Sarah. Aber Dr. Arnd nickte dem Orthopäden zu, verdoppelte die Noradrenalininfusion auf 0,1 µg/kg KG/min und gab nach der Diskonnektion von der Überwachung das Zeichen zum Drehen. Frau Tann wurde behutsam über die Seite in das Bett gedreht. Schwester Sarah beeilte sich, die Überwachung wieder anzuschließen, während Dr. Arnd die Beatmung wieder konnektierte. Die arterielle Messung zeigte einen Blutdruck von 30/20 mm Hg

## 13.1 · Falldarstellung

an. Die Herzfrequenz lag bei 110 Schlägen/min, und die Sättigung war nicht messbar.

Dr. Arnd blickte kurz auf die ausgebreiteten Bauchtücher an der Wand. Dann wies er Schwester Sarah an, die Noradrenalingabe auf 0,4 µg/kg KG/min zu erhöhen und nachzusehen, ob die Leitung durch das Umlagern eventuell abgeknickt worden war. An die Praktikantin gewandt meinte er: »Ziehen Sie eine Ampulle Adrenalin auf 10 ml auf. Und rufen Sie den OP-Koordinator unter der 3335 an. Er soll sofort noch einen Arzt und eine Schwester schicken. Sagen Sie, es sei eine Reanimation.« Während er selber eine Kolloidlösung als Druckinfusion anhängte, forderte er Schwester Sarah auf, die Erythrozytenkonzentrate aus dem Blutdepot zu bestellen »Sagen Sie dem Blutdepot, dass sie noch vier EKs nachkreuzen sollen.« Der Orthopäde unterbrach Dr. Arnd: »Soll ich Herzdruckmassage machen?« »Warten Sie noch 10 Sekunden. Der Druck kommt bestimmt gleich wieder«, war dessen Antwort. Tatsächlich, der Druck stieg langsam, auch wenn er unter 80 mm Hg systolisch blieb. Die nachgeforderte Schwester eilte mit den Erythrozytenkonzentraten herbei: »Die sind doch für Euch. Soll ich sie anhängen?« »Ja, bitte als Druckinfusion«, antworte Dr. Arnd. Dann rief er den OP-Koordinator an und teilte diesem mit, dass er keinen zweiten Arzt mehr benötigte.

Der Blutdruck stieg langsam auf 130/80 mm Hg. Die Sättigung war wieder messbar und zeigte 95%. Die Herzfrequenz lag bei 110 Schlägen/min. Schwester Sarah hatte die nächsten 500 ml kolloidaler Infusionslösung – diesmal ohne Druck – angehängt. Das erste Erythrozytenkonzentrat war fast transfundiert, als der arterielle Blutdruck 180/95 mm Hg überstieg. Dr. Arnd reduzierte die NA-Infusion auf 0,05 µg/kg KG/min. »Können wir jetzt noch helfen oder können wir gehen?«, fragte der Orthopäde. »Einen Moment noch, bitte«, sagte Dr. Arnd. Im Stillen rekapitulierte er noch einmal die Fakten. »Wie hoch schätzen Sie denn den Blutverlust ein?«, fragte er dann den Orthopäden. »Na ja, im Sauger war fast nichts, vielleicht 300 ml. Die Menge in den Tüchern kann ich schlecht schätzen – vielleicht ein halber Liter«, antwortete der Orthopäde. »Dr. Arndt?«, unterbrach ihn Schwester Sarah. »Einen Moment bitte«, antwortete dieser und wandte sich der OP-Schwester zu: »Wurde viel gespült?« »Ja, schon, bestimmt einen Liter« antwortete diese. »Dr. Arnd?«, unterbrach ihn Schwester Sarah erneut. »Der Druck ist jetzt über 200!« Dr. Arnd sah auf den Monitor und beendete dann die Noradrenalingabe. Frau Tann hatte inzwischen 2 Erythrozytenkonzentrate, 1000 ml Plasmaexpander und 1000 ml Kristalloide erhalten.

Dr. Arnd drehte den Gasvapor zu. Die Praktikantin maß noch einmal den ZVD: »Er beträgt jetzt 18 mm Hg. Aber wir haben jetzt ja auch umgelagert.« Gemeinsam warteten sie, dass die Patientin wacher wurde. Der arterielle Druck blieb systolisch über 190/95 mm Hg, die Herzfrequenz betrug um die 120 Schläge/min.

Fünf Minuten später wurde Frau Tann extubiert. Sie wirkte noch etwas müde und holte angestrengt Luft. Sie reagierte aber auf Ansprache adäquat und konnte auch die Beine bewegen. Dr. Arnd beschloss, sie in den 30 Meter entfernten Aufwachraum zu bringen. Schwester Sarah schloss den Transportmonitor an und setzte Frau Tann eine Sauerstoffmaske auf. Die pulsoxymetrisch gemessene Sauerstoffsättigung betrug trotzdem nur 91%.

Im Aufwachraum angekommen, nahm Dr. Arnd sein Stethoskop aus der Tasche und auskultierte Frau Tann. Bei der Auskultation hörte er beidseits grobblasige Rasselgeräusche. Frau Tann atmete weiter sehr angestrengt. Die gemessenen Blutdruckwerte waren zwischen 90 und 85 mm Hg systolisch und 40–45 mm Hg diastolisch. Die Herzfrequenz war auf 130 Schläge/min gestiegen. Der Aufwachraumarzt Dr. Degenhard trat ans Bett und bemerkte lässig:« Das sieht ja nach Volumenmangel aus. Hat wohl mal wieder etwas mehr geblutet.«

Dr. Arnd zuckte zusammen ...

### 13.1.6 Welches Problem liegt Ihrer Meinung nach vor?

Die wahrscheinlichste Ursache ist eine Volumenüberlastung durch die zu rasche Substitution des Blutverlustes mit nachfolgender kardialer Insuffizienz und Lungenstauung bei vorbestehender diastolischer Herzinsuffizienz.

### 13.1.7 Wie können Sie die Diagnose sichern?

Wichtig zur Sicherung der Diagnose sind jetzt durchzuführen:
- arterielle Blutgasanalyse,
- ZVD-Messung,

- ST-Strecken-Analyse, bzw. 12-Kanal-EKG,
- evtl. Thoraxröntgenaufnahme,
- ggf. Herzecho.

### 13.1.8 Welches sind die wichtigsten Differenzialdiagnosen?

Differenzialdiagnostisch in Betracht zu ziehen sind:
- Transfusionsreaktion,
- akutes ischämisches kardiales Ereignis,
- Lungenembolie und begleitende Herzinsuffizienz.

» Nein, das denke ich nicht«, sagte Dr. Arnd zu dem jungen Assistenten. »Werfen Sie einen Blick auf die Halsvenen, und Sie werden Frau Tann kein Volumen mehr geben wollen. Wir machen jetzt bitte sofort eine BGA, rufen Sie die Röntgenabteilung wegen einem Röntgenthorax an und schreiben bitte ein 12-Kanal-EKG.«
»Dann können wir ja auch noch den ZVD messen«, sagt Dr. Degenhard. »Gibt es eigentlich ein ITS-Bett?«
»Nein«, erwiderte Dr. Arnd. »Aber ich werde mich um ein Bett auf der Intermediate-Care-Station kümmern.«
Die BGA zeigte neben einer respiratorischen Globalinsuffizienz einen Hämoglobinwert von 9,5 mg/dl (Norm 11,9–17,2 mg/dl). Der ZVD betrug 20 mm Hg, und in der Röntgenthoraxaufnahme war eine akute, pulmonale Stauung zu erkennen. Im EKG fanden sich keine Zeichen für einen akuten Myokardinfarkt, aber ST-Strecken-Senkungen über der Vorderwand.

### 13.1.9 Welche Therapie schlagen Sie vor?

Die wesentlichen Therapieprinzipien der akut dekompensierten diastolischen Herzinsuffizienz bestehen aus den im Folgenden genannten Maßnahmen [8].

#### Sicherstellung einer ausreichenden Oxygenierung

An erster Stelle steht hier die Erhöhung der inspiratorischen Sauerstoffkonzentration. Frühzeitig sollte der Einsatz einer CPAP-Maskenbeatmung in Betracht gezogen werden. Zusätzlich führt die CPAP-Maskenbeatmung zu einer Senkung der Vorlast (s. unten).

#### Vorlastsenkung

Eine akute Vorlastsenkung kann durch die Gabe von Furosemid erreicht werden. Zeitlich vor der diuretischen Wirkung führt das Schleifendiuretikum zu einer pulmonalarteriellen Vasodilatation und bewirkt so eine Senkung des pulmonalvenösen und linksatrialen Drucks. Alternativ ist die Vorlastsenkung auch durch die kontinuierliche Gabe von Nitroglycerin möglich und manchmal sogar erforderlich.

#### Nachlastsenkung

Eine Nachlastsenkung sollte nur dann durchgeführt werden, wenn die Patienten während der akuten Dekompensation hypertensiv sind. Dies ist in der Mehrzahl – allerdings nicht (mehr) bei Frau Tann – der Fall [5]. Zur Nachlastsenkung ist die kontinuierliche Gabe von Nitroglycerin die 1. Wahl. Nitroprussidnatrium ist ein Alternativpräparat.

#### Rhythmus- und Frequenzkontrolle

Die klassischen Auslöser einer akuten Dekompensation einer diastolischen Herzinsuffizienz sind Tachykardien, da der Ventrikel durch die verminderte Compliance das erforderliche Schlagvolumen in der verkürzten Diastole nicht aufnehmen kann. Tachyarrhythmien aufgrund von Vorhofflimmern führen hierbei zu einer schnelleren Dekompensation als Sinustachykardien, da eine aktive Ventrikelfüllung durch die Vorhofkontraktion entfällt. Rhythmus- und Frequenzkontrolle kann durch β-Blocker oder Kalziumantagonisten erfolgen. In der Notfallsituation ist bei Vorhofarrhythmien die elektrische Kardioversion indiziert.

#### Gabe positiv inotroper Substanzen

Die Gabe positiv inotroper Substanzen steht an letzter Stelle der Therapie und sollte nur zurückhaltend eingesetzt werden, da der erhöhte myokardiale Energiebedarf eine weitere Dekompensation begünstigen kann und die systolische Funktion häufig nicht oder nur wenig eingeschränkt ist. Zur Anwendung kommen β-Agonisten und Phosphodiesterasehemmer. Zu beachten ist, dass eine weitere Herzfrequenzsteigerung unbedingt vermieden werden muss.

Dr. Arnd verabreichte Frau Tann 20 mg Furosemid und bat die AWR-Schwester, der Patientin eine

CPAP-Maske aufzusetzen. Dann injizierte er titriert insgesamt 3 mg Propranolol. Die Herzfrequenz sank auf 100 Schläge/min, ohne dass der Blutdruck weiter abfiel. Er entschloss sich dann, eine kontinuierliche Dobutamingabe zu starten. Allmählich verbesserte sich unter diesen Maßnahmen der Zustand von Frau Tann. Unmittelbar nach Verlegung auf die Intermediate-Care-Station wurde dort eine transthorakale Herzechographie durchgeführt, die die Verdachtsdiagnose akute Dekompensation einer diastolischen Herzinsuffizienz bestätigte. In der folgenden Nacht wurde Frau Tanns Herz noch mit Dobutamin unterstützt, bevor sie am nächsten Morgen nach Flüssigkeitsentzug auch ohne Katecholamine kreislaufstabil und eupnoeisch war.

Zwei Tage später bekam Dr. Arnd von Herrn Tann eine Dankeskarte und eine Pralinenschachtel. So richtig freuen konnte er sich darüber nicht.

## 13.2 Fallnachbetrachtung/Fallanalyse

### 13.2.1 Welche medizinischen Fehler sehen Sie in dem geschilderten Fall?

**Invasive Blutdruckmessung vor Einleitung der Allgemeinanästhesie**

Aufgrund der Vorerkrankungen von Frau Tann war mit Kreislaufveränderungen nach Einleitung der Allgemeinanästhesie zu rechnen. Die Anlage einer invasiven Blutdruckmessung erleichtert die engmaschige Kontrolle und war daher angezeigt.

**ZVK-Anlage ohne Ultraschallkontrolle**

In dem geschilderten Fall war ein Ultraschallgerät verfügbar. Dr. Arnd nutzte dieses Gerät bei der Anlage der invasiven Blutdruckmessung. Es gab keinen Grund, dieses technische Hilfsmittel nicht auch bei der ZVK-Anlage zu nutzen und so die Erfolgsquote zu erhöhen und die Komplikationsrate zu senken [2].

**Überwachung des Volumenstatus**

In ▶ Kap. 13.1.5. wurde bereits auf den Stellenwert des ZVD zur Überwachung des Volumenstatus eingegangen. Nachdem die Operation bereits über 2 h vorangeschritten war, wurde eine BGA durchgeführt, deren Werte sich nur unwesentlich von der Ausgangsmessung unterschieden. Auch wenn der Blutverlust schwer abzuschätzen war, ist daher davon auszugehen, dass Frau Tann zu wenig Volumen infundiert bekommen hatte. Zu erwarten gewesen wäre zumindest ein leichter Abfall des Hämatokrits.

**Zeitpunkt der Antibiotikagabe**

Dieser Aspekt wurde bereits in ▶ Kap. 13.1.3. besprochen.

**Überschießende Volumengabe am Operationsende nach Lagerungsveränderung**

In dem geschilderten Fall kam es infolge der unzureichenden intraoperativen Volumensubstitution zu einem lebensbedrohlichen Blutdruckabfall am Operationsende. In der Notfallsituation wurden unkontrolliert verschiedene Volumenersatzstoffe verabreicht. Die überschießende Gabe führte aufgrund der vorbestehenden diastolischen Herzinsuffizienz zur Dekompensation mit Lungenödem.

> **Bei Patienten mit diastolischer Herzinsuffizienz ist intraoperativ zu achten auf**
> - ausreichend hohe Perfusionsdrücke,
> - Vermeidung einer kritischen Anämie und
> - eine isovolumetrische Volumensubstitution.

**Extubation**

Frau Tann war nach Umlagerung auch nach den medizinischen Interventionen noch instabil. Es war fahrlässig, die Patientin bei hypertensiven Blutdruckwerten und einer Herzfrequenz von 120 Schlägen/min zu extubieren.

### 13.2.2 Welche organisatorischen Schwachstellen/Fehler finden sich in dem geschilderten Fall?

**Antibiotikagabe**

Eine Festlegung des Zeitpunkts und der Wahl des Antibiotikums zur perioperativen Infektionsprophylaxe ist empfehlenswert. Eine entsprechend eindeutige Absprache zwischen Operateur und Anästhesie-Team fehlte.

### Überprüfung der Verfügbarkeit von Erythrozytenkonzentraten

Ebenso muss die Überprüfung der Verfügbarkeit von Erythrozytenkonzentraten vor Anästhesiebeginn geregelt sein. Hierzu empfiehlt sich – ebenso wie bei der Antibiotikagabe – die Einführung von Checklisten [6].

### Verlassen des Operationssaals bei einer ASA-III-Patientin und problematischer Narkose

Dieser Aspekt wird in ▶ Kap. 22.1.1. besprochen. Das Verlassen des OPs durch Dr. Arnd ist unentschuldbar. Schwester Sarah hätte sich weiter gegen die übertragene Verantwortung wehren müssen.

### 13.2.3 Motivation = Wert × Erwartung?

Während der Anästhesie wurde es von Dr. Arnd versäumt, den Volumenstatus und den Blutverlust der Patientin entsprechend zu überwachen. Ein klarer Fall von mangelnder Motivation.

In Studien zu Fehlerarten in der Medizin steht das Unterlassen einer Kontrolle ganz weit oben auf der Häufigkeitsliste. Weshalb bleiben Kontrollen wichtiger Parameter oft aus? Was war die Motivation von Dr. Arnd? Warum hielt er den Mehraufwand für das Volumenmonitoring für nicht gerechtfertigt? Was gewann er durch den Verzicht der Kontrolle?

Unter dem Gesichtspunkt der Motivation stellen sich Menschen vor der Entscheidung für oder gegen eine Maßnahme 3 Fragen:
- Was sind die **Konsequenzen**?
- Wie wahrscheinlich ist das Eintreten dieser Konsequenzen (=**Erwartung**)?
- Welchen **Wert** haben diese Konsequenzen für mich?

Beantworten wir einmal die Fragen für Dr. Arnd in Bezug auf das Volumenmonitoring (◘ Tab. 13.1).

Die Motivation für oder gegen eine Volumenüberwachung resultiert aus den nach ihrer Wahr-

◘ **Tab. 13.1.** Motivation = Wert × Erwartung?

| Konsequenzen | Erwartung | Wert | Motivation = Wert × Erwartung |
|---|---|---|---|
| Was sind die möglichen Konsequenzen, wenn Dr. Arnd auf das Monitoring verzichtet? | Wie wahrscheinlich ist das Eintreten dieser Konsequenzen für Dr. Arnd? (%) | Welchen Wert haben diese Konsequenzen für Dr. Arnd? (Skala 1–10) | |
| Weniger Arbeit | 100% | Hoch =8 | 800 |
| Mehr Zeit | 100% | Hoch =9 | 900 |
| Verlust der Vorbildfunktion | Unwahrscheinlich, da er sich als Experte fühlt ~10% | Hoch =10 | 100 |
| Nichtbeachten von Regeln | 100% | Hoch, da er über den Dingen steht =10 | 1000 |
| Übersehen eines Volumenmangels | Unwahrscheinlich, da er sich als Experte fühlt ~5% | Hoch =10 | 50 |
| Inadäquate Volumentherapie | Unwahrscheinlich, da er sich als Experte fühlt ~5% | Hoch =10 | 50 |

scheinlichkeit (2. Spalte) gewichteten Bewertungen (3. Spalte). Die höchsten Motivationswerte (4. Spalte) hatten für Dr. Arnd die erwarteten Konsequenzen weniger Arbeit, mehr Zeit und Nichtbeachten von Regeln.

Sie fragen sich vielleicht jetzt, was das mit Ihnen zu tun hat? Motivation wird insbesondere durch gefühlte Wahrscheinlichkeiten getriggert. Gefühlte Wahrscheinlichkeiten sind aber hochgradig fehlerhaft und haben oft keinen Bezug zu Tatsachen. Misstrauen Sie deshalb Ihrem inneren Wahrscheinlichkeitsrechner!

## Literatur

1. Bell WR. The fibrinolytic system in neoplasia. Semin Thromb Hemost 1996; 22: 459–78
2. Boon JM, van Schoor AN, Abrahams PH, Meiring JH, Welch T. Central venous catheterization–an anatomical review of a clinical skill. Part 2. Internal jugular vein via the supraclavicular approach. Clin Anat 2008; 21: 15–22
3. Borch JE, Andersen KE, Bindslev-Jensen C. The prevalence of suspected and challenge-verified penicillin allergy in a university hospital population. Basic Clin Pharmacol Toxicol 2006; 98: 357–62
4. Erbel R, Neumann T, Zeidan Z, Bartel T, Buck T. Echokardiographische Diagnostik der diastolischen Herzinsuffizienz. Herz 2002; 27: 99–106
5. Gandhi SK, Powers JC, Nomeir AM, Fowle K, Kitzman DW, Rankin KM, Little WC. The pathogenesis of acute pulmonary edema associated with hypertension. N Engl J Med 2001; 344: 17–22
6. Haynes AB, Weiser TG, Berry WR, Lipsitz SR, Breizat AH, Dellinger EP, Herbosa T, Joseph S, Kibatala PL, Lapitan MC, Merry AF, Moorthy K, Reznick RK, Taylor B, Gawande AA; Safe Surgery Saves Lives Study Group. A surgical safety checklist to reduce morbidity and mortality in a global population. N Engl J Med 2009; 360: 491–9
7. Küntscher MV, Germann G, Hartmann B. Correlations between cardiac output, stroke volume, central venous pressure, intra-abdominal pressure and total circulating blood volume in resuscitation of major burns. Resuscitation 2006; 70: 37–43
8. Schmidt AG, Pieske B. Diastolische Herzinsuffizienz – Therapie. Dtsch Med Wochenschr 2005; 130: 1213–6

# Fall 14 – Muschelkaustik

14.1  Falldarstellung   – 138

14.2  Fallnachbetrachtung/Fallanalyse   – 143

## 14.1 Falldarstellung

Frau Dr. Pia war verärgert. Es war Freitagnachmittag kurz vor Feierabend, und sie war trotzdem noch in die Prämedikationsambulanz geschickt worden. Eigentlich hatte sie geplant, genau um 16 Uhr die Klinik zu verlassen, um mit ihrem Freund in einen Kurzurlaub an die Ostsee zu fahren. »Der Oberarzt bleibt bestimmt nicht länger«, murmelte sie vor sich hin.

In der Ambulanz wartete eine 12-jährige Patientin mit ihrer Mutter. Die HNO-Klinik hatte noch eine Operation für Montag nachgemeldet. Die Tagesbesatzung der Ambulanz hatte sich bereits ins Wochenende verabschiedet. »Was für eine schlampige Organisation«, ärgerte sich Dr. Pia. » Ich muss das wieder ausbaden. Hoffentlich geht es schnell.«

Sie verschwand im Untersuchungszimmer, um erst einmal die Akte durchzusehen. Die Patientin hieß Sandy. Am Montag war eine Nasenmuscheloperation zur Beseitigung einer Atemwegsbehinderung geplant. Bei einer ambulanten Operation vor rund einem halben Jahr war es zu Komplikationen gekommen. Doch Genaueres konnte sie aus den Unterlagen nicht erfahren. »Ich frage am besten die Mutter; die wird bestimmt wissen, was damals genau passiert war«, dachte Dr. Pia. »Sandy, bitte!« Dann holte sie die beiden in das Untersuchungszimmer.

Sandy – ein blasses und zartes Mädchen – betrat mit ihrer Mutter den Behandlungsraum. Frau Dr. Pia stellte sich vor und erläuterte den Zweck des Prämedikationsgespräches. »Bei der letzten Narkose hat es Schwierigkeiten gegeben. Was genau war das Problem?« »Ich weiß es nicht so richtig«, sagte Sandys Mutter, »aber ich hab' Ihnen das hier mitgebracht.« Sie zog einen gelben Ausweis und einen etwas abgegriffenen, kurzen Arztbrief hervor. Dr. Pia las sich beides gewissenhaft durch. Auf dem gelben Anästhesieausweis waren eine Propofol- und Midazolamallergie vermerkt. Der Ausweis war von einem Dermatologen und einem Kinderarzt unterschrieben. Im Rahmen der letzten Narkose war es zu einer schweren Herz-Kreislauf-Reaktion mit Aspiration und Lungenödem gekommen, weshalb Sandy stationär eingewiesen worden war. Deshalb wurde eine erneute ambulante Operation sowohl vom Anästhesisten als auch vom HNO-Arzt abgelehnt.

Sandy konnte sich an den Krankenhausaufenthalt noch sehr genau erinnern. »Muss ich dann wieder auf die Intensivstation und so lange im Krankenhaus bleiben?« Frau Dr. Pia versuchte, sie zu beruhigen: »Nein, da brauchst Du keine Angst zu haben. Wir kennen jetzt die Ursache und können diese Medikamente vermeiden. Bist Du sonst gesund, machst Sport und nimmst keine Medikamente?« »Sandy ist in der Bezirksauswahl des Tischtennisvereins. Deshalb war es ja so ein Schock damals. Sie war immer gesund und nimmt keine Tabletten«, antwortete die Mutter.

Dr. Pia war sich unsicher, ob sie Sandy eine medikamentöse Prämedikation aufschreiben sollte. In der Klinik wurde immer Midazolam verwendet, doch bei einer Allergie wollte sie lieber auf Nummer sicher gehen und nichts aufschreiben.

### 14.1.1 Was halten Sie von der Entscheidung, auf eine medikamentöse Prämedikation zu verzichten?

Die Entscheidung ist falsch. Das Kind ist aufgrund der Erlebnisse während der ambulanten Voroperation mit dem anschließenden Klinikaufenthalt traumatisiert und in der Folge entsprechend ängstlich.

### 14.1.2 Welche Funktion hat eine medikamentöse Prämedikation?

Wesentliche Ziele der medikamentösen Prämedikation sind
- Sedierung und Anxiolyse:
  Angst erhöht den Sympathikotonus. Hierdurch können kardiovaskuläre Probleme getriggert werden. Eine weitere Folge ist eine verzögerte Magenentleerung und eine vermehrte Magensaftsekretion.
- Amnesie.
- Verhütung/Abschwächen postoperativen Erbrechens bei entsprechenden Risikofaktoren.
- Analgesie
  Eine analgetische Komponente ist immer dann indiziert, wenn schmerzhafte Lagerungen durchgeführt werden – z. B. bei nicht stabilisierten Frakturen – oder wenn Patienten krankheitsbedingt große Schmerzen und damit einen erhöhten Sympathikotonus haben.

- Vagolyse
  Bei ausgewählten Indikationen kann eine Hemmung der Speichel- und Bronchialsekretion und eine Prophylaxe einer vagalen Bradykardie – z. B. bei Bronchoskopien – sinnvoll sein.
- Eventuell Histaminblockade bei hohem Allergiepotenzial.
- Eventuell Aspirationsprophylaxe/Veränderung der Zusammensetzung des Magensekrets.

> Um wegen der Prämedikation noch einmal Rücksprache zu halten, versuchte Dr. Pia, ihren Oberarzt zu erreichen. »Wahrscheinlich ist der schon im Wochenende und geht sowieso nicht mehr ans Telefon«, dachte sie dabei. Tatsächlich war unter der bekannten Telefonnummer niemand mehr zu erreichen. »Sandy ist ja schon fast erwachsen und kann die Situation sicher auch ohne Prämedikation ertragen.«
> Sie klärte Sandy und ihre Mutter über den Narkoseablauf und mögliche Komplikationen auf. Sie fühlten sich ausreichend informiert, und die Mutter unterschrieb den grünen Aufklärungsbogen. Sie verabschiedete beide und begab sich schleunigst auf den Heimweg. Die Ostsee konnte endlich kommen!

## 14.1.3 Welche Medikamente sind zur Prämedikation geeignet, und wie hätten Sie sich entschieden?

### Benzodiazepine

Benzodiazepine sind die Substanzgruppe, die am häufigsten zur Prämedikation eingesetzt wird.

**Wirkung.** Anxiolytisch, beruhigend, sedierend bis hypnotisch, amnestisch, muskelrelaxierend und antikonvulsiv.

**Vorteile.** Geringe Toxizität bei hoher therapeutischer Breite, geringe hämodynamische oder respiratorische Nebenwirkungen, sicher bei maligner Hyperthermie.

**Nachteile.** Keine Analgesie, relativ lange Wirkdauer, Wirkungsverlängerung bei Lebererkrankungen und älteren Patienten, gelegentlich paradoxe Reaktion.

**Interaktionen.** Bei chronischem Alkoholabusus ist eher eine Toleranz zu erwarten, während eine akute Alkoholeinnahme die zentral dämpfende Wirkung verstärkt. Benzodiazepine vermindern den MAC-Wert von volatilen Anästhetika und den Bedarf an Anästhetika für die Narkoseeinleitung.

**Kontraindikation.** Akute Alkohol-, Opiat- und Schlafmittelintoxikation, Myasthenia gravis und Ataxie.

Die Auswahl des Benzodiazepins richtet sich nach dem gewünschten Wirkungseintritt und der gewünschten Wirkdauer. Die am häufigsten verwendete Substanz ist Midazolam mit einem raschen Wirkungseintritt und einer schnellen Elimination. Die Substanz kann sowohl oral als auch i.v., i.m. oder bei Kindern rektal oder nasal verabreicht werden (▶ Kap. 6.1.5 und 28.1.3). Da Midazolam im Gegensatz zu Diazepam wasserlöslich ist, bereitet es bei der Injektion keine Schmerzen. Bei oraler Zufuhr unterliegen 50% der Dosis einem First-pass-Effekt. Die Metaboliten des Midazolams zeigen keine sedierende Wirkung.

### Barbiturate

Barbiturate sind als Medikamente zur Prämedikation weitgehend von Benzodiazepinen verdrängt worden. Einzig Phenobarbital wird gelegentlich noch verwendet.

**Wirkung.** Sedierend, hypnotisch und antikonvulsiv.

**Vorteile.** Respiratorische und kardiovaskuläre Effekte einer oralen Prämedikation sind gering.

**Nachteile.** Sie wirken unspezifisch auf das ZNS und haben eine geringere therapeutische Breite als Benzodiazepine. Bei Schmerzen sind Erregung und Verwirrtheit möglich.

**Kontraindikation.** Akute hepatische Porphyrie.

### Neuroleptika

Neuroleptika führen zu psychomotorischer Verlangsamung, emotionaler Gleichgültigkeit und affektiver Indifferenz.

Das Butyrophenon Droperidol ist als alleinige Substanz zur Prämedikation von Erwachsenen nicht geeignet und wird meist mit einem Opioid kombiniert. Es wurde zu Zeiten der Neuroleptanalgesie verwendet und ist heute weitgehend verlassen.

Das Phenothiazin Promethazin wirkt sedierend, hypnotisch, anticholinerg, antiemetisch und histaminantagonistisch. Eine anxiolytische Komponente fehlt.

## $α_2$-Agonisten

Der einzige Vertreter ist Clonidin. Es wirkt analgetisch, sedierend und senkt den Analgetikabedarf um bis zu 40%. Es kann das postoperative Shivering reduzieren. Eine anxiolytische Komponente fehlt.

In dem Allergiepass war eine Allergie gegen Midazolam beschrieben. Allergien gegen Benzodiazepine sind extrem selten, über Kreuzallergien ist nichts bekannt. Trotzdem sollte die gesamte Substanzgruppe gemieden werden. Eine mögliche Alternative wäre Promethazin in einer Dosierung von 0,5 mg/kg KG i.m. Günstig bei dieser Wahl ist auch die Wirkung als Antihistaminikum bei Allergieanamnese.

Am Montagmorgen nach der Frühbesprechung begab sich Oberarzt Dr. Meinhard in die Anästhesieeinleitung. Er war heute für die Narkose von Sandy eingeteilt. Dr. Meinhard war seit knapp einem Jahr Oberarzt, und der Weg dahin war nicht immer leicht gewesen. Er ärgerte sich, immer noch Nullachtfünfzehn-Narkosen wie die bei Sandy durchführen zu müssen. Ein Oberarzt hatte schließlich Wichtigeres zu tun, als die Arbeit eines Assistenzarztes zu übernehmen.

Fachkrankenschwester Anne schloss Sandy an das Monitoring an. Sie hatte das Prämedikationsprotokoll gelesen und wusste nicht so recht, welche Medikamente sie aufziehen sollte. »Das wird wohl keine Standardeinleitung werden. Dr. Meinhard hat ja sowieso immer seine eigenen Vorstellungen«, dachte sie bei sich. Sie kannte ihn seit vielen Jahren, hatte seine Entwicklung vom Studenten im Praktischen Jahr zum Assistenz- und später Facharzt begleitet. Ihr war schon ganz zu Anfang klar gewesen, dass er mal Karriere machen würde.

Dr. Meinhard betrat die Einleitung, begrüßte Schwester Anne und die sehr aufgeregte Sandy. Dann begann er mit dem Aktenstudium. Zunächst las er sich das Prämedikationsprotokoll von der Kollegin Dr. Pia durch. »Dem Mädchen die Prämedikation vorzuenthalten, halte ich für keine gute Idee. Das werde ich noch mal mit ihr besprechen«, dachte sich Dr. Meinhard. Dann fand er einen ausführlichen Arztbrief über den Krankenhausaufenthalt nach der ambulanten Operation. Dieser Brief hatte Dr. Pia am Freitagnachmittag nicht zur Verfügung gestanden.

Dort war der Ablauf folgendermaßen dokumentiert:

Die stationäre Aufnahme erfolgte nach einer ambulanten HNO-Operation. Sandy hatte zur Prämedikation 5 mg Midazolam p.o. erhalten. In der Narkoseeinleitung fiel eine Sinusbradykardie von 38 Schlägen/min auf, welche nach Atropingabe auf 130 Schläge/min anstieg. Die Narkoseeinleitung erfolgte mit Propofol, Rapifen und einem nicht näher bezeichneten Muskelrelaxans. Die Intubation gestaltete sich problemlos. Im Verlauf der Narkose erbrach Sandy, und über den Tubus lief gelbliches Sekret ab.

»Alles klar, Sandy hat damals aspiriert. Wahrscheinlich war der Cuff nicht ausreichend geblockt. Anders ist dieses gelbe Sekret nicht zu erklären«, dachte Dr. Meinhard.

Sandy wurde anschließend extubiert. Ihre periphere Sauerstoffsättigung betrug 70%, und sie wurde daraufhin mit 4 Sauerstoff über eine Nasenbrille in eine nahe gelegene Klinik transportiert.

In der Klinik wurde eine umfangreiche Diagnostik durchgeführt. Die Röntgenthoraxaufnahme zeigte Lungenparenchymverdichtungen beidseits, insbesondere in den Oberfeldern.

»Das passt jetzt aber gar nicht. Bei einer Aspiration wären die Veränderungen vor allem im rechten Unterfeld zu erwarten.«

Die Lungenfunktionsuntersuchung fand eine mittelschwere, restriktive Ventilationsstörung. Im Herzecho konnte eine geringe pulmonale Hypertonie gezeigt werden. Der Verlauf im Krankenhaus gestaltete sich bis auf einen Fieberanstieg, welcher mit Paracetamol coupiert wurde, problemlos. Eine antibiotische Behandlung wurde nicht begonnen. Sandy erhielt eine Sauerstofftherapie über 12 Stunden. Ein durchgeführter Prick-Test auf Propofol und Pollen war unauffällig.

### 14.1.4 Was ist ein Prick-Test, und welche Schlussfolgerungen können aus einem negativen Prick-Test gezogen werden?

Der Prick-Test (englisch »prick« = Einstich) ist eine Form des Intrakutantests und dient zum Nachweis einer Typ-I-Allergie wie z. B. einer Sensibilisierung gegenüber Pollen oder Tierhaaren. Hierbei wird ein definierter Allergenextrakt auf die Haut aufgetropft und anschließend mit einer Lanzette leicht angestochen, sodass die jeweiligen Substanzen in die Oberhaut eindringen. Die Testreaktion kann nach 20 min im Vergleich zu zwei immer mitgeführten Leertestungen – einer Positivkontrolle mit Histamin und einer wirkstofffreien Negativkontrolle – abgelesen werden. Beurteilt werden die Hautrötung und die Quaddelgröße. Eine Allergie gegen die getestete Substanz ist durch einen negativen Test nicht ausgeschlossen. Lediglich ein positives Testergebnis beweist eine Allergie [7].

> In dem Entlassungsbrief schlussfolgerten die Kinderärzte aus dem Verlauf und den Untersuchungsergebnissen eine allergische Reaktion auf Propofol, da in der Literatur schon mehrfach Lungenödeme nach Propofol beschrieben worden waren. Sie stellten einen Anästhesieausweis über eine Propofolallergie aus. Wie jedoch die Allergie auf Midazolam nachgewiesen wurde, blieb Oberarzt Dr. Meinhard unklar.

### 14.1.5 Welches ist die am meisten gefürchtete Nebenwirkung von Propofol?

Die am meisten gefürchtete Nebenwirkung von Propofol ist das Propofolinfusionssyndrom [2]. Es ist eine sehr seltene, aber lebensbedrohliche Erkrankung. Das Propofolinfusionssyndrom wird ausgelöst durch hochdosierte (>4 mg/kg KG) und/oder langfristige Gabe (>48 h) von Propofol. Frühsymptom ist häufig eine metabolische Laktatazidose, ausgelöst durch Rhabdomyolysen von Skelett- und Herzmuskulatur. Im Verlauf entwickeln sich schwerwiegende Rhythmusstörungen, Herz- und Nierenversagen, die zum Tod führen können [1].

Typische Befundkonstellationen sind Myoglobinurie, ST-Strecken-Veränderungen, Erhöhung von Kreatininkinase, Troponin I, Kalium und Kreatinin. Pathophysiologisch findet sich ein gestörter Elektronentransport im Komplex IV der Atmungskette mit einer verminderten Aktivität der Cytochromoxidase.

Die Therapie ist symptomatisch und besteht aus Beendigung der Propofolzufuhr, kreislaufunterstützenden Maßnahmen und Behandlung der metabolischen Azidose und des Nierenversagens. Wichtig ist die Vermeidung von hochdosierter oder langfristiger Gabe von Propofol.

### 14.1.6 Gibt es ein propofolinduziertes Lungenödem?

Propofolassoziierte Lungenödeme wurden in der Tat bereits in der Literatur beschrieben [4, 8]. Ob die beschriebenen Symptome tatsächlich durch Propofol induziert wurden, ist allerdings unklar. Gleichzeitig scheint Propofol auch das Ausmaß eines Lungenödems zumindest bei septischen Krankheitsbildern evtl. günstig zu beeinflussen [9, 10]. Zusammenfassend ist die Datenlage hierzu nicht eindeutig. Ein propofolinduziertes Lungenödem scheint unwahrscheinlich, aber nicht unmöglich.

### 14.1.7 Was war eine wahrscheinliche Ursache für das damalige Lungenödem?

Eine Diagnosestellung nur aufgrund einer Beschreibung in einem Entlassungsbrief ist sicher schwierig. Die erhobenen Befunde restriktive Ventilationsstörung, leichte pulmonale Hypertonie und Lungenparenchymverdichtungen können die Folge einer Aspiration, eines pulmonalen Infektes oder eines Lungenödems sein. Bei der ansonsten unauffälligen Anamnese des Kindes scheint die Diagnose Niederdrucklungenödem (»negative pressure pulmonary edema« NPPE) wahrscheinlich (auch ◻ Abb. 24.2 und ▶ Kap. 24.1.12). Das NPPE ist eine bekannte anästhesiologische Komplikation mit einer Inzidenz von 0,05–0,1%. Betroffen sind meist jüngere, gesunde und muskulöse Patienten im Rahmen einer Allgemeinanästhesie. Das NPPE ist ein sich selbst limitierendes, nichtkardiogenes Lungenödem, ausgelöst durch einen kurzfristigen Verschluss der oberen Atemwege bei simultaner forcierter Inspiration und der Generierung eines ausgeprägten negativen intrapulmonalen Drucks. In rund 50% der Fälle ist es durch einen Laryngospasmus verursacht. Weitere Ursachen sind eine Verlegung des Hypopharynx (z. B. durch eine zurückfallende Zunge), Biss auf den Tubus bzw. die Larynxmaske, Aspiration von Tumor- oder Fremdmaterial, Epiglottitis und Krupp.

Pathophysiologisch kommt es durch die Inspirationsbemühungen des spontan atmenden Menschen gegen die verschlossenen Atemwege zu einem stark negativen intrathorakalen Druck. Dieser verursacht konsekutiv eine akute Erhöhung des venösen Rückstroms ins rechte Herz und damit eine Volumenüberladung der pulmonalen Strombahn. Der erhöhte hydrostatische Druck führt zu Transsudation von Flüssigkeit in das pulmonale Interstitium.

Klinisch imponieren Dyspnoe, Tachypnoe, Zyanose, Hyperkapnie, Abfall der Sauerstoffsättigung und angestrengte Inspirationsbemühungen. Zusätzlich können paradoxe Atmung, Stridor, rötlichschaumiges Trachealsekret und Agitation auftreten. Dieser Symptomkomplex tritt innerhalb von Minuten auf und erfordert eine schnelle Diagnose und Therapie durch den behandelnden Arzt. Die Diagnose muss aufgrund der Akuität der Situation klinisch gestellt werden. In späteren radiologischen Untersuchungen kann die Verdachtsdiagnose bestätigt werden (Thoraxröntgenaufnahme, Thorax-CT).

> Oberarzt Dr. Meinhard war sich jetzt sicher. »Das war keine allergische Reaktion. Sandy wird aspiriert haben. Vielleicht war der Cuff nicht ausreichend geblockt, oder sie hatte schon unter der Intubation aspiriert. Nach der Extubation kam es dann zu einem Laryngospasmus, vielleicht getriggert durch das aspirierte Material oder Blut. Sandy wird forcierte Inspirationsbemühungen gegen den geschlossenen Atemweg durchgeführt und dann ein Niederdrucklungenödem entwickelt haben. Damit erscheinen die Ergebnisse des Röntgenthorax, der Lungenfunktion, das Herzecho und auch der Prick-Test plausibel.«

Dr. Meinhard war sich sicher hinsichtlich seiner Rekonstruktion der zurückliegenden Ereignisse und forderte Schwester Anne auf, Propofol und Fentanyl aufzuziehen und alles für eine Larynxmaske vorzubereiten.

»In dem Anästhesieausweis steht aber, dass Sandy eine Propofolallergie hat. Haben Sie das nicht gelesen? Soll ich eine Prophylaxe mit $H_1$- und $H_2$-Blockern geben?«, merkte Schwester Anne an. »Ich weiß, was ich tue. Das geht schon in Ordnung so«, erwiderte Dr. Meinhard. »Das ist das Problem, wenn man in derselben Klinik Karriere macht: Es gibt Schwestern, die einen von Beginn an kennen und die Weiterentwicklung scheinbar nicht mitbekommen haben«, dachte Oberarzt Dr. Meinhard grimmig.

### 14.1.8 Wie bewerten Sie die Entscheidung von Dr. Meinhard, der Patientin Propofol zukommen zu lassen?

Die in dem Arztbrief geschilderten Ereignisse im Zusammenhang mit der ambulanten Anästhesie lassen eine allergische Reaktion auf Propofol unwahrscheinlich erscheinen. Trotzdem ist das Verhalten von Oberarzt Dr. Meinhard unter medizinischen Aspekten grob fahrlässig. Immerhin haben ein Allergologe und ein Kinderarzt ein amtliches Dokument verfasst. Unter rechtlichen Aspekten geschieht die Gabe von Propofol sogar vorsätzlich, da Oberarzt Dr. Meinhard bewusst den Allergiehinweis ignoriert. Bei vorsätzlichem Verhalten erlischt der Versicherungsschutz eventuell vorhandener Berufshaftpflichtversicherungen.

Weiterhin existieren zahlreiche alternative Medikamente für eine Narkoseeinleitung. Vertreter sind beispielsweise Barbiturate, Benzodiazepine, Etomidate, Ketamin oder auch Sevofluran, wobei ein Benzodiazepin in dem geschilderten Fall nicht eingesetzt werden sollte. Aus medizinischer Sicht gibt es keinen Grund, auf Propofol zu bestehen.

Dr. Meinhard führt eine Expositionstherapie durch. Darauf sollte man aber auch entsprechend vorbereitet sein. So sollte auf jeden Fall ITN- und Reanimationsbereitschaft gegeben sein.

> Sandy hatte die Diskussion natürlich mitbekommen und war jetzt sehr aufgeregt. Schwester Anne

bereitete sichtlich verärgert die Medikamente vor und verabreichte der Patientin auf Geheiß 10 mg Propofol intravenös. »Jetzt warten wir erst einmal 10 Minuten und sehen, ob was passiert«, sagte Oberarzt Dr. Meinhard.

### 14.1.9 Was halten Sie von diesem Vorgehen?

Was Dr. Meinhard hier durchführt, ist ein sog. **Provokationstest.** Die Deutsche Dermatologische Gesellschaft hat zur Durchführung von Provokationstests bei Verdacht auf Überempfindlichkeitsreaktionen auf Arzneimittel zusammen mit anderen Fachgesellschaften Leitlinien herausgegeben [6]. Danach sind Provokationstests angezeigt, wenn der Auslöser einer Arzneimittelüberempfindlichkeit durch Anamnese, Hauttest und In-vitro-Untersuchungen nicht mit Sicherheit identifiziert werden kann. Der Patient ist über das Testvorgehen aufzuklären, eine schriftliche Einverständniserklärung muss vorliegen.

Grundlage von Provokationstests ist es, die Testsubstanzen in der Form zu applizieren, wie sie zur Überempfindlichkeitsreaktion geführt haben. Bei der Klärung systemischer Reaktionen sind – soweit möglich – zunächst orale Expositionstests zu bevorzugen, auch wenn die ursprüngliche Auslösung auf anderem Wege erfolgte. Provokationstests mit primär parenteraler Substanzapplikation erfordern eine strenge Indikationsstellung. Notfallmedikamente und -ausrüstung müssen verfügbar sein, das Personal muss mit der Behandlung akuter Notfälle vertraut sein.

Die Mutter von Sandy war über das von Oberarzt Dr. Meinhard gewählte Procedere nicht aufgeklärt. Allein aus diesem Grund ist das Vorgehen abzulehnen.

» »10 Minuten können recht lang sein, wenn man wartet.« Oberarzt Dr. Meinhard war ungeduldig. Als er keine Anzeichen einer allergischen Reaktion feststellen konnte, ließ er Schwester Anne 0,1 mg Fentanyl und weitere 150 mg Propofol injizieren. Die Anästhesieeinleitung und die kurze Operation gestalteten sich problemlos. Auch bei der Ausleitung gab es diesmal keine Komplikationen, und Sandy wurde umgehend in den Aufwachraum verlegt. Oberarzt Dr. Meinhard war zufrieden mit sich. Seine Entscheidung war richtig gewesen. Er warf Schwester Anne einen triumphierenden Blick zu. Schwester Anne war jedoch schon zu lang im Geschäft, um sich dadurch aus der Ruhe bringen zu lassen.

Im AWR hatte Sandy leichte Schmerzen, die sich nach 1 g Paracetamol als Kurzinfusion deutlich besserten. Die Sauerstoffsättigung und die Herzfrequenz waren unauffällig. Auf die Messung des Blutdrucks wurde verzichtet, da das Aufblasen der Manschette immer zu viel Unmut bei den Kindern führte. Nach einem halbstündigen Aufenthalt im Aufwachraum wurde Sandy ohne Anzeichen einer allergischen Reaktion auf die Station verlegt.

### 14.1.10 Was sagen Sie zu der Überwachung im Aufwachraum?

Bei allergischen Reaktionen werden 4 verschiedene Typen unterschieden (▶ Kap. 14.2.2). Im vorliegenden Fall wurde eine Typ-I-Reaktion vermutet. Diese Reaktion vom Soforttyp tritt innerhalb von Minuten auf und ist durch evtl. fulminante Herz-Kreislauf-Reaktionen bis hin zum Herz-Kreislauf-Stillstand gekennzeichnet. Jedoch sind Spätreaktionen noch nach Stunden beobachtet worden. Deshalb war die Überwachungszeit im AWR zu kurz und hätte noch einige Stunden fortgesetzt werden müssen. Weiter ist ein Verzicht auf die Messung des Blutdrucks auf keinen Fall gerechtfertigt. Eine Kreislaufdepression wird dadurch schneller erkannt.

## 14.2 Fallnachbetrachtung/Fallanalyse

### 14.2.1 Sind allergische Reaktionen in der Anästhesie häufig? Wodurch sind sie am häufigsten verursacht?

Allergische Reaktionen während der Narkose sind selten und treten mit einer Häufigkeit von 1:5.000 bis 1:28.000 auf [5]. Die Diagnose ist oft erschwert, da Effekte der Anästhesie oder Begleitumstände wie Hypovolämie die Symptomidentifikation erschweren. Die häufigsten Symptome sind in der ▶ Übersicht genannt.

> **Symptome allergischer Reaktionen während einer Narkose**
> - Kreislaufkollaps
> - Bronchospasmus
> - Kutane Reaktionen
> - Angioödem
> - Generalisiertes Ödem
> - Lungenödem
> - Gastrointestinale Symptome

Bei den allergischen Reaktionen sind anaphylaktische und anaphylaktoide Reaktionen zu unterscheiden. Bei der anaphylaktischen Reaktion handelt es sich um eine Typ-I-Reaktion, vermittelt durch IgE-Antikörper, die zur Freisetzung von Histamin und Mediatoren führt. Hierfür ist ein vorheriger Allergenkontakt notwendig.

Anaphylaktoide Reaktionen sind direkte, nicht antikörpervermittelte Reaktionen des allergischen Substrats mit der Mastzelle. Eine vorherige Exposition ist nicht erforderlich.

Zu den häufigen Verursachern intraoperativ zählen [3]:
- Muskelrelaxanzien,
- Latex,
- kolloidale Volumenersatzmittel,
- Antibiotika,
- Kontrastmittel,
- Palacos und
- Lösungsvermittler.

### 14.2.2 Welche Arten der allergischen Reaktion kennen Sie, und wodurch sind sie gekennzeichnet?

Die Überempfindlichkeitsreaktionen werden nach Gell und Coombs in 4 Typen unterteilt.

#### Typ-I-Reaktion

Die Typ-I-Reaktion ist die anaphylaktische Sofortreaktion unter IgE-Vermittlung. Dazu gehören allergische Rhinitis, extrinsisches Asthma und die Anaphylaxie. Die Reaktion setzt einen vorherigen Allergenkontakt voraus. Sie tritt innerhalb von Sekunden bis Minuten auf (Anaphylaxie), der nach Stunden noch Spätreaktionen folgen können. Die Reaktionen können lokal oder generalisiert ablaufen und sich am Respirationstrakt, Magen-Darm-Trakt, an der Haut und am Herz-Kreislauf-System manifestieren. Die Maximalvariante stellt der anaphylaktische Schock dar, wobei es durch die Freisetzung von gefäßaktiven Mediatoren zu einem lebensbedrohlichen Blutdruckabfall kommen kann.

#### Typ-II-Reaktion

Die Typ-II-Reaktion ist IgM- und IgG-vermittelt und führt zu einer zytotoxischen Reaktion. Zu diesem Typ gehören die AB0-inkompatiblen Transfusionsreaktionen, die medikamenteninduzierte hämolytische Anämie, die Agranulozytose, das Goodpasture-Syndrom und die heparininduzierte Thrombozytopenie.

#### Typ-III-Reaktion

Typ-III-Überempfindlichkeitsreaktionen sind gekennzeichnet durch Antikörperbildung gegen lösliche Antigene. Es bilden sich Immunkomplexe, die sich in den Kapillaren ablagern können oder zur Aktivierung des Komplementsystems führen. Hierzu gehören die Serumkrankheit, die exogen-allergischen Alveolitiden und die Immunkomplexnephritis.

#### Typ-IV-Reaktion

Die Typ-IV-Reaktion beschreibt die T-Zell-vermittelte Reaktion wie bei der Transplantatabstoßung (»graft versus host«) und Kontaktdermatitis. Weitere typische Erkrankungen sind allergisches Asthma und atopische Dermatitis.

### 14.2.3 Welche medizinischen Fehler sehen Sie in dem geschilderten Fall?

#### Prämedikation

Dem Kind eine Prämedikation vorzuenthalten war nicht gerechtfertigt (▶ Kap. 14.1.2). In einem Kitteltaschenbuch nachzuschlagen ist immer gerechtfertigt.

**Exposition mit potenziell allergenen Substanzen**

Auch wenn die Allergie gegen Propofol zu Recht in Frage gestellt wird, war die Entscheidung für Propofol ohne den entsprechenden Unbedenklichkeitsnachweis falsch (▶ Kap. 14.1.7)

**Überwachung im Aufwachraum**

Die Überwachung im AWR war unzureichend – keine Messung des Blutdrucks – und angesichts der eventuellen Allergie gegen Propofol deutlich zu kurz (▶ Kap. 14.1.8).

## 14.2.4 Welche organisatorischen Schwachstellen/Fehler finden sich in dem geschilderten Fall?

**Prämedikation**

Anlässlich der Prämedikation wurden mehrere Schwachstellen evident. Zunächst einmal erfolgte die Vorstellung der Patientin Freitagnachmittag gegen Feierabend. Den HNO-Kollegen hätte bewusst sein müssen, dass die anästhesiologische Vorbereitung u. U. mehr Zeit in Anspruch nimmt. Entsprechend war kein Oberarzt für Rückfragen der jungen Kollegin mehr erreichbar. Auch im Rahmen der Prämedikation gilt Facharztstandard. Weiter konnte die Anästhesistin, die ursprünglich die ambulante Narkose betreut hatte, nicht mehr kontaktiert werden. Zusätzlich hatte die prämedizierende Anästhesistin nicht alle Unterlagen – den ausführlichen Arztbrief – zur Verfügung.

**Informationsweitergabe**

Oberarzt Dr. Meinhard war am Operationstag von der Patientin überrascht. Eine Information an ihn über die mögliche Propofolallergie war nicht erfolgt.

**Vorgehen bei möglichen Allergien**

Unabhängig von der hierarchischen Stellung der beteiligten Personen sollte ein Klinikalgorithmus existieren, der die Gabe möglicher allergener Substanzen verbietet.

## 14.2.5 Aus Kindern werden Leute und aus Ausbildungsassistenten Oberärzte!

Dr. Meinhard war seit einem Jahr Oberarzt und hatte seine Ausbildung in derselben Klinik erhalten. Seine Kollegen und die Pflegekräfte kannten ihn entsprechend gut. Dr. Meinhard meinte, seine Beförderung wurde nicht von allen so wahrgenommen, wie er sich das vorstellte. Für ihn war der berufliche Aufstieg gleichbedeutend mit Führung und Kompetenz. Die Frage von Schwester Anne interpretierte er als Angriff auf seine Kompetenz und ging deshalb nicht darauf ein.

Kennen Sie auch Probleme, die sich durch eine Beförderung in demselben Haus ergeben? Ein Positionsaufstieg zieht eine neue Rollendefinition nach sich. Mit den damit verbundenen Aufgaben und Funktionen muss sich jeder neue Vorgesetzte befassen. An erster Stelle steht Eigen- und Fremdverständnis einer guten Führungsperson. Danach muss überprüft werden, inwieweit die derzeit eingenommene Rolle hiermit übereinstimmt. Die neue Rolle muss entsprechend eingenommen und kommuniziert werden. Häufig führt das zu Veränderungen bestehender Kommunikationsmuster. In der Industrie ist es fest etabliert, dass Führungskräfte in ihren Verantwortungsbereich eingewiesen werden und regelmäßig entsprechende Schulungen erhalten. In der Medizin findet sich ein solches Vorgehen nur selten. Üblich ist hier daher das Modelllernen am Vorbild verbunden mit einer Abnabelung von den Wurzeln. Ich bin kein Kind mehr, sondern Oberarzt!

Eine scharfe, hierarchische Abgrenzung nach unten macht nicht nur einsam – Sie kennen sicher den Satz »Je höher du kommst, desto einsamer wirst du.« –, sondern erschwert das Lernen aus Fehlern und das Arbeiten als Team. Eine gute Führungsperson erinnert sich an ihre Ausbildung, an ihr Lernen aus Fehlern, an viele gute Ratschläge und an die inneren Widerstände, Vorgesetzte zu kritisieren.

**Der folgende Satz ist für Oberärzte.** Ihre Mitarbeiter haben die gleichen Widerstände, und wenn Sie weiterhin aus Fehlern lernen und Ratschläge bekommen wollen, müssen Sie diese Widerstände abbauen. Werden Sie explizit!

**Der folgende Satz ist für Nicht-Oberärzte.** Sie glauben gar nicht, wie schwer es ist, explizit zu werden, wenn man Vorgesetzter ist. Machen Sie ruhig mal den ersten Schritt!

## Literatur

1. Fodale V, La Monaca E. Propofol infusion syndrome: an overview of a perplexing disease. Drug Saf 2008; 31: 293–303
2. Fudickar A, Bein B, Tonner PH. Propofol infusion syndrome in anaesthesia and intensive care medicine. Curr Opin Anaesthesiol 2006; 19: 404–410
3. Holdcroft A. UK drug analysis prints and anaesthetic adverse drug reactions. Pharmacoepidemiol Drug Saf 2007; 16: 316–328
4. Inal MT, Memis D, Vatan I, Cakir U, Yildiz B. Late-onset pulmonary edema due to propofol. Acta Anaesthesiol Scand 2008; 52:1015–1017
5. Kroigaard M, Garvey LH, Gillberg L, Johansson SG, Mosbech H, Florvaag E, Harboe T, Eriksson LI, Dahlgren G, Seeman-Lodding H, Takala R, Wattwil M, Hirlekar G, Dahlén B, Guttormsen AB. Scandinavian Clinical Practice Guidelines on the diagnosis, management and follow-up of anaphylaxis during anaesthesia. Acta Anaesthesiol Scand 2007; 51: 655–670
6. Przybilla B, Aberer W, Bircher AJ, Brehler R, Brockow K, Dickel H, Fuchs T, Hertl M, Mockenhaupt M, Pfaar O, Ring J, Sachs B, Vieluf D, Wedi B, Worm M, Zuberbier T, Merk HF. Allergologische Diagnostik von Überempfindlichkeitsreaktionen auf Arzneimittel. J Dtsch Dermatol Ges 2008; 6: 240–243
7. Romano A, Demoly P. Recent advances in the diagnosis of drug allergy. Curr Opin Allergy Clin Immunol 2007; 7: 299–303
8. Votta-Velis EG, Minshall RD, Visintine DJ, Castellon M, Balyasnikova IV. Propofol attenuates endotoxin-induced endothelial cell injury, angiotensin-converting enzyme shedding, and lung edema. Anesth Analg 2007; 105: 1363–1370
9. Tai YT, Yao CT, Yang YJ. Acute pulmonary edema after intravenous propofol sedation for endoscopy in a child. J Pediatr Gastroenterol Nutr 2003; 37: 320–322
10. Takao Y, Mikawa K, Nishina K, Obara H. Attenuation of acute lung injury with propofol in endotoxemia. Anesth Analg 2005; 100: 810–816

# Fall 15 – Kosmetische Operation

15.1 Falldarstellung – 148

15.2 Fallnachbetrachtung/Fallanalyse – 155

# 15.1 Falldarstellung

⟩ Simone war froh, endlich für ihre Operation in der Klinik für Mund-Kiefer-Gesichtschirurgie (MKG) aufgenommen zu werden. Auf ihrer Operationsaufklärung stand Progenie-OP nach Obwegeser-Dal Pont. Seit ihrer Kindheit litt Simone auch seelisch an ihrem »Überbiss«. Dabei handelte es sich um eine mandibuläre Prognathie, also einer Verlängerung des Unterkieferkörpers und der aufsteigenden Äste mit Vorbiss der unteren Frontzähne, und vorspringendem Kinn (Progenie) mit positiver Lippenstufe. Immer schon hatte sie sich über ihr auffallendes Profil geärgert, und im Verlauf des Wachstums hatte sich die Situation weiter verschlimmert. Mittlerweile stellte die Kieferfehlstellung neben der funktionellen Beeinträchtigung beim Kauen ein erhebliches kosmetisches Problem für Simone dar (◘ Abb. 15.1).

⟩ Nun aber war es endlich soweit: Ihr Kieferwachstum war mit 17 Jahren abgeschlossen, und die Korrektur der Fehlstellung konnte in Angriff genommen werden. Bei der Vorstellung in der Klinik für MKG, zu der sie mit ihrer Mutter gekommen war, war ihr das das geplante operative Vorgehen mit den entsprechenden Risiken eingehend erläutert worden: »Es wird beidseits eine sagittale Spaltung des Unterkieferknochens im Bereich des Kieferwinkels vorgenommen. Die Segmente werden dann entsprechend der notwendigen Korrektur nach dorsal versetzt und in dieser Stellung mit Drahtnähten fixiert.«

Dass dabei Blutungen, Infektionen und Nervenschäden der unteren Gesichtsnerven auftreten können, war ihr klar geworden. Mit der Aussicht auf ein schöneres Profil wollte sie das Risiko aber auf sich nehmen. »Schön, dass die gesamte Operation von der Mundhöhle aus vorgenommen wird. So bleiben keine sichtbaren Narben«, dachte sie. Ausführlich erklärte der Operateur auch die erforderliche postoperative Zuschnürung des Mundes und dass sie für ein bis zwei Wochen nur flüssige Nahrung zu sich nehmen und schlecht sprechen werden könne. Danach erfolgte die präoperative Aufklärung durch den Anästhesisten.

### 15.1.1 Was sind hierbei spezielle aufklärungspflichtige Risiken?

Neben den üblicherweise aufzuklärenden Risiken einer Intubation wie Zahnschäden, Heiserkeit, Übelkeit und Erbrechen muss über die erforderliche nasale Intubation aufgeklärt werden. Die speziellen Gefahren einer nasalen Intubation sind Verletzung der Nasenhöhle und Epistaxis. Zusätzlich zu den Risiken der Intubationsnarkose muss die Patientin über die Anlage einer nasalen Magensonde und das Belassen dieser über die Dauer der Operation hinaus aufgeklärt werden.

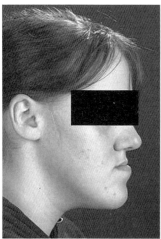
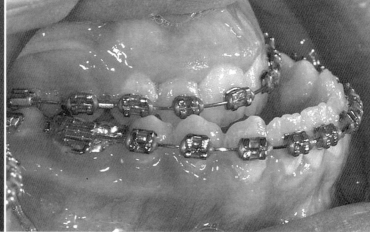

◘ Abb. 15.1. Seitliche Aufnahme von Simone mit der deutlich sichtbaren mandibulären Prognathie, die zu einer entsprechenden pathologischen Zahnstellung führte

Unter- und Oberkiefer der Patientin werden zur Stabilisierung am Operationsende miteinander verdrahtet. Die Extubation kann aufgrund des zugeschnürten Mundes erst erfolgen, wenn die Patienten ausreichend wach sind, um sicher eine Aspiration von Blut oder Mageninhalt zu verhindern. Erinnerungen an den Tubus und das Extubieren sind daher relativ häufig und müssen im Rahmen des Prämedikationsgespräches erwähnt werden.

> »Sicher wird das hart werden«, dachte Simone, aber dieses Kinn im Spiegel, das sie jeden Morgen sehen musste, war es wert. Alle ihre Freundinnen waren schon in festen Händen ... Bestimmt würde es dann auch bei ihr klappen.

Dr. Gregor war Assistent im 3. Ausbildungsjahr in der Anästhesie. Seit 2 Wochen war er im Rahmen seiner Weiterbildungsrotation in der MKG eingesetzt. Um gut vorbereitet mit der Narkose zu beginnen, wiederholte er am Vorabend die Besonderheiten dieser Operation aus anästhesiologischer Sicht.

### 15.1.2 Welches sind die Besonderheiten dieser Operation aus anästhesiologischer Sicht?

Die anästhesiologischen Besonderheiten wurden in ▶ Kap. 15.1.1 im Rahmen der Aufklärungspflicht bereits teilweise aufgeführt. Hier noch ergänzende und erläuternde Angaben [6]:

**Nasale Intubation**

Die nasale Intubation wird entweder mit einem vorgeformten RAE-Tubus oder Woodbridge-Tubus durchgeführt. Der Tubus wird mit einer flexiblen Verlängerung, die über die Stirn verläuft, an das Beatmungsgerät angeschlossen. Zur Verringerung der Blutungsgefahr können vor der Intubation sympathomimetische Nasentropfen in beide Nasenlöcher appliziert werden. Die Nasenspitze ist aufgrund der Tubusfixierung gefährdet, Drucknekrosen zu entwickeln. Entsprechend ist auf eine spannungsfreie Befestigung des Tubus zu achten.

Ein gelegentlich zu beobachtendes Phänomen ist eine Cuffundichtigkeit nach erfolgreicher Intubation. In der Regel handelt es sich um Beschädigungen durch anatomische Strukturen oder die Magill-Zange. Bei der Verwendung der Magill-Zange ist daher darauf zu achten, dass kein Druck auf den Cuff ausgeübt wird. Wegen des eingeschränkten Zugangs zu den Atemwegen während der Operation (s. unten) muss die Integrität des Cuffs sicher überprüft werden.

> **Intraoperativer Zugang zu den Atemwegen**
>
> Intraoperativ ist de facto kein Zugang zu den Atemwegen möglich. Deshalb ist eine sehr gute Sicherung des Tubus und aller Steckverbindungen der Beatmungsschläuche zwingend erforderlich.

Die Fixierung des Tubus kann durch Klebung oder – in Absprache mit dem Operateur – durch Annähen an der Nasenscheidewand erfolgen. Ein besonderes Problem ist die mögliche intraoperative Beschädigung des Tubus durch operatives Instrumentarium. Diese Situation muss antizipiert werden und entsprechendes Instrumentarium – z. B. Cook-Wechselstab – bereit liegen. Am Ende der Operation muss vor dem Entfernen der sterilen Klebetücher sichergestellt werden, dass eine versehentliche Extubation ausgeschlossen ist.

**Augenschutz**

Die Augen der Patienten sind nach Abdeckung durch die OP-Tücher nicht mehr zugänglich. Das Anästhesieteam muss daher den Schutz der Augen gegenüber Druck oder Desinfektionsmittel sicherstellen.

**Intraoperative Lagerung**

Die Patienten werden während der Operation meist in leichter Oberkörperhochlagerung gelagert, wobei der Kopf etwas überstreckt wird. Dies kann bei Patienten mit einer Arteriosklerose hirnversorgender Arterien den zerebralen Blutfluss kompromittieren.

**Rachentamponade**

Zu Beginn der Operation wird von den Kieferchirurgen in der Regel eine Rachentamponade platziert. Es ist auch die Aufgabe des Anästhesisten, auf eine Entfernung dieser Tamponade vor Beendigung der Anästhesie bzw. vor der Kieferimmobilisierung zu achten.

### Kieferimmobilisierung

Postoperativ erfolgt meist die Immobilisierung der Kiefer mittels Einbinden von Drahtschienen. Obligat bei einer postoperativen »Zuschnürung« ist die Anlage einer nasalen Magensonde, die postoperativ zunächst belassen wird. Der Anästhesist muss wissen, in Höhe welcher Zähne die intermaxilläre Fixierung durchgeführt wird, um im Notfall schnell handeln zu können. Wegen möglichen akuten Handlungsbedarfs – Durchtrennung der Fixierungspunkte – muss am Bett eine entsprechende Drahtschere bis zum Zeitpunkt der tatsächlichen Aufhebung der Fixierung angebracht und somit schnell verfügbar sein.

Nach der Osteotomie erfolgt durch die MGK-Chirurgen eine Osteosynthese mit sog. Miniplatten, die mit entsprechend kleinen Schrauben in den Kieferknochen fixiert werden. Diese Schrauben halten deutlich weniger Kräfte aus als die Fixierungspunkte der intermaxillilären Fixierung – zumindest wenn die Fixierung mittels Draht durchgeführt wird. Forcierte Mundöffnungsversuche führen zu einem Ausreißen der Schrauben, sodass die Osteosynthese revidiert werden muss. Den Patienten muss daher im Vorfeld erklärt werden, dass der Mund unbedingt geschlossen bleiben und die Atmung hauptsächlich durch die Nase erfolgen muss. Entsprechend wichtig ist eine hohe Kooperationsbereitschaft der Patienten, die nicht nur durch die Aufklärung, sondern auch durch die Wahl der Medikamente beeinflusst wird (s. unten).

Weiter hat es sich als sinnvoll erwiesen, wenn ein Operateur bis zur definitiven Extubation im OP bleibt. Er kann im Notfall am schnellsten die intermaxilläre Fixierung durchtrennen und sollte bis zur Extubation den Unterkiefer hochhalten, um zumindest eine Erinnerungsstütze für den Patienten zu geben.

### Wahl der Medikamente

Ziele der Anästhesieführung sind, dass die Patienten am Operationsende möglichst wach und kooperativ sind und dass kein PONV (postoperative Übelkeit und Erbrechen) auftritt. Günstig ist daher eine total intravenöse Anästhesie unter Verwendung von Propofol und Remifentanil. Weiter ist eine zusätzliche prophylaktische Gabe eines Antiemetikums – z. B. Dexamethason zur Anästhesieeinleitung – sinnvoll (▶ Kap. 4, ◘ Abb. 4.1). Die postoperative Analgesie sollte primär nur mit Nichtopioidanalgetika erfolgen, um auch nach der Operation eine möglichst geringe Inzidenz von PONV zu erreichen.

### Blutverlust

Bei zahlreichen maxillofazialen Eingriffen – wie z. B. bei Le Fort-Osteotomien oder maxillären Advancements – ist mit einem größeren Blutverlust zu rechnen. Mögliche Strategien, um den Blutverlust zu reduzieren, sind die Gabe von Tranexamsäure [2] und die Durchführung der Anästhesie in kontrollierter Hypotension [3]. Ob es durch diese Maßnahmen aber tatsächlich zu einer Einsparung an Transfusionen kommt, ist umstritten. Deshalb sollte die Indikationsstellung nach einer Kosten-Risiken-Analyse sehr eng gestellt werden. Bei der im geschilderten Fall geplanten Prognathieoperation ist ein Blutverlust >300 ml ungewöhnlich. Besondere Maßnahmen müssen hier daher nicht getroffen werden.

### Steroidgabe

In vielen Kliniken ist die Infusion von 1 g Methylprednisolon während der ersten Operationsstunde Standard, um die perioperative proinflammatorische Reaktion und damit die lokale Ödembildung abzuschwächen. Der Nutzen wird allerdings kontrovers diskutiert. Studien, die eine Verkürzung der Krankenhausverweildauer durch Kortikoidgabe in der Kieferchirurgie zeigen, berücksichtigen häufig nicht die verschlechterte Immunabwehr und die Gefahr von verzögerten Wundheilungsstörungen [4].

> Die Einleitung der Narkose und die Fortführung der Anästhesie im Verlauf der Umstellungsosteotomie verliefen wie geplant und ohne Komplikationen. Dr. Gregor führte die Anästhesie als »TIVA« mit Propofol und Remifentanil durch. Ein Muskelrelaxans war nur zu Beginn der Operation für die nasale Intubation mit einem Woodbridge-Tubus (6,5 mm ID) notwendig

gewesen. Nach gut 2 Stunden wurden die zu Beginn der Operation im Ober- und Unterkiefer angelegten Drahtschienen mittels Draht-Cerclagen verbunden, um die Immobilisation zur Knochenheilung zu gewährleisten.

Dr. Gregor war sich der Problematik der intermaxillären Fixierung bewusst und ließ sich von der OP-Schwester eine Drahtschere zum Verbleib an der Patientin aushändigen. »Extubation nur bei vollständiger Wachheit sowie suffizienter Spontanatmung und der Möglichkeit der adäquaten Kommunikation mit der Patientin«, hatte ihm der Oberarzt Dr. Volkrad eingeschärft. »Jeglicher medikamentöse Überhang von Hypnotika, Opioiden und Relaxanzien muss vermieden werden. Eine halbe Stunde vor Ende der Operation geben Sie eine geringe Menge eines länger wirksamen Opioids – beispielsweise Fentanyl oder Piritramid – und kombinieren es mit einem peripher wirksamen Analgetikum wie Paracetamol oder Ibuprofen. Die Patientin soll schließlich auch etwas gegen postoperative Schmerzen bekommen.«

Dr. Gregor informierte Oberarzt Dr. Volkrad darüber, als er mit der Ausleitung begann. Der Operateur war anwesend, um nötigenfalls die Verschnürung schnell und fachgerecht zu lösen. Fachkrankenschwester Sybille entlastete vor Extubation den Magen über die liegende Magensonde. Dann entfernte Dr. Gregor den Tubus – langsam – und saugte über einen eingeführten Absaugkatheter Sekret aus Rachen- und Mundbereich ab.

Simone war nach der Extubation richtig wach. Schmerzen oder Übelkeit verneinte sie. »Geschafft«, dachte sie. »Wie wohl mein neues Kinn aussieht?«

Bei stabilen Kreislaufverhältnissen und einer pulsoxymetrischen Sättigung ($S_pO_2$) von 95% unter Raumluft wurde Simone in den Aufwachraum verlegt. Dr. Gregor übergab Simone an den AWR-Arzt Dr. Firmin, einen etwas jüngeren Kollegen im 2. Ausbildungsjahr, mit folgenden Worten: »Das ist eine junge, gesunde Patientin. Sie hat eine Umstellungsosteotomie bei Prognathie bekommen und ist jetzt zugeschnürt. Intraoperativ gab es keine Auffälligkeiten, bei einem Gesamtblutverlust von 300 ml. Als Volumentherapie hat sie 1500 ml Kristalloide erhalten. Das Notfallbesteck zum Öffnen der Cerclagen ist am Bett. Simone war vor der OP ziemlich aufgeregt, aber jetzt ist alles gut.«

»Prima«, dachte Dr. Firmin. »Eine junge gesunde Frau ist hier eine echte Rarität. Ich habe zwar bisher noch keine zugeschnürte Patientin betreut, aber mit der werde ich wohl nicht viel zu tun haben. Die ist ja super fit, und gerade ist sowieso ziemlich viel los.« Er ging trotzdem kurz bei Simone vorbei, um sich ein Bild zu machen. Die Aufwachraumschwester Maria schloss sie gerade an den Überwachungsmonitor an, der folgende Werte zeigte:

- $S_pO_2$: 89% ohne Sauerstoff,
- Blutdruck: 160/80 mm Hg,
- Herzfrequenz: 120/min.

Simone zitterte leichte, reagierte etwas träge, aber doch adäquat auf Ansprache.

### 15.1.3 Was fällt Ihnen auf?

Grundsätzlich kann die Kombination aus Hypertonus und Tachykardie zahlreiche Ursachen haben. Die häufigsten Gründe hierfür im AWR sind im Folgenden genannt.

**Stress**

Infolge von Schmerzen, Übelkeit, Missempfindungen durch einen Blasenkatheter oder eine volle Blase, Angstgefühlen oder anderen psychischen Beeinträchtigungen wie perioperativen zerebralen Dysfunktionen sind Stressreaktionen möglich (▶ Kap. 18.1.2).

**Bedarfstachykardien**

Bedarfstachykardien können ausgelöst sein durch Hypovolämie oder Anämie und – wenn die Störungen nicht ausgeprägt sind – mit einer Hypertonie gleichzeitig auftreten.

**Respiratorische Störungen**

Ein weiterer möglicher Grund für Hypertonie und Tachykardie im AWR sind respiratorische Störungen, insbesondere dann, wenn sie mit einer Hypoxie oder Hyperkapnie vergesellschaftet sind. In dem geschilderten Fall ist der geringe $S_pO_2$-Wert als Hinweis auf eine respiratorische Störung auffällig.

**Shivering**

Bei dem zeitgleich aufgetretenen Muskelzittern handelt es sich um Shivering, auch postoperatives Zittern genannt, das bei bis zu 50% aller postoperativen Patienten auftritt. Es handelt sich um einen nicht willkürlich unterdrückbaren, generalisierten Tremor, der die Wärmeproduktion um 50–100% erhöht. Der Triggerschwelle für Shivering ist ca. 1°C unterhalb des Schwellenwertes für die Vasokonstriktion als Schutz vor Unterkühlung.

Alle bisher getesteten Anästhetika beeinträchtigen die autonome Thermoregulation [7]. Typischerweise findet sich eine Verbreiterung des Temperaturbereichs, der als normal empfunden wird, sodass die Patienten später schwitzen und später frieren.

Nach Anästhesien werden zwei Arten von Shivering unterschieden [1]:
- Das thermoregulatorische Shivering ist mit einer Vasokonstriktion verbunden und stellt eine physiologische Reaktion auf perioperativen Wärmeverlust dar.
- Das nicht thermoregulatorische Shivering ist mit einer Vasodilatation vergesellschaftet und häufig mit Schmerzen assoziiert. Das Auftreten des nicht thermoregulatorischen Shiverings ist wahrscheinlich mit der schnellen Rückkehr spinaler Reflexe bei noch unzureichender zentraler Inhibierung in Folge residualer Anästhetikawirkung zu erklären.

### 15.1.4 Welche Maßnahmen würden Sie ergreifen? Wie behandeln Sie postoperatives Shivering?

Am dringlichsten ist in der geschilderten Situation die Gabe von Sauerstoff, um eine Hypoxie als Ursache der Veränderungen auszuschließen und um dem erhöhten Sauerstoffbedarf durch das Muskelzittern Rechnung zu tragen. Anschließend müssen die in ▶ Kap. 15.1.3 aufgeführten möglichen Ursachen abgeklärt werden.

Die wichtigste präventive Maßnahme zur Vermeidung postoperativen Shiverings ist ein suffizienter Schutz vor Auskühlung während der Operation durch entsprechende Abdeckung und die Anwendung effektiver passiver Anwärmesysteme. Die passive Anwärmung muss im AWR fortgeführt oder begonnen werden, falls es sich um ein thermoregulatorisches Shivering handelt.

Daneben gibt es zahlreiche medikamentöse Therapieoptionen [5]:

### Opioide

Mehrere μ-Rezeptor-Agonisten können das postoperative Shivering dämpfen. Die zuverlässigste Wirkung wird durch Pethidin erreicht Die übliche Dosierung ist 25 mg. Die »number neaded to treat« (NNT) beträgt ca. 3.

### α$_2$-Rezeptoragonisten

Vom Hypothalamus getriggertes Shivering kann durch die Gabe von α$_2$-Rezeptor-Agonisten durchbrochen werden. Der am häufigsten verwendete Vertreter ist Clonidin in einer Dosierung von 75 μg. Die NNT beträgt <2.

### 5-Hydroxytryptaminagonisten

Der genaue Wirkungsmechanismus ist unklar, aber auch 5-Hydroxytryptaminagonisten können postoperatives Shivering hemmen. Angewendet werden Ondansetron oder Granisetron. Die NNT beträgt ca. 3.

### Andere

Zahlreiche andere Medikamente können das postoperative Shivering günstig beeinflussen. Zu nennen sind hier z. B. Tramal, Physostigmin oder Magnesium. Aufgrund der Effektivität der 3 oben genannten Substanzen werden sie jedoch nur in Ausnahmefällen eingesetzt.

> Fachkrankenschwester Maria gab Simone eine Sauerstoffmaske mit 2 l Sauerstoff/min. Dr. Firmin war von dem erhöhten Blutdruck und der Tachykardie der jungen Frau etwas überrascht. »Wahrscheinlich stressbedingt durch das Shivering«, dachte er sich und verabreichte Simone 1 μg/kg KG Clonidin als Kurzinfusion. Das Shivering verschwand fast unmittelbar.
> Als er eine halbe Stunde später bei seiner Runde durch den AWR erneut an Simones Bett trat, gab sie Schmerzen im Operationsgebiet und leichte Übelkeit an. »Der ganze Mund kommt mir fremd vor«, zischelte sie durch die zugeschnürten Zähne. »Und das Luftholen ist noch etwas mühsam.« Ihr Blutdruck betrug 150/85 mm Hg, die Herzfrequenz war 95 Schläge/min und die S$_p$O$_2$-Messung zeigte 92%. Dr. Firmin verabreichte 5 mg Piritramid und 12,5 mg Dolasetron i.v.
> Dr. Firmin wunderte sich: »Komisch, dass der S$_p$O$_2$-Wert nicht besser ist.« Als er die O$_2$-Insufflation stei-

## 15.1 · Falldarstellung

gern wollte, fiel ihm auf, dass diese bereits von der Schwester Maria wegen der schlechten Sättigung auf 6 l/min erhöht worden war. »Das hätte ich wohl besser vorher überprüft«, dachte er. »Dann hätte ich ihr statt eines Opioids ein peripheres Schmerzmittel gegeben.« Er steigerte die Insufflation auf 8 l/min.

Beiläufig erinnerte er sich an den abnehmenden Effekt einer $F_iO_2$-Steigerung bei zunehmendem intrapulmonalem Shunt... »Ach was«, dachte Dr. Firmin. »Das ist ein Phänomen bei richtig kranken Patienten, mit Sepsis oder im akuten Lungenversagen, aber doch nicht bei dieser ASA-I-Patientin.« Er versuchte, sich zu erinnern, welche inspiratorische Sauerstoffkonzentration und welcher $p_aO_2$ sich bei einer Insufflation von 8 l/min erreichen ließen.

### 15.1.5 Wissen Sie es?

Die Antwort ist in ◘ Tab. 15.1 dargestellt (▶ auch Kap. 20.1.7).

### 15.1.6 Was sollte Dr. Firmin neben der Erhöhung der Sauerstoffinsufflation noch tun?

#### Auskultation der Lunge

Die Auskultation der Lunge sollte als einfache, schnelle und nichtinvasive Maßnahme stets bei Verdacht auf respiratorische Störungen erfolgen.

#### Gabe von Nasentropfen

Bei intermaxillär fixierten Patienten muss sichergestellt sein, dass eine Nasenatmung möglichst unbehindert erfolgen kann. Eine großzügige Gabe von abschwellenden Nasentropfen ist daher gerechtfertigt.

#### Erhöhung des Oberkörpers

Jede Intubationsnarkose zieht einen passageren Abfall der funktionellen Residualkapazität (FRC) von 15–20% nach sich. Eine Erhöhung des Oberkörpers kann eine deutliche Steigerung der FRC bewirken (◘ Tab. 15.2). Die Effekte sind besonders ausgeprägt, wenn eine zusätzliche Einschränkung der FRC durch erhöhten intraabdominellen Druck und/oder Adipositas bedingt ist.

◘ **Tab. 15.1.** Einfluss der Sauerstoffflussrate bei Masken auf die inspiratorische Sauerstoffkonzentration ($F_iO_2$) und den arteriellen Sauerstoffpartialdruck ($p_aO_2$)

| Flussrate Sauerstoff (Maske ohne Reservoir) | $F_iO_2$ | Zu erwartender $p_aO_2$ bei Lungengesunden mittleren Alters |
|---|---|---|
| Ohne | 0,21 | 100 mm Hg/13.3 kPa |
| 5–6 l/min | 0,4 | 235 mm Hg/31,3 kPa |
| 6–7 l/min | 0,5 | 307 mm Hg/40,9 kPa |
| 7–8 l/min | 0,6 | 378 mm Hg/50,4 kPa |

◘ **Tab. 15.2.** Relativer Einfluss der Lagerung auf die funktionelle Residualkapazität

| Lagerung | funktionelle Residualkapazität |
|---|---|
| Stehend | 100% |
| Sitzend | ~95% |
| Anti-Trendelenburg-Lagerung (30°) | ~80% |
| Flach liegend | ~70% |
| Trendelenburg-Lagerung (–30°) | ~65% |

> Dr. Firmin auskultierte Simone. Die Lunge war seitengleich belüftet. Das Atemgeräusch war leise, aber es waren kein Stridor und keine Rasselgeräusche zu hören. Simones Atmung wirkte angestrengt. Ihre Atemfrequenz betrug 21/min. Die Oberkörperhochlagerung und die Erhöhung der Sauerstoffzufuhr brachten nicht den gewünschten Erfolg. Simone war müde und unruhig zugleich und gab auf gezielte Nachfrage noch Schmerzen im Operationsgebiet an. Die Kreislaufwerte am Überwachungsmonitor zeigten weiterhin einen Hypertonus und eine Tachykardie. Auch der $S_pO_2$-Wert war unverändert. Dr. Firmin bat Schwester Maria, eine kapilläre Blutgasanalyse durchzuführen. Kurz darauf zeigte sie ihm die gemessenen Werte:

- pH: 7,31 (Norm 7,35–7,45),
- $p_aO_2$: 70 mm Hg (Norm 70–100 mm Hg),
- $p_aCO_2$: 65 mm Hg (Norm 36–44 mm Hg),
- $HCO_3^-$: 21,2 mmol/l (Norm 22–26 mmol/l),
- BE: −2,2 mmol/l (Norm ±2 mmol/l),
- $S_aO_2$: 91,1% (Norm 95–98%),
- Laktat:1,2 mmol/l (Norm 0,5–2,2 mmol/l),
- Na: 143 mmol/l (Norm 135–150 mmol/l),
- K: 4,2 mmol/l (Norm 3,5–5,0 mmol/l),
- Hb: 11,6 g/dl (Norm 12–14 g/d),
- Hkt: 34% (Norm 37–47%).

### 15.1.7 Wie interpretieren Sie die Blutgasanalyse?

Bei Simone besteht führend eine respiratorische Azidose mit Hypoxie. Der $p_aO_2/F_IO_2$-Index (Horrowitz-Index) beträgt ca. 115 mm Hg.

Eine milde Hypoventilation mit leichtem Anstieg des $p_aCO_2$ ist nach Allgemeinanästhesien sehr häufig. Dabei ist in der unmittelbar postoperativen Phase die inadäquate Ventilation Folge zweier Ursachen:
- pharmakologische Depression des zerebralen Atemzentrums durch Anästhetika,
- mechanische Veränderungen der respiratorischen Parameter als Folge von Anästhesie und Operation.

Vom Gesunden wird die milde Hypoventilation gut toleriert und bedarf lediglich der vorübergehenden geringen Erhöhung der inspiratorischen $O_2$-Konzentration, z. B. durch eine $O_2$-Maske. Sie limitiert sich selbst bei zunehmender Wiederherstellung der Vigilanz. Reicht die Steigerung des Atemantriebs durch die Erhöhung des $p_aCO_2$ nicht aus, um einer Akkumulation des $CO_2$ gegenzusteuern, resultiert ein zunehmender $CO_2$-Anstieg mit weiterer Einschränkung der Vigilanz, Agitiertheit, respiratorischer Azidose und erhöhter Arrythmieneigung.

> Obwohl Dr. Firmin ein strukturelles kardiopulmonales Problem bei dieser jungen, gesunden Patientin für sehr unwahrscheinlich hielt, ließ er dennoch zur Sicherheit eine Thoraxröntgenaufnahme anfertigen. Diese zeigte einen altersentsprechenden Befund und keine Hinweise auf große Atelektasen, Pneumothorax, Lungenödem oder eine Rechtsherzbelastung. »Vielleicht kann Simone ja nicht richtig Luft holen, weil sie noch Schmerzen hat«, dachte sich er und gab ihr nochmals 3 mg Piritramid i.v. Prompt fiel der $S_pO_2$-Wert auf 84%. »Verdammt«, schoss es Dr. Firmin in den Kopf. »Das war falsch!« Schwester Maria trat wegen des Monitoralarms an Simones Bett. »Simone!«, rief sie und rüttelte an deren Schulter. »Du musst tief Luft holen!« Simone öffnete müde die Augen. »Machen die denn hier gar nichts?«, dachte sie. »Mir ist so schlecht und ich kriege kaum noch Luft. Da ist doch irgendwas bei der OP schiefgelaufen!« Dr. Firmin sah Schwester Maria fragend an und meinte dann: »Ich rufe am besten den Oberarzt.«

Als Oberarzt Dr. Volkrad an das Bett von Simone trat, war ihm sofort klar, dass hier gehandelt werden musste. Die junge Frau lag unruhig, blass mit leichter Lippenzyanose, einer Tachykardie von 125 Schlägen/min, einer peripheren Sättigung von 80% und panischem Blick in ihrem Bett.

### 15.1.8 Was würden Sie jetzt tun?

Simone ist jetzt vital gefährdet. Sowohl die Oxygenierung als auch die Ventilation sind insuffizient. Gleichzeitig ist ihre Vigilanz stark eingeschränkt, sodass nicht mehr von sicheren Schutzreflexen auszugehen ist. Aus diesen Gründen muss jetzt die intermaxilläre Fixierung aufgehoben werden.

> »Maria«, sagte Dr. Volkrad zur AWR-Schwester. »Rufen Sie bitte schnell den Kieferchirurgen und geben Sie mir die Drahtschere!« Dann begann er zügig, die Fixierungsdrähte zu lösen, wobei Simone ihren Kopf ständig hin und her warf und in keiner Weise kooperierte. Simone war jetzt alles egal. Sie dachte nur noch an den nächsten Atemzug und bekam gar nichts von der Hektik um sie herum mit. Plötzlich gingen ihre Zähne auseinander, und der große Kloß, den sie im Mund hatte, war wie weggezaubert. Gierig atmete sie tief ein und aus.

### 15.1.9 Was war das Problem?

Durch das Zurücksetzen des Unterkiefers bei der Operation der Prognathie wird die Zunge in Richtung Rachenhinterwand gedrängt. Dies hat normalerweise keine Auswirkungen auf die Atmung.

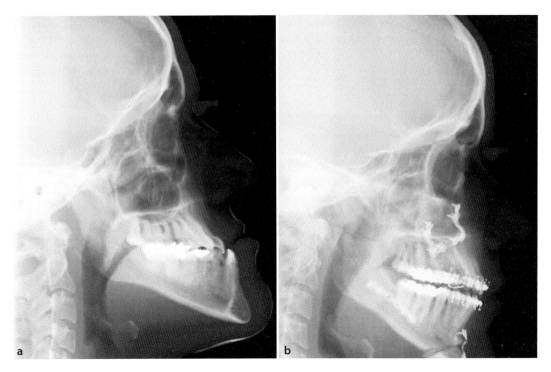

**Abb. 15.2.** Seitliche Röntgenaufnahmen von Simone mit der deutlich sichtbaren mandibulären Prognathie vor der Operation (a) und dem Zustand nach operativer Korrektur (b).

In besonders ausgeprägten Fällen der Prognathie kann jedoch die deutliche Zurücksetzung des Unterkiefers und damit der Zungenbasis (Abb. 15.2) in einer spürbaren Verengung der oberen Atemwege mit konsekutiven respiratorischen Störungen resultieren. In einer Korrekturoperation wird dies durch Veränderung des Kieferwinkels behoben. Eventuell kann auch eine Verkleinerung der Zunge notwendig werden.

> Als der Kieferchirurg den Aufwachraum betrat, war Simone bereits wieder rosig geworden und konnte allmählich wieder klar denken. »Das überrascht mich nicht, dass Sie die Fixierung aufheben mussten«, wandte er sich an Oberarzt Dr. Volkrad. »Die Korrekturen, die wir ausgeführt haben, waren doch sehr ausgeprägt.« Dann erklärten Oberarzt Dr. Volkrad und der Kieferchirurg Simone, was passiert war und dass sie noch einmal operiert werden musste, um ihren Unterkiefer besser zu ihrer Zunge passend einzustellen.

2 Monate nach den Operationen war Simone froh, dass alles ohne weitere Probleme geklappt hatte. Bernd fand ihr neues Lächeln umwerfend. Dass die Korrekturoperation ihres Kinns allerdings so aufregend werden würde, hatte sie nicht gedacht.

## 15.2 Fallnachbetrachtung/Fallanalyse

### 15.2.1 Welche Gründe für eine postoperative Hypoxie kennen Sie?

**Hypoventilation**

Auf diesen Punkt wurde bereits in ▶ Kap. 15.1.7 eingegangen.

**Ventilations-/Perfusions-Störung ($\dot{V}/\dot{Q}$-Mismatch)**

Wesentlichster Grund für ein $\dot{V}/\dot{Q}$-Mismatch in der postoperativen Phase sind erhöhte Totraumventilation und Atelektasen, die durch Lagerung, inadäquate intraoperative Beatmung (fehlender PEEP) oder mangelhafte Schmerztherapie begünstigt werden. Insbesondere bei älteren Patienten und bei Adipösen führt die im Liegen erhöhte »closing capacity« zum zyklischen Atemwegskollaps und damit zur Shunt-Perfusion. Sekretverhalt, abdominelle Distension oder vorbestehende Atemwegserkrankungen perpetuieren dieses Problem durch Reduktion der FRC weiter. Durch CPAP-Unterstützung im AWR kann hier kausal in die Wirkkette eingegriffen werden.

Ein pathophysiologisch gleichgelagertes Problem können gerade im AWR einengende Verbände am Körperstamm verursachen, die entsprechend in Rücksprache mit dem Operateur gelockert werden müssen. Grundsätzlich müssen auch Lungenembolie, Lungenödem (iatrogene Hyperhydratation, Herzinsuffizienz, Niederdrucklungenödem) sowie Pneumo- und Hämatothorax neben unmittelbar chirurgischen Ursachen in die Ursachensuche einbezogen werden.

### Imbalance zwischen Sauerstoffangebot ($\dot{D}O_2$) und Sauerstoffverbrauch ($\dot{V}O_2$).

Neben dem bereits erwähnten Shivering sind Fieber, Stress, Schmerz sowie auch ein septisches Geschehen mit einem erhöhten $\dot{V}O_2$ verbunden. Dem gegenüber steht das durch das Herzzeitvolumen und den arteriellen Sauerstoffgehalt ($C_aO_2$) bestimmte $\dot{D}O_2$. Dabei wird der $C_aO_2$ praktisch nur durch den Hämoglobinwert des Blutes und die Sauerstoffsättigung ($S_aO_2$) bestimmt. Die Einflussfaktoren, die die $S_aO_2$ modifizieren, sind die bereits näher definierten Größen Ventilation und $\dot{V}/\dot{Q}$-Mismatch (▶ Kap. 41.6).

Die Imbalance zwischen $\dot{D}O_2$ und $\dot{V}O_2$ lässt sich anhand der arteriovenösen Sauerstoffgehaltsdifferenz nachweisen und gibt bei bekanntem Hämoglobinwert Hinweise auf die Adäquanz des bestehenden Herzzeitvolumens.

## 15.2.2 Welche medizinischen Fehler sehen Sie in dem geschilderten Fall?

### Schmerztherapie

Opioide erhöhen als typische Nebenwirkung die Inzidenz von PONV. Wie in ▶ Kap. 15.1.2 dargestellt, sind sie daher bei intermaxillär fixierten Patienten mit größtmöglicher Zurückhaltung einzusetzen. Die wiederholte Gabe von Piritramid war falsch und grob fahrlässig, insbesondere als Simones Vigilanz bereits eingeschränkt war und sie über Übelkeit klagte.

### Überprüfen von Maßnahmen

Dr. Firmin verabreichte zuerst Piritramid und erhöhte anschließend die Sauerstoffinsufflation. Die Reihenfolge war falsch gewählt, wie er auch selber schon feststellte.

### Entlastung des Magens

Es war richtig, Simone ein Antiemetikum zu verabreichen, als diese über Übelkeit klagte. Zusätzlich hätte allerdings eine Entlastung des Magens, z. B. durch Absaugen, stattfinden müssen.

## 15.2.3 Welche organisatorischen Schwachstellen/Fehler finden sich in dem geschilderten Fall?

### Extubation

Es war richtig von Dr. Gregor, seinen zuständigen Oberarzt über die bevorstehende Extubation von Simone zu informieren. Allerdings war seine Erfahrung mit zugeschnürten Patienten gering, und Oberarzt Dr. Volkrad hätte hinzukommen müssen.

### Einarbeitung AWR

Der AWR-Arzt Dr. Firmin betreute zum ersten Mal eine intermaxillär fixierte Patientin. Dr. Gregor informierte ihn zwar über die Drahtschere, aber eine genaue Einweisung erfolgte nicht. Entsprechend zögerlich war er später. Nach einer entsprechenden Einarbeitung des Kollegen in die Probleme des AWR wäre das vermeidbar gewesen.

### Informationsweitergabe durch den Kieferchirurgen

Dem Kieferchirurgen war bekannt, dass Simone durch die intermaxilläre Fixierung evtl. Probleme mit dem Atemweg bekommen würde. Leider wurde diese Information nicht an das Anästhesieteam kommuniziert. Besser ist es, diesen Aspekt als etablierten Standard vor Extubation mit den Operateuren zu besprechen.

### 15.2.4 Warum hat Dr. Firmin seine Arbeitshypothese nicht in Frage gestellt?

Der AWR-Arzt Dr. Firmin betreute zum ersten Mal eine intermaxillär fixierte Patientin. Entsprechend seinem Wissensstand konzentrierte er sich bei der Behandlung der vorliegenden Hypoxie auf die Lungenfunktion und den pulmonalen Gasaustausch. Er handelte gemäß der Maxime »Es kann nur dies sein und sonst nicht anderes«. Da ihm die mit einer Prognathieoperation verbundene Problematik der oberen Atemwege (noch) unbekannt war, bezog er die Option »Öffnen der Fixierung« in seine Erwägungen nicht mit ein. Glücklicherweise wurde die Atemwegsproblematik durch Hinzuziehen des Oberarztes rechtzeitig entdeckt und behoben.

In zeitkritischen Situationen kommt es leider nicht selten vor, dass sich Akteure lange auf zu einfache bzw. fehlerhafte mentale Modelle festlegen und Wahrnehmung und Denken komplett danach ausrichten. Durch den resultierenden kognitiven Tunnelblick werden häufig Hinweise aus der Außenwelt – Patient, Team, Equipment –, welche auf die real ursächlichen Tatsachen verweisen, vollkommen ausgeblendet. Was sind geeignete Strategien, um einen solchen Fixierungsfehler zu vermeiden?

Erinnern Sie sich noch an Fall 7 (▶ Kap. 7.2.3)? Treten Sie einen Schritt zurück! Eine weitere kognitive Strategie wird im Fall 16 (▶ Kap. 16.2.4) besprochen.

### Literatur

1. Alfonsi P. Postanaesthetic shivering – Epidemiology, pathophysiology, and approaches to prevention and management. Drugs 2001; 61: 2193–2205
2. Choi WS, Irwin MG, Samman N. The effect of tranexamic acid on blood loss during orthognathic surgery: a randomized controlled trial. J Oral Maxillofac Surg 2009; 67: 125–33
3. Choi WS, Samman N. Risks and benefits of deliberate hypotension in anaesthesia: a systematic review. Int J Oral Maxillofac Surg 2008; 37: 687–703
4. Huamán ET, Juvet LM, Nastri A, Denman WT, Kaban LB, Dodson TB. Changing patterns of hospital length of stay after orthognathic surgery. J Oral Maxillofac Surg 2008; 66: 492–7
5. Kranke P, Eberhart LH, Roewer N, Tramèr MR. Pharmacological treatment of postoperative shivering: a quantitative systematic review of randomized controlled trials. Anesth Analg. 2002; 94: 453–60
6. Rex S, Max M. Anästhesie in der Mund-Kiefer-Gesichtschirurgie. Anaesthesist 2001; 50: 207–25
7. Sessler DI. Temperature monitoring and perioperative thermoregulation. Anesthesiology 2008; 109: 318–38

# Fall 16 – Laparoskopische Cholezystektomie

16.1 Falldarstellung – 160

16.2 Fallnachbetrachtung/Fallanalyse – 167

## 16.1 Falldarstellung

🔹 Der allgemeinchirurgische Operationsplan sah für den heutigen Mittwoch im Operationssaal 4 insgesamt drei laparoskopische Cholezystektomien vor. Anästhesist Dr. Sven dachte sich: »Das übliche Programm.« Als Ausbildungsassistent im 2. Jahr war Dr. Sven häufiger im Laparoskopiesaal eingeteilt. Hier fühlte er sich sicher, denn er war mit dem Ablauf und den anästhesiologischen und chirurgischen Besonderheiten dieser Eingriffe vertraut. Er kannte inzwischen auch die einzelnen Operateure und ihre speziellen Vorlieben. »Zum Glück operiert heute nicht Oberarzt Dr. Harald«, schwirrte ihm durch den Kopf. Dr. Harald war ein äußerst versierter und schnell operierender Chirurg, dem aber die Wechselzeiten der Anästhesie nie kurz genug waren und der die Anästhesie deshalb stets unter Druck setzte. Heute war Dr. Veikko eingeteilt, ein junger chirurgischer Kollege, der erst vor kurzem seine Facharztprüfung bestanden hatte. Dr. Sven kannte ihn aus der Zeit seines eigenen chirurgischen PJ-Tertials. Einmal pro Woche spielten die beiden außerdem zusammen Fußball in einer Hobbymannschaft.

Der erste Eingriff des Tages verlief problemlos. Nachdem Dr. Sven den Patienten im Aufwachraum abgegeben hatte, kehrte er in die Einleitung vom OP 4 zurück. Hier begrüßte er Frau Tränkner, eine 41 Jahre alte, übergewichtige Patientin. Dr. Sven kannte sie von seiner gestrigen präoperativen Visite. Er sah nochmals in ihre Akte und auf das Anästhesieprotokoll. Frau Tränkner wog 96 kg bei 169 cm Körpergröße (BMI =33,6 kg/m$^2$). Sie hatte vor ca. 2 Wochen eine akute Cholezystitis gehabt, war aber jetzt beschwerdefrei. Als Begleiterkrankung hatte Frau Tränkner einen arteriellen Hypertonus, der mit Lisinopril und Metoprolol behandelt wurde, und eine Epilepsie. Seit einem Jahr nahm sie Carbamazepin und war jetzt anfallsfrei. Die Beurteilung des Atemweges erbrachte einen Mallampati-Score von 3 und einen Wilson-Score von 1. Alle bestimmten Laborparameter waren unauffällig.

### 16.1.1 Was wissen Sie über den Mallampati- bzw. den Wilson-Score?

Beide Scores werden dazu benutzt, vor Einleitung einer Allgemeinanästhesie die Wahrscheinlichkeit

**Tab. 16.1.** Modifizierter Mallampati-Score

| Grad | Sichtbare Strukturen |
|---|---|
| 1 | Weicher Gaumen, Pharynxhinterwand, Uvula, vordere und hintere Gaumenbögen |
| 2 | Weicher Gaumen, Pharynxhinterwand und Uvula |
| 3 | Weicher Gaumen und Uvulabasis |
| 4 | Nur harter Gaumen sichtbar |

eines schwierigen Atemweges abzuschätzen. Mit Hilfe des Mallampati-Scores werden die Intubationsbedingungen anhand der sichtbaren Strukturen bei maximaler Mundöffnung beurteilt. Die ursprüngliche Einteilung in 3 Stufen [6] wurde später um die Stufe 4 erweitert (◘ Tab. 16.1) [8].

Mallampati-Grad 3 und 4 sollen mit erschwerten Intubationsbedingungen assoziiert sein, aber die Beurteilung unterliegt großer Untersucherabhängigkeit.

Aufgrund der schlechten Korrelation von einzelnen Faktoren für die Prädiktion eines schwierigen Atemweges wurden von Wilson et al. ein Punktesystem entwickelt, bei dem mehrere Scores und Indizes miteinander kombiniert werden (◘ Tab. 16.2) [11].

Bei einem Punktwert von ≥2 muss von einer schwierigen Intubation ausgegangen werden. Der Wilson-Score hat eine höhere Sensitivität als der Mallampati-Score, führt aber häufig zu einer Überschätzung von Intubationsschwierigkeiten. Ähnliches gilt für die Kombination beider Scores. Es wird daher gelegentlich behauptet, dass die sichere Prädiktion von Intubationsschwierigkeiten ein Mythos ist, aber die regelmäßige Anwendung der Scores zu einer wichtigen Sensibilisierung für die Problematik führt. Entscheidend ist insbesondere das Vorhandensein von entsprechenden Algorithmen, wenn unerwartete Intubations- oder Beatmungsprobleme auftreten (▶ Kap. 1.1.6 und ◘ Abb. 1.1).

🔹 Die medikamentöse Prämedikation mit 7,5 mg Midazolam p.o. hatte Frau Tränkner auf der Station erhalten. Auf dem Überwachungsmonitor wurde eine Herzfrequenz von 92 Schlägen/min und ein Blutdruck von

## 16.1 · Falldarstellung

**Tab. 16.2.** Wilson-Sore

| Punktzahl | 0 | 1 | 2 |
|---|---|---|---|
| Gewicht [kg] | <90 | 90–110 | >110 |
| Kopf-Hals-Beweglichkeit | >90° | 90° | <90° |
| Maximale Mundöffnung [cm] | >5 | <5 | <5 |
| oder | oder | und | und |
| Maximale Protrusionsbewegung | UK vor OK | UK gleich OK | OK hinter UK |
| Prominente OK-Schneidezähne | Normal | Moderat | Stark |
| Fliehendes Kinn | Normal | Moderat | Stark |

Bei einem Punktwert von ≥2 muss von einer schwierigen Intubation ausgegangen werden.
OK = Oberkiefer; UK = Unterkiefer

164/96 mm Hg angezeigt. »Sind Sie noch aufgeregt?«, fragte Dr. Sven. Frau Tränkner nickte und meinte dann: »Zunächst hat die Tablette gut gewirkt, aber ich habe das Gefühl, dass die Wirkung jetzt weg ist.« Fachkrankenschwester Claudia hatte bereits einen venösen Zugang gelegt, und Dr. Sven rief den zuständigen Oberarzt Dr. Volkrad an. Sie hatten gestern schon abgesprochen, die Narkoseeinleitung, bei möglichem schwierigen Atemweg, gemeinsam durchzuführen.

Dr. Sven präoxygenierte gerade, als der Oberarzt in die Einleitung trat. »Gib bitte 0,3 mg Fentanyl und in 2 Minuten 200 mg Propofol«, sagte er zu Schwester Claudia. Die Maskenbeatmung war auch mit Hilfe eines Guedel-Tubus nur eingeschränkt möglich. Dr. Sven ließ Schwester Claudia nochmals 50 mg Propofol geben. Dann ging es besser. Anschließend erhielt Frau Tränkner 8 mg Vecuronium. Dr. Sven war etwas aufgeregt, als er das Laryngoskop gereicht bekam, aber die Intubation gelang im ersten Versuch. »Cormack II«, sagt er laut, und Oberarzt Dr. Volkrad nickte anerkennend. Nach auskultatorischer Lagekontrolle fixierte Schwester Claudia den Endotrachealtubus mit einem Pflaster, und Dr. Sven legte noch eine orogastrale Magensonde. Mit den Worten »Dann kann ich ja wieder gehen« verabschiedete sich Dr. Volkrad.

Im OP wählte Dr. Sven zur Aufrechterhaltung der Narkose 1 MAC Sevofluran in 50% Sauerstoff. Am Anästhesiegerät stellte er volumenkontrollierte Beatmung ein mit einem Tidalvolumen von 600 ml, einer Atemfrequenz von 12/min, einem PEEP von 7 cm $H_2O$ und einem I:E-Verhältnis von 1:1,5.

Nach den chirurgischen Vorbereitungen führte Dr. Veikko den ersten Trochar unter Sicht in das Abdomen von Frau Tränkner ein. »Gas an«, sagte er zur unsterilen OP-Schwester. »Thomas, kannst Du die Patientin mit dem Oberkörper hoch lagern?« Dr. Sven brachte Frau Tränkner in die Anti-Trendelenburg-Lagerung. »So weit, so gut. Jetzt erst mal das Narkoseprotokoll auf den aktuellen Stand bringen«, dachte er sich und setzte sich auf den Hocker am Anästhesiegerät.

### 16.1.2 Welches Gas wird meist für die Anlage eines Pneumoperitoneums verwendet?

Bei laparoskopischen Operationen hat sich die Verwendung von Kohlendioxid ($CO_2$) etabliert. $CO_2$ hat den Vorteil, dass es, im Gegensatz zu Sauerstoff, nicht brennbar ist. Zusätzlich verfügt es, im Vergleich zu anderen möglichen Gasen wie Lachgas oder Helium, über eine hohe Löslichkeit im Blut. Dies bietet wiederum Schutz vor der Entstehung intravasaler Gasembolien. Das peritoneal absorbierte $CO_2$ kann über die Lunge eliminiert werden.

### 16.1.3 Erklären Sie die Auswirkungen eines Pneumoperitoneums!

Durch Insufflation eines Gases in den Bauchraum kommt es zum einen zu einem Anstieg des intraabdominellen Druckes und zum anderen zur teilweisen Absorption des Gases. Man muss daher Druckeffekte und $CO_2$-Effekte unterscheiden.

### Druckeffekte

**Pulmonale Auswirkungen.** Ein erhöhter intraabdomineller Druck führt zur Verlagerung des Zwerchfells nach kranial mit Kompression der Lunge und entsprechender Reduktion aller Lungenvolumina. Funktionell entspricht dies dem Bild einer restriktiven Lungenerkrankung mit Abnahme der Compliance und Zunahme der Resistance. Bei volumenkontrollierter Beatmung steigen der Spitzendruck sowie mittlerer Atemwegs- und Plateaudruck. Die Kompression der Lunge erhöht das Risiko der Atelektasenbildung und der Ungleichverteilung von Ventilation und Perfusion mit daraus resultierender Hypoxämie.

**Kardiovaskuläre Auswirkungen.** Der venöse Rückfluss zum Herzen ist u. a. abhängig vom intraabdominellen Druck. Mit Beginn der Gasinsufflation kommt es zu einer Zunahme des venösen Rückflusses aufgrund von Kompression und Entleerung intraabdomineller Gefäße. Bei weiter zunehmendem intraabdominellem Druck, normalerweise ab 15 mm Hg, tritt eine Verminderung des venösen Rückstroms mit Abfall des Herzzeitvolumens ein. Der systemische vaskuläre Widerstand steigt mit Zunahme des intraabdominellen Drucks. Auch in der pulmonalen Strombahn kommt es durch Kompression der Lunge zu einem Anstieg des Gefäßwiderstandes.

Intraabdominelle Drücke von <15 mm Hg werden von gesunden Patienten und von Patienten mit geringen Begleiterkrankungen in der Regel gut toleriert. Patienten der ASA-Risikogruppe III oder IV können jedoch erheblich durch die Anlage eines Pneumoperitoneums beeinträchtigt werden. Hier sollte der kleinstmögliche Druck appliziert bzw. ein gasfreies oder gar offenes Verfahren angewendet werden.

**Auswirkungen auf andere Organsysteme.** Der intraabdominelle und retroperitoneale Blutfluss nimmt in Abhängigkeit des intraabdominellen Druckes ab. Auch hier ist dieser hämodynamische Effekt besonders ausgeprägt ab einem intraabdominellen Druck von >15 mm Hg.

### Auswirkungen der Hyperkapnie

Die Absorption von $CO_2$ führt bei unveränderter alveolärer Ventilation zu Hyperkapnie und respiratorischer Azidose, wobei die systemisch aufgenommene Menge an $CO_2$ von der Höhe des intraabdominellen Drucks abhängt. Die größte Menge an $CO_2$-Resorption wird bei extraperitonealen endoskopischen Operationen, wie z. B. der endoskopischen extraperitonealen radikalen Prostatektomie, beobachtet. Obwohl eine Hyperkapnie im großen Kreislauf direkt vasodilatierend wirkt, kommt es durch indirekte Sympathikusstimulation zum Anstieg von Herzfrequenz, Herzzeitvolumen und arteriellem Blutdruck. Zusätzlich steigt die Gefahr von kardialen Arrhythmien. Im Gegensatz zur peripheren Vasodilatation führt eine Hyperkapnie im Bereich der pulmonalen Strombahn zur Vasokonstriktion.

### 16.1.4 Welche Auswirkung hat die Patientenlagerung auf die Lungenfunktion?

Mit Einleitung der Narkose kommt es zu einer Abnahme der Compliance und einer Zunahme der Resistance. Die funktionelle Residualkapazität sinkt durch eine Verlagerung des Zwerchfells nach kranial und eine Verminderung des Thoraxdurchmessers.

### Rückenlagerung

Durch die kraniale Verschiebung abdomineller Organe kommt es zu einer Verringerung der Lungenvolumina. Die Abnahme der funktionellen Residualkapazität führt zu Verminderung der Compliance, Erhöhung der Resistance und zur möglichen Einschränkung des Gasaustausches aufgrund eines veränderten Ventilations-Perfusions-Verhältnisses. Die Störungen des Gasaustausches sind dann besonders stark ausgeprägt, wenn das Volumen der funktionellen Residualkapazität unter das der Verschlusskapazität fällt.

16.1 · Falldarstellung

**Trendelenburg-Lagerung**

Die physiologischen Veränderungen der Lunge in Rückenlage werden durch eine Lagerung in der Trendelenburg-Position noch verstärkt. Die weitere Abnahme der funktionellen Residualkapazität führt zu vermehrter Atelektasenbildung.

**Anti-Trendelenburg-Lagerung**

Im Vergleich zur Rücken- bzw. Trendelenburg-Lagerung kommt es bei der Anti-Trendelenburg-Lagerung zur Zunahme der Lungenvolumina und der Compliance sowie zu einer entsprechenden Abnahme der Resistance.

> Dr. Sven hatte sich eben auf dem Hocker niedergelassen und den Kugelschreiber gezückt, als das Anästhesiegerät Druckalarm gab. Die eingestellte Druckgrenze von 25 cmH$_2$O war erreicht. »Oh«, dachte er sich, »da muss ich wohl die Beatmung anpassen.« Dr. Sven verringerte das Tidalvolumen von 600 auf 500 ml und erhöhte die Atemfrequenz von 12 auf 15/min.

### 16.1.5 Hätten Sie andere Beatmungseinstellungen gewählt?

In ▶ Kap. 16.1.3 wurden die Effekte des Kapnoperitoneums und der folgenden CO$_2$-Resorption dargestellt. Um die negativen Auswirkung dieser Resorption zu vermeiden und eine Normokapnie zu erreichen, muss das Atemminutenvolumen während der Dauer eines Pneumoperitoneums in der Regel um 20–30% gesteigert werden. Die Wahl einer volumenkontrollierten Beatmung erleichtert es, dieses Ziel sicher zu erreichen. Die Entscheidung einer Reduktion des Tidalvolumens war richtig, um nicht unnötig potenziell schädliche Beatmungsdrücke zu produzieren. Allerdings war die Erhöhung der Atemfrequenz unzureichend, sodass das Atemminutenvolumen nur von 7,2 l auf 7,5 l stieg.

> Auch nach Veränderung der Beatmungseinstellungen ertönte der Druckalarm. Das Beatmungsgerät brach die Inspiration immer nach ca. 400 ml ab. Dr. Sven zog die Augenbrauen hoch. »Dann verstelle ich eben die Grenze des Druckalarms«, überlegte er sich und erhöhte sie auf 30 cmH$_2$O. Aber auch unter dieser Einstellung gab das Anästhesiegerät weiter Alarm. »Gibt's Probleme?«, fragte Dr. Veikko von der anderen Seite des grünen Tuches. Dr. Sven antwortete nach einer kleinen Pause. »Ich bekomme nicht richtig Luft in die Patientin rein. Wie hoch ist denn der Druck im Abdomen?« Dr. Veikko warf ein Blick auf die Druckanzeige des Insufflators. »13 mm Hg – wie immer. Wahrscheinlich liegt es an der Statur der Patientin. Die Sichtverhältnisse sind bei uns auch nicht gerade hervorragend.«

### 16.1.6 Hat der Chirurg Recht?

Adipositas beeinflusst sowohl die Atemmechanik als auch den Gasaustausch im Sinne einer restriktiven Lungenerkrankung. Der kranialen Verlagerung des Zwerchfells kommt hierbei eine entscheidende Rolle zu. Daraus resultieren
— Abnahme der Lungenvolumina,
— Abnahme der Compliance und
— Zunahme der Atemwegsresistance.

Die Abnahme der Compliance sowie anatomischen Veränderungen, wie eingeschränkte Beweglichkeit des Zwerchfells, führen beim spontan atmenden Patienten zu einer erhöhten Atemarbeit. Beim volumenkontrolliert beatmeten Patienten führt die Abnahme der Compliance zu erhöhten Atemwegsdrücken. Die Sichtverhältnisse während eines Kapnoperitoneums bei unveränderten intraabdominellen Drücken können durch die Adipositas beeinträchtigt sein. Der Chirurg Dr. Veikko kann also Recht haben.

> Als Dr. Sven nochmals die Beatmungseinstellungen überprüfte, fiel ihm auf, dass das endexspiratorische CO$_2$ ($p_{ET}CO_2$) nur 28 mm Hg (Norm: 35–45 mm Hg) betrug. »Wahrscheinlich muss ich Frau Tränkner gar nicht so aggressiv beatmen«, dachte er und reduzierte das Tidalvolumen auf 300 ml. Prompt gab das Beatmungsgerät keinen Alarm mehr. Dr. Sven war erleichtert und setzte sich wieder, um das Anästhesieprotokoll weiter auszufüllen. 5 Minuten später gab es wieder einen Alarm, aber diesmal war es der Kreislaufmonitor. »Systolischer Blutdruck

zu hoch«, las Dr. Sven. Die gleichzeitig angezeigten Werte zeigten eine Herzfrequenz von 96 Schlägen/min und einen Blutdruck von 172/93 mm Hg. Die pulsoxymetrisch gemessene Sättigung ($S_aO_2$) betrug 90%. Dr. Sven sah auf die $p_{ET}CO_2$-Messung: 37 mm Hg stand dort.

### 16.1.7 Was würden Sie jetzt unternehmen?

Frau Tränkner zeigt Zeichen einer Sympathikusaktivierung und einer grenzwertigen Oxygenierung. Die möglichen Ursachen für die Sympathikusaktivierung sind zahlreich. Beispielhaft sind unzureichende Analgesie oder Hypnose zu nennen. Im Rahmen einer laparoskopischen Operation ist es allerdings typisch, dass es ca. 5–10 min nach Beginn der $CO_2$-Insufflation zu einer Sympathikusstimulation kommt, falls das Atemminutenvolumen nicht adäquat gesteigert wird (▶ Kap. 16.1.3). In Anbetracht der grenzwertigen Oxygenierung muss trotz des normalen $p_{ET}CO_2$ ein Ventilationsproblem ausgeschlossen werden.

▸ Dr. Sven kam die Sache jetzt nicht mehr ganz geheuer vor. Er war sich zwar sicher, dass die Kreislaufveränderungen von Frau Tränkner nicht von einer unzureichenden Analgesie herrührten, gab ihr aber zu seiner Beruhigung 0,2 mg Fentanyl i.v. Dann verschaffte er sich etwas Platz unter der sterilen Abdeckung, um die Lunge abzuhören. Das Atemgeräusch war insgesamt sehr leise, aber auf der linken Seite hörte er überhaupt nichts.

### 16.1.8 Sie wissen jetzt bestimmt, was das Problem ist, oder?

Das leise Atemgeräusch ist sicherlich bedingt durch den Habitus der Patientin und das geringe Tidalvolumen. Der einseitige Auskultationsbefund spricht für eine sekundäre bronchiale Intubation infolge einer Tracheaverkürzung im Rahmen des Pneumoperitoneums [3, 5]. Es handelt sich um eine seltene, aber typische Komplikation laparoskopischer Eingriffe.

▸ Dr. Sven war sich jetzt sicher, dass Frau Tränkner einseitig intubiert war. Als er die Tubusfixierung inspizierte, fand er die Markierung bei 24 cm. »Mist«, dachte er. »Wenn man nicht alles selber kontrolliert.« Er löste die Pflastermarkierung und zog den Tubus auf 20 cm zurück. Dies quittierte Frau Tränkner mit einem leichten Husten. »Hey, Thomas, so kann ich nicht operieren!«, rief Dr. Veikko. »Gib mir eine Minute!« antwortete Dr. Sven. Er war noch im Begriff, den Tubus neu zu fixieren, und ärgerte sich, dass er vergessen hatte, die Cuffblockung vor dem Zurückziehen abzuziehen. »Bei Claudia klebte das Tubuspflaster auch besser«, schimpft er leise vor sich hin. Dann vertiefte er umgehend die Narkose mit 70 mg Propofol und gab zusätzlich 2 mg Vecuronium i.v.

Nach der Korrektur der Tubuslage war der Beatmungsdruck nur noch 20 cm$H_2O$. Der $p_{ET}CO_2$-Wert betrug dagegen 58 mm Hg. Dr. Sven steigerte das Atemminutenvolumen auf 9,5 l, und mit der Normalisierung des $p_{ET}CO_2$ sanken auch Herzfrequenz und Blutdruck. Dr. Sven war erleichtert.

Die laparoskopische Cholezystektomie dauerte bereits 80 Minuten, und die Gallenblase war noch nicht geborgen. Dr. Sven hatte zweimal Muskelrelaxans und Opioid nachgegeben, aber der Beatmungsdruck stieg allmählich immer weiter an. Bei einem Beatmungsspitzendruck von 35 cm $H_2O$ wurde der Cuff undicht, und Dr. Sven sah sich gezwungen nachzublocken. Aber nicht nur er war unzufrieden. Er sah seinem chirurgischen Kollegen an, dass er sich abmühte. Als er darüber nachdachte, wie er vielleicht die gesamte Situation verbessern könnte, fiel ihm auf, dass er bisher noch keine Überwachung der neuromuskulären Blockade verwendet hatte.

### 16.1.9 Welche unterschiedlichen Stimulationsmuster eines Relaxometers kennen Sie?

Mit der Relaxometrie wird das Ausmaß der neuromuskulären Blockade bestimmt. Im klinischen Alltag fällt die Wahl meist auf die Stimulation des N. ulnaris mit entsprechender Beurteilung des M. adductor pollicis. Es ist dabei wichtig, einen supramaximalen Stimulus von 40–60 mA abzugeben. Mögliche Stimulierungsmuster sind im Folgenden genannt.

## Einzelstimulation

Es handelt sich um einen einmaligen Impuls mit einer Dauer von 0,2 ms. Der klinische Wert dieses Tests ist gering.

## Train-of-Four (TOF)

Es werden 4 Impulse innerhalb von 2 s (2 Hz) mit einer Impulsdauer von 0,2 ms appliziert. Der TOF hat in der Klinik den größten Stellenwert. Bei Operationen, die eine ausreichende Muskelrelaxation benötigen, sollten maximal 2 der Reizantworten erkennbar bzw. messbar sein. Als TOF-Ratio wird das Verhältnis der 4. zur 1. Reizantwort bezeichnet. Durch visuelle oder taktile Beurteilung werden Reizantworten ab ca. 0,5 als gleich stark ausgeprägt wahrgenommen. Genauer ist es daher, quantitative Registriermethoden – wie die Mechano-, Elektro- und Akzeleromyographie – zu verwenden Diese Verfahren können zuverlässig Unterschiede in der TOF-Ratio auch in einem Bereich >0,5 messen.

Zur Extubation wird eine TOF-Ratio von >0,8 gefordert, da bei Werten von <0,7 schwerwiegende pulmonale Komplikationen auftreten können und selbst bei einem Wert von 0,8 pharyngeale Muskeln noch beeinträchtigt sind.

## Double-Burst-Stimulation (DBS)

Bei der Double-burst-Stimulation werden 3 Impulse von jeweils 0,2 ms Dauer mit einer Frequenz von 50 Hz abgegeben. Es folgt eine Pause von 750 ms mit anschließend erneuter Abfolge dreier (DBS$_{3,3}$) bzw. zweier Impulse (DBS$_{3,2}$). Der DBS ermöglicht im Vergleich zum TOF eine bessere visuelle und taktile Beurteilung.

## Post-Tetanic-Count (PTC)

Der PTC dient der Beurteilung einer tiefen neuromuskulären Blockade (▶ Kap. 12.1.4).

> Als Dr. Sven die Tür zur Einleitung öffnete, um von dort das Relaxometer zu holen, alarmierte das Anästhesiegerät erneut. Doch diesmal wurde nicht »Druckalarm« angezeigt, sondern »Leckage«. Jetzt hörte Dr. Sven auch ein Pfeifen und Gurgeln aus der Richtung der Patientin. Als Dr. Sven den endotrachealen Tubus inspizierte, sah er sofort, dass sich die Tubusfixierung gelöst hatte. »Der ist `rausgerutscht!«, entfuhr es ihm. Er versuchte, den von ihm entblockten Tubus vorzuschieben, woraufhin Frau Tränkner anfing zu husten. Laut rief er durch die noch offene Tür in die Einleitung: »Claudia!« Diese füllte dort gerade den Medikamentenschrank auf und eilte sofort herbei. »Der Tubus ist `rausgerutscht. Wir müssen schnell intubieren!« Er selbst entfernte den Tubus, stellte am Beatmungsgerät einen hohen Frischgasfluss mit 100% Sauerstoff ein und griff zur Beatmungsmaske. Die Maskenbeatmung gestaltete sich als unmöglich, und der $S_pO_2$-Wert fiel rasch auf 79%. Schwester Claudia hatte bereits Succinylcholin aufgezogen und das Laryngoskop in der Hand. »Es kann losgehen. Alles?« fragte sie.
>
> Dr. Sven nahm den gerade entfernten Tubus in die Hand und platzierte ihn auch diesmal auf Anhieb richtig. Die $S_pO_2$ stieg unter der Beatmung rasch auf >90% an. Sie fixierten gemeinsam den Tubus – diesmal bei 22 cm. »Das ist eine echte Sch…narkose«, dachte Dr. Sven. »Hoffentlich geht das nicht so weiter!« Er hatte den Gedanken kaum zu Ende gedacht, als das Beatmungsgerät schon wieder Alarm gab. »Ich glaube, jetzt habe ich ein Déjà vu«, dachte Dr. Sven. Auf der Anzeige stand »Druckalarm«. Er stellte die Beatmung auf manuell um, konnte aber nur bei Drücken >60 cm $H_2O$ etwas Luft bewegen. Der Atemweg musste verlegt sein. Dr. Sven nahm einen Absaugkatheter, aber bereits nach Einführen von wenigen Zentimetern spürte er einen Widerstand im Lumen des Endotrachealtubus.

### 16.1.10 Was war hier passiert?

Das Sondieren des Endotrachealtubus mit einem Absaugkatheter ist ein probates Mittel, um die Durchgängigkeit des Tubus zu überprüfen und ggf. Sekret abzusaugen. Neben einer Blockade des Lumens durch Zahnschluss muss auch an ein Abknicken des Tubus gedacht werden [2].

Die am häufigsten verwendeten Polyvenyl-Endotrachealtuben sind vorgeformt und bei Raumtemperatur relativ biegungsstabil, selbst wenn sie entgegen der vorgegebenen Krümmung gebogen werden (◘ Abb. 16.1).

Die Stabilität lässt deutlich nach, wenn das Polyvenyl auf Körpertemperatur erwärmt wird. Dann bewirkt bereits eine geringe Verformung entgegen der vorgegebenen Krümmung ein Abknicken des

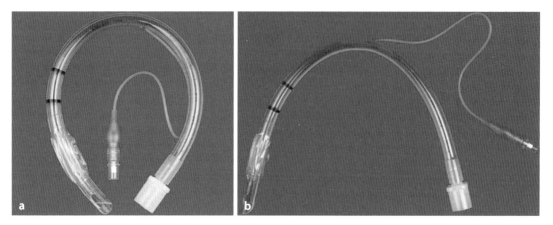

◘ **Abb. 16.1.** Biegungsstabilität eines Polyvenyl-Tubus bei Raumtemperatur bei Verformung in (**a**) und gegen die vorgegebene Krümmung (**b**)

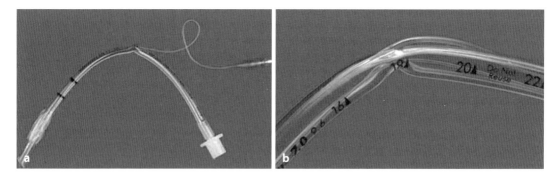

◘ **Abb. 16.2.** Biegeverhalten eines Polyvenyl-Tubus bei Erwärmung auf 36°C (**a**). Zu beachten ist der deutlich geringere Biegungswinkel im Vergleich zu Abb. 16.1. **b** Detailansicht der »Sollknickstelle«

Tubus (◘ Abb. 16.2a). Die Schwachstelle des Tubus ist die Austrittsstelle des Cuffschlauchs. Diese befindet sich bei 18 cm und damit enoral und ist beim intubierten Patienten nicht sichtbar (◘ Abb. 16.2b).

Die Temperaturabhängigkeit erklärt, warum die Beatmungsprobleme erst mit einer gewissen Latenz nach der Intubation auftreten. Bei einer regelrechten Fixierung des Tubus (vorgegebene Krümmung entlang des Gaumens) ist ein Abknicken bei normaler Anatomie so gut wie unmöglich. Der Tubus wurde im Rahmen der Reintubation wahrscheinlich versehentlich gedreht. Es ist daher wichtig, darauf zu achten, dass die Markierung der konvexen Krümmung auf dem Mallinckrodt-Tubus (hellblaue Linie) auch nach Fixierung und Lagerung nach nasal zeigt.

Dr. Sven konnte es zunächst gar nicht glauben, dass der Tubus blockiert war. »Gib mir noch mal das Laryngoskop«, sagte er zu Schwester Claudia. Schon beim Öffnen des Mundes erkannte er das Problem: Der Tubus war im Mund abgeknickt. Schnell löste er die Fixierung des Tubus, und die Blockade war beseitigt. »Ich hoffe, das war es jetzt mit Schwierigkeiten«, dachte er, als er sich wieder an seinem Anästhesiearbeitsplatz niederließ.

Oberarzt Dr. Volkrad betrat den OP. Er hatte sich gewundert, dass die Operation noch nicht fertig war. »Ich habe Oberarzt Dr. Harald angerufen, um die Sache hier zu beschleunigen«, teilte er Dr. Sven mit. »Er wird gleich hier sein. Sorgen Sie für eine ausreichende Muskelrelaxation der Patientin.« Dann war Dr. Sven wieder allein. Als Dr. Harald den Raum betrat, bekam Frau Tränkner eine Erhaltungsdosis Vecuronium. Dr. Harald übernahm die Operation und beendete sie innerhalb 15 Minuten. »Das ging aber schnell«, dachte Dr. Sven. »Frau Tränkner ist bestimmt noch relaxiert.« Er aktivierte das Relaxometer, aber zu seiner Überraschung war die neuromuskuläre Blockade vollständig abgeklungen.

### 16.1.11 Haben Sie eine Erklärung für die offenbar verkürzte Wirkdauer von Vecuronium?

Das Cytochrom-P450-Oxydase-System hat eine wichtige Funktion bei der Metabolisierung verschiedener Medikamente. Es bestehen verschiedene Formen des Enzyms, sog. Isoenzyme. Deren Aktivität ist aufgrund genetischer Variabilität interindividuell unterschiedlich. Sie werden aber auch durch medikamentenbedingte Enzyminduktion bzw. -hemmung beeinflusst.

Carbamazepin führt u. a. zur Induktion des Isoenzyms CYP3A4, das für den Abbau einer Reihe anästhesierelevanter Medikamente verantwortlich ist. Beispielhaft sind hier Benzodiazepine, Opioide, 5-HT$_3$-Antagonisten, aber auch Muskelrelaxanzien vom Steroidtyp zu nennen. Die Folge ist eine verkürzte Wirkdauer bzw. eine relative Resistenz gegen Muskelrelaxanzien [1, 9].

▶ Die Extubation von Frau Tränkner verlief ohne Besonderheiten. Dr. Sven war sehr erleichtert, als er sie mit stabilen Vitalparametern in den Aufwachraum brachte.

## 16.2 Fallnachbetrachtung/ Fallanalyse

### 16.2.1 Welches sind die häufigsten Beschwerden nach Laparoskopie?

#### Übelkeit und Erbrechen

Postoperative Übelkeit und Erbrechen (PONV) werden nach laparoskopischen Operationen deutlich häufiger beobachtet als nach offenen Operationen. Die Patienten müssen entsprechend aufgeklärt werden, und es sollten Maßnahmen ergriffen werden, um die Inzidenz günstig zu beeinflussen (siehe auch ▶ Kap. 4.1.5 und ▢ Abb. 4.1).

#### Schulterschmerzen

Postoperativ berichten ca. 30% der Patienten nach laparoskopischen Operationen über postoperative Schulterschmerzen, die in der Regel 2–3 Tage anhalten. Als Auslöser gelten ein direkter Effekt des $CO_2$, die Dehnung des Peritoneums und eine Reizung des Zwerchfells. Zur Therapie werden die üblichen Opioide und Nichtopioide der postoperativen Schmerztherapie verwendet. Als Präventivmaßnahmen sind bisher eingesetzt worden:
- Anfeuchtung und Erwärmung des Insufflationsgases,
- langsamer Gaseinstrom und Vermeidung hoher intraabdomineller Drücke,
- Mobilisation des Restgases am Operationsende,
- Verzicht auf $CO_2$ als Insufflationsgas,
- präemptive Gabe antiinflammatorischer Medikamente sowie
- intraperitoneale Gabe von Lokalanästhetika [7].

### 16.2.2 Welche medizinischen Fehler sehen Sie in dem geschilderten Fall?

#### Medikamentöse Prämedikation/ Wahl der Anästhetika

Frau Tränkner hatte als Vorerkrankung eine gut eingestellte Epilepsie. Unmittelbar vor Beginn der Allgemeinanästhesie bestätigte sie, dass die medikamentöse Prämedikation bei ihr keine ausreichende Wirkung mehr hatte. Wie in ▶ Kap. 16.1.11 dargestellt, wird auch der Benzodiazepinabbau durch Carbamazepin beeinflusst. Die Wirkdauer von Midazolam als kurzwirksames Benzodiazepin wird hierdurch weiter verkürzt. Besser ist bei solchen Patienten die Gabe eines länger wirkenden Benzodiazepins wie z. B. Lorazepam.

Es ist bekannt, dass Propofol – auch bei Nichtepileptikern – klinische Phänomene auslösen kann, die wie fokale Krampfanfälle imponieren [10]. Diese Ereignisse können auftreten
- bei der Anästhesieeinleitung (34%),
- während der Anästhesie (3%),
- bei der Anästhesieausleitung (40%) oder auch
- erst nach einer gewissen Latenz postoperativ (23%).

Trotzdem kann Propofol auch bei Epileptikern sicher angewendet werden. In dem geschilderten Fall war die Wirkung der mdikamentösen Prämedikation bereits abgeklungen. Zu empfehlen ist dann eine entsprechende intravenöse Supplementierung vor der Anästhesieeinleitung, um die Wahrscheinlichkeit krampfartiger Ereignisse zu reduzieren.

> Im Fall von Sevofluran ist nachgewiesen worden, dass es zuverlässig dosisabhängig epileptiforme EEG-Veränderungen hervorruft [4]. Die Anwendung bei Epileptikern ist daher kritisch zu sehen.

### Einstellung der Beatmung/ Überprüfen der Tubuslage

In ▶ Kap. 16.1.5 wurde darauf bereits eingegangen. Dr. Sven versäumte es, das Atemminutenvolumen von Frau Tränkner entsprechend hoch einzustellen und frühzeitig die Tubuslage zu überprüfen.

### 16.2.3 Welche organisatorischen Schwachstellen/Fehler finden sich in dem geschilderten Fall?

### Tubusfixierung

Bei der Reintubation wurde der Tubus falsch fixiert (▶ Kap. 16.1.10). Sowohl Dr. Sven als auch Schwester Claudia übersahen die Rotation. Sinnvoll ist es, mittels Standard festzulegen, dass nach Fixierung die korrekte Tubuslage überprüft wird.

### 16.2.4 Sie sind schon einen Schritt zurückgetreten! Was jetzt?

Die wesentliche Information, die Dr. Sven bei seiner Entscheidungsfindung zu Rate zog, war der endexspiratorische $CO_2$-Wert. Der auffallend hohe Beatmungsdruck bzw. die geringen Tidalvolumina, die von Frau Tränkner bei normalen Druckwerten toleriert wurden, betrachtete er zunächst nicht als wesentlich. Erst als auch die pulsoxymetrisch gemessene Sättigung infolge des Ventilationsproblems (einseitige Intubation) sank und der Blutdruck durch die Hyperkapnie stieg, führte er die wichtigste Maßnahme durch: Überprüfen der Tubuslage. Wegen Überforderung schränkte Dr. Sven seine Wahrnehmung auf das – für ihn – Wesentliche ein. Auf diese Weise konnte er zeitnah zu einer Entscheidung gelangen.

Der Nachteil einer verkürzten Entscheidungsfindung liegt allerdings auf der Hand: Ist man einmal auf ein Erklärungsmodell festgelegt, ist es aufgrund selektiver Informationssuche – es werden vorwiegend Informationen gesucht, die das eigene Modell bestätigen – meist schwierig, sich davon wieder zu lösen, auch wenn zu den eigenen Hypothesen widersprüchliche Daten vorhanden sind. In Fallbeispiel kam es wegen des augenscheinlichen Abknickens des Tubus zwar spät, aber erfreulicherweise dennoch zur Modellrevision.

Psychologisch unterscheidet man im Modell des Situationsbewusstseins (»situation awareness«) Wahrnehmen, Interpretieren und Antizipieren. In diesem Fall hatte Dr. Sven zwar vieles wahrgenommen, aber nicht interpretiert und so die Bedeutung nicht erkannt. Welche Strategie bietet sich an, um das Situationsbewusstsein zu verbessern?

**Denken über das Denken.** Welche Hypothese verfolge ich? Welche Daten liegen mir vor? Was möchte ich vermeiden? Habe ich Informationen ausgeblendet? Das Denken über das Denken – auch Metakognition genannt – stellt aktivierte Gedankengänge in Frage. Es ist der zweite »Schritt« nach dem »Schritt zurück« (▶ Kap. 7.2.3). Eigene Erwartungen und Einstellungen werden bewusst in Frage gestellt. Erfolgt zusätzlich eine bewusste Informationssuche nach dem »worst case«, können unbewusste Ausblendungen und Verzerrungen aufgrund von Angst erkannt werden.

### Literatur

1. Alloul K, Whalley DG, Shutway F, Ebrahim Z, Varin F. Pharmacokinetic origin of carbamazepine-induced resistance to vecuronium neuromuscular blockade in anesthetized patients. Anesthesiology 1996; 84: 330–9
2. Hübler M, Petrasch F. Intraoperative kinking of polyvinyl endotracheal tubes. Anesth Analg 2006; 103: 1601–2
3. Inada T, Uesugi F, Kawachi S, Takubo K. Changes in tracheal tube position during laparoscopic cholecystectomy. Anaesthesia 1996; 51: 823–6

4. Jääskeläinen SK, Kaisti K, Suni L, Hinkka S, Scheinin H. Sevoflurane is epileptogenic in healthy subjects at surgical levels of anesthesia. Neurology 2003; 61: 1073–8
5. Kim JH, Hong DM, Oh AY, Han SH. Tracheal shortening during laparoscopic gynecologic surgery. Acta Anaesthesiol Scand 2007; 51: 235–8
6. Mallampati SR, Gatt SP, Gugino LD, Desai SP, Waraksa B, Freiberger D, Liu PL. A clinical sign to predict difficult tracheal intubation: a prospective study. Can Anaesth Soc J 1985; 32: 429–34
7. Mouton WG, Bessell JR, Otten KT, Maddern GJ. Pain after laparoscopy. Surg Endosc 1999; 13: 445–8
8. Samsoon GL, Young JR. Difficult tracheal intubation: a retrospective study. Anaesthesia 1987; 42: 487–90
9. Soriano SG, Sullivan LJ, Venkatakrishnan K, Greenblatt DJ, Martyn JA. Pharmacokinetics and pharmacodynamics of vecuronium in children receiving phenytoin or carbamazepine for chronic anticonvulsant therapy. Br J Anaesth 2001; 86: 223–9
10. Walder B, Tramèr MR, Seeck M. Seizure-like phenomena and propofol: a systematic review. Neurology 2002; 58: 1327–32
11. Wilson ME, Spiegelhalter D, Robertson JA, Lesser P. Predicting difficult intubation. Br J Anaesth 1988; 61: 211–6

# Fall 17 – Die zweite Leistenhernie

17.1 Falldarstellung – 172

17.2 Fallnachbetrachtung/Fallanalyse – 177

## 17.1 Falldarstellung

▸ Herr Klaus verließ mit seiner Krankenakte beladen die chirurgische Aufnahme und machte sich auf die Suche nach der Prämedikationsambulanz. Die Sprechstundenhilfe in der Aufnahme hatte ihm eine Wegbeschreibung mitgegeben, aber es dauerte trotzdem einige Zeit, bis er schließlich dort ankam. Das Gebäude mit den vielen Gängen war sehr verwirrend, und das Treppensteigen strengte ihn sehr an. Nach jeder Treppe musste er eine kleine Pause einlegen. Er hatte gerade noch die Zeit, den gelben Aufklärungsbogen auszufüllen, als er auch schon aufgerufen wurde.

»Guten Tag! Ich bin Dr. Debora«, begrüßte ihn die Anästhesistin und schüttelte ihm die Hand. »Ihren Akten entnehme ich, dass morgen bei Ihnen eine Leistenbruch-OP durchgeführt werden soll. Bevor wir über die Narkose sprechen, werfe ich erst einmal einen Blick auf Ihre Antworten im Aufklärungsbogen.« Herr Klaus hatte den Bogen vorbildlich ausgefüllt. Folgende relevante Informationen erhielt Dr. Debora:
- 72 Jahre, 182 cm, 84 kg,
- Schilddrüsenentfernung vor 4 Jahren,
- Allergie gegen ASS,
- Hypertonus,
- Muskelschwäche,
- Nichtraucher,
- Vormedikation: L-Thyroxin, Pyridostigmin, Ramipril.

Die Laborbefunde waren alle im Normbereich.

### 17.1.1 Welche Art von Muskelschwäche hat Herr Klaus wahrscheinlich, und was wissen Sie über die Pathophysiologie der Erkrankung?

Herr Klaus nimmt Pyridostigmin ein – ein Cholinesterasehemmer, der den Abbau von Azetylcholin (ACh) im synaptischen Spalt der motorischen Endplatte verzögert. Bei der Muskelschwäche handelt es sich um eine Myasthenia gravis (MG).

MG ist eine Autoimmunerkrankung, bei der Antikörper gegen die ACh-Rezeptoren der motorischen Endplatte oder – seltener – gegen die muskelspezifische Tyrosinkinase gebildet werden [3]. In der Folge steht der ACh-Rezeptor nicht mehr für die Signaltransduktion zur Verfügung. Zusätzlich kommt es durch ablaufende Immunaktivitäten zu einem Verlust von ACh-Rezeptoren. Das klinische Korrelat ist eine Muskelschwäche, die im Laufe der Jahre zunimmt. Die Gabe von Cholinesterasehemmern mildert die Symptome ab, kann aber die Progression der Erkrankung nicht aufhalten. Die Ursache der MG ist noch nicht vollständig geklärt. In ca. 20% der Fälle ist sie mit einer Thymuserkrankung assoziiert. Dann kann eine Thymektomie die Prognose deutlich verbessern.

▸ Auf Nachfrage von Dr. Debora bestätigte Herr Klaus, dass er seit 7 Jahren eine MG habe. »Mir wurde deswegen auch die Schilddrüse `rausgenommen, aber die Beschwerden sind trotzdem nicht besser geworden«, sagte er. »Wenn ich meine Tabletten nehme, geht es, aber auf dem Weg hierher musste ich ein paar mal Pause machen.« Frau Dr. Debora nickte. »Wurde denn damals auch der Thymus entfernt?«, fragte sie. »Ich kann mir nie merken, wie das heißt. Ich hatte vorher noch nie von diesem Organ gehört gehabt«, stimmte Herr Klaus zu. Er berichtete noch, dass sein Blutdruck gut eingestellt sei und dass er sich eigentlich gar nicht hatte operieren lassen wollen, aber mit dem Bruchband hätte er jetzt zunehmend Probleme.

Dr. Debora war erst einmal zufrieden mit den Informationen. Sie empfahl Herrn Klaus eine Spinalanästhesie für den Eingriff und klärte ihn entsprechend auf. »So können Sie Ihre Medikamente ganz normal weiter nehmen, und die Therapie der Muskelschwäche kommt nicht durcheinander«, erklärte sie ihm. Herr Klaus war erleichtert. Dr. Debora schrieb als Prämedikation 3,75 mg Midazolam p.o. auf und entließ dann den Patienten. Auf dem Anästhesieprotokoll vermerkte sie mit rot »CAVE: triggerfreie Narkose«.

### 17.1.2 Sind Sie zufrieden mit der Prämedikation?

Grundsätzlich ist es günstig, bei Patienten mit MG eine Allgemeinanästhesie zu vermeiden. Die Entscheidung für eine Spinalanästhesie ist daher richtig. Trotzdem wurden von der prämedizierenden Anästhesistin mehrere Dinge übersehen bzw. falsch gemacht.

## Kardiovaskuläre Evaluierung

Herr Klaus berichtete, dass er auf dem Weg zur Prämedikationssprechstunde mehrere Pausen einlegen musste. Dr. Debora fragte nicht weiter nach, wusste also nicht, ob Herr Klaus die Pausen aufgrund der MG oder wegen Kreislaufproblemen machte. In dem Fall hat der Patient eine so ausgeprägte Muskelschwäche, dass er sein Herz-Kreislauf-System nicht ausbelasten kann. Klinische Kriterien für eine koronare Herzerkrankung oder eine Herzinsuffizienz sind daher nicht verwertbar. Die Leitlinien der Deutschen Gesellschaft für Kardiologie (▶ Kap. 5.1.1) können daher nicht angewendet werden. Aufgrund seines Alters und der Hypertonie ist zumindest die Anfertigung eines 12-Kanal-EKGs gerechtfertigt. Die Indikation zur Durchführung einer Herzechokardiographie ist großzügig zu stellen [2].

**Tab. 17.1.** Stadieneinteilung der Myasthenia gravis. (Nach [9])

| Typ | Kennzeichen |
|---|---|
| I | Okuläre Myasthenie |
| IIa | Leichte, generalisierte Form |
| IIb | Schwere generalisierte Form mit Beteiligung der faziopharyngealen und Atemmuskulatur |
| III | Akute, rasch progrediente generalisierte Form mit Beteiligung der Atemmuskulatur |
| IV | Spätform mit generalisierter Symptomatik, die in 2 Jahren aus Typ I oder II entstanden ist |
| V | Defektmyasthenie, Entwicklung aus Typ II oder III |

## Schwere der Myasthenie

Die Befragung von Herrn Klaus bezüglich der Schwere der MG war nicht ausführlich genug. ◘ Tab. 17.1 zeigt die Stadieneinteilung der MG nach Osserman und Genkins.

Ab einem Stadium IIb ist die Atemmuskulatur mitbeteiligt, und die Patienten benötigen eine besondere Sorgfalt. Grundsätzlich muss auch bei der Aufklärung auf ein Regionalanästhesieverfahren die Möglichkeit einer Allgemeinanästhesie mit bedacht werden. Risikofaktoren für Patienten mit einer MG für eine postoperative Nachbeatmung sind in der ▶ Übersicht dargestellt [6, 7].

> **Risikofaktoren für eine postoperative Nachbeatmung bei MG**
> - Krankheitsdauer >6 Jahre
> - Chronische Lungenerkrankung
> - Pyridostigmindosis >750 mg/Tag
> - Vitalkapazität <2,9 l
> - Ossermann-Klassifikation III–IV

Herr Klaus litt seit mehr als 6 Jahren an der MG und hatte damit zumindest einen Risikofaktor für eine postoperative Nachbeatmung nach einer Allgemeinanästhesie. Die Einnahme von Pyridostigmin erfolgt in der Regel abends in Retardform und tagsüber alle 3 h, beginnend morgens um 6 Uhr. Eine kumulative Tagesdosis von 750 mg wird schnell erreicht. Genaue Informationen wurden von Dr. Debora nicht erfragt und entsprechend auch nicht auf dem Anästhesieprotokoll vermerkt. Eine definitive Aussage zum Erkrankungsstadium gemäß der Ossermann-Klassifikation ist mit den gewonnenen Informationen ebenfalls nicht möglich.

## Lungenfunktion

Versäumt wurde weiterhin, die Anordnung/ Durchführung einer Lungenfunktionsprüfung. Eine Vitalkapazität <2,9 l erhöht ebenfalls das Risiko für eine postoperative Nachbeatmung nach einer Allgemeinanästhesie [1]. Eine präoperative objektive Evaluation der Lungenfunktion muss bei Patienten mit MG erfolgen.

## Aufklärung über evtl. erforderliche Nachbeatmung

Auch wenn der Patient eine Spinalanästhesie erhalten soll, ist eine Aufklärung über eine Allgemeinanästhesie grundsätzlich erforderlich. Bei einem Patienten mit MG muss zusätzlich über eine evtl. erforderliche Nachbeatmung aufgeklärt werden.

## Medikamentöse Prämedikation

Benzodiazepine haben eine zentral vermittelte, myotonolytische Wirkung. Ihre Verordnung zur Prämedikation ist daher sehr kritisch zu sehen und sollte besser vermieden werden.

**Triggerfreie Narkose**
Der Hinweis auf eine triggerfreie Narkose ist falsch. Es besteht keine Assoziation zwischen einer MG und einer malignen Hyperthermie.

◎ Dr. Anianus fühlte sich gut vorbereitet, als er morgens den Einleitungsraum betrat. Seine Kollegin hatte ihn gestern von der Prämedikationsambulanz aus angerufen und ihm über Herrn Klaus berichtet. Es kam nicht alle Tage vor, dass ein Patient mit MG zu anästhesieren war, und deshalb hatte sich Dr. Anianus abends über das Krankheitsbild belesen. Die Facharztprüfung war eben schon ein paar Jahre her, und er spürte bei solchen Anlässen immer wieder, wie sein theoretisches Wissen über die Zeit nachgelassen hatte. »Schade eigentlich, dass Herr Klaus eine Spinalanästhesie bekommt«, dachte Dr. Anianus. »Jetzt habe ich alles Mögliche über die Wahl der Anästhetika, Muskelrelaxanzien und Relaxometrie aufgefrischt und kann nichts davon anwenden.«

Er begrüßte Herrn Klaus, der von Fachkrankenpfleger Ludwig zur Anlage der Spinalanästhesie schon aufgesetzt worden war. Dr. Anianus warf noch einen Blick in die Krankenakte des Patienten, um nachzusehen, wie hoch dessen Tagesdosis Pyridostigmin war. »240 mg zur Nacht und dann 6×120 mg am Tag; macht zusammen 960 mg«, murmelte er leise vor sich hin. Das zur Prämedikation angeordnete Midazolam hatte Herr Klaus nicht erhalten. Dr. Anianus hatte deswegen von zu Hause aus am Morgen extra noch auf der Station angerufen.

Nach entsprechender Vorbereitung punktierte Dr. Anianus problemlos den Subarachnoidalraum in Höhe L4/L5 und injizierte 2,4 ml Bupivacain 0,5% hyperbar und 10 µg Fentanyl. »Fertig! Sie können sich jetzt wieder hinlegen«, sagte er zu Herrn Klaus. 10 Minuten später hatte die Spinalanästhesie das Niveau Th12 erreicht. Das war die schlechte Nachricht. Die gute Nachricht war, dass die Sympathikolyse kaum Auswirkungen auf Vitalparameter gehabt hatte: Der Blutdruck von Herrn Klaus war unverändert bei 180/90 mm Hg, die Herzfrequenz lag bei 65 Schlägen/min.

## 17.1.3 Was machen Sie jetzt?

Die Ausbreitung einer sensorischen und motorischen Blockade nach intrathekaler Injektion eines Lokalanästhetikums ist nicht exakt vorhersagbar. Ein wesentlicher Faktor ist die Punktionshöhe [10], die bei Herrn Klaus sehr tief gewählt wurde. Eine Injektion unterhalb des Scheitelpunktes der Lendenlordose begünstigt eine kaudale Ausbreitung. Die Fixierung des Lokalanästhetikums dauert allerdings bis zu 90 min [11], sodass über eine Lageveränderung des Patienten noch Einfluss genommen werden kann.

◎ Herr Klaus befand sich fast in 30° Trendelenburg-Lagerung, als der Chirurg Dr. Martin den OP betrat. »Hast du etwa eine Spinalanästhesie gemacht?« wandte er sich an Dr. Anianus. »Das wird wahrscheinlich nicht ausreichen. Herr Klaus hat eine Skrotalhernie mit Darminhalt im Bruchsack.« Dann ging er in den Waschraum, um seine Hände zu desinfizieren. »Danke für die frühe Information!«, dachte Dr. Anianus. Die kraniale Ausbreitung der Spinalanästhesie hatte das Niveau Th6 erreicht, und Dr. Anianus hob die Kopftieflage von Herrn Klaus auf. Der Blutdruck war auf Werte um 140/80 mm Hg gefallen, die Herzfrequenz war unverändert. Herr Klaus war etwas aufgeregt. Er hatte zwar nicht alles verstanden, aber mitbekommen, dass der Chirurg nicht zufrieden war.

Die Operation begann. Dr. Martin präparierte die Leistengegend, und Herr Klaus hatte keine Schmerzen. Der Bruchsack war in der Tat sehr groß, und Dr. Anianus ärgerte sich mittlerweile auch über sich selbst, dass er zuvor keine genaueren Informationen eingeholt hatte. Nach ca. einer Stunde Operationszeit mobilisierte Dr. Martin den Bruchinhalt. Plötzlich fiel die Herzfrequenz von Herrn Klaus auf 40/min, der Blutdruck sank auf 90/55 mm Hg.

## 17.1.4 Hat Herr Klaus eine cholinerge Krise? Was ist das überhaupt?

Eine cholinerge Krise wird ausgelöst durch eine Überdosierung von Cholinesterasehemmern. Die Symptome der µ-Rezeptor-Aktivität sind
- Bradykardie,
- warme, gerötete Haut,
- Miosis,
- Hypersalivation,
- Unruhe, Benommenheit,
- Bauchkrämpfe, Diarrhö.

Da Herr Klaus keine Extradosis Cholinesterasehemmer erhalten hat, ist eine cholinerge Krise so gut wie ausgeschlossen.

> Herr Klaus stöhnte vor Schmerzen. Wie von dem Chirurgen Dr. Martin vorausgesagt, reichte die Spinalanästhesie nicht aus. »Kannst du bitte deinen Job machen und Herrn Klaus die Schmerzen nehmen! So kann ich nicht operieren«, beschwerte Dr. Martin sich bei Dr. Anianus. Dieser warf einen Blick in das Operationsfeld: Mehrere Darmschlingen befanden sich außerhalb des Bauchraums, und Dr. Martin war dabei, diese zu entwirren. Herr Klaus stöhnte erneut. Dr. Anianus fühlte sich unwohl. Hier musste schnell Abhilfe geschaffen werden. Er rief Pfleger Ludwig an, der gerade im Nachbar-OP aushalf. Dann gab er Herrn Klaus 1 mg Atropin, 2/10 Akrinor und 0,2 mg Fentanyl i.v. Dessen Kreislaufsituation besserte sich prompt, dafür fiel aber die Sättigung ($S_pO_2$) auf 85%. Dr. Anianus unterbrach die Vorbereitungen für die Intubation, quittierte den Alarm am Monitor, holte sich eine Maske und Filter aus der Einleitung, drehte die Sauerstoffzufuhr am Narkosegerät auf und setzte sich schließlich zu Herrn Klaus, um ihn zu präoxygenieren. Der $S_pO_2$-Wert stieg auf 96%.
> Pfleger Ludwig betrat den Saal. »Müssen wir intubieren?«, fragte er. Dr. Anianus nickte nur. Routiniert und schnell bereitete Pfleger Ludwig alles vor. »Es kann los gehen«, meinte er dann zu Dr. Anianus. Gerade rechtzeitig, denn Herr Klaus wurde wieder unruhig und stöhnte. Auf Anweisung von Dr. Anianus gab Pfleger Ludwig 160 mg Propofol, 0,2 mg Fentanyl und 80 mg Succinylcholin i.v. Nachdem das letzte Medikament gegeben worden war, sagte Dr. Anianus laut »Mist!« Kurz danach intubierte er Herrn Klaus problemlos.

### 17.1.5 Was war der Grund für Dr. Anianus' Unmut? Hätten Sie etwas anders gemacht?

Wie in ▶ Kap. 17.1.2 bereits erläutert, besteht keine Assoziation zwischen MG und maligner Hyperthermie. Die Gabe von Succinylcholin war korrekt. Die Wirkung von Succinylcholin ist bei Patienten mit MG allerdings verändert: Aufgrund einer geringeren Anzahl funktioneller ACh-Rezeptoren wird eine verlängerte Zeit bis zum Wirkungseintritt beobachtet, und u. U. ist eine Dosiserhöhung erforderlich.

Dr. Anianus ärgerte sich aber über etwas anderes: Fast alle nichtdepolarisierenden Muskelrelaxanzien können bei Patienten mit MG gefahrlos angewendet werden. Allerdings muss in der Regel die Dosis deutlich – z. B. auf 10% – reduziert und titriert werden. Um solch eine Titrierung valide durchführen zu können, muss eine quantitative Relaxometrie vor Gabe des Muskelrelaxans erfolgen, mit der auch der Bedarf an Muskelrelaxans a priori eingeschätzt werden kann [8]. Am elegantesten ist die Akzeleromyographie mit Stimulation des N. ulnaris. Nach einer Referenzmessung ohne Einwirkung eines Muskelrelaxans erfolgt ein kontinuierliches neuromuskuläres Monitoring. Als Stimulationsmuster wird typischerweise der Train-of-Four-Modus eingesetzt (▶ Kap. 12.1.4).

### 17.1.6 Was muss bei der Gabe von Succinylcholin bei Patienten mit MG noch bedacht werden?

Durch Cholinesterasehemmer wird auch die Plasmacholinesterase in ihrer Aktivität beeinflusst, sodass es zu einer verlängerten Wirkdauer von Succinylcholin kommen kann. Aus dem gleichen Grund ist Mivacurium relativ kontraindiziert.

> Während Dr. Anianus die durchgeführten Tätigkeiten auf dem Anästhesieprotokoll dokumentierte, fluchte er leise vor sich hin. Adressat war er selber: »Du Depp! Wozu hast Du Dir das alles vorher durchgelesen, wenn Du im entscheidenden Moment nichts davon umsetzt? Du solltest Dein Facharztzeugnis zurückgeben!«
> Wenigstens der Chirurg Dr. Martin war erst einmal zufrieden und bedankte sich, dass er endlich in Ruhe arbeiten konnte. Zur Aufrechterhaltung der Narkose wählte Dr. Anianus eine Propofolinfusion, die mit 6 mg/kg KG/h lief.

### 17.1.7 Hätten Sie sich genauso entschieden?

Propofol kann bei Patienten mit MG ohne Probleme angewendet werden. Wegen der fehlenden muskelrelaxierenden Wirkung von Propofol sind allerdings Inhalationsanästhetika häufig günstiger.

Wichtig ist es, auf eine ausreichende Narkosetiefe zu achten, da bei fehlender Benzodiazepingabe die Wahrscheinlichkeit eines Awareness-Erlebnisses zunimmt (▶ Kap. 8.1.11).

▸ Eine Viertelstunde war vorüber und damit auch die Dankbarkeit des Chirurgen. »Der Patient bewegt sich!«, beschwerte er sich bei Dr. Anianus. »Gott sei Dank!«, dachte dieser. Er hatte sich schon Gedanken darüber gemacht, wie er den Muskelrelaxanzienüberhang behandeln sollte. Herr Klaus erhielt einen Propofolbolus von 50 mg, und Dr. Anianus erhöhte die Dauerinfusion auf 8 mg/kg KG/h. Der Erfolg war nur kurz. 10 Minuten später vermeldete Dr. Martin erneut schwankende Operationsbedingungen. »Ich habe das Gefühl, ich operiere in einem Erdbebegebiet«, meinte er.

## 17.1.8 Was ist Ihr Vorschlag?

Neben der Ablösung/Erlösung durch einen Kollegen stehen Dr. Anianus noch andere Optionen zur Verfügung:

### Gabe von Muskelrelaxanzien
Aufgrund der MG ist dies keine gute Wahl und wahrscheinlich für die Operation auch nicht erforderlich. Außerdem können die Bewegungen von Herrn Klaus auch ein Zeichen einer unzureichenden Narkosetiefe sein (▶ Kap. 8.1.11).

### Vertiefen der Hypnose
Ein Vertiefen der Hypnose ist ein probates Mittel. Zielgröße ist das Sistieren der Spontan- oder Abwehrbewegungen. Erreicht werden kann dies über eine Erhöhung der Propofolgabe oder durch Wechsel auf ein Inhalationsanästhetikum.

### Analgetikagabe
Mit hoher Wahrscheinlichkeit sind die Spontan-/Abwehrbewegungen von Herrn Klaus schmerzgetriggert. Opioidgabe im Sinne einer balancierten Anästhesie sind daher indiziert.

Herr Klaus wird aufgrund der Spinalanästhesie zunächst nur geringe Schmerzen nach der Operation haben. Daher ist die Gabe eines nur kurz wirksamen Opioids zu bevorzugen.

▸ Dr. Anianus supplementierte die Allgemein-Spinal-Anästhesie weiter, indem er Herrn Klaus eine kontinuierliche Infusion von 1 µg/kg KG/min Remifentanil zukommen ließ. Alle Beteiligten waren anschließend zufrieden. Herr Klaus konnte zwar nicht antworten, aber zumindest bewegte er sich nicht mehr und äußerte so seine Zufriedenheit.

Eine Stunde später – nach einer Operationszeit von insgesamt 2,5 Stunden – war das Werk vollbracht. Dr. Anianus rechnete im Stillen: »Eine Pyridostigmindosis hätte Herr Klaus vor 3 Stunden bekommen sollen. Die nächste wäre jetzt dran. 120 mg Pyridostigmin p.o. entsprechen 4 mg i.v. Ich gebe ihm besser nur die Hälfte. Man kann ja nie wissen!«

## 17.1.9 Was halten Sie von diesem Vorgehen?

Ähnlich wie bei Diabetikern ist ein Ziel des perioperativen Managements bei Patienten mit MG, dass diese möglichst schnell wieder ihre normale Medikation einnehmen [2]. Zu beachten hierbei ist, dass u. U. der Bedarf an Cholinesterasehemmern reduziert ist. Die Umrechnung von Dr. Anianus war korrekt: 1 mg i.v. entspricht 30 mg p.o. Zum Zeitpunkt der Extubation ist maximale Muskelkraft erwünscht, um sicher eine Aspiration zu vermeiden. Auch wenn diese Empfehlung in keinem Lehrbuch zu finden ist, praktizieren viele Anästhesisten die Gabe der halben Dosis vor Extubation. Auch hier ist aber ein neuromuskuläres Monitoring sinnvoll bis zwingend, um Überdosierungen und damit eine cholinerge Krise zu vermeiden.

▸ Dr. Anianus gab Herrn Klaus 2 mg Pyridostigmin i.v. und beendete die Anästhetikazufuhr. 10 Minuten später konnte er den Beatmungsschlauch ohne Probleme entfernen. Er brachte den Patienten in den Aufwachraum, nachdem er zur Sicherheit noch ein Überwachungsbett für 24 Stunden auf der Intensivstation besorgt hatte.

Eine Stunde später kam Dr. Anianus noch mal in den Aufwachraum. Die Mitarbeiter der Intensivstation hatten noch keine Zeit gefunden, Herrn Klaus abzuholen. Dieser erkannte ihn sofort. »Das mit der Vollnarkose war eine tolle Idee von Ihnen«, begrüßte er ihn. »Ich habe gut geschlafen und nichts mitbekommen. Jetzt lasse ich die andere Seite auch machen, aber nur unter der Voraussetzung, dass Sie wieder die Narkose machen!« Peinlich berührt stimmte Dr. Anianus zu. Eigentlich hatte er nur in Erfahrung bringen wollen, ob Herr Klaus ein Awareness-Erlebnis gehabt hatte. Anscheinend nicht …

## 17.2 Fallnachbetrachtung/ Fallanalyse

### 17.2.1 Exkurs außerhalb des Falls: Welche Bedeutung hat die MG der Mutter für das Neugeborene?

Die Antikörper gegen die ACh-Rezeptoren gehören zur IgG-Klasse und sind damit plazentagängig. In Abhängigkeit von der Schwere der Erkrankung bei der Mutter entwickeln bis zu 20% der Neugeborenen eine sog. transitorische neonatale MG [4]. Die führenden Symptome sind Lethargie, Bradypnoe und schlaffer Muskeltonus. Bei den betroffenen Neugeborenen treten die Symptome in 2/3 der Fälle innerhalb der ersten 4 h, bei dem restlichen Drittel nach bis zu 4 Tagen auf. Der Grund für die zeitliche Latenz liegt in der Halbwertszeit der mütterlichen Cholinesterasehemmer, die ebenfalls teilweise plazentagängig sind. Die Symptome persistieren normalerweise für 3 Wochen entsprechend der Halbwertszeit von IgG-Antikörpern.

Das Neugeborene muss deshalb nach der Entwicklung grundsätzlich intensivmedizinisch überwacht werden und ggf. eine Therapie mit Cholinesterasehemmern erhalten.

### 17.2.2 Sie betreuen in einem Krankenhaus ohne Pädiatrie als Anästhesist den Kreißsaal. Wer kümmert sich im Sectio-OP um das Neugeborene, wenn es Probleme mit der Adaptierung an das Leben ex utero hat?

Grundsätzlich sollten schwangere Patientinnen mit einer MG in einem neonatologischen Zentrum entbinden, aber manchmal ist für die Verlegung keine Zeit mehr … Die rechtliche Situation ist eindeutig: Zuständig für die Erstversorgung des Neugeborenen ist der Geburtshelfer, d. h. der Gynäkologe [5]. In der zitierten Vereinbarung der Fachgesellschaften wird allerdings auch erwähnt, dass, »wenn kein neonatologisch versierter Pädiater bereit steht, neben dem Geburtshelfer auch der Anästhesist in der Lage sein sollte, in unvorhersehbaren Notfällen die Erstversorgung des Neugeborenen bis zum Eintreffen des Neugeborenen-Notarztes bzw. des Neonatologen vorzunehmen.«

Bei einer für die Mutter komplikationslosen Schnittentbindung kann es im Einzelfall vertretbar sein, dass der Anästhesist den Geburtshelfer unterstützt und die Überwachung der Anästhesie solange durch eine entsprechend qualifizierte Pflegekraft übernommen wird. Die Entscheidung, wann eine solche Situation vertretbar ist und wann nicht, obliegt dem Anästhesisten. Dieser muss dabei allerdings stets bedenken, dass seine Hauptverantwortung der Mutter zu gelten hat.

### 17.2.3 Welche medizinischen Fehler sehen Sie in dem geschilderten Fall?

Ein Großteil der verbesserungsfähigen medizinischen Aspekte wurde bereits in den Antworten angesprochen.

#### Güte der Prämedikation
▶ Kap. 17.1.2.

#### Wahl des Anästhesieverfahrens
Das Ausmaß des Eingriffs war den Anästhesisten nicht bekannt. Mit entsprechendem Wissen – z. B. nach Untersuchung des Patienten – wäre eine Periduralanästhesie die bessere Wahl gewesen, um die Wahrscheinlichkeit einer Allgemeinanästhesie zu minimieren.

#### Relaxometrie
Der Stellenwert der quantitativen Relaxometrie wurde bereits in ▶ Kap. 17.1.5 dargestellt. Auch wenn es versäumt wurde, hätte nach der erfolgten Intubation – zumindest nachdem Herr Klaus anfing, sich zu bewegen – ein neuromuskuläres Monitoring angebracht werden müssen.

## 17.2.4 Welche organisatorischen Schwachstellen/Fehler finden sich in dem geschilderten Fall?

**Information**

Ein wesentlicher organisatorischer Fehler war die Unkenntnis des Anästhesieteams über die Größe des Eingriffs. Leistenhernie ist eben nicht gleich Leistenhernie. Der Anästhesist ist verpflichtet, genaue Informationen einzuholen – durch Studium der Krankenakte, Befragung und Untersuchung des Patienten. Zusätzlich ist zu fordern, dass das chirurgische Team die Anästhesieabteilung über Besonderheiten – wie z. B. das Ausmaß der Hernie – automatisch informiert, sobald kein Standardeingriff geplant ist.

**Vorbereitung der Anästhesie am Operationstag**

Eine quantitative Relaxometrie anzubringen erfordert einige Zeit. Die Vorbereitungen hierfür hätten bereits während der ersten Stunde der OP-Zeit erfolgen müssen. Schließlich hatte der Chirurg bereits die wahrscheinlich erforderliche Allgemeinanästhesie angekündigt. Gleiches gilt für die Vorbereitung einer Allgemeinanästhesie. Diese muss grundsätzlich auch bei der Anwendung von Regionalanästhesieverfahren erfolgen, da jederzeit unvorhergesehen Ereignisse auftreten können, die schnelles Handeln erfordern.

**Bett auf der Intensivstation**

Eine Reservierung eines postoperativen Überwachungsbettes auf der Intensivstation fand nicht statt. Durch feste, verbindliche Absprachen müssen die organisatorischen Verantwortlichkeiten festgelegt sein.

## 17.2.5 Dr. Anianus vergaß trotz mentaler Vorbereitung, die Relaxometrie durchzuführen. Wie hätte er diesen Fehler verhindern können?

Dr. Anianus hatte sich auf die Besonderheiten der Anästhesie bei Patienten mit MG gut vorbereitet. Er ärgerte sich sogar etwas darüber, dass Herr Klaus keine Allgemeinanästhesie erhalten sollte. Trotzdem vergaß er, in der entscheidenden Situation das Monitoringverfahren anzuwenden. Wie kam es dazu? Wie hätte er diesen Fehler verhindern können?

Zu dem Zeitpunkt, als er sich entschließen musste, die Spinalanästhesie durch eine Allgemeinanästhesie zu ergänzen, erledigte er mehrere Dinge gleichzeitig bzw. kurz hintereinander: Therapie der Bradykardie, Therapie der Hypotonie, Therapie der iatrogenen Hypoxämie und Vorbereitung der Allgemeinanästhesie. Diese akute hohe Arbeitsbelastung führte dazu, dass er sich an seine vorherige Handlungsabsicht – die Durchführung einer quantitativen Relaxometrie – nicht mehr erinnerte.

Das Vergessen von Zielen und Handlungsintentionen, die zu einem früheren Zeitpunkt festgelegt werden, um sie zu einem späteren Zeitpunkt auszuführen, tritt häufig bei hoher Arbeitsbelastung auf und wird prospektiver Gedächtnisverlust genannt. Die in der ▶ Übersicht genannten Strategien helfen, die Wahrscheinlichkeit eines solchen Fehlers zu reduzieren.

**Strategien, die helfen, die Wahrscheinlichkeit eines prospektiven Gedächtnisverlustes zu reduzieren**

- Verbale Elaboration, sodass die Intention im Bewusstsein aufrecht erhalten bleibt
- Offenes und lautes Kommunizieren der Handlungsabsichten, sodass alle Teammitglieder über geplante Handlungen im Bilde sind
- Häufige Reevalution der Situation
- Benutzen von externen Gedächtnishilfen wie Notizblöcken und Checklisten, die durchaus auch nur situativ erstellt und abgearbeitet werden können

**Literatur**

1. Baraka A. Anaesthesia and myasthenia gravis. Can J Anaesth 1992; 39: 476–86
2. Blobner M, Mann R. Anästhesie bei Patienten mit Myasthenia gravis. Anaesthesist 2001; 50: 484–93
3. Conti-Fine BM, Milani M, Kaminski HJ. Myasthenia gravis: past, present, and future. J Clin Invest 2006; 116: 2843–54

4. Djelmis J, Sostarko M, Mayer D, Ivanisevic M. Myasthenia gravis in pregnancy: report on 69 cases. Eur J Obstet Gynecol Reprod Biol 2002; 104: 21–5
5. Gemeinsame Stellungnahme der Deutschen Gesellschaft für Gynäkologie und Geburtshilfe, der Deutschen Gesellschaft für Anästhesiologie und Intensivmedizin, der Deutschen Gesellschaft für Perinatale Medizin und der Deutsch-Österreichischen Gesellschaft für Neonatologie und Pädiatrische Intensivmedizin. Erstversorgung von Neugeborenen. Anästh Intensivmed 1992; 33: 206
6. Guidetti D, Sabadini R, Bondavalli M, Cavalletti S, Lodesani M, Mantegazza R, Cosi V, Solime F. Epidemiological study of myasthenia gravis in the province of Reggio Emilia, Italy. Eur J Epidemiol 1998; 14: 381–7
7. Leventhal SR, Orkin FK, Hirsh RA. Prediction of the need for postoperative mechanical ventilation in myasthenia gravis. Anesthesiology 1980; 53: 26–30
8. Mann R, Blobner M, Jelen-Esselborn S, Busley R, Werner C. Preanesthetic train-of-four fade predicts the atracurium requirement of myasthenia gravis patients. Anesthesiology 2000; 93: 346–50
9. Osserman KE, Genkins G. Studies in myasthenia gravis: review of a twenty-year experience in over 1200 patients. Mt Sinai J Med 1971; 38: 497–537
10. Sakura S, Sumi M, Morimoto N, Yamamori Y, Saito Y. Spinal anesthesia with tetracaine in 0.75% glucose: influence of the vertebral interspace used for injection. Reg Anesth Pain Med 1998; 23: 170–5
11. Vicent O, Litz RJ, Hübler M, Koch T. Hohe sekundäre Ausbreitung einer Spinalanästhesie mit isobarem 0,5%igem Bupivacain nach spätem Lagewechsel. Anaesthesist 2003; 52: 1035–8

# Fall 18 – Schenkelhalsfraktur

18.1 Falldarstellung – 182

18.2 Fallnachbetrachtung/Fallanalyse – 188

## 18.1 Falldarstellung

🔸 Dr. Hugo war im 3. Jahr der Ausbildung zum Facharzt für Anästhesie und hatte schon viel gesehen. Er konnte es seiner Meinung nach mit den meisten Fachärzten aufnehmen. Viele gingen zu zögerlich an Probleme heran. »Man muss sich auch mal etwas zutrauen und in der Lage sein, Entscheidungen zu treffen, wenn es darauf ankommt«, war seine Devise. Auf diese Weise hatte er schon manche knifflige Situation gemeistert. Entsprechend war auch sein Image in der Abteilung: »Dr. Hugo kümmert sich.«

An diesem Sonntag hatte er Bereitschaftsdienst. Nach einem ausgiebigen Frühstück im Aufenthaltsraum wurde Dr. Hugo gebeten, sich um eine ältere Dame in der Rettungsstelle zu kümmern. Frau Scholz war in ihrer Wohnung an der Teppichkante hängen geblieben und so unglücklich gestürzt, dass sie sich eine mediale Schenkelhalsfraktur zugezogen hatte. Die 80-jährige Dame war von zwei kräftigen Männern vom Rettungsdienst ins Krankenhaus gebracht worden. Dort war von den Kollegen der Unfallchirurgie die Indikation zur osteosynthetischen Versorgung mittels Duokopfprothese gestellt worden.

»Zum Glück konnte ich noch zum Telefon zu kriechen, sonst wäre ich, wer weiß wie lange noch, dort liegen geblieben«, erzählte sie Dr. Hugo. »Ich mache noch alles selbst zu Hause. Warum muss mir das jetzt in meinem Alter noch passieren?« Dr. Hugo war nach dem Frühstück gut gelaunt und hörte sich zunächst das Klagen der alten Dame an. Doch jetzt wollte er den Redeschwall stoppen und zu seinem eigentlichen Geschäft der Prämedikation übergehen. Er unterbrach Frau Scholz mit einer abrupten Zwischenfrage. Sie blickte überrascht auf und verstummte. Auf die Frage nach Vorerkrankungen antwortete sie: »Junger Mann, glauben Sie mir, ich war noch nie im Krankenhaus. Selbst meine drei Kinder habe ich zu Hause bekommen. An Tabletten nehme ich etwas für den Blutdruck und ein Mittel zur Blutverdünnung. Mein Hausarzt, Dr. Scheibe in der Rotbuschstraße, hat gesagt, dass mir das nicht schaden wird.« Tatsächlich war der Blutdruck, der vom Rettungsdienst gemessen worden war, mit 210/120 mm Hg angegeben. »Das wird wohl die Kombination aus Schmerzen und Stress gewesen sein«, dachte sich Dr. Hugo. Frau Scholz hatte vor ca. 8 Stunden etwas gegessen. Weitere Vorerkrankungen und die Frage nach Allergien verneinte sie. Dr. Hugo sah sich die Laborwerte an, die sämtlich unauffällig waren. Auch ein EKG lag ihm bereits vor.

### 18.1.1 Wie bewerten Sie das EKG in ◘ Abb. 18.1?

Die Antwort ist in der Legende von ◘ Abb. 18.1 zu finden.

🔸 »Herr Doktor, ich habe ziemliche Angst, dass ich hinterher nicht mehr so sein werde wie jetzt. Meiner Nachbarin ist letztes Jahr etwas Ähnliches passiert. Sie konnte nach der Narkose nicht mehr alleine sein und ist jetzt im Pflegeheim.«

### 18.1.2 Welche Formen perioperativer zerebraler Dysfunktionen kennen Sie?

Perioperative zerebrale Dysfunktionen treten in allen Altersgruppen auf, sind aber bei älteren Patienten deutlich häufiger zu beobachten. Klinisch unterschieden werden insgesamt 3 Arten von Dysfunktionen [7]: akutes Delirium, postoperativer Verwirrtheitszustand (Durchgangssyndrom) und die postoperative kognitive Dysfunktion.

**Akutes Delirium**

Das akute Delirium tritt unmittelbar im zeitlichen Zusammenhang mit dem Erwachen nach einer Allgemeinanästhesie auf. Alle Altersgruppen sind betroffen, am häufigsten allerdings Kinder. Die Symptome des akuten Deliriums sind mannigfaltig und reichen von Wesensveränderungen über Wahrnehmungsstörungen und Desorientiertheit bis hin zu kognitiven Störungen. Das akute Delirium imitiert das Exzitationsstadium nach Äthernarkose, wie es von Guedel beschrieben wurde.

Klinisch apparent ist meist nur die hyperaktive Form, die das Personal im Aufwachraum entsprechend beschäftigt. Die hypoaktive Form hingegen wird nur selten erkannt, da die Patienten sich in die Innenwelt zurückziehen. Das akute Delirium ist nur von kurzer Dauer, und die betroffenen Patienten nehmen dann in der Regel wieder

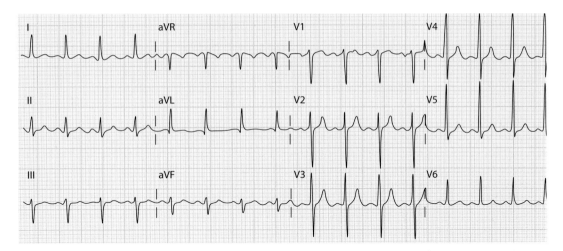

**Abb. 18.1.** Das EKG zeigt einen Linkstyp mit einem regelmäßigen Sinusrhythmus. Einzig auffällig ist ein Sokolow-Index (S in $V_2$ + R in $V_5$) >35 mm als Zeichen einer Linksherzhypertrophie

vollkommen unauffällig an ihrer Umwelt teil. Da das akute Delirium nur extrem selten nach einer Regionalanästhesie beobachtet wird, gehen viele Anästhesisten fälschlicherweise davon aus, dass die Inzidenz einer perioperativen zerebralen Dysfunktion nach Regionalanästhesien geringer ist als nach Allgemeinanästhesien.

### Postoperativer Verwirrtheitszustand (Durchgangssyndrom)

Das akute Delirium ist in der Regel vollständig reversibel, und die Patienten erleben danach ein Stadium der Klarheit und Wachheit. Ein postoperatives Durchgangssyndrom entwickelt sich nach diesem Stadium der Klarheit und Wachheit typischerweise erst am 1.–3. postoperativen Tag. Das Durchgangssyndrom ist eine zeitliche begrenzte, reversible Psychose mit ähnlichen Symptomen wie beim akuten Delirium. Meist ist die Zeitdauer auf wenige Stunden oder Tage begrenzt. Es kann aber auch Wochen bis Monate persistieren.

Die Inzidenz eines Durchgangssyndroms bei älteren Patienten nach Allgemeinanästhesien beträgt 5–15% [2], nach Hüftoperationen im Mittel 35% [3]. Ein Durchgangssyndrom kann aber auch unabhängig von einer Operation bei internistischen Patienten auftreten. Die Risikofaktoren sind neben einem Alter >70 Jahren Schwerhörigkeit, Sehstörungen, Malnutrition, Blasenkatheteranlage, Fixierungsmaßnahmen, Elektrolytstörungen, Flüssigkeitsdefizit, Transfusionsbedarf und starke postoperative Schmerzen. Entgegen häufig geäußerter Meinung hat die Wahl des Anästhesieverfahrens keinen Einfluss auf die Inzidenz [4].

### Postoperative kognitive Dysfunktion

Der Begriff postoperative kognitive Dysfunktion beschreibt Denkstörungen, die in einem zeitlichen Zusammenhang mit einer Operation auftreten. Beim akuten Delirium und beim Durchgangssyndrom werden stets auch Verhaltensveränderungen festgestellt. Diese müssen bei der postoperativen kognitiven Dysfunktion nicht vorhanden sein, wodurch die Diagnose erschwert wird. Entscheidend ist die Veränderung im Vergleich zum präoperativen Status, der in der Regel nicht gemessen wurde und hoher interindividueller Variabilität unterliegt.

Die heterogenen Studien lassen die Vermutung zu, dass 25% der älteren Patienten innerhalb der ersten 10 Tage nach der Operation eine kognitive Störung haben, die nach 3 Monaten noch bei 10% nachweisbar ist und nach einem Jahr verschwindet [7]. Der einzige sichere Risikofaktor ist das Alter der Patienten. Auch hier gilt, dass die Wahl des Anästhesieverfahrens keinen Einfluss auf die Inzidenz hat. Ob es einen sicheren Zusammenhang zwischen einem Durchgangssyndrom und einer postoperativen kognitiven Dysfunktion gibt, ist unklar.

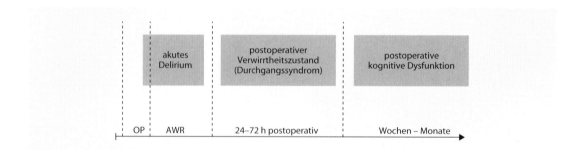

◘ **Abb. 18.2.** Zeitliches Auftreten von perioperativen zerebralen Dysfunktionen. Das akute Delirium wird meist im Aufwachraum (AWR) oder bereits im Operationssaal (OP) beobachtet. Nach einem symptomfreien Intervall tritt das Durchgangssyndrom auf. Eine scharfe Abtrennung zur postoperativen kognitiven Dysfunktion kann fehlen

Die verschiedenen perioperativen zerebralen Dysfunktionen unterscheiden sich also insbesondere in ihrem zeitlichen Auftreten (◘ Abb. 18.2).

▶ Dr. Hugo war das Thema, das Frau Scholz angesprochen hatte, unangenehm. Als Anästhesist hatte er damit auch selten zu tun. »Ich werde eine besonders schonende Narkose bei Ihnen machen. Dann wird schon alles gut gehen«, war seine Antwort an Frau Scholz.

## 18.1.3 Welche Narkoseformen für die Operation sind prinzipiell möglich, und was sind die Vor- und Nachteile?

Die Operation kann in einer rückenmarknahen Regionalanästhesie (Spinal-/Periduralanästhesie) oder einer Allgemeinanästhesie durchgeführt werden.

### Spinalanästhesie

Eine Spinalanästhesie ist technisch einfach, hat eine hohe Erfolgsrate und gilt insgesamt als komplikationsarm. Bei der heutzutage üblichen Gabe einer reduzierten Lokalanästhetikadosis sind die Kreislaufbelastungen gering. Die Analgesie reicht in die postoperative Phase hinein, was von vielen Patienten als angenehm empfunden wird. Besonders günstig ist dieses Narkoseverfahren, wenn pulmonale oder kardiale Vorerkrankungen mit einem erhöhten Risiko für eine Allgemeinanästhesie einhergehen.

Alle Regionalanästhesieverfahren haben den Nachteil, dass eine gewisse Kooperativität des Patienten vorausgesetzt wird. Dies gilt sowohl für die Anlage – der Patient muss für die Spinalanästhesie sitzend oder in Seitenlage gelagert werden – als auch für die Operation. Die Operationsgeräusche können für Patienten sehr irritierend sein. Die Spinalanästhesie hat eine limitierte Wirkdauer und keine 100%ige Erfolgsrate. Bei Patienten mit gestörter Blutgerinnung muss die Indikation streng gestellt werden. Aus chirurgischer Sicht von Nachteil ist die verzögerte Beurteilbarkeit der Neurologie der operierten Extremität.

### Periduralanästhesie

Bei der Periduralanästhesie treten eventuelle Kreislaufveränderungen langsamer auf als nach einer Spinalanästhesie. Ein Aufspritzen des Katheters bei verlängerter Operationsdauer ist jederzeit möglich. Er kann außerdem zur postoperativen Schmerztherapie genutzt werden. Systemische Nebenwirkungen anderer Medikamente werden vermieden.

Ein kleiner Nachteil ist, dass die Anlage etwas aufwendiger ist als bei der Spinalanästhesie. Seltene Komplikationen wie Hämatome oder Abszesse werden häufiger beobachtet. Die Nachbetreuung auf der Station ist zeitintensiv.

### Allgemeinanästhesie

Im Gegensatz zu den Regionalanästhesieverfahren erfordert eine Allgemeinanästhesie keine Kooperation des Patienten. Es gibt keine zeitliche Limitierung der Operationsdauer, und eine neurologische Kontrolle der operierten Extremität ist unmittelbar postoperativ möglich.

Alle möglichen Nachteile/Nebenwirkungen einer Allgemeinanästhesie hier aufzulisten, würde ein eigenes Lehrbuch füllen. Bei älteren Patienten sind hier insbesondere die evtl. ausgeprägte Kreislaufdepression mit den entsprechenden therapeutischen Konsequenzen und ggf. erweitertem kardiovaskulärem Monitoring zu nennen.

▸ Dr. Hugo hatte sich entschieden. »Ich mache bei Ihnen am besten eine Spinalanästhesie. Dann bleiben Sie wach und brauchen keine Angst vor der Narkose zu haben«, teilte er Frau Scholz mit. »Ach, Herr Doktor, Sie wissen bestimmt am besten, was gut für mich ist«, war ihre Antwort. Ein Problem war nur, dass Frau Scholz schon bei der kleinsten Bewegung stärkste Schmerzen in der Hüfte verspürte. Ein Hinsetzen zur Spinalanästhesie war so nicht möglich. Aber Dr. Hugo hatte sich schon eine Lösung überlegt.

### 18.1.4 Welche Möglichkeiten hat Dr. Hugo?

Die Ziele einer Prämedikation werden im Fall 14 (▸ Kap. 14.1.1 und 14.1.2) ausführlich behandelt. Eine analgetische Komponente ist immer dann indiziert, wenn schmerzhafte Lagerungen durchgeführt werden – z. B. bei nichtstabilisierten Frakturen wie in dem geschilderten Fall – oder wenn Patienten krankheitsbedingt große Schmerzen und damit einen erhöhten Sympathikotonus haben. Neben der systemischen Analgetikagabe hat Dr. Hugo auch die Möglichkeit, eine periphere Regionalanästhesie anzulegen. Anbieten würde sich hier ein Femoralisblock, entweder als »single shot« oder in Kombination mit einer Katheteranlage. Dieser könnte dann auch für die postoperative Schmerztherapie genutzt werden.

▸ Dr. Hugo hatte gute Erfahrungen mit dem Femoralisblock gemacht. Die Anlage war einfach, und die Patienten konnten anschließend schmerzfrei umgelagert und aufgesetzt werden. »Ich werde bei Ihnen, noch bevor Sie in den OP gebracht werden, die Schmerzen nehmen«, sagte er zu Frau Scholz. »Dazu lege ich einen Schmerzkatheter in die Leiste.« Mit Unterstützung einer Krankenschwester aus der Rettungsstelle gelang es ihm rasch, unter Anwendung der Klickmethode einen Femoraliskatheter zu platzieren. Er applizierte 30 ml Ropivacain 0,375%, und Frau Scholz Schmerzen ließen gleich nach.

Dr. Hugo dokumentierte gerade die unauffällige Anlage auf dem Narkoseprotokoll, als Frau Scholz plötzlich rief: »Herbert! Warum soll ich denn jetzt doch noch Zug fahren?« Dr. Hugo wurde kurz stutzig, aber als er sich der Patientin zuwandte, war sie schon wieder vollkommen normal. Symptome, die für eine Lokalanästhetikaintoxikation sprachen, waren nicht nachweisbar. Zur Sicherheit schloss er Frau Scholz trotzdem an den EKG-Monitor an. Der zeigte einen regelmäßigen Sinusrhythmus mit einer Herzfrequenz von 100/min. Er ließ die Schwester den Blutdruck kontrollieren. Dieser war mit 190/100 mm Hg weiterhin hoch. »Der wird unter der Sedierung und der Spinalanästhesie schon sinken«, dachte sich Dr. Hugo und fuhr Frau Scholz mit der Trage in den OP.

Dr. Hugo war zufrieden mit sich. Frau Scholz hatte bei der Umlagerung nur geringe Schmerzen. Auch die kurze Phase der Desorientiertheit der Patientin war vorüber. In der Anästhesieeinleitung wartete Fachkrankenschwester Jana. Sie hatte schon alles für die Spinalanästhesie vorbereitet, nachdem sie von Dr. Hugo telefonisch informiert worden war. Der Überwachungsmonitor zeigte einen unveränderten Herzrhythmus mit weiterhin hohen Blutdruckwerten. Frau Scholz wurde mit Hilfe der OP-Schwestern aufgesetzt, und nach 2-fachem Knochenkontakt punktierte Dr. Hugo erfolgreich den Subarachnoidalraum. Klarer Liquor lief aus der Spinalkanüle, und er injizierte 1,8 ml Bupivacain 0,5% hyperbar und 10 µg Fentanyl.

### 18.1.5 Wie viel ml Bupivacain und Ropivacain hat Frau Scholz erhalten?

Immer wieder kommt es im klinischen Alltag zu Fehldosierung, da bei der Umrechnung von Prozent in ml ein Fehler unterläuft. Die Formal (Gleichung 18.1) ist einfach:

— %×10=mg/ml   (Gleichung 18.1)

Das bedeutet: 1 ml Bupivacain 0,5% entsprechen 5 mg, und 1 ml Ropivacain 0,375% entsprechen 3,75 mg. Frau Scholz hat demnach 9 mg Bupivacain und 112,5 mg Ropivacain erhalten.

### 18.1.6 Was halten Sie von der subarachnoidalen Gabe von Fentanyl?

Opioide gehören nach den Lokalanästhetika zu den am häufigsten intrathekal applizierten Medikamenten [6]. Von den Opioiden wiederum wird Fentanyl am häufigsten verwendet. Fentanyl hat für die intrathekale Gabe in vielen Ländern eine Zulassung – allerdings nicht in Deutschland. Es handelte sich demnach um einen »off label use«. Fentanyl hat eine hohe Lipidlöslichkeit und führt zu einer segmentalen Analgesie von bis zu 4 h. Die analgetische Potenz von Fentanyl beträgt etwa 1:10 im Vergleich zur intravenösen Gabe. Genauso wie bei der intravenösen Applikation ist eine gefürchtete Komplikation die Atemdepression [5]. Der Effekt ist dosisabhängig und insbesondere bei der Verwendung des weniger lipophilen Morphins gefürchtet.

▸ »Huch, mir wird ganz warm«, entfuhr es Frau Scholz. Schwester Jana beruhigte die Patientin. »Das ist ganz normal und ein Zeichen dafür, dass die Spinalanästhesie wirkt.« Frau Scholz schien die Antwort nicht zu beruhigen »Ich muss ein Fenster aufmachen. Wo sind denn bloß meine Hausschuhe?«, sagte sie. Langsam hatte das Frühstück seine beruhigende Wirkung auf Dr. Hugo verloren. Er gab Frau Scholz 2 mg Midazolam.

Als sie in den Saal gebracht wurde, schlief Frau Scholz tief und fest. Der Operateur Dr. Leander wartete schon. Die beiden Ärzte kannten sich vom Studium, hegten aber keine großen Sympathien für einander. Der Unfallchirurg hielt Dr. Hugo für einen Angeber und Draufgänger. Dr. Hugo war die verständnisvolle Art von Dr. Leander schon immer auf die Nerven gegangen. Der Unfallchirurg war enttäuscht, dass er nicht noch die Möglichkeit bekam, sich persönlich bei Frau Scholz vorzustellen. Dr. Hugo hingegen war froh, dass die Patientin schlief.

Während der Lagerung für die Operation wachte Frau Scholz wieder auf. Sie war desorientiert und sprach von Weihnachten und Fliegerangriffen. Dr. Hugo verdrehte die Augen und dachte bei sich: »Jetzt dreht sie völlig am Rad.« Dann gab er Frau Scholz nochmals 1 mg Midazolam. Auch Schwester Jana wunderte sich über die veränderte Patientin. Sie dachte, dass vielleicht ein starker Blutdruckabfall die Ursache wäre, aber der Monitor zeigte immer noch hypertensive Werte an: 175/65 mm Hg.

### 18.1.7 Was können die Ursachen der Veränderungen bei Frau Scholz sein?

Wie in ▸ Kap. 18.1.2 dargestellt, kann es sich um ein akutes Delirium handeln. Differenzialdiagnostisch kommen daneben weitere Ursachen in Frage. Ohne Anspruch auf Vollständigkeit gehören hierzu:

#### Zerebrale Minderperfusion bzw. zu niedriges zerebrales Sauerstoffangebot
Neben der bereits erwähnten Hypotension können auch ein erhöhter Hirndruck oder eine Anämie der Auslöser sein.

#### Störungen der Elektrolythomöostase oder metabolische Störungen
Elektrolytveränderungen oder metabolische Störungen wie Hypo- oder Hyperglykämien können mit Viliganzveränderungen einhergehen.

#### Vergiftungen
Eine Lokalanästhetikaintoxikation ist aufgrund des zeitlichen Verlaufs sehr unwahrscheinlich.

#### Paradoxe Wirkung auf Midazolam
Insbesondere bei älteren Patienten können Benzodiazepine eine paradoxe Wirkung haben [1]. Anstelle eines sedierenden Effekts wird eine Agitation beobachtet. Der paradoxe Effekt kann durch Gabe von Flumazenil aufgehoben werden. Die Flumazenilgabe ist dann beweisend für die Diagnose.

▸ Das Operationsteam hatten die Vorbereitungen beendet. »Kann ich anfangen?«, rief Dr. Leander. hinter dem grünen Tuch. »Schon seit Stunden!«, antwortete Dr. Hugo. Die Operation begann zunächst ohne Besonderheiten. 5 Minuten später allerdings begann

## 18.1 · Falldarstellung

Frau Scholz zu würgen und übergab sich schließlich im Schwall. »So eine Sauerei«, dachte Dr. Hugo und bat Schwester Jana, die Spuren zu beseitigen. Bei den Schwestern war Dr. Hugo größtenteils beliebt. Sie schätzten ihn wegen seiner klaren Anordnungen und seiner blauen Augen. Schwester Jana wischte die Patientin soweit es ging trocken. »Die Vase kommt aber auf die linke Seite«, murmelte Frau Scholz noch, und dann war nichts mehr von ihr zu hören. So langsam wurde es auch Dr. Hugo ungemütlich. Diese plötzliche Verwirrtheit und dann noch dieses Erbrechen. Er wandte sich der Patientin zu, aber Frau Scholz ließ sich auch durch einen starken Stimulus nicht mehr wecken.

### 18.1.8 Welche Qualitäten der Vigilanzminderung kennen Sie, und wie sind sie definiert?

**Somnolenz**

Somnolenz ist eine leichte Form der Bewusstseinsstörung. Der Patient ist schläfrig, aber erweckbar und hat in der Regel keine vollständige Erinnerungslücke.

**Sopor**

Sopor, auch als Präkoma bezeichnet, bedeutet übersetzt tiefer Schlaf. Nur durch starke Stimuli – wie Schmerzreize – können Reaktionen ausgelöst werden. Die Reflexe sind noch vorhanden, aber ein Erwecken des Patienten ist nicht mehr möglich.

**Stupor**

Stupor ist ein Starrezustand des ganzen Körpers bei wachem Bewusstsein. Die Ausführung von Bewegungen ist nicht oder nur sehr verlangsamt möglich. Ein Stupor kann im Rahmen von psychiatrischen Erkrankungen, medikamenteninduziert oder bei hirnorganischen Erkrankungen auftreten.

**Koma**

Ein Koma ist die schwerste Form der Bewusstseinsstörung. Der Patient ist auch auf Schmerzreize nicht mehr erweckbar. Die Augen bleiben geschlossen. Es gibt keine adäquaten Reaktionen auf eigene Bedürfnisse oder externe Stimuli. In der Medizin wird die Komatiefe durch die Glasgow Coma Scale (GSC) quantifiziert (▶ Kap. 2.1.3 und ◘ Tab. 2.2).

### 18.1.9 Was soll Dr. Hugo jetzt tun?

Frau Scholz hat ein GCS von maximal 8. Sie hat erbrochen und ist nicht mehr erweckbar. Es muss daher davon ausgegangen werden, dass keine Schutzreflexe mehr vorhanden sind. Neben einer groben neurologischen Untersuchung steht jetzt die Sicherung des Atemweges im Vordergrund.

Wie bei jeder Regionalanästhesie üblich war bereits alles für eine eventuelle Allgemeinanästhesie vorbereitet. Dr. Hugo hielt Frau Scholz eine dicht sitzende Sauerstoffmaske aufs Gesicht, und Schwester Jana injizierte die Medikamente für eine »rapid sequence induction«. Währenddessen warf Dr. Hugo einen Blick auf die Pupillen von Frau Scholz. Diese waren beidseits entrundet. »Verdammt!«, dachte Dr. Hugo. Er führte ohne Probleme den Beatmungsschlauch ein, stellte den Respirator an und rief dann Oberarzt Dr. Volkrad an. Als dieser in den OP kam, ließ er sich den Ablauf schildern und inspizierte dann die Pupillen von Frau Scholz. »Die Pupillen können Sie nicht verwerten, Herr Kollege. Die Patientin ist an beiden Augen wegen eines Katarakts operiert worden. Haben Sie denn schon den Blutzucker kontrolliert?« meinte er zu Dr. Hugo. »Falls nicht, dann holen Sie das bitte sofort nach. Wenn die Operation fertig ist, fahren Sie mit der Patientin ins CT. Auf den Kopf gefallen war sie nicht, oder?« Dr. Hugo war sich nicht sicher und warf einen Blick auf den Aufnahmebogen der Rettungsstelle. Dort war nichts dokumentiert.

Die weitere Operation und die Allgemeinanästhesie verliefen unauffällig. Der Unfallchirurg hatte die Probleme mitbekommen und arbeitete besonders zügig. Als die Operation beendet war, transportierte Dr. Hugo Frau Scholz zusammen mit Schwester Jana in das CT. Aufgrund seines Anrufs wartete man dort schon auf sie.

### 18.1.10 Welche Diagnose stellen Sie anhand des cCT-Bildes (◘ Abb. 18.3)?

Die Antwort ist in der Legende von ◘ Abb. 18.3 formuliert.

Intrazerebrale Blutungen treten meist plötzlich auf und machen etwa 15% aller Schlaganfälle aus. Häufigste Ursache sind die als Folge des Bluthochdrucks auftretenden arteriosklerotischen Veränderungen kleiner Blutgefäße. Daneben können auch Traumata, Gefäßanomalien/-malformationen oder selten Tumoren zu einer ICB führen. Ein Risikofaktor ist die Einnahme von Gerinnungshemmern

> Im Schaltraum neben dem Computertomographen betrachtete Dr. Hugo das cCT-Bild. Der hinzugezogene Neurochirurg sah keine große Möglichkeit der chirurgischen Intervention. Frau Scholz wurde in den OP gebracht und eine externe Ventrikeldrainage angelegt. Nach der Operation gab Dr. Hugo die Patientin intubiert, beatmet und analgosediert auf der Intensivstation ab. Diesmal war er nicht so zufrieden mit sich.

## 18.2 Fallnachbetrachtung/Fallanalyse

### 18.2.1 Welche medizinischen Fehler sehen Sie in dem geschilderten Fall?

#### Anamnese/Untersuchung

Die Untersuchung und Anamneseerhebung durch Dr. Hugo war sehr ungenau. Insbesondere erfolgte keine Frage nach dem Unfallereignis selbst. Er holte sich die Information erst später im OP auf Nachfrage des Oberarztes. Ebenso war er von den Pupillenveränderungen von Frau Scholz überrascht. Weiter wurde die Medikamentenanamnese sehr oberflächlich geführt. Bei Einnahme von »Blutverdünnungsmitteln« kann eine Spinalanästhesie evtl. kontraindiziert sein.

Dr. Hugo fiel zwar auf, dass die Patientin während des Transportes ins Krankenhaus erhöhte Blutdruckwerte hatte, eine Kontrolle und ggf. Therapie durch ihn erfolgte jedoch nicht. Es ist sehr wahrscheinlich, dass die ICB eine Folge des über einen längeren Zeitraum erhöhten Blutdrucks war.

#### Monitoring

Die Anlage des Femoralisblocks erfolgte ohne Monitoring. Die Gabe nicht unerheblicher Mengen an Lokalanästhetikum erfordert eine kontinuierliche EKG-Überwachung, um ggf. Intoxikationssymptome bei versehentlich intravasaler Gabe zu erkennen.

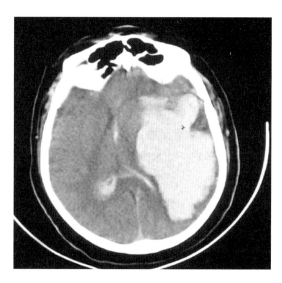

◘ Abb. 18.3. Im cCT ist eine große intrazerebrale Blutung (ICB) im Bereich der linken Großhirnhemisphäre sichtbar. Das Blut hat Anschluss an das Ventrikelsystem, dies führt zu einer sichtbaren Hirndruckerhöhung mit einer deutlichen Mittellinienverlagerung nach rechts. Die Gyri sind verstrichen

Bei neurologisch auffälligen Patienten muss grundsätzlich eine Kontrolle des Blutzuckers und der Elektrolyte erfolgen. Gelegentlich erklären Auffälligkeiten in den Werten die Symptome und führen zu einer Therapie.

#### Neurologische Überwachung

Die wiederholten neurologischen Symptome von Frau Scholz wurden von Dr. Hugo nicht ernst genommen. Seine einzige Reaktion darauf war die Gabe von Midazolam, woraufhin eine neurologische Beurteilung kaum noch möglich war.

### 18.2.2 Welche organisatorischen Schwachstellen/Fehler finden sich in dem geschilderten Fall?

#### Monitoring während Anlage einer Regionalanästhesie

Innerhalb einer Anästhesieabteilung eines Krankenhauses sollten klare Verfahrensanweisungen etabliert sein, die eine Anlage einer Regionalanästhesie mit Gabe von Lokalanästhetikum ohne entsprechendes Monitoring verbieten.

## 18.2.3 Dr. Hugo – Lonely Rider oder Rambo VII?

Dr. Hugo, ein Anästhesist mit hohem Selbstwert und etabliertem Image, hat das Gefühl, die Situation zu kontrollieren. Nachdem Diagnose und Narkoseart für ihn geklärt waren, wollte er seine Expertise beweisen. Die neurologischen Auffälligkeiten nahm er nicht ernst. Es bestand kein Anlass, seine ausübende Kunst zu unterbrechen, um eventuelle Ursachen zu eruieren. Den deutlich erhöhten Blutdruck interpretierte er als außergewöhnlich, jedoch nicht als gefährdend.

Das Gefühl, »alles unter Kontrolle zu haben«, überstrahlt Denkprozesse, die für die Reflexion von Motiven, Gefühlen und Gedanken verantwortlich sind. Eine »Macho-Einstellung« kann die Patientensicherheit aufs Spiel setzen. Erwarten Sie jetzt einen Tipp von uns, wie Sie mit jemandem in Ihrem Team umgehen sollen, der ein Macho ist? Bis auf eine entsprechende Auswahl des Personals fällt uns auch nichts ein. Aufstellen von Regeln und Standards und persönliche Gespräche im Intervall haben nur eine begrenzte Wirkung, da Persönlichkeitseigenschaften kaum verändert werden können.

War Dr. Hugo jetzt ein Lonely Rider oder Rambo VII? Er war ein Einzelkämpfer, und der einsame Ritt in den Sonnenuntergang entsprach seinem Wesen. Rambo VII wird wahrscheinlich ein Teamplayer sein, denn in Rambo V ist Sylvester Stallone bereits Pazifist ...

## Literatur

1. Battaglia J. Pharmacological management of acute agitation. Drugs 2005; 65: 1207–22
2. Bekker AY, Weeks EJ. Cognitive function after anaesthesia in the elderly. Best Pract Res Clin Anaesthesiol 2003; 17: 259–72
3. Bitsch M, Foss N, Kristensen B, Kehlet H. Pathogenesis of and management strategies for postoperative delirium after hip fracture: a review. Acta Orthop Scand 2004; 75: 378–89
4. Bryson GL, Wyand A. Evidence-based clinical update: general anesthesia and the risk of delirium and postoperative cognitive dysfunction. Can J Anaesth 2006; 53: 669–77
5. Chaney MA. Side effects of intrathecal and epidural opioids. Can J Anaesth 1995; 42: 891–903
6. Schug SA, Saunders D, Kurowski I, Paech MJ. Neuraxial drug administration: a review of treatment options for anaesthesia and analgesia. CNS Drugs 2006; 20: 917–33
7. Silverstein JH, Timberger M, Reich DL, Uysal S. Central nervous system dysfunction after noncardiac surgery and anesthesia in the elderly. Anesthesiology 2007; 106: 622–8

# Fall 19 – Frozen Shoulder

19.1 Falldarstellung – 192

19.2 Fallnachbetrachtung/Fallanalyse – 199

## 19.1 Falldarstellung

🔹 Frau Berg war 86 Jahre alt. Sie versorgte sich in ihrer kleinen Wohnung weitgehend selbstständig und musste nur selten die Hilfe ihrer am Ort ansässigen Kinder in Anspruch nehmen. Leider hatte sie in letzter Zeit immer wieder Beschwerden im rechten Arm und konnte ihn nicht mehr voll einsetzen. Mit ihrem Morbus Bechterew war sie bisher zurechtgekommen. Da sie sich jetzt aber in ihrer Selbstständigkeit eingeschränkt fühlte, ging sie schweren Herzens zu ihrem Hausarzt. Dieser diagnostizierte eine »frozen shoulder« und überwies sie zu einem Orthopäden mit Belegbetten. Dessen Vorschlag: »Ich bewege Ihre Schulter in Narkose einmal durch. Danach mache ich eventuell noch eine Arthroskopie des Schultergelenks. Alles keine große Sache. Nächste Woche habe ich einen Termin. Danach noch ein paar Wochen Krankengymnastik, und Sie sind wieder ganz die alte«. Frau Berg war von der Nachricht nicht angetan, aber so wie jetzt konnte es nicht bleiben.

Nach Beratung mit ihren Kindern stellte sie sich mit allen Befunden vom Hausarzt in der Anästhesieambulanz bei Dr. Benjamin vor. Außer einer Blutdrucktablette und einem trizyklischen Antidepressivum gegen Schlafstörungen nahm sie keine Medikamente. Dr. Benjamin arbeitete zusammen mit vier Kollegen in einem kleinen Krankenhaus. Zusammen versorgten sie ungefähr 4000 Patienten im Jahr, wovon viele von Belegärzten betreut wurden.

### 19.1.1 Welche Besonderheiten sind bei Morbus Bechterew aus der Sicht des Anästhesisten zu beachten?

**Skelettsystem**

Beim Morbus Bechterew – Synonym Spondylitis ankylosans – führt eine Entzündung der Sehnenansätze über die Zeit zu einer Verknöcherung der Gelenke, insbesondere im Becken und in der Wirbelsäule. Die entstehenden Knochenspangen können Wirbelkörper überbrücken, und es resultiert eine Versteifung in Form der sog. Bambuswirbelsäule. Im BWS-Bereich haben die Patienten häufig eine erhebliche Kyphose und im HWS-Bereich eine stark eingeschränkte Beweglichkeit. Eine Reklination des Kopfes ist oft nicht mehr möglich.

**Lungenfunktion**

Beim Morbus Bechterew kann es im Laufe der Jahre zu pulmonaler Beteiligung kommen. Beschrieben sind Oberlappenfibrosen, interstitielle Lungenerkrankung, Pleuraschwielenbildung und Pleuraergüsse [9]. Aber auch ohne direkte Lungenbeteiligung führt die fortschreitende Erkrankung zu einer Abnahme der Beweglichkeit des Brustkorbs. In schweren Fällen atmet der Patient nur noch mit dem Zwerchfell.

In der Lungenfunktionsprüfung findet sich eine Abnahme von totaler Lungen-, Vital- und 1-s-Kapazität als Zeichen einer restriktiven Ventilationsstörung [10]. Die Dehnbarkeit der Lunge und die Diffusionskapazität sind normal. Daher leiden Patienten mit Morbus Bechterew selten unter Atemversagen.

**Herz-Kreislauf-System**

Die bei Morbus Bechterew chronisch erhöhten Entzündungsmarker – insbesondere TNF-α und C-reaktives Protein – sind ein Zeichen für eine systemische Entzündungsreaktion, von der auch das Herz-Kreislauf-System betroffen werden kann [3]. Zu den typischen Pathologien gehören eine Aortitis mit folgender Aorteninsuffizienz, Beeinträchtigungen des intrakardialen Reizleitungssystems – insbesondere AV-Knoten – und eine Myokarditis des linken Ventrikels [6].

### 19.1.2 Welche Anästhesietechniken würden Sie Frau Berg vorschlagen?

**Intubation.** Die Vorerkrankungen von Frau Berg führen zu einer Eingruppierung in die ASA-Risikoklasse III. Aufgrund der eingeschränkten HWS-Beweglichkeit ist mit Intubationsschwierigkeiten zu rechnen. Die Indikation zur primär fiberoptischen Wachintubation ist großzügig zu stellen.

**Anästhesie.** Außerdem ist die zusätzliche Anlage einer Regionalanästhesie für die Erleichterung der postoperativen Krankengymnastik sinnvoll. Hier bietet sich ein Interskalenuskatheter an, der gute Analgesie im Schulter-Oberarm-Bereich verschafft.

## 19.1 · Falldarstellung

Grundsätzlich ist es möglich, eine Schulterarthroskopie auch in reiner Regionalanästhesie durchzuführen. Dann muss der Interskalenusblock durch eine Blockade des N. suprascapularis und ggf. der Nn. supraclaviculares komplettiert werden. Eine Voraussetzung ist eine gute Zusammenarbeit zwischen dem Operations- und dem Anästhesieteam. Die Patienten müssen sehr kooperativ sein, da der Kopf in den meisten Kliniken während des Eingriffes fixiert wird. Eine evtl. erforderliche Sicherung des Atemweges während der Operation ist daher nur sehr eingeschränkt möglich.

> Nun hörte sich das für Frau Berg alles ganz schön aufwendig an – von wegen keine große Sache. Der Orthopäde hatte allerdings ihr ganzes Vertrauen, und mit dem Krankenhaus waren schon einige Bekannte sehr zufrieden gewesen. Ihr Entschluss stand fest. Sie würde den Operationstermin wahrnehmen, aber eine reine Regionalanästhesie lehnte sie ab. Dr. Benjamin war die rege, alte Dame ans Herz gewachsen. Er warf noch einen Blick auf das EKG, das bis auf leichte Hypertrophiezeichen unauffällig war, und verabschiedete sich dann von Frau Berg.
>
> Obwohl Frau Berg alle Medikamente vorschriftsmäßig eingenommen hatte, kam sie am Operationstag mit Blutdruckwerten von 195/100 mm Hg in die Einleitung. Von der Prämedikationstablette war sie nicht richtig müde. Etwas beruhigt war sie, als Dr. Benjamin in die Einleitung trat und sie begrüßte. Zunächst erfolgte die Anlage des Interskalenuskatheters. Fachkrankenschwester Mathilde assistierte Dr. Benjamin und sprach beruhigend auf Frau Berg ein. Frau Berg empfand die Anlage als sehr unangenehm, aber sie hatte es sich noch schlimmer vorgestellt. Dann sollte noch dieser Schlauch durch die Nase geschoben werden …

### 19.1.3 Was wissen Sie über die Indikationen für eine fiberoptische Intubation?

Die fiberoptische Intubation kann nasal oder oral sowohl am wachen als auch am schlafenden Patienten durchgeführt werden. Für den Einsatz im Notfall sind eine gute Logistik mit schnell einsetzbarem Gerätewagen/Koffer und geübtes Personal eine wichtige Voraussetzung. Vom Säuglingsalter an können mit dieser Technik schwierige Intubationen sicher beherrscht werden. Jeder erwartete schwierige Atemweg wie z. B. bei Gesichtsfehlbildungen, HWS- und Mittelgesichtsverletzungen, raumfordernden Prozessen der oberen Atemwege, eingeschränkter Beweglichkeit von Kiefergelenk oder HWS sowie ein hohes Aspirationsrisiko bei schwierigem Atemweg indizieren eine fiberoptische Wachintubation. Auch eine Adipositas per magna und der Schutz von hochwertigem Zahnersatz spielen eine Rolle.

### 19.1.4 Wie führen Sie die fiberoptische Wachintubation durch?

Eine fiberoptische Wachintubation erfordert einen kooperativen Patienten. Bereits während des Prämedikationsgesprächs müssen daher alle Details zum Ablauf erklärt werden, um verständliche Ängste der Patienten abzubauen. Die Patienten erhalten vor dem Transport in den OP eine Prämedikation, die allerdings eher knapp bemessen sein sollte. Die Sedierung wird dann in der Einleitung vertieft. Günstig ist die Kombination eines Benzodiazepins – meist wird Midazolam gegeben – mit einem Opioid. Grundsätzlich kann jedes Opioid verwendet werden. Viele Anästhesisten bevorzugen eine Remifentanilgabe mittels Perfusor. Langwirksame Opioide – wie Fentanyl oder Sufentanil – müssen vorsichtig titriert werden, sind aber genauso effektiv. Ziel ist ein kooperativer, abgeschirmter Patient. Eine einsetzende leichte Hypoventilation wird mit einer Sauerstoffnasensonde behandelt.

Die Durchführung am wachen Patienten bietet maximale Sicherheit, da Spontanatmung und Schutzreflexe erhalten bleiben. Auf eine gute Oberflächenanästhesie mit einem Lokalanästhetikum ist zu achten, da es sonst zu deutlichen Stressreaktionen oder einem Laryngospasmus kommen kann.

Nach Erreichen einer ausreichenden Sedierungstiefe empfiehlt es sich, in beide Nasenlöcher einen Vasokonstriktor – z. B. Xylometazolin – zu applizieren. Die induzierte Abschwellung der Schleimhaut reduziert die Blutungsgefahr. Die nasale Applikation von Cocain, das zugleich lokalanästhetisch und vasokonstriktorisch wirkt, ist weitgehend verlassen worden.

Die Oberflächenanästhesie der Schleimhäute im Nasen-Rachen-Raum erfolgt durch nasale Gabe eines Lokalanästhetikums – z. B. Lidocain – entweder als Spray, Tropfen oder durch Vernebelung. Kommerziell angebotene Sprays haben den Nachteil, dass häufig Alkohol zugesetzt ist und die nasale Applikation deshalb initial schmerzhaft ist. Die Höchstgrenzen für die jeweiligen Lokalanästhetika sind dabei zu beachten. Günstig ist es, den nasopharyngealen Zugang vor Einführung der Fiberoptik mit einem weichen Wendel-Tubus zu sondieren.

Das Bronchoskop mit aufgefädeltem Woodbridge-Endotrachealtubus wird unter optischer Kontrolle über die Nase in den Oropharynx vorgeschoben. Gleit- und Antibeschlagmittel sind selbstverständlich. Die Stimmritze wird visualisiert und über den Arbeitskanal des Bronchoskops Lokalanästhetikum unter Sicht auf den Larynxeingang geträufelt. Nach ca. 1 min sind die Stimmbänder anästhesiert und bleiben geöffnet. Mit dem Bronchoskop wird die Stimmbandebene passiert und jetzt Lokalanästhetikum in die Trachea appliziert. Wegen des häufig zu beobachtenden Hustens empfiehlt es sich, die Fiberoptik bis vor den Kehlkopfeingang zurückzuziehen. War das Auffinden der Trachea sehr schwierig, kann die Optik auch vor Ort belassen werden. Nun wird die Optik in die Trachea, diesmal bis zur Bifurkation, eingeführt. Die Bifurkation muss zur Lagekontrolle ständig sichtbar bleiben, während der Tubus – am besten von einer zweiten Person – unter Drehbewegungen langsam ohne Gewalt vorgeschoben wird, bis er im Blickfeld der Fiberoptik erscheint. Das Bronchoskop wird entfernt und die Allgemeinanästhesie eingeleitet.

Eine primär orale Wachintubation ist technisch etwas schwieriger, das Vorgehen aber ähnlich. Zum Schutz der Optik muss ein Beißschutz verwendet werden. Die Darstellung der Kehlkopfebene wird durch die Anwendung eines geschlitzten Guedel-Tubus erleichtert. Muss ein Patient in Narkose fiberoptisch intubiert werden, wird mittels »Mainzer Adapter« oder »Patil-Maske« eine Beatmung während des Prozederes durchgeführt.

▸ Dr. Benjamin war zufrieden, dass die Anlage des Interskalenuskatheters problemlos funktioniert hatte. Frau Berg hatte inzwischen so viel Midazolam und Fentanyl erhalten, dass sie noch ausreichend Luft holte, ansonsten aber sehr schläfrig war. Dr. Benjamin fiel auf, dass Schwester Mathilde sehr nervös war und ständig auf den Monitor sah. »Alles in Ordnung bei Ihnen?«, fragte er sie. »Alles in Ordnung«, war ihre Antwort. »Ich habe nur so lange schon keine fiberoptische Intubation gemacht.« »Kein Problem«, meinte Dr. Benjamin. »Ich werde Ihnen immer sagen, was Sie machen müssen.«

Dr. Benjamin entfernte den Wendel-Tubus aus dem rechten Nasenloch und führte das Bronchoskop ein. Der Larynxeingang war leicht zu visualisieren, und nach der entsprechenden Lokalanästhesie führte er die Fiberoptik in die Trachea ein und schob sie bis zur Bifurkation vor. »Sie haben es geschafft, Frau Berg. Wir lassen Sie jetzt einschlafen«, meinte er dann. »Mathilde, geben Sie bitte 100 mg Propofol und 0,2 mg Fentanyl.« Frau Berg schlief prompt ein und hörte auf zu atmen. »So, und jetzt schieben Sie bitte den Tubus vor, Mathilde. Ich halte das Bronchoskop in Position.« Das Vorschieben des Tubus gelang zunächst problemlos. Nach ca. 8 cm spürte Schwester Mathilde aber einen Widerstand. »Er geht nicht weiter vor«, sagte sie zu Dr. Benjamin. »Lassen Sie mich mal probieren und halten Sie so lange das Bronchoskop.« In der Tat, auch Dr. Benjamin konnte den Tubus trotz Drehen und Drücken nicht vorschieben. Dafür spürte er ein Knacksen während seiner Bemühungen. Der Monitor gab Alarm: Die pulsoxymetrisch gemessene Sättigung ($S_pO_2$) war auf 85% gefallen.

### 19.1.5 Was sollte Dr. Benjamin jetzt tun?

Das wichtigste Ziel ist die Sicherstellung der Oxygenierung. Da Frau Berg nicht mehr selber atmet und eine Beatmung mit der platzierten Fieberoptik nicht möglich ist, muss diese entfernt werden.

▸ Dr. Benjamin entfernte das Bronchoskop und den Tubus und ließ sich von Schwester Mathilde eine Maske geben. Nachdem er den ersten Atemhub appliziert hatte, quoll Blut unter der Maske hervor. Er hob die Maske hoch und sah, dass es hellrot aus dem rechten Nasenloch heraussprudelte. Jetzt wurde er nervös. Der immer tiefer klingende Sättigungston ließ ihn aufschauen: »$S_pO_2$ 75%« stand auf dem Monitor.

## 19.1.6 Was würden Sie in dieser Situation tun?

Immer noch ist das wichtigste Ziel die Sicherstellung der Oxygenierung. Offensichtlich wurde durch den Tubus ein starkes Nasenbluten ausgelöst. Eine Beatmung über die Nase sollte zwar weiter möglich sein, es besteht aber die Gefahr einer Blutaspiration. Besser ist es daher, die Beatmung nur über den Mund durchzuführen. Dies kann über eine Larynxmaske oder einen Larynxtubus erfolgen. Bis zu deren Platzierung sollte bei den niedrigen $S_pO_2$-Werten ein Absaugkatheter in die Nase eingeführt werden, um das Blut während der Maskenbeatmung zwischendurch abzusaugen.

Weiter ist es offensichtlich, dass zusätzliches Personal rekrutiert werden muss, um die Situation zu beherrschen.

> Dr. Benjamin wurde nervös. Er hatte sich den Ablauf anders vorgestellt. »Geben Sie mir schnell mal das Laryngoskop«, sagte er zu Schwester Mathilde. Vorsichtig, aber doch zügig führte er das Laryngoskop in den Mund von Frau Berg ein. Der Mund ging weit auf, aber eine Reklination war kaum möglich. »So wird das nichts! Ich kann gar nichts sehen!« Die Sättigung war inzwischen auf 60% gefallen. Dr. Benjamin legte das Laryngoskop beiseite und beatmete hektisch mit der Maske, während Schwester Mathilde versuchte, mit einem Absaugkatheter das Blut abzusaugen. »So kriegen wir das nicht hin«, dachte er laut. Die Sättigung stieg inzwischen auf 65%. »Haben Sie einen Vorschlag, Mathilde?« Schwester Mathilde holte wortlos eine Larynxmaske aus der Schublade. Dr. Benjamin nahm den Hinweis auf, legte die Maske beiseite und platzierte die Larynxmaske ohne Probleme. Als er anfing, Frau Berg über die Larynxmaske zu beatmen, öffnete sich die Tür von der Einleitung, und sein Kollege Dr. Lysander trat ein. »Braucht Ihr Hilfe? Bei Euch ist ja Daueralarm.«

## 19.1.7 Welche Optionen bestehen jetzt?

Mit Einführen der Larynxmaske wurden die oberen Atemwege zumindest teilweise gesichert und die Gefahr einer Blutaspiration reduziert. Grundsätzlich bestehen jetzt mehrere Optionen.

### Durchführung der Anästhesie in Larynxmaske

Eine Arthroskopie der Schulter kann in einer Allgemeinanästhesie mit Larynxmaske durchgeführt werden. Ein Problem hierbei ist allerdings, dass eine evtl. erforderliche Intubation nicht oder nur sehr eingeschränkt möglich ist (▶ Kap. 19.1.2). In dem geschilderten Fall besteht bei einem Verrutschen der Larynxmaske während der Operation die Gefahr der Blutaspiration. Die Durchführung der Anästhesie in Larynxmaske ist daher hier abzulehnen.

### Intubation über die Larynxmaske

Die Intubation über eine Larynxmaske ist sowohl blind als auch mittels fiberoptischer Kontrolle möglich. Nachteile hierbei sind,
- dass nur relativ kleine Tubusgrößen verwendet werden können,
- dass das Vorschieben des Tubus durch die Larynxmaske u. U. schwierig ist und
- dass einzelne Larynxmaskentypen mit einem Gitter versehen sind, das das Passieren mit dem Tubus erschwert.

Diese Option sollte daher nur von in der Technik erfahrenen Anästhesisten angewendet werden.

### Anwendung einer Intubationslarynxmaske

Alternativ kann die Larynxmaske durch eine Intubationslarynxmaske ausgetauscht werden und die Intubation über diese dann blind oder fiberoptisch gesteuert erfolgen. Auch hier gilt, dass die Technik nur von mit dem Verfahren vertrauten Anästhesisten angewendet werden sollte.

### Tamponade der Nase und fiberoptische orale Intubation

Bei einer suffizienten Nasentamponade – ggf. durch einen Kollegen der HNO – kann die fiberoptische Intubation auch oral durchgeführt werden. Es empfiehlt sich hierbei, spezielle Masken zu verwenden, die das gleichzeitige Beatmen ermöglichen (Patil-Maske oder Mainzer Adapter). Eine Unterstützung durch einen zweiten Helfer ist sinnvoll.

### Patientin wieder aufwachen lassen

Diese Option sollte grundsätzlich immer bei Intubationsschwierigkeiten in Erwägung gezogen werden. Nach Wiedererlangung der Schutzreflexe und Sistieren der Blutung kann ein erneuter fiberoptischer Intubationsversuch in Spontanatmung erfolgen.

🔹 Während Dr. Benjamin seinem Kollegen die Problematik schilderte, stieg die Sättigung von Frau Berg allmählich auf 95%. »Dann können wir das jetzt so machen, wie ich es früher gelernt habe«, meinte Dr. Lysander schließlich. Er ließ sich einen Woodbridge-Tubus der Größe 5,0 geben und führte ihn ohne Probleme in das blutende Nasenloch von Frau Berg ein. Vorsichtig passierte er die innere Nasenöffnung, blockte den Cuff und zog den Tubus zurück. »Jetzt läuft das Blut wenigstens nicht mehr in den Rachen«, erklärte Dr. Lysander. Dann führte er einen zweiten Tubus der Größe 6,5 in das andere Nasenloch ein, bis er auch hier die innere Nasenöffnung passiert hatte. Die Larynxmaske verrutsche etwas, aber die Beatmung von Frau Berg war weiter möglich. »Das Auffinden des Kehlkopfs war problemlos, oder?« fragte er Dr. Benjamin. Dieser nickte nur. Dr. Lysander ließ sich die Fiberoptik geben. Während er diese in den größeren Tubus einführte, injizierte Schwester Mathilde nochmals 100 mg Propofol, um die Anästhesie von Frau Berg aufrechtzuerhalten.

Dr. Benjamin entfernte die Larynxmaske, luxierte den Unterkiefer von Frau Berg und zog mit Hilfe einer Kompresse ihre Zunge aus dem Mund. »Sehr gut«, sagte Dr. Lysander. »So habe ich gute Sicht.« Die Stimmlippen waren weit geöffnet, und Dr. Lysander konnte problemlos die Fiberoptik bis zur Carina vorschieben. Diesmal gelang auch das Vorschieben des Tubus ohne Schwierigkeiten. Dr. Lysander kontrollierte beim Zurückziehen der Fiberoptik noch die Lage des Tubus. Der Atemweg war gesichert. »Das Beste ist, wenn der zweite Tubus bis nach der Operation liegen bleibt«, meinte Dr. Lysander noch, als er sich verabschiedete.

Nach der erfolgreichen Intubation wurde Frau Berg in den OP gefahren und für die Operation gelagert. Die Allgemeinanästhesie wurde mit Desfluran und Fentanyl aufrechterhalten. Beim Aufrichten von Frau Berg in die Beach-chair-Lagerung fiel ihr Blutdruck auf 80/45 mm Hg und die Herzfrequenz auf 42/min. Dr. Benjamin verabreichte fraktioniert 1/5 Ampulle Akrinor sowie 500 ml kolloidaler Infusionslösung und zweimal je 0,5 mg Atropin. Die erwünschte Wirkung stellte sich schnell ein. Die Arthroskopie ging zügig zu Ende.

## 19.1.8 Was ist bei der Ausleitung der Allgemeinanästhesie zu beachten?

In dem geschilderten Fall besteht die Gefahr, dass es zu einer Blutaspiration kommt. Die Gefahr ist deutlich erhöht gegenüber einer normalen Intubation, da Rachen, Larynx und Trachea mit Lokalanästhetikum behandelt wurden. Es ist daher mit verminderten Schutzreflexen zu rechnen. Vor Extubation muss sichergestellt sein, dass die Patientin entsprechend wach ist, um ggf. auf Aufforderung zu husten und das Blut auszuspucken.

🔹 Dr. Benjamin entfernte zunächst den kleinen Tubus. Als er sicher war, dass die Blutung sistierte, beendete er die Desfluranzufuhr. Die Ausleitung der Anästhesie verlief problemlos. Frau Berg war noch schläfrig, aber befolgte prompt alle Anweisungen.

Nach einer Stunde bekam er einen Anruf aus dem Aufwachraum. Frau Berg sei »völlig verhuscht«. Man habe nun Bettgitter bestellt, weil sie sehr agitiert sei und ständig mit einer Person auf einem Bauernhof schimpfe. Außerdem habe sie eine Herzfrequenz von 120/min. Genau das hatte Dr. Benjamin befürchtet.

## 19.1.9 Was ist jetzt zu tun?

Die verschiedenen Formen perioperativer zerebraler Dysfunktionen werden im Fall 18 (▶ Kap. 18.1.2) besprochen. Frau Berg hatte ein akutes Delirium, das mit einer Inzidenz von ca. 11% bei älteren Patienten nach Elektiveingriffen auftritt [8]. Bevor allerdings die psychiatrische Diagnose gestellt wird, ist es wichtig, andere Faktoren, die zu Agitiertheit und Halluzinationen führen können, auszuschließen. Hierzu gehören [11] (▶ Übersicht).

**Risikofaktoren für Agitiertheit und Halluzinationen**
- Störungen der zerebralen Sauerstoffversorgung, z. B. durch ein niedriges Herzminutenvolumen, eine Anämie oder eine Hypoxämie
▼

## 19.1 · Falldarstellung

- Elektrolytveränderungen wie Hypo- oder Hypernatriämien
- Störungen des Säure-Basen-Haushalts
- Metabolische Störungen wie Hypo- oder Hyperglykämien
- Hypothermie
- Überhang von Anästhetika
- Nebenwirkungen von Medikamenten (Tab. 19.1, mod. nach [1])

Weiter muss geklärt werden, ob die Tachykardie Folge der Erregung ist oder ob ihr eine andere Ursache zugrunde liegt.

> Die Aufwachraumschwester kam mit der Blutgasanalyse zurück, die für keinen der Werte Abweichungen von der Norm zeigte. Auch die Körpertemperatur von Frau Berg lag mit 36,8° C im Normbereich. Ihr Blutdruck betrug 190/95 mm Hg, und ein Volumenmangel schien nicht vorzuliegen.

### 19.1.10 Welche differenzialdiagnostischen Überlegungen stellen Sie nun an?

Die Homöostasewerte sind unauffällig, und zentrale neurologische Ursachen müssen mit in die Überlegungen einbezogen werden. Auch wenn jetzt kein Anhalt für Störungen der zerebralen Sauerstoffversorgung vorliegt, können hypotensive oder hypoxische Phasen während der Narkose – insbesondere bei einer durch den vorbestehenden Hypertonus aufgehobenen Autoregulation – die postoperative Verwirrtheit erklären.

Die klinische Erfahrung zeigt allerdings, dass direkte Zusammenhänge zwischen postoperativer Verwirrtheit und Hypotension und Hypoxämie während Allgemein- oder Regionalanästhesien nicht immer eindeutig sind. Eine mögliche Erklärung ist, dass Pulsoxymetrie und Blutdruckmessung nur ein ungenaues Maß für die Sauerstoffversorgung einzelner Hirnareale sind. Um perioperative zerebrale Ischämien zu detektieren, müssten Marker für den Neuronenuntergang, z. B. die neuronenspezifische Enolase oder das kalziumbindende Protein S100B, bestimmt werden [5]. Beide Marker haben allerdings den Nachteil, dass falsch positive Anstiege zu Fehlinterpretationen führen können. Ihre Bestimmung wird daher nur bei organischen Hirnveränderungen als Folge von Schädel-Hirn-Trauma, Apoplex oder Subarachnoidalblutung empfohlen.

Neben hirnorganischen Veränderungen kommen ein Überhang von Anästhetika oder paradoxe Medikamentenwirkungen, wie sie für ältere Patienten, z. B. bei Benzodiazepinen, beschrieben sind, als Ursachen in Frage.

Zuletzt kann auch ein zentrales anticholinerges Syndrom (ZAS) die Klinik erklären.

**Tab. 19.1.** Medikamente und Substanzen, die ein postoperatives Delirium auslösen können

| Medikamentengruppe | Vertreter |
| --- | --- |
| Analgetika | Kodein, Morphin |
| Antibiotika/Virustatika/Antimykotika | Acyclovir, Amphotericin B, Cephalosporine, Ciprofloxazin, Imipenem, Metronidazol, Rifampicin, Penizilline |
| Antikonvulsiva | Phenytoin, Phenobarbital |
| Kardiovaskulär wirksame Medikamente | Clonidin, Captopril, Digoxin, Nifedipin, Propranolol |
| Drogen | Alkohol, Amphetamine, Cannabis, Cocain etc. |
| Kortikosteroide | Dexamethason, Methylprednisolon |
| Sonstige | Ketamin, Metoclopramid, Theophyllin, Atropin, Scopolamin, Benzodiazepine, Propofol, Inhalationsanästhetika, $H_2$-Rezeptoren-Blocker |

> Frau Berg war nun feuerrot im Gesicht, fühlte sich heiß an und agierte wild in ihrem Bett. Jeder Versuch, ihr die Situation zu erklären, scheiterte. Sie war auf einem Bauernhof und verscheuchte alle Pflegekräfte, die auf ihrem Hof nichts zu suchen hätten. Dr. Benjamin war beeindruckt, aber die Pflegekräfte schauten ihn vorwurfsvoll an. Er musste Abhilfe schaffen.

### 19.1.11 Wie würden Sie weiter vorgehen?

Die erhobenen Befunde lassen keine Ursache erkennen, sodass als Ausschlussdiagnose ein ZAS wahrscheinlich ist.

Die pathophysiologische Ursache des ZAS ist eine funktionelle Blockade zentraler und peripherer muskarinerger Cholinrezeptoren oder ein Minderangebot von Azetylcholin im synaptischen Spalt [4]. Die funktionelle Blockade kann direkt – z. B. durch Belladonna-Alkaloide, Antipsychotika, Antidepressiva, Anti-Parkinson-Mittel, Antihistaminika – oder indirekt – z. B. durch Opioide, Injektions-/Inhalationsanästhetika, Lokalanästhetika, Benzodiazepine, $H_2$-Rezeptoren-Blocker – erfolgen. Auslösende Substanzen sind lipophil und penetrieren die Blut-Hirn-Schranke leicht.

Die Diagnosestellung ist schwierig, da die Klinik vielgestaltig und unterschiedlich ist. Man unterscheidet eine ängstlich agitierte Form mit Halluzinationen – z. T. mit Myoklonien und Krämpfen – von einer Form mit deutlicher Vigilanzminderung bis hin zum Koma und Atemstillstand. Nach Anästhesien sind prolongierte Somnolenzen dabei deutlich häufiger als die agitierte Form [7]. Die Symptome eines ZAS werden in zentral und peripher unterteilt (◘ Tab. 19.2). Für die Stellung der Verdachtsdiagnose ZAS werden mindestens ein zentrales und zwei periphere Symptome gefordert. Sind nach einer Narkose Muskelrelaxanzien mit peripheren Cholinesterasehemmern antagonisiert worden, können die peripheren Symptome fehlen.

Frau Berg hatte als zentrale Symptome Unruhe, Desorientiertheit und Halluzinationen und als periphere Symptome Tachykardie und warme, rote Haut.

Die Verdachtsdiagnose ZAS wird durch einen Therapieversuch mit dem zentralen Cholinesterasehemmer Physostigmin bestätigt. Die Dosierung beträgt 0,04 mg/kg KG langsam i.v. Spätestens nach 20 min muss eine Besserung der Symptomatik eingetreten sein. Wegen der kurzen Wirkdauer von Physostigmin von 25–40 min kann ein Wiederauftreten der Symptome eine erneute Gabe – evtl. sogar als Perfusor in einer Dosierung von 1–2 mg/h – erfordern. Wegen möglicher Nebenwirkungen wie Bradykardie, Bronchospasmus, zerebralen Krämpfen und starker Übelkeit darf die Applikation nur unter Herz-Kreislauf-Monitoring durchgeführt werden.

◘ **Tab. 19.2.** Zentrale und periphere Symptome eines ZAS

| Zentrale Symptome | Periphere Symptome |
|---|---|
| – Angst, | – Tachykardie, Arrhythmie |
| – Unruhe, | – Mydriasis |
| – Desorientiertheit | – warme, rote, trockene Haut |
| – Hyperaktivität, | – Harnretention |
| – Erregbarkeit | – Trockener Mund |
| – Vigilanzminderung, | – Reduzierte Peristaltik |
| – Schwindel, | – Sprachschwierigkeiten |
| – Koma | – Hyperthermie |
| – Ataxie, | |
| – Krämpfe, | |
| – Myoklonie | |
| – Atemdepression | |
| – Nystagmus | |
| – Shivering | |
| – Hyperpyrexie | |
| – Halluzinationen | |

Für die Stellung der Verdachtsdiagnose ZAS werden ≥1 zentrales und ≥2 periphere Symptome gefordert.
Periphere Symptome können fehlen nach Verwendung von peripheren Cholinesterasehemmern zur Antagonisierung von Muskelrelaxanzien.

### 19.1.12 Frau Berg hatte zur Behandlung einer Bradykardie Atropin bekommen. Gab es Alternativen?

Die verschiedenen Anticholinergika sind im Fall 28 (▶ Kap. 28.1.5) dargestellt. Atropin und Scopolamin gehören zu den Hauptverursachern eines ZAS, was dem Krankheitsbild auch den Begriff »Atropintoxizität« einbrachte. Atropin wird dabei die Auslösung der agitierten Form und Scopolamin die Auslösung der depressiven Form zugeschrieben. Aus diesem Grund wird bei älteren Patienten zur Behandlung von Bradykardie oder Hypersalivation Glycopyrrolat empfohlen. Glycopyrrolat ist kaum liquorgängig. Allerdings gibt es Fallbeschreibungen, die auch nach Glycopyrrolat von einem ZAS berichten [2].

> Der Operateur, der von der Wesensänderung der »guten, alten Frau Berg« gehört hatte, kam in den Aufwachraum. Seinem betroffenen Blick war zu entnehmen, dass er die Indikation für den Eingriff angesichts des Schauspiels, was Frau Berg bot, gerade in Frage stellte. Er wandte sich an Dr. Benjamin: »Das wird doch wieder, oder?«
> »Mal sehen«, sagt Dr. Benjamin und begann, Physostigmin zu injizieren. Nach wenigen Minuten wurde Frau Berg deutlich ruhiger. Die Tachykardie verschwand, und sie war wieder ganz die alte.

## 19.2 Fallnachbetrachtung/ Fallanalyse

### 19.2.1 Welche medizinischen Fehler sehen Sie in dem geschilderten Fall?

**Anamnese, Untersuchung**

Wie in ▶ Kap. 19.1.1 dargestellt, kann Morbus Bechterew das kardiovaskuläre System beeinträchtigen. Dr. Benjamin verzichtete fahrlässig auf eine Auskultation von Frau Berg.

**Fiberoptische Wachintubation**

Frau Berg wurde in Narkose versetzt, bevor der Endotrachealtubus sicher in die Trachea eingeführt worden war (▶ Kap. 19.1.4). Viele Anästhesisten bevorzugen ein blind-nasales Einführen des Endotrachealtubus bis in den Rachenraum. Dieses Vorgehen vermeidet Überraschungen wie die Unmöglichkeit, den Tubus durch die Nase vorzuschieben.

**Vorgehen nach Platzieren der Larynxmaske**

Auch wenn in dem geschilderten Fall die Patientin nicht zu schaden kam, wäre die sicherste Variante gewesen, sie wieder aufwachen zu lassen und einen weiteren Intubationsversuch unter Spontanatmung durchzuführen.

**Atropingabe**

Frau Berg hatte als Hausmedikation ein trizyklisches Antidepressivum. Aufgrund dieser Vormedikation und ihres Alters ist die intraoperative Gabe von 1 mg Atropin zwar nicht falsch, aber kritisch zu sehen.

### 19.2.2 Welche organisatorischen Schwachstellen/Fehler finden sich in dem geschilderten Fall?

**Management schwieriger Atemweg**

Nachdem der erste fiberoptisch gesteuerte Intubationsversuch misslang, hatte Dr. Benjamin keinen Plan B. Wie im Fall 1 (▶ Kap. 1.1.6) bereits dargestellt, ist es sinnvoll, entsprechende Algorithmen zu etablieren und einzuüben, um entsprechende Situationen sicher zu beherrschen.

### 19.2.3 Wie war Dr. Benjamins Lösungsstrategie, als das Nasenbluten auftrat?

Er hatte keine. In ▶ Kap. 19.1.4 wird das sicherste Vorgehen bei der fiberoptischen Wachintubation beschrieben: Dabei wird der Patient erst in Narkose versetzt, nachdem der Tubus in die Luftröhre vorgeschoben wurde. In dem Fall wird diese Handlungsabfolge verdreht: Frau Berg wurde zu früh in Narkose versetzt und Probleme waren die Folge.

Schwester Mathilde gab auf Nachfrage zu, dass sie bezüglich des Ablaufs der fiberoptischen Wachintubation unsicher war. Wie es sich zeigte, war auch Dr. Benjamin nicht firm. Anstelle der Bemerkung von Dr. Benjamin »Ich werde Ihnen immer sagen, was Sie machen müssen« wäre es besser gewesen, den Handlungsablauf detailliert durchzusprechen und später die einzelnen Handlungsschritte damit zu vergleichen.

Warum war Dr. Benjamin bei der Bewältigung der Situation überfordert? Er hatte sich im Vorfeld nicht ausreichend mit möglichen Problemen auseinandergesetzt, sondern einen ausgeprägten

Problemoptimismus an den Tag gelegt. Als er dann unter Zeitdruck geriet, entwickelte er nicht den notwendigen Gesamtblick und agierte planlos. Nur das Team, bestehend aus der Anästhesiepflege und dem zufällig vorbeikommenden Kollegen, konnte die Situation entschärfen.

## Literatur

1. Cavaliere F, D'Ambrosio F, Volpe C, Masieri S. Postoperative delirium. Curr Drug Targets 2005; 6: 807–14
2. Grum DF, Osborne LR. Central anticholinergic syndrome following glycopyrrolate. Anesthesiology 1991; 74: 191–3
3. Heeneman S, Daemen MJ. Cardiovascular risks in spondyloarthritides. Curr Opin Rheumatol 2007; 19: 358–62
4. Kleinschmidt S, Ziegeler S, Bauer C. Cholinesterasehemmer. Stellenwert in Anästhesie, Intensivmedizin, Notfallmedizin und Schmerztherapie. Anaesthesist 2005; 54: 791–9
5. Kochanek PM, Berger RP, Bayir H, Wagner AK, Jenkins LW, Clark RS. Biomarkers of primary and evolving damage in traumatic and ischemic brain injury: diagnosis, prognosis, probing mechanisms, and therapeutic decision making. Curr Opin Crit Care 2008; 14:135–41
6. Lautermann D, Braun J. Ankylosing spondylitis – cardiac manifestations. Clin Exp Rheumatol 2002; 20 (Suppl 28): S11–5
7. Link J, Papadopoulos G, Dopjans D, Guggenmoos-Holzmann I, Eyrich K. Distinct central anticholinergic syndrome following general anaesthesia. Eur J Anaesthesiol 1997; 14: 15–23
8. Litaker D, Locala J, Franco K, Bronson DL, Tannous Z. Preoperative risk factors for postoperative delirium. Gen Hosp Psychiatry 2001; 23: 84–9
9. Quismorio FP Jr. Pulmonary involvement in ankylosing spondylitis. Curr Opin Pulm Med 2006; 12: 342–5
10. Şahin G, Guler H, Çalikoglu M, Sezgin M. Vergleich der Atemmuskelkraft, Lungenfunktionstests und Ausdauer bei Patienten mit ankylosierender Spondylitis im Früh- bzw. Spätstadium Z Rheumatol 2006; 65: 535–40
11. Sinclair RCF, Faleiro RJ. Delayed recovery of consciousness after anaesthesia. Contin Educ Anaesth Crit Care Pain 2006; 6: 114–8

# Fall 20 – Unterarmfraktur

20.1  Falldarstellung  – 202

20.2  Fallnachbetrachtung/Fallanalyse  – 209

## 20.1 Falldarstellung

> Assistenzärztin Dr. Mara war seit einem Jahr in der Abteilung für Anästhesie beschäftigt. Bislang hatte sie in der Allgemeinchirurgie und Urologie Patienten betreut. Jetzt freute sie sich, dass sie in der Unfallchirurgie eingeteilt war. Hier wurden viele Eingriffe in Regionalanästhesie durchgeführt, und die manuelle Seite der Anästhesie machte ihr besonders Spaß. Ihre Abteilung zählte zu den 10% in Deutschland, die Blockaden ultraschallgestützt durchführten. »Die Zeiten des Blindflugs bei der axillären Plexusblockade sind vorbei«, war der Lieblingsspruch ihres heute für sie zuständigen Oberarztes Dr. Volkrad.

Als Frau Dr. Mara aus der Mittagspause zurückkam, wurde überraschenderweise gerade ein außerplanmäßiger Patient in die Einleitung geschoben. Die anwesende Anästhesiefachkrankenschwester Maria erinnerte sich vage, etwas von einer offenen Unterarmverletzung gehört zu haben, die ins Programm eingeschoben werden sollte. Dr. Mara wunderte sich zwar, dass ihr niemand Bescheid gegeben hatte, insgeheim freute sie sich aber über die in Aussicht stehende Regionalanästhesie. Auf Nachfragen erfuhr Dr. Mara vom Unfallchirurgen im aktuell laufenden Saal, dass bei dem 37-jährigen Manfred F. eine offene distale Unterarmfraktur dringend osteosynthetisch versorgt werden musste. Der Patient hatte sich die Verletzung heute bei einem Fahrradsturz zugezogen. Die OP-Dauer wurde mit etwa 1–1,5 Stunden geschätzt.

Folgende Informationen notierte Frau Dr. Mara nach dem Prämedikationsgespräch auf dem Narkoseprotokoll:

- 175 cm groß, 70 kg,
- mit Allopurinol eingestellte, asymptomatische Hyperurikämie,
- Latexallergie,
- Zigarettenraucher mit 20 »pack years«, chronische Bronchitis,
- Frühstück etwa 2 Stunden vor dem Unfall.

### 20.1.1 Wie beurteilen Sie die Vorerkrankungen?

**Hyperurikämie**

Die Arthritis urica zählt zu den Purinstoffwechselerkrankungen mit pathologischen Ablagerungen von Harnsäurekristallen (Uraten) in Organen. In der Mehrzahl der Fälle liegt eine asymptomatische Hyperurikämie aufgrund einer multifaktoriell vererbten Verminderung der tubulären Harnsäureausscheidung vor. Die klinische Manifestation (Gichtanfall) wird getriggert durch purinreiche Kost, Alkoholabusus und Fasten. Bei chronischem Verlauf kann es zu rezidivierenden Arthralgien, Gelenkzerstörungen mit Funktionseinschränkungen, Gichttophi, Nephrolithiasis und Uratnephropathie mit progredienter Niereninsuffizienz kommen [7].

**Latexallergie**

Latex kommt aufgrund seiner hervorragenden Elastizität, Beständigkeit, Flexibilität, Beanspruchbarkeit und Abdichtung ubiquitär im täglichen Leben vor.

Der Milchsaft des afrikanisch-malaysischen Kautschukbaumes Hevea brasiliensis ist unter dem Namen (Natur-) Latex bekannt. Diese zu 99% aus cis-1,4-Polyisopren bestehende proteinreiche Masse wird mittels Konservierungsmitteln (z. B. Ammoniak, Formaldehyd) zu haltbarem, flüssigem Naturkautschuk, auch Rohlatex genannt. Die weitere Verarbeitung erfolgt entweder zu weichen, sog. getauchten, oder zu getrockneten, formgepressten Latexprodukten. Zu den weichen Produkten zählen Handschuhe, Ballons, Kondome, Schnuller, Katheter oder Tourniquets. Sie enthalten ca. 1% Restprotein. Demgegenüber stehen die formgepressten, vulkanisierten Latexprodukte wie Reifen, Schuhsohlen, Spritzenstempel und Ampullenverschlussstopfen, die wegen der Denaturierung einen geringeren Proteingehalt als 1% aufweisen.

Klinisch unterscheidet man
- die Latexsensibilisierung und
- die Latexallergie.

Eine Latexsensibilisierung kommt bei 1–2% der Gesamtbevölkerung vor. Sie ist klinisch asymptomatisch, aber positiv in In-vivo- oder In-vitro-Tests. Eine Latexallergie hingegen ist klinisch symptomatisch. Sie beruht auf einer IgE-vermittelten Hypersensitivität vom Soforttyp I gegenüber den sog. Hev b 1–13-Allergenen. Bis in die 1980er-Jahre wurde die Kontaktdermatitis häufig gesehen.

Es handelte sich um eine allergische Reaktion vom verzögerten Typ IV und wurde verursacht durch hinzugesetzte Chemikalien wie Konservierungsmittel, Weichmacher, Antioxidanzien oder Puder.

Atopiker haben ein 4-fach höheres Risiko für eine Latexallergie als Nichtatopiker. Epidemiologisch wichtig sind Beschäftigte im Gesundheitswesen und Kinder mit Spina bifida oder Meningomyelozele. Beschäftigte im Gesundheitswesen haben in 1–2% eine manifeste Latexallergie (Hev b 2, 5, 6, 7, 13) und in bis zu 40% eine Sensibilisierung gegen Latexallergene. Bei Kindern mit Spina bifida oder Meningomyelozele werden Inzidenzen für eine Latexallergie von 20–65% (Hev b 1, 3) gefunden. Die Exposition mit den Latexallergenen kann transkutan, per inhalationem, parenteral oder über die Schleimhaut erfolgen. Die klinische Ausprägung einer Latexallergie reicht von Dermatitis, Angioödem, Konjunktivitis und Bronchialasthma bis hin zur Anaphylaxie. Mehr als die Hälfte aller Patienten hat zusätzlich eine Nahrungsmittelallergie gegenüber Banane, Kiwi, Avocado, Kastanie. Ursächlich werden Kreuzreaktionen mit Latexallergenen diskutiert.

> **Latexallergie**
> - Es gibt keine Heilung einer Latexallergie. Die einzige Maßnahme liegt in der Vermeidung latexhaltiger Produkte und Reduktion einer Exposition.
> - Im medizinischen Setting ist die Verwendung latexfreien Equipments bei Patienten mit entsprechender Anamnese Pflicht.
> - Weiterhin sollten Patienten mit Latexallergie an erster Position im OP operiert werden, um das Risiko der Exposition mit latexhaltigen Aerosolen zu reduzieren [4].
> - Weiterführende Information auch unter www.latexallergyresources.org.

## Raucher

Die Bezeichnung Packungsjahr (engl. »pack year«; py) ist ein Maß für die bisherige Lebenszeitdosis an durch Zigaretten zugeführtem Nikotin. Die Zahl der täglich gerauchten Zigarettenpackungen (ca. 20 Zigaretten/Packung) wird mit der Anzahl der Jahre multipliziert. 20 py sind demzufolge definiert als das Rauchen von 20 Zigaretten (1 Päckchen) pro Tag über 20 Jahre oder 2 Packungen pro Tag über 10 Jahre. Das Risiko, an einem Bronchialkarzinom zu erkranken, ist bei einem Zigarettenkonsum >40 py im Vergleich zu Nichtrauchern um den Faktor 11 erhöht. Des Weiteren stellt Nikotinkonsum über chronische Entzündungsreaktionen, Inaktivierung schützender wandständiger Inhibitoren proteolytischer Enzyme und Repair-Mechanismen den Hauptrisikofaktor für eine chronische Bronchitis und COPD dar. Der ab dem 3. Lebensjahrzehnt jährliche Rückgang der exspiratorischen 1-s-Kapazität ($FEV_1$) fällt bei Rauchern dosisabhängig mit etwa 40–200 ml/Jahr steiler aus als bei Nichtrauchern (25–30 ml/Jahr) [8].

### 20.1.2 Wie beurteilen Sie die Nüchternheit des Patienten?

Neben dem Zeitpunkt der letzten Nahrungs- oder Flüssigkeitsaufnahme und ggf. des letzten Zigarettenkonsums muss der Zeitpunkt des Unfalls bekannt sein. Nach einem traumatischen Ereignis kommt es durch die in der Regel zu beobachtende sympathikotone Stoffwechsellage zu einer Verlängerung der Magen-Darm-Transitzeit.

> **Nüchternheit**
> Es ist unklar, nach welcher Zeit ein Patient nach einem Trauma daher als nüchtern bezeichnet werden kann.
> Von größerem Interesse als der zeitliche Abstand von dem Trauma zur Operation wird der zeitliche Abstand von der letzten Nahrungsaufnahme bis zum Trauma gewertet.

Dieser Abstand sollte für die Definition der Nüchternheit herangezogen werden. Bei akuten Notfällen – wie z. B. bei einer offenen Fraktur – sind Nüchternzeiten von untergeordneter Bedeutung. Die dringlich indizierte Operation lässt keinen zeitlichen Aufschub zu, ohne dass das Operationsergebnis und damit das Outcome des Patienten negativ beeinflusst werden.

> Dr. Mara erfuhr, dass sich der Sturz vor etwa 1,5 Stunden ereignet hatte. Manfred F. hatte einen Helm getragen und schilderte lückenlos den gesamten Unfallhergang. Er war von einer sich öffnenden Autotür überrascht worden und hatte nicht mehr ausweichen können.

### 20.1.3 Welches Narkoseverfahren würden Sie wählen?

Im Einvernehmen mit dem Patienten sollte stets das sicherste und zumutbarste Anästhesieverfahren gewählt werden. Manfred F. hatte 2 h vor dem Unfall gefrühstückt und ist daher als nicht nüchtern zu betrachten. Aufgrund des dadurch erhöhten Aspirationsrisikos ist die Vermeidung einer Allgemeinanästhesie sinnvoll. Daher ist ein Regionalanästhesieverfahren, evtl. mit Katheteranlage, zu bevorzugen. In dem geschilderten Fall bietet sich eine axilläre Plexusblockade an. Bei komplexen Frakturen mit sehr langer Operationsdauer oder bei fehlender Kooperation des Patienten kann, trotz des erhöhten Risikos, eine Vollnarkose erforderlich sein.

> Dr. Mara war sich nicht sicher, welches Equipment latexfrei war, aber Schwester Maria beruhigte sie mit den Worten: »Die latexhaltigen Handschuhe tauschen wir gegen Vinylhandschuhe aus, und der Rest unserer Sachen ist latexfrei.« Da im Saal ein anästhesiologischer Kollege die laufende Operation betreute, begann Dr. Mara mit den Vorbereitungen für die axilläre Plexusanästhesie.

### 20.1.4 Eine vollständig latexfreie Umgebung im medizinischen Bereich ist nicht möglich. Welche weiteren versteckt latexhaltigen Produkte müssen Sie vermuten?

Versteckt latexhaltige Produkte müssen Sie in Injektions-/Infusionsbestecken, verschiedenen Pflastern, Ansatzstücken, Blutdruckmanschetten, Stauschläuchen, Spritzenstempeln, Wendl-Tuben, Beißschutzblöcken und Beatmungsbeuteln an Narkosegeräten vermuten. Es existieren Hinweise, dass Latexpartikel aus Verschlussstopfen von Infusion, Flaschen und Ampullen entweder beim Durchstechen und/oder durch direkten Kontakt während der Lagerung in Lösung übergehen können [3].

Es empfiehlt sich, einen separaten, tragbaren Koffer oder fahrbaren Wagen einzurichten, der ausnahmslos mit überprüften latexfreien Materialien ausgestattet ist.

> Während Dr. Mara die Achsel des Patienten rasierte, fragte Schwester Maria, welches Lokalanästhetikum sie aufziehen sollte. Dr. Mara war bisher nur selten in der Unfallchirurgie eingeteilt gewesen. »Was wird normalerweise genommen?«, fragte sie. »Bei kurz dauernden Eingriffen Prilocain, bei längeren Eingriffen Ropivacain«, war Schwester Marias Antwort. Bei einer veranschlagten Operationsdauer von 1–1,5 Stunden entschied sich Dr. Mara für Prilocain 1%.

Nach 30 Minuten gelang Dr. Mara die Identifikation der Nn. ulnaris, medianus und radialis unter Zuhilfenahme von Ultraschall und Nervenstimulator. An jedem Nerv wurden – jeweils nach negativer Aspirationsprobe – 12 ml LA injiziert. Während Dr. Mara versuchte, den N. musculocutaneus zu identifizieren, klagte Manfred F. über Schmerzen in der Schulter und rutschte unruhig hin und her. Dr. Mara ließ Schwester Maria 2 mg Midazolam i.v. verabreichen. Dann trat der Unfallchirurg in den Anästhesieeinleitungsraum und tippte vielsagend auf seine imaginäre Uhr am Handgelenk. 15 Minuten später wurde auch der N. musculocutaneus mit 10 ml Prilocain 1% betäubt.

### 20.1.5 Welche Höchstdosen für Prilocain/Lokalanästhetika kennen Sie?

Lokalanästhetika (LA) müssen für jeden Patienten individuell dosiert werden. Es sollte immer nur die kleinste Dosis gegeben werden, mit der eine ausreichende Anästhesie erzielt wird. Weiterhin müssen die unterschiedlichen Resorptionsgeschwindigkeiten in Abhängigkeit vom Injektionsort und individuelle Faktoren wie Hypalbuminämie beachtet werden. Die in ◘ Tab. 20.1 angegeben Werte sind daher nur Richtgrößen.

## 20.1 · Falldarstellung

**Tab. 20.1** Höchstdosen einzelner Lokalanästhetika

| Präparat | Ohne Adrenalin | Mit Adrenalin (1:200.000) |
|---|---|---|
| Lidocain | 3–4 mg/kg KG (300 mg) | 7 mg/kg KG (500 mg) |
| Mepivacain | 4 mg/kg KG (300 mg) | 7 mg/kg KG (500 mg) |
| Prilocain | 5–6 mg/kg KG (400 mg) | 8–9 mg/kg KG (600 mg) |
| Articain | 5–6 mg/kg KG (400 mg) | |
| Ropivacain | 3–4 mg/kg KG (250 mg) bzw. bis 37,5 mg/h kontinuierlich | |
| Bupivacain | 2 mg/kg KG (150 mg) bzw. bis 0,4 mg/kg KG/h kontinuierlich | 2–3 mg/kg KG (150–225 mg) |

Unter Zuhilfenahme der Ultraschalltechnik bei der Anlage von Regionalanästhesien lassen sich die bisher verwendeten Volumina bei gleicher Effektivität reduzieren, was in einer Verbesserung der Patientensicherheit resultiert [5]. Prilocain zählt zu den Aminoamiden, wurde 1960 in Deutschland klinisch eingeführt und besitzt einen hepatischen und extrahepatischen Abbauweg.

> Kaum war der letzte Milliliter des Lokalanästhetikums injiziert, wurde Manfred F. in den Saal geschoben. Rasch gab Dr. Mara ihm noch 2 mg Midazolam i.v. Den Blockadeerfolg konnte sie nicht mehr detailliert überprüfen, aber sie war ziemlich zuversichtlich. Die Manschette zur Blutsperre wurde ausgiebig mit Polsterwatte umwickelt, da man sich bezüglich ihrer Latexfreiheit nicht sicher war. Manfred F. schlief, als der Unfallchirurg den Hautschnitt durchführte, aber bewegte sich. »Sorgen Sie gefälligst dafür, dass der Patient keine Schmerzen hat und ruhig liegen bleibt«, beschwerte sich der Chirurg bei Dr. Mara.

### 20.1.6 Welche Optionen haben Sie jetzt?

Manfred F. kann sich zufällig beim Hautschnitt bewegt haben, aber an erster Stelle steht jetzt die Überprüfung der Nervenblockade. Ist diese unzureichend, kann durch den Operator lokal – unter Berücksichtigung der Maximaldosierungen der LA – supplementiert werden. Neben einer ergänzenden Lokalanästhesie ist auch eine systemische Schmerzmittelgabe möglich. Hierzu bieten sich an:
- Bolusgabe Fentanyl,
- kontinuierliche Remifentanilinfusion oder
- Bolusgabe S-Ketamin (in Kombination mit einem Benzodiazepin).

Es sollte allerdings nicht versucht werden, eine unzureichende Nervenblockade um jeden Preis zu »retten«. Solches Vorgehen ist unethisch und geht zu Lasten des Patienten. Es muss dann unverzüglich eine Allgemeinanästhesie eingeleitet werden. Hat der Patient sich nur zufällig bewegt, kann – neben nichtpharmakologischen Maßnahmen – die Sedierung vertieft werden, z. B. durch eine
- Bolusgabe Benzodiazepin
  oder eine
- kontinuierliche Propofolinfusion.

> Frau Dr. Mara verabreichte 3 mg Midazolam i.v., und Schwester Maria besorgte Knierollen, aber die Maßnahmen halfen nur kurz. Dr. Mara ärgerte sich bereits über ihre Gutgläubigkeit, denn ihr wurde mitgeteilt, dass es mindestens noch weitere 1,5 Stunden dauern würde. Eine kontinuierliche Propofolinfusion mit 2 mg/kg KG/h wurde gestartet. Manfred F. schlief so tief, dass Dr. Mara mit der einen Hand den Unterkiefer des Patienten hochhalten musste, während sie mit der anderen Hand das Narkoseprotokoll ausfüllte. Schwester Maria legte Manfred F. eine Sauerstoffmaske mit einem Frischgasfluss von 4 l $O_2$/min um. Mit diesen Maßnahmen betrug die pulsoxymetrisch gemessene Sauerstoffsättigung ($S_pO_2$) 93%.

### 20.1.7 Welche inspiratorische Sauerstofffraktion ($F_IO_2$) kann via Maske erreicht werden?

Über eine gewöhnliche Sauerstoffbrille kann maximal eine $F_IO_2$ von 40–60% erreicht werden. Mit einer einfachen Sauerstoffmaske ohne Reservoir beträgt der erreichbare $F_IO_2$-Maximalwert 50%. Um eine Rückatmung zu vermeiden, muss ein Frischgasfluss >6 l/min eingestellt werden. Mit einer Sauerstoffmaske mit Reservoirbeutel und unidirektionalen Ventilen werden $F_IO_2$-Werte bis 85% erzielt, wenn der Frischgasfluss 10–15 l/min beträgt.

◗ Unter der Propofolinfusion war Manfred F. jetzt vollkommen ruhig und tolerierte die chirurgischen Maßnahmen. Hin und wieder machte er einen besonders tiefen Atemzug. Die hämodynamischen Parameter waren stabil, aber der $S_pO_2$-Wert fiel trotz erhöhter $O_2$-Zufuhr von jetzt 10 l/min auf 88%.

### 20.1.8 Welche noninvasiven Maßnahmen bzw. Untersuchungen sollten Sie durchführen?

Der Sättigungsabfall kann viele Ursachen haben. Folgende Punkte müssen daher überprüft werden:
- Frischgasfluss der Maske und korrekte Konnektion der Sauerstoffzufuhr,
- Ausschluss eines technischen Defektes des Pulsoxymeters,
- Ausschluss einer arteriellen Durchblutungsstörung im Messsensorbereich,
- Ausschluss einer Hypothermie,
- Ausschluss von Bewegungsartefakten,
- klinischer Ausschluss einer Schlafapnoe mit undulierenden Entsättigungen durch eine partielle Obstruktion der oberen Atemwege unter Propofolinfusion,
- Auskultation und Inspektion der Lunge zum Ausschluss
   - eines Pneumothorax bei Zustand nach Sturz,
   - einer Aspiration mit Bronchusverlegung,
   - einer Exazerbation einer chronischen Bronchitis,
   - eines Bronchospasmus;
- falls vorhanden: Hinzuziehen einer Thoraxröntgenaufnahme,
- Kontrolle der Hämodynamik.

◗ Nach Überprüfung möglicher Ursachen des Sättigungsabfalls war Dr. Mara genau so schlau wie vorher. Alles schien normal zu sein. Sie hatte zwischenzeitlich das Propofol auf 0,5 mg/kg KG/h reduziert, den Patienten mehrfach geweckt und aufgefordert, tief durchzuatmen und sich freizuhusten. Dr. Mara hatte gehofft, dass eine Pulsoxymeterfehlfunktion vorliegen würde, aber auch das Wechseln aller technischen Teile brachte keine Veränderung des Messwertes. Die Sättigung fiel langsam weiter bis auf 85%, und sie wurde unruhig.

### 20.1.9 Welche invasiven Maßnahmen können Sie durchführen?

Die pathophysiologischen Ursachen einer arteriellen Hypoxie werden im Fall 1 (▶ Kap. 1.1.8) besprochen. Bei ausreichend vorhandener Zeit sind zunächst weitere diagnostische Maßnahmen wie eine arterielle Blutgasanalyse und die Anfertigung einer Thoraxröntgenaufnahme in Erwägung zu ziehen. Die Ventilation muss – falls der Patient durch eine Hypoxämie gefährdet ist – durch eine Intubation und PEEP-Beatmung sichergestellt werden. Dann kann auch eine Bronchoskopie zum Ausschluss einer Aspiration problemlos durchgeführt werden.

◗ Dr. Mara beschloss, Manfred F. kontrolliert zu beatmen. Schwester Maria hatte bereits alles für eine »rapid sequence induction« (RSI) vorbereitet. »Hoffentlich aspiriert Herr F. jetzt nicht«, dachte Dr. Mara, als sie die Allgemeinanästhesie einleiten ließ. Der Trachealtubus war gerade platziert, als der Oberarzt Dr. Volkrad durch die Tür trat. »Ich dachte, die Zeiten der Intuplexanästhesie wären dank Ultraschall vorbei«, war sein zynischer Kommentar. Im Stillen ärgerte Dr. Mara sich über ihren Oberarzt, denn die Plexusanästhesie hatte ihrer Meinung nach ausreichend gewirkt.

Die periphere Sättigung war trotz Intubation und Beatmung mit PEEP und einer $F_IO_2$ von 1,0 auf einen Wert von 84% gefallen. Als Dr. Mara den Oberarzt um dessen Unterstützung bei der Problemlösung bat, blickte dieser kurz auf den Monitor, dann auf das Narkoseprotokoll und verdrehte schließlich die Augen. »Mach bitte eine kapilläre Blutgasanalyse«, bat er die Schwester. Maria kam wenige Minuten später mit folgenden Werten zurück:

- $pCO_2$: 4,56 kPa =34 mm Hg (Norm 35–46 mm Hg),
- $p_aO_2$: 62,4 kPa =468 mm Hg (Norm 72–100 mm Hg),
- pH: 7,43 (Norm 7,35–7,45),
- BE: 0,7 mmol/l (Norm ±2 mmol/l),
- fraktionelle Sättigung: 94,7% (Norm 95–99%),
- MetHb: 7,5% (Norm 0,2–1,5%),
- COHb: 0,2% (Norm Nichtraucher 0,5–1,5%, Raucher 5–20%).

### 20.1.10 Wie interpretieren Sie diese Werte?

Auffällig ist die Diskrepanz zwischen dem gemessenen $S_pO_2$-Wert von 84% und der fraktionellen Sättigung von 94,7%. Der hohe $p_aO_2$-Wert ist Folge der Beatmung mit einer $F_IO_2$ von 1,0. Pathologisch ist das Vorliegen einer Methämoglobinämie mit einem Wert von 7,5%.

> »Na also«, dachte Dr. Mara, als sie die Blutgasanalyse sah, »Fehlmessung – alles ganz normal. Die Intubation war vielleicht doch nicht notwendig. Der Medizintechniker muss sich heute noch um das Pulsoxy und den Monitor kümmern.«

Oberarzt Dr. Volkrad nahm ihr den Ausdruck mit den Werten der Blutgasanalyse aus der Hand. »Wie erwartet«, sagte er und verschwand kurz aus dem Saal. Als er wiederkam, warf er Dr. Mara sauer das Buch »Komplikationen in der Anästhesie« hin. »Sie gehen jetzt besser nach Hause, denken über Ihre Fehler nach und bereiten bis morgen ein Referat über Methämoglobinämie vor. Ich empfehle Kapitel 20.« Frau Dr. Mara verließ den OP. Sie fühlte sich von vorne bis hinten missverstanden.

### 20.1.11 Wie funktioniert die Pulsoxymetrie?

Jedes gelöste Teilchen besitzt ein spezifisches Lichtabsorptionsverhalten – so auch oxygeniertes ($O_2Hb$) und desoxygeniertes/reduziertes Hämoglobin (Hb). Auf dem Boden des Lambert-Beer-Gesetz zeigt sich beim Aussenden von rotem (660 nm) und infrarotem (940 nm) Licht von LEDs (»light-emitting diodes«) ein spezifisches spektralanalytisches Verhalten. Bei 660 nm absorbiert Hb fast 10× mehr Licht als $O_2Hb$, bei 940×nm zeigt sich ein umgekehrtes Verhalten (◘ Abb. 20.1).

Das Kapillarbett unterliegt pulsatilen Veränderungen, sodass unterschiedlich viel Licht der LEDs bei der Transmission durch die Fingerspitze absorbiert wird. Durch mehrere hundert Messungen pro Sekunde für jede Wellenlänge differenziert das Pulsoxymeter diesen pulsatilen (arteriellen) Anteil der Lichttransmission von den nichtpulsatilen Anteilen, verursacht durch Lichtabsorption durch venöses Blut, Knochen und Weichteile. Hierbei ist zu beachten, dass die Pulswelle nur Veränderungen des Blutvolumens und der Bewegung der Blutgefäßwände wiedergibt, nicht aber Veränderungen des Blutdrucks. Veränderungen der Pulswellenamplitude während der Anästhesie stehen zumindest in Verbindung mit neurogenen oder hormonal bedingten Veränderungen des glatten Muskeltonus der Arterienwände.

Während der Systole steigt das Volumen des Kapillarbettes an, sodass die Menge an absorbiertem Licht zunimmt. In der auf dem Moni-

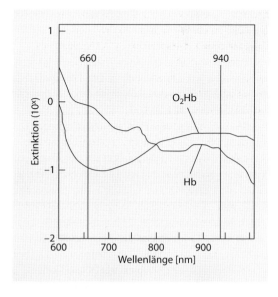

◘ Abb. 20.1. Hämoglobinabsorptionskurven von oxygeniertem $O_2Hb$ und desoxygeniertem Hb

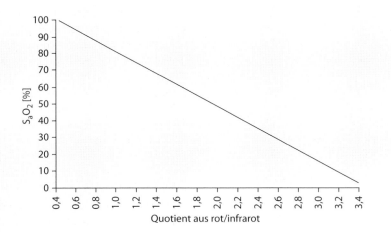

◘ Abb. 20.2. Lineare Beziehung des relativen Absorptionsverhältnisses rot/infrarot zur Sauerstoffsättigung

tor angezeigten plethysmographischen Pulskurve entspricht dies dem Tal der Kurve (geringere Intensität). Der maximale Ausschlag der plethysmographischen Pulskurve repräsentiert entsprechend die Diastole (höhere Intensität). Häufig wird ein »Swing« der plethysmographischen Pulskurve mit einem relativen Volumenmangel gleichgesetzt. Dieser Swing ist oft atemsynchron und kann durch Volumenmangel verursacht sein, muss es aber nicht. Vorschnelle Schlussfolgerungen mit entsprechenden therapeutischen Konsequenzen sollten daher vermieden werden.

Das relative Absorptionsverhältnis rot/infrarot spiegelt das Verhältnis reduziertes Hb zu $O_2Hb$ wider und kann in die Sauerstoffsättigung umgerechnet werden (◘ Abb. 20.2).

Limitierungen der Pulsoxymetrie sind offensichtlich: Vor allem optische Interferenzen durch Substanzen, die ebenfalls im Bereich der roten und infraroten Wellenlänge Licht absorbieren, verfälschen die Messmethode. Von klinischer Bedeutung sind hier Dyshämoglobinämien hervorgerufen durch Kohlenmonoxid (COHb) und MetHb-Bildner. ◘ Abb. 20.3 unterscheidet sich von ◘ Abb. 20.1 dadurch, dass die Hämoglobinabsorptionskurven von COHb und MetHb mit aufgetragen sind.

Die in der Klinik meist eingesetzten 2-Wellen-Pulsoxymeter können nur zwischen oxygeniertem ($O_2Hb$) und desoxygeniertem Hämoglobin (Hb) unterscheiden. Dies ergibt die partielle Sättigung ($S_pO_2$), die auch als funktionelle Sättigung bezeichnet wird:
— partielle Sättigung $S_pO_2 = [O_2Hb/(O_2Hb+Hb)] \times 100\%$   (Gleichung 20.1)

Dyshämoglobine werden durch 2-Wellen-Pulsoxymeter nicht von $O_2Hb$ und Hb unterschieden und fälschlicherweise mit in die Rechnung einbezogen:
— COHb absorbiert kaum Licht im infraroten Bereich, verhält sich aber im roten Bereich wie $O_2Hb$. Demzufolge ist der $S_pO_2$-Wert falsch hoch.
— MetHb absorbiert Licht im roten Bereich wie reduziertes Hb, im infraroten Bereich absorbiert MetHb aber mehr Licht als $O_2Hb$ und Hb, sodass das relative Absorptionverhältnis rot/infrarot gegen 1 läuft und die $S_pO_2$ bei ca. 85% liegt (◘ Abb. 20.2). Dies bedeutet, dass bei hohen MetHb-Werten (>10%) der $S_pO_2$-Wert von 85% falsch hoch und bei niedrigen MetHb-Werten (<10%) der $S_pO_2$-Wert von 85% falsch niedrig ist.

Werden Dyshämoglobine vermutet, muss ein Absorptionsphotometer mit mindestens 4 Wellenlängen zur Messung verwendet werden. Es analysiert die 4 Hb-Formen und errechnet die reale Sauerstoffsättigung mit der Formel:

## 20.2 · Fallnachbetrachtung/Fallanalyse

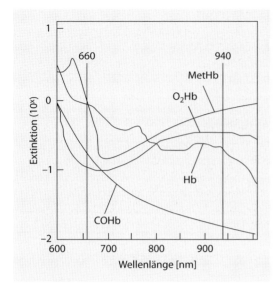

**Abb. 20.3.** Hämoglobinabsorptionskurven von oxygeniertem $O_2Hb$, reduziertem Hb, Carboxy-Hb (COHb) und MetHb

— fraktionelle Sättigung $SO_2 = [O_2Hb/(O_2Hb+Hb+COHb+MetHb)] \times 100\%$ (Gleichung 20.2)

Interessanterweise absorbiert das zur Therapie einer Methämoglobinämie intravenös applizierte Methylenblau bei 660 nm maximal viel Licht, sodass es fälschlicherweise einen extremen $S_pO_2$-Abfall bis auf 1% für wenige Minuten verursacht. COHb und MetHb bewirken neben Messartefakten in der Pulsoxymetrie zusätzlich eine Linksverschiebung der $O_2$-Bindungskurve mit erhöhter Affinität bzw. schlechterer $O_2$-Abgabe an das Gewebe [2].

### 20.1.12 Welche Ursachen kennen Sie für eine Methämoglobinämie?

Das in den Erythrozyten enthaltene Hämoglobin besteht aus 4 Häm-Molekülen mit einem zentralen, zweiwertigen Eisenmolekül ($Fe^{2+}$). Beim Sauerstofftransport wird $O_2$ ohne Wertigkeitsänderung des Eisens locker koordinativ an Häm angelagert (Oxygenation). Es entsteht $HbO_2$. Neben einer Oxygenation an der Häm-Gruppe kann auch eine echte Oxidation stattfinden, wobei das 2-wertige in 3-wertiges Eisen ($Fe^{3+}$) übergeht. Es entsteht das sog. Hämiglobin, auch MetHb genannt, das für den $O_2$-Transport nicht mehr zur Verfügung steht.

Im Erythrozyten wird das kontinuierlich anfallende MetHb durch die NADPH-abhängige (Nikotinsäureamid-Adenin-Dinukleotidphosphat) Methämoglobinreduktase wieder zu $O_2$-transportfähigem Hämoglobin reduziert. Normalerweise enthält das menschliche Blut nur einen geringen Anteil MetHb, der jedoch durch bestimmte Medikamente und Erkrankungen anwachsen kann. Ein essenzielles Enzym des Pentosephosphatzyklus ist die Glukose-6-Phosphat-Dehydrogenase (G6PD), sodass als Folge eines Enzymdefektes (sog. Favismus) ein Mangel an NADPH resultiert und es zu einer vemehrten Bildung von MetHb kommt.

Eine dosisanhängige Methämoglobinämie tritt nach Prilocaingabe auf. Um klinisch signifikante Spiegel zu erzielen, werden i. Allg. 600 mg Prilocain benötigt. Allerdings kann eine Methämoglobinämie in Abhängigkeit von individuellen Faktoren und der Resorptionsgeschwindigkeit auch nach geringeren Dosen auftreten. Prilocain wird in der Leber zu o-Toluidin abgebaut, das für die Oxidation zu MetHb verantwortlich ist.

## 20.2 Fallnachbetrachtung/ Fallanalyse

### 20.2.1 Welche medizinischen Fehler sehen Sie in dem geschilderten Fall?

#### Anlage der Regionalanästhesie

Assistenzärztin Dr. Mara war in der Technik noch unerfahren. Entsprechend groß war der benötigte Zeitaufwand zur Anlage der Regionalanästhesie. Weiterhin wurde eine ungewöhnlich große Menge an Prilocain verabreicht. Dies ist häufig bei in der Technik unerfahrenen Anästhesisten zu beobachten. Die Information ihres Oberarztes mit Bitte um Unterstützung wäre gerechtfertigt gewesen.

#### Theoretische Vorbereitung

Dr. Mara hatte sich offensichtlich noch nicht mit der Thematik der Regionalanästhesie und der Lokalanästhetika in gebührendem Umfang beschäftigt. Insbesondere waren ihr die typische Nebenwirkung von Prilocain und die Höchstdosierungen nicht bekannt.

### Überprüfung des Blockadeerfolgs
Nach Anlage der Regionalanästhesie erfolgte keine sorgfältige Überprüfung der Blockade. Diese muss stets durchgeführt werden, bevor der Patient zur Operation freigegeben wird.

### Latexallergie
Sowohl Dr. Mara als auch Schwester Maria und das OP-Personal unterschätzen das Potenzial einer Latexallergie. Eine entsprechende Anamnese des Patienten zur Unterscheidung Allergie/Sensibilisierung fand nicht statt.

### Voruntersuchungen
Der Patient hatte sich die Verletzung im Rahmen eines Verkehrsunfalls zugezogen. Dr. Mara ging hierauf nicht näher ein, sodass von einer Unterschätzung möglicher Komorbiditäten ausgegangen werden kann.

### 20.2.2 Welche organisatorischen Schwachstellen/Fehler finden sich in dem geschilderten Fall?

### Information
Der außerplanmäßige Patient war im Laufe des Vormittags von den Unfallchirurgen angekündigt worden. Der Informationsfluss gelangte allerdings nicht bis zu Dr. Mara. Andererseits erfolgte von Dr. Mara auch keine Information an ihren Oberarzt, als der Patient in die Einleitung gebracht wurde.

### Prämedikation
Es wurde von Seiten des organisatorisch verantwortlichen Oberarztes versäumt, den Patienten zu prämedizieren oder prämedizieren zu lassen, bevor dieser in die Einleitung gebracht wurde. Hierdurch war die Möglichkeit eingeschränkt, evtl. noch spezifische Voruntersuchungen anzufordern. Ebenso ist aus Sicht des Patienten ein Informationsgespräch vor Transport in den OP-Bereich wünschenswert.

### Latexallergie
Patienten mit bekannter und unbekannter Latexallergie sind relativ häufig. Im OP und in der Einleitung waren keine entsprechenden Algorithmen bekannt, wie bei solchen Patienten vorgegangen werden sollte.

### Ausbildung
Dr. Mara war neu in der Unfallchirurgie eingeteilt und entsprechend unerfahren in dem regionalanästhesiologischen Verfahren. Sie begann den Block selbstständig und rief auch, nachdem Schwierigkeiten auftraten, nicht ihren Vorgesetzten. Dies kann zum einen an einem überschätzten Selbstbewusstsein der Assistentin liegen, aber auch durch eine fehlende strukturierte Ausbildung bedingt sein.

### 20.2.3 Stellen Sie sich vor, Sie wären Anästhesist auf einer Raumfähre zum Andromeda-Nebel. Plötzlich geht Ihr Pieper, und Sie sollen zur Schmerztherapie in den schwerelosen Kreißsaal. Wie beschicken Sie den PDK?

Zunächst zum Fall: Frau Dr. Maras pharmakologisches Hintergrundwissen hatte Verbesserungspotenzial. Sie kannte die Nebenwirkung von Prilocain – Fehlmessung der Pulsoxymetrie infolge MetHb-Bildung – nicht. Entsprechend war ihr weder eine vollständige Narkoseplanung noch ein Erkennen dieser Narkosekomplikation möglich. Indem sie ohne Rückversicherung große Mengen von Prilocain anordnete, setzte sie die Patientensicherheit aufs Spiel. Als die Sättigung fiel, war für Dr. Mara die Behandlung einer vermeintlichen Oxygenierungsstörung vordergründig. Adäquate diagnostische Maßnahmen – Durchführung einer arteriellen BGA – erfolgten nicht. Die Wahrscheinlichkeit eines Messartefaktes wurde unterschätzt, da Dr. Mara solch eine Situation noch nicht erlebt hatte – sie unterlag einem auf der sog. Verfügbarkeitsheuristik basierenden Urteilsfehler [6].

Das Fallbeispiel zeigt die Verkettung von beitragenden Zwischenfallfaktoren: Mangelndes Wissen verbunden mit fehlender Rückversicherung mündet in eine Intubationsnarkose, die unnötige, verfahrensspezifische Risiken birgt. Die große Schutzbarriere Team ist aufgrund fehlender Supervision durch den Oberarzt nicht in der Lage, das zu verhindern.

Zurück zur Frage: Ihr Wissen über die Physiologie in der Schwerelosigkeit hat Verbesserungspotenzial. Sie kennen die Auswirkungen von interstellaren Flügen auf Uteruskontraktionen nicht. Entsprechend ist die Antizipation von Komplikationen für Sie schwierig bis unmöglich, und Sie werden wahrscheinlich auf der Verfügbarkeitsheuristik basierende Urteilsfehler begehen – es sei denn, Sie haben sich vorher darüber belesen [1], oder Sie haben einen erfahrenen Kollegen vor Ort... den Sie auch fragen!

## Literatur

1. Ronca AE, Alberts JR. Physiology of a microgravity environment selected contribution: effects of spaceflight during pregnancy on labor and birth at 1 G. J Appl Physiol 2000; 89: 849–54
2. Sinax JE. Pulse Oximetry: Principles and limitations. Am J Emerg Med 1999; 17: 59–66
3. Shojaei AR, Haas DA. Local anesthetic cartridges and latex allergy: a literature review. J Can Dent Assoc 2002; 68:622–626
4. Taylor JS, Erek E. Latex allergy: diagnosis and management. Dermatol Ther 2004; 17: 289–301
5. Tran de QH, Muñoz L, Russo G, Finlayson RJ. Ultrasonography and stimulating perineural catheters for nerve blocks: a review of the evidence. Can J Anesth 2008; 55: 447–457
6. Tversky A, Kahneman D. Judgment under Uncertainty: Heuristics and Biases. In: Bazerman, Max H (ed) Negotiation, decision making and conflict management, vol 1–3 (pp 251–258). Northampton, MA, US: Edward Elgar Publishing 2005
7. Villiger PM. Gicht und deren Differentialdiagnose. Therap Umschau 2004; 61: 563–566
8. Wise RA. The value of forced expiratory volume in 1 second decline in the assessment of chronic obstructive pulmonary disease progression. Am J Med 2006; 119 (Suppl 1): 4–11

# Fall 21 – Kolektomie

21.1 Falldarstellung – 214

21.2 Fallnachbetrachtung – 220

## 21.1 Falldarstellung

> An diesem Dienstagmorgen war Dr. Ferdinand nicht rechtzeitig aus dem Bett gekommen. Er hatte so tief geschlafen, dass er den Wecker einfach ignorierte. Erst als seine Freundin ihn das zweite Mal mahnte, konnte er sich aufraffen und schlurfte ins Badezimmer. Dann musste alles sehr schnell gehen: Der Kaffee war zu heiß, für ein Brötchen keine Zeit. Er schwang sich auf das Fahrrad und hielt unterwegs beim Bäcker. Irgendwie würde er schon rechtzeitig im Krankenhaus ankommen. Dr. Ferdinand war Assistenzarzt in der Klinik für Anästhesie des großen städtischen Krankenhauses und nunmehr im 4. Ausbildungsjahr. Zum Glück standen heute keine allzu komplizierten Narkosen auf dem Plan. Er wusste, der erste Patient sollte einer Proktokolektomie mit Pouch-Anlage unterzogen werden.

Gerade noch pünktlich traf er in der Einleitung zum OP ein. Hier erwartete ihn der Patient, Herr Lars Stiebel. Fachkrankenschwester Manja hatte bereits das Basismonitoring angeschlossen und einen intravenösen Zugang gelegt. Dr. Ferdinand kannte den Patienten nicht; dieser war in der Prämedikationsambulanz gesehen worden. Er überflog das Narkoseprotokoll und blätterte kurz durch die Stationsakte. Herr Stiebel war 43 Jahre alt, 172 cm groß und wog 85 kg. Er litt seit ca. 20 Jahren an einer Colitis ulcerosa, die schon relativ früh den gesamten Dickdarm betroffen hatte. Eigentlich war unter den konservativen Maßnahmen der klinische Verlauf sehr zufriedenstellend gewesen. Die jährlichen Koloskopien und Probeexzisionen hatten jedoch jetzt zum zweiten Mal eine Low-grade-Dysplasie ergeben. Da nach dem 10. Erkrankungsjahr einer Colitis ulcerosa das Karzinomrisiko deutlich ansteigt, war nun die Indikation zur elektiven Kolektomie und Ileum-Pouch-Anlage gestellt worden.

Aus den Akten erfuhr Herr Dr. Ferdinand weiterhin, dass eine KHK im Stadium CCS I und ein arterieller Hypertonus bestanden. Herr Stiebel war außerdem ein starker Raucher. Innerlich schüttelte Dr. Ferdinand missbilligend den Kopf. Die Hausmedikation bestand aus Salazosulfapyridin und Metoprolol. Der Patient war über eine kombinierte Allgemein- und Epiduralanästhesie sowie die Anlage eines ZVK und einer invasiven arteriellen Blutdruckmessung (ADM) aufgeklärt. Die Laborparameter zeigten

- Hb: 13,4 g/l (Norm 12–14 g/d),
- Hkt: 0,42% (Norm 37–47%)
- Thrombozytenzahl:167 Gpt/l (Norm >150 Gpt/l)

bei sonst unauffälligen Werten.

### 21.1.1 Welche Befunde hätten Sie neben der oben genannten präoperativen Diagnostik außerdem angefordert?

Herr Stiebel ist über 40 Jahre alt und weist eine positive KHK- und Raucheranamnese auf. Auch wenn der Patient keine Angina-pectoris-Symptomatik angibt, muss in diesem Fall präoperativ ein EKG vorliegen (s. hierzu auch Fall 5, ▶ Kap. 5.1.1).

> »Nun«, wandte sich Dr. Ferdinand an Herrn Stiebel, »Sie scheinen nicht sehr aufgeregt zu sein«, sagte er mit einem Blick auf den Monitor. Dieser zeigte einen Blutdruck von 160/80 mm Hg, einen Sinusrhythmus mit einer Herzfrequenz von 80/min und eine pulsoxymetrisch gemessene Sättigung ($S_pO_2$) von 98% an. Der Patient zuckte die Schultern: »Ich weiß ja, was nun passiert. Ich wünsche mir dennoch, es wäre so schnell wie möglich vorüber, und ich wäre wieder in meinem Zimmer.« »Na, dann legen wir mal los«, meinte Dr. Ferdinand. Der thorakale Periduralkatheter (PDK) war schnell gelegt. Intubation, Anlage von ZVK und ADM gelangen problemlos, und ca. 25 min nach Beginn der Narkoseeinleitung wurde Herr Stiebel in den OP geschoben. Aufrechterhalten wurde die Anästhesie mittels eines Atemgasgemischs aus Desfluran, Luft und Sauerstoff, supplementiert durch die diskontinuierliche regelmäßige Beschickung des PDK. Weitere Medikamente waren intraoperativ nicht notwendig.

Dr. Ferdinand setzte sich auf den Hocker, vervollständigte das Narkoseprotokoll und bereitete sich mental auf eine längere Operationszeit vor. Der Blutdruck blieb stabil bei 140/70 mm Hg, die Herzfrequenz lag bei 40–50/min. Nach ca. 2,5 Stunden sank der Blutdruck auf 115/55 mm Hg, die Herzfrequenz blieb stabil. Dr. Ferdinand langweilte sich. »Es gibt nichts zu tun für mich«, dachte er. »Selbst Blutgasanalysen machen keinen Sinn, so stabil wie alles ist. Aber wie sagt mein Oberarzt immer: Eine gute Narkose muss langweilig sein, sonst macht man etwas falsch.«

## 21.1 · Falldarstellung

Endlich, nach 4,5 Stunden, neigte sich die Operation dem Ende zu. Dr. Ferdinand notierte die Volumenbilanz: Einfuhr von 1,5 l kristalloiden Lösungen, geringer Blutverlust von 300 ml und, ach, da fiel ihm auf, dass kein Blasenkatheter angelegt worden war. »Naja, das ist jetzt auch nicht zu ändern«, dachte er sich. Die Körpertemperatur von Herrn Stiebel lag bei 36,0°C. Unmittelbar nach Opererationsende wurde Herr Stiebel extubiert. Alles war problemlos verlaufen. Bevor das Anästhesieteam den Patienten in den Aufwachraum brachte – dieser war zwei Flure entfernt – ein letzter Blick auf den Monitor. Dem Patienten ging es gut, und alles war stabil. Herr Stiebel war prompt erweckbar, befolgte Aufforderungen, die Hämodynamik war stabil, und die $S_pO_2$ lag bei 97%. »Los geht's, wir fahren ihn in den Aufwachraum. Der Patient ist klinisch gut zu überwachen«, sagte Dr. Ferdinand zu Schwester Manja.

### 21.1.2 Worauf ist bei Operationen am Darm und insbesondere in der Kolonchirurgie besonderes Augenmerk zu richten?

**Eventerationssyndrom**

In der frühzeitigen Operationsphase kann ein sog. Eventerationssyndrom mit hämodynamischer Instabilität auftreten. Pathophysiologie und Therapie werden ausführlich in Fall 26 (▶ Kap. 26.1.4) dargestellt.

**Blutungen**

Blutungen treten im Rahmen der Kolonchirurgie nur selten auf, sollten jedoch nicht der Aufmerksamkeit des Anästhesisten entgehen.

**Volumen- und Elektrolytverschiebungen**

Obwohl moderne Konzepte der Kolonchirurgie keine ausgiebige Darmvorbereitung mehr vorsehen, wird diese in vielen Häusern noch durchgeführt [3]. Gängige Darmspüllösungen sind hyperton und enthalten z. B. Macrogol, Kaliumchlorid, Natriumchlorid und Natriumzitrat. Ihre Anwendung führt zu Hypovolämie, Veränderungen der Osmolalität und der Serumelektrolyte. Besonders gefährdet sind ältere Patienten mit eingeschränkter Herz-, Lungen- und Nierenfunktion.

Auch ohne Darmvorbereitung führt jede viszeralchirurgische Operation an sich zu Volumen- und Elektrolytverschiebungen, da Manipulationen am Darm die Funktion und Permeabilität des Organs beeinträchtigen. Das intraoperative Management der Flüssigkeits- und Volumentherapie ist in den letzten Jahren viel untersucht worden. Erwiesen ist, dass eine restriktive Volumengabe das postoperative Outcome der Patienten verbessert und die perioperative Morbidität und die Dauer des Krankenhausaufenthalts senkt [1, 7].

### 21.1.3 Wie steuern Sie die Volumentherapie?

**Volumentherapie**

Richtwerte zur adäquaten Flüssigkeitstherapie beinhalten mehrere Aspekte. Die Zeit der präoperativen Nüchternheit wird heutzutage kurz gehalten, klare Flüssigkeiten dürfen bis zu 2 h präoperativ konsumiert werden. Auch wurde der stündliche Flüssigkeitsbedarf bei Nichtaktivität bislang deutlich übergeschätzt. Ein weiterer Aspekt ist der intraoperative Flüssigkeitsverlust bzw. der Verlust in den sog. dritten Raum. Auch dieser wird häufig überschätzt [2], sodass eine restriktive bzw. streng bedarfsadaptierte Flüssigkeitssubstitution dringend empfohlen wird.

Richtwerte für eine adäquate Volumentherapie sind
- die Hämodynamik,
- die Urinproduktion,
- der Verlauf des zentralen Venendrucks (ZVD) sowie
- die Veränderung des Hämatokrits und des Laktatwertes über die Zeit.

Dabei ist zu beachten, dass die iatrogene Sympathikolyse durch Anlage und Beschickung des PDK nicht durch Flüssigkeitsgabe, sondern durch exogene Katecholaminapplikation therapiert wird.

Seit vielen Jahren wird in den Fachpublikationen darüber debattiert, welche Volumentherapie die richtige ist [6]. Isotone Kristalloidlösungen verteilen sich im gesamten Extrazellulärraum, wohingegen kolloidale Lösungen zunächst intravasal verweilen. Primäre Indikationen für Kristalloide sind der Ausgleich von Verlusten durch Perspiratio insensibilis und Urinproduktion. Ihre zu großzügige Gabe bewirkt nachweislich eine Verschlechterung der Gewebeoxygenierung.

> Es existiert keine Rationale, die ersten 1000 ml Blutverlust durch eine 3- bis 4-fache Menge an Kristalloiden zu ersetzen, auch wenn diese Empfehlung noch in vielen Lehrbüchern gegeben wird. Ebenso wenig ist die Therapie einer Hypovolämie mit kristalloiden Infusionslösungen zu empfehlen.

Kolloidale Infusionslösungen sind indiziert, wenn Blut- oder Plasmaverluste ersetzt werden müssen oder wenn eine Hypovolämie anderer Ursache vorliegt.

▸ Es dauerte insgesamt 5 Minuten, bis Dr. Ferdinand mit Herrn Stiebel im AWR angekommen war. Schwester Manja schloss den Patienten an den Überwachungsmonitor an, und Dr. Ferdinand vervollständigte unterdessen in Ruhe das Narkoseprotokoll. Der AWR-Arzt war noch anderweitig beschäftigt. Gerade wollte Dr. Ferdinand seinem Kollegen von der unauffälligen Anästhesie berichten, als sein Blick auf den Monitor fiel. »Was ist denn jetzt los?«, fragte er laut. Herr Stiebel lag ruhig im Bett, aber seine Herzfrequenz schwankte zwischen 140 und 150/min, und der Blutdruck betrug 85/43 mm Hg. »Als ich losfuhr, war noch alles in Ordnung. Hier, sieh her!« Er hielt zum Beweis sein Narkoseprotokoll hoch. Der AWR-Arzt zuckte die Schultern: »Tja, jetzt scheint es nicht mehr in Ordnung zu sein. Kannst Du Dich darum kümmern? Ich habe nebenan noch zwei andere Patienten, die meine Hilfe brauchen.« »Natürlich«, sagte Dr. Ferdinand. Im Stillen ärgerte er sich ungemein, dass er Herrn Stiebel in so einem Zustand im Aufwachraum abgegeben hatte.

### 21.1.4 Welches sind die nächsten Handlungsschritte von Dr. Ferdinand?

Der Patient hat eine akute Tachykardie, die aufgrund der Hypotonie hämodynamisch relevant ist. Wichtig ist die weitere Diagnostik der Tachykardie. Hierzu gehören u. a. die Befragung des Patienten nach möglichen Ursachen (z. B. Schmerzen) und Symptomen, die pulmonale und kardiale Auskultation sowie das Schreiben eines 12-Kanal-EKG.

▸ Dr. Ferdinand trat ans Bett von Herrn Stiebel. Dieser lag ruhig da, Schmerzen verneinte er. Er gab an, dass sein Herz irgendwie stolpere, so etwas hätte er jedoch noch nie gehabt. Auskultatorisch war die Lunge unauffällig, das Herz schlug unregelmäßig. Schwester Manja hatte unterdessen das EKG geschrieben und legte es Dr. Ferdinand vor (◘ Abb. 21.1).

### 21.1.5 Wie lautet Ihre Diagnose?

Die Diagnose lautet Tachyarrhythmia absoluta bei Vorhofflimmern (VHF).

▸ »Mist«, sagte Dr. Ferdinand und wies die Schwestern an, erst den ZVD zu messen und danach 500 ml kolloidaler Infusionslösung zu infundieren. Anschließend wollte er …

### 21.1.6 Was würden Sie anstelle von Dr. Ferdinand diagnostisch und therapeutisch außerdem noch initiieren?

Zur Komplettierung der Diagnostik gehört unbedingt eine arterielle Blutgasanalyse (BGA) zum Ausschluss von Elektrolytentgleisungen und einer Azidose als reversible Risikofaktoren für das Auftreten eines VHF. Der Patient muss nach Schmerzen und anderen Stressfaktoren befragt werden – z. B. Angst, falls er evtl. die Beine nach Beschickung des PDK nicht bewegen kann. Im Vordergrund steht hierbei die Reduktion des Sympathikotonus.

Wichtig ist es, die inspiratorische Sauerstoffkonzentration mittels Insufflation zu erhöhen, um ein optimales kardiales Sauerstoffangebot zu gewährleisten.

Die Hypovolämie als eine reversible Ursache des akuten VHF wurde in Betracht gezogen und

## 21.1 · Falldarstellung

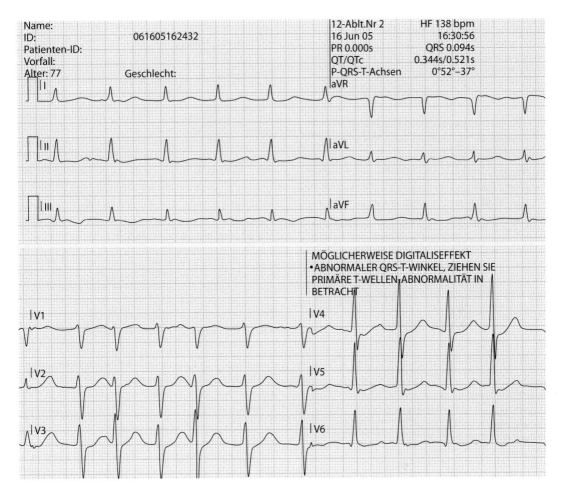

◘ Abb. 21.1. 12-Kanal EKG

von Dr. Ferdinand entsprechend therapiert. Korrekt ist die Messung des ZVD vor der Volumengabe. Sie sollte danach nochmals erfolgen. Unbedingt vermieden werden muss ein Volumen-Overload des Patienten, da durch die eingeschränkte Herzfunktion das Risiko eines Lungenödems besteht.

▶ Dr. Ferdinand sah den Ausdruck der BGA an: Die Blutgase und Elektrolyte waren unauffällig, der Hb-Wert betrug 15,2 g/l (Norm 12–14 g/d), der Hkt 0,49% (Norm 37–47%). Er rekapitulierte im Stillen die von ihm veranlassten Maßnahmen. »Herr Stiebel hat Volumen bekommen, ohne dass sich die Kreislaufparameter verändert haben. Azidose und Elektrolytstörungen sind ausgeschlossen, Schmerzen hat er keine, extra Sauerstoff bekommt er über die Maske, und das Vorhofflimmern ist immer noch nicht weg. Dann bleibt mir wohl nichts anderes übrig, als jetzt …«

### 21.1.7 Was, wie und warum muss jetzt getan werden?

Ein akut auftretendes VHF ist immer eine Notfallsituation. Mögliche Ursachen sind in ▶ Kap. 21.2.3 in der ▶ Übersicht aufgeführt. Nach dem Ausschluss reversibler Ursachen richtet sich das Hauptaugenmerk auf die Therapie. Dem Fall entsprechend wird im Folgenden nur auf die Therapie des aku-

ten VHF eingegangen (Therapie des chronischen VHF s. [8]). Die Therapie hat 3 Ziele:
- Herzfrequenzkontrolle,
- Korrektur des Herzrhythmus,
- Schutz vor thrombembolischen Ereignissen.

Der European Resuscitation Council hat Leitlinien entwickelt, die in regelmäßigen Abständen überarbeitet und neuen medizinischen Erkenntnissen angepasst werden [11]. Die Leitlinie zur Therapie einer neu aufgetretenen Tachykardie ist in dem Algorithmus in ◘ Abb. 21.2 (mod. nach [11]) dargestellt. Eine wichtige Voraussetzung vor Anwendung des Algorithmus ist, dass keine Pulslosigkeit vorliegt.

Die antiarrhythmischen Therapiemaßnahmen werden von der hämodynamischen Stabilität des Patienten bestimmt. Die wichtigsten Symptome der hämodynamischen Instabilität sind in der ▶ Übersicht aufgeführt.

> **Die wichtigsten Symptome der hämodynamischen Instabilität**
> - Hypotonie <90 mm Hg systolisch
> - Pektanginöse Beschwerden
> - Akute Herzinsuffizienz
> - Bewusstseinsstörungen

Ist – wie in dem geschilderten Fall – eines dieser Kriterien erfüllt, ist eine elektrische Kardioversion indiziert, die bis zu 3-mal wiederholt wird. Besteht die Rhythmusstörung fort, erfolgt die Gabe von 300 mg Amiodaron als Bolus über 10–20 min. Danach wird ggf. erneut kardiovertiert und eine kontinuierliche Applikation von 900 mg Amiodaron über 24 h gegeben. Die Erfolgsrate ist hoch. Bis zu 95% der Patienten konvertieren in einen Sinusrhythmus bei einer applizierten Energie von 360 J [5].

Bei hämodynamischer Stabilität richtet sich die Therapie nach der Morphologie der Kammerkomplexe. Ist eine akute Tachyarrhythmia absoluta bei VHF gesichert, und der Patient weist keine kardiozirkulatorischen Symptome auf, steht aufgrund der hohen spontanen Konversionsrate innerhalb der ersten 24 h die Frequenzkontrolle im Vordergrund. Hierzu werden β-Blocker oder Kalziumantagonisten (Diltiazem, Verapamil) empfohlen. Bei Versagen oder Kontraindikationen sollte Amiodaron erwogen werden.

**Elektrische Kardioversion.** Elektrische Kardioversion bedeutet, dass ein elektrischer Schock synchronisiert mit der R-Zacke des EKG-Rhythmus abgeben wird. Die meisten Defibrillatoren sind heutzutage mit einem Schalter ausgestattet, der die Synchronisation mit der R-Zacke aktiviert. Nur diese Geräte sind für die Kardioversion geeignet. Über die beste Energiewahl zur Kardioversion wird derzeit noch diskutiert. Empfohlen wird die Anwendung eines Defibrillators mit biphasischer Wellenform des Stromflusses, da die Erfolgswahrscheinlichkeit höher ist als bei einem monophasischen Gerät und die Energiestärke etwas geringer eingestellt werden kann. Die Energie wird folgendermaßen gewählt [11]:
- Bei einer Breitkomplextachykardie und VHF wird mit 120–150 J biphasisch oder 200 J monophasisch begonnen. Die evtl. erforderlichen weiteren 2 Schocks erfolgen mit steigender Energie bis zur maximalen Energie des Defibrillators.
- Bei Vorhofflattern und regelmäßiger Schmalkomplextachykardie wird ein niedrigeres Energienieveau gewählt. Begonnen wird mit 70–120 J bei biphasischer oder 100 J bei monophasischer Wellenform. Die evtl. erforderlichen weiteren 2 Schocks erfolgen ebenfalls mit steigender Energie bis zur maximalen Energie des Defibrillators.

Grundvoraussetzung zur Durchführung einer elektrischen Kardioversion ist die Analgosedierung bzw. Allgemeinanästhesie des Patienten.

Steht bei hämodynamischer Stabilität des Patienten aufgrund von Komorbidität oder unzureichender Symptomkontrolle die Rhythmus- und nicht die Frequenzkontrolle als Therapieziel im Vordergrund, sollte die medikamentöse Kardioversion mit Propafenon (Klasse-Ic-Antiarrhythmikum) versucht werden. Das Klasse-III-Antiarrhythmikum Amiodaron wird bei Patienten mit kardialer Grunderkrankung empfohlen [5]. Diese Maßnahmen sind jedoch nur sinnvoll bei neu aufgetretenem VHF (<48 h), bei Patienten ohne schwerwiegende strukturelle Herzkrankheit und bei normaler linksventrikulärer Funktion.

## 21.1 · Falldarstellung

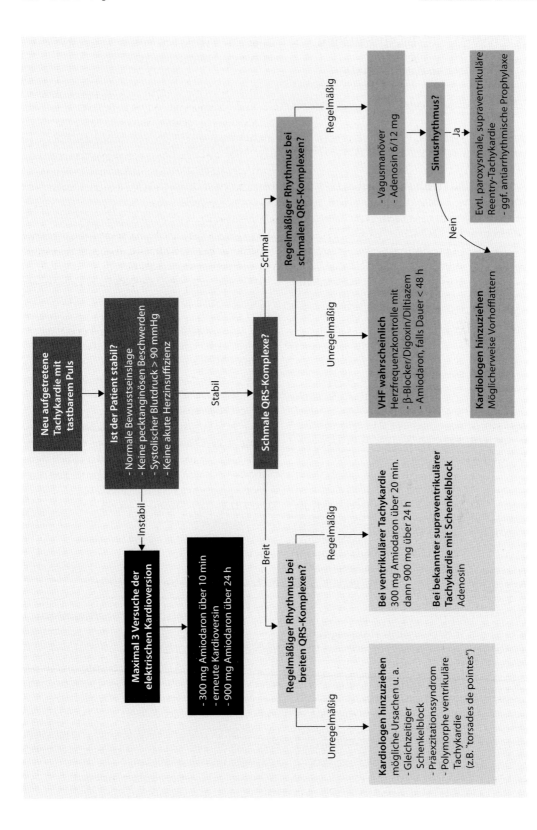

Abb. 21.2. Algorithmus zum Vorgehen bei einer neu aufgetretenen Tachykardie ohne Pulsdefizit

### 21.1.8 Welches sind die Risiken und Nebenwirkungen einer elektrischen Kardioversion?

Typische Risiken der elektrischen Kardioversion sind
- Thrombembolien und
- Arrhythmien.

Thrombembolische Ereignisse treten bei 1–7% der Patienten auf, die keiner therapeutischen Antikoagulation unterzogen wurden. Am häufigsten werden Hirninfarkte beobachtet. Es gibt aber auch Fallberichte über das Auftreten von koronaren Embolien, Myokardinfarkten und Schlaganfällen, auch nachdem ein linksatrialer Thrombus mittels Echokardiographie ausgeschlossen worden war [4]. Ursache ist eine transiente mechanische Dysfunktion des linken Vorhofs, auch »stunning« genannt, welches während der elektrischen, medikamentösen und spontanen Konversion in den Sinusrhythmus auftritt und thrombogen wirkt.

Die Erholung des linken Atriums bis zu einer normalen mechanischen Funktion kann Wochen in Anspruch nehmen und ist abhängig von der Dauer des VHF. Dies erklärt das Auftreten von Thrombembolien bei Patienten mit einem VHF von <48 h bzw. ohne Nachweis von linksatrialen Thromben. Dennoch ist bei Patienten mit einem VHF, das nicht länger als 48 h besteht, und die hämodynamisch instabil sind, die Antikoagulation nicht zwingend erforderlich [5, 8]. Ausgenommen hiervon sind Patienten mit einem erhöhten thrombembolischen Risikoprofil. Es muss im Einzelfall – gerade in der perioperativen Situation – das Risiko einer Nachblutung gegen das Risiko einer Thrombembolie abgewogen werden [5]. Die Fortsetzung der therapeutischen Antikoagulation wird postoperativ nicht empfohlen, wenn das VHF <48 h bestand.

Während der Kardioversion können Arrhythmien jeder Art und Form auftreten, die der entsprechenden Therapie bedürfen. Für eine sichere und effektive Kardioversion sollte der Serumkaliumspiegel deshalb unbedingt im oberen Normbereich liegen. Die Magnesiumsubstitution steigert hingegen nicht den Erfolg der elektrischen Kardioversion [8], kann aber bei akutem VHF in Kombination mit Digoxin eine bessere Frequenzkontrolle auf Werte <100/min bewirken [12].

Inzwischen war im AWR alles zur elektrischen Kardioversion vorbereitet worden. Dr. Ferdinand hatte den Chirurgen angerufen, der keine Einwände gegen eine Antikoagulation hatte. Seit Anlage des PDK waren auch schon mehr als 6 Stunden vergangen, sodass er Herrn Stiebel 5000 IE Heparin geben ließ. Dr. Ferdinand sprach mit Herrn Stiebel, erklärte ihm die Situation und das weitere Vorgehen. »Mein Gott«, sagte Herr Stiebel, »ein elektrischer Schock? Muss das sein? Werde ich davon etwas mitbekommen?« Dr. Ferdinand beruhigte ihn. »Ich mache einen kurzen Rausch und Sie werden nichts mitbekommen«, sagte er.

Alles war vorbereitet, die Klebepads am Patienten angebracht und der Defibrillator synchronisiert. Dr. Ferdinand stellte am Gerät 150 J ein und bat Schwester Manja, 0,5 mg Alfentanil und 150 mg Propofol zu geben. Herr Stiebel schlief ein. »Alle zurücktreten!« sagte Dr. Ferdinand laut und deutlich und löste dann die Kardioversion aus. Herr Striebel zuckte, als der Strom durch seinen Körper fuhr. Dr. Ferdinand beatmete ihn noch eine Zeitlang über eine Maske.

Der Aufwachraumarzt trat ans Bett. »Problem beseitigt?« Ein tiefer Seufzer entfuhr Dr. Ferdinand und erst jetzt wurde ihm bewusst, dass er den Herzrhythmus noch gar nicht überprüft hatte. Herr Stiebel hatte wieder einen Sinusrhythmus von ca. 70/min (◘ Abb. 21.3). Der Blutdruck betrug 120/55 mm Hg. »Jetzt ja«, sagte er mit einem vernehmlichen Aufatmen. Er brauchte jetzt dringend eine Pause.

## 21.2 Fallnachbetrachtung

### 21.2.1 Definieren Sie Vorhofflimmern!

Vorhofflimmern (VHF) ist die häufigste behandlungsbedürftige Herzrhythmusstörung. VHF ist definiert als eine supraventrikuläre Tachyarrhythmie, hervorgerufen durch eine schnelle, irreguläre und chaotische Vorhofaktivität verbunden mit einer obligaten Verschlechterung der Vorhoffunktion. Die Pathogenese ist komplex. Zwei Voraussetzungen müssen erfüllt sein
- erstens ein initiierendes Ereignis und
- zweitens ein anatomisches Substrat.

## 21.2 · Fallnachbetrachtung

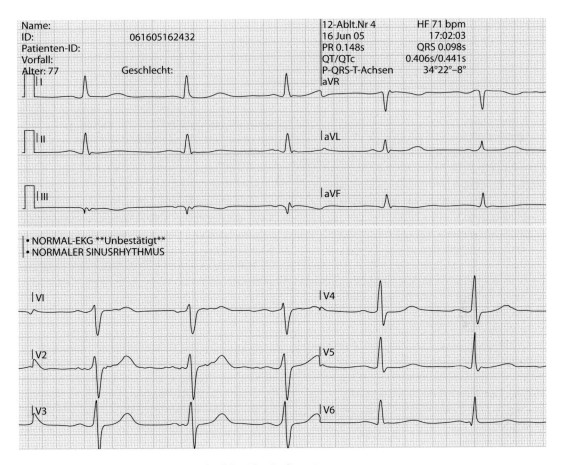

**Abb. 21.3.** 12-Kanal-EKG des Patienten nach erfolgreicher Kardioversion

Es gibt verschiedene Theorien über den Mechanismus des VHF. Einerseits wird ein automatischer Fokus angeschuldet, andererseits multiple kleine Wellen als Ursache des Reentry. Diese beiden Mechanismen schließen einander jedoch keineswegs aus, sondern können bei einem Patienten gemeinsam auftreten. Die Theorie des autonomen Fokus wird durch verschiedene Experimente und die Erfolge in der Ablationsbehandlung des VHF gestützt [8]. Im EKG ist das VHF charakterisiert durch oszillierende und fibrillierende Wellen mit unterschiedlicher Amplitude, Form und zeitlichem Zusammenhang. Die Vorhoffrequenz liegt zwischen 350 und 600/min. Übergänge in Flattern sowie paroxysmales Auftreten im Wechsel mit Sinusrhythmus und Vorhofextrasystolie oder supraventrikulärer Tachykardie sind nicht ungewöhnlich. Es resultiert eine unregelmäßige, schnelle ventrikuläre Antwort. Die ventrikuläre Frequenz ist abhängig

- von den elektrophysiologischen Voraussetzungen des AV-Knotens, welcher hier seiner Filterfunktion gerecht wird,
- vom Niveau des vagalen und sympathischen Tonus,
- vom Vorhandensein akzessorischer Leitungsbahnen und
- von der Wirkung von Medikamenten [8].

Die Kammerkomplexe sind meist schmal. Durch die hohe Vorhoffrequenz der ungeordneten Erregungsfront fällt die Vorhofpumpfunktion weg, und das Herzzeitvolumen sinkt um bis zu 20%.

Das Wolff-Parkinson-White-Syndrom – eine Sonderform der supraventrikulären Tachyarrhythmie – bedarf besonderer Beachtung und Therapie und wird an dieser Stelle nicht näher erläutert.

Die Klassifizierung des VHF orientiert sich am klinischen Auftreten. Es wird unterschieden:
- Akutes VHF: erstmaliges Auftreten bzw. Detektieren eines VHF.
- Chronisches VHF;
  dieses wird wiederum unterteilt in
    - paroxysmales VHF: selbstlimitierenden Anfälle,
    - persistierendes VHF: Anfälle, die durch Kardioversion wieder in Sinusrhythmus überführt werden können,
    - permanentes VHF: kann nicht dauerhaft in einen Sinusrhythmus überführt werden.

Da diese Einteilung neueren Behandlungsmethoden nicht mehr ganz gerecht wird – z. B. kann ein seit Jahren bestehendes VHF durch neue, komplexe Ablationsbehandlungen häufig in einen Sinusrhythmus überführt werden – wird auch unterschieden [10] zwischen einem
- akuten, paroxysmalen VHF
- kurz dauernden VHF (<1 Jahr) und
- lang dauerndem persistierendem VHF (>1 Jahr).

Die Prävalenz des VHF beträgt bezogen auf die gesamte Population 0,4–1%. Sie steigt mit zunehmendem Alter, sodass bei den >65-Jährigen die Inzidenz bei 5% und bei den >80-Jährigen die Inzidenz bei ungefähr 10% liegt [9].

### 21.2.2 Welches sind die klinischen Symptome, und welche Komplikationen kann ein VHF nach sich ziehen?

Typische Symptome des VHF sind Palpitationen, Schwindel, Dyspnoe sowie gelegentlich Thoraxschmerz und Husten. Aufgrund der hämodynamischen Beeinträchtigung mit Abfall des HZV und konsekutiv des arteriellen Blutdrucks kann es insbesondere bei Belastung, aber auch in Ruhe zu Synkopen kommen.

Die fehlende normale atriale Funktion führt zu einer Beeinträchtigung der diastolischen linksventrikulären Füllung und damit zur Reduktion des Schlagvolumens. Die ventrikuläre Tachykardie verstärkt die Symptomatik noch und kann aufgrund der verkürzten Diastolendauer eine Reduktion des kardialen Sauerstoffangebots hervorrufen. Gerade das akut auftretende VHF zieht eine Senkung des HZV um bis zu 20% nach sich und kann zu einer akuten Herzinsuffizienz mit schlechter Prognose, zu Angina-pectoris-Symptomatik und akutem Lungenödem führen. VHF bedingt nachfolgend Veränderungen im Myokard und eine progressive Dilatation des linken Vorhofs. Wenn das VHF unkontrolliert weiterbesteht, resultiert eine linksventrikuläre Dilatation mit eingeschränkter systolischer Funktion.

Neben den genannten kardialen und hämodynamischen Effekten ist jedes VHF mit dem Risiko einer arteriellen Embolie, insbesondere mit dem Auftreten eines ischämischen Apoplex assoziiert. Der herabgesetzte Flow im linken Vorhof bewirkt eine Ansammlung thrombotischen Materials, am häufigsten im Bereich des linken Herzohrs, die thrombembolische Ereignisse hervorrufen kann. Je länger das VHF besteht, desto höher ist das Risiko für ein solches Ereignis. Es wurden jedoch auch bei einem <48 h bestehenden VHF bereits bei ca. 15% der Patienten in der transösophagealen Echokardiographie atriale Thromben nachgewiesen [9].

### 21.2.3 Was sind prädisponierende Faktoren für die Entstehung eines VHF in der perioperativen Phase?

Die häufigsten Risikofaktoren (nach [5]) für das Auftreten kardialer Arrhythmien in der perioperativen Phase sind in der ▶ Übersicht aufgeführt.

**Risikofaktoren für das Auftreten kardialer Arrhythmien**
- Statische Faktoren:
    - Alter
    - Männliches Geschlecht
▼

- Herzrhythmusstörungen in der Anamnese
- Koronare Herzkrankheit
- Herzinsuffizienz
- Vitien
- Kardiomyopathien
- COPD
- Herz-/Thoraxchirurgie
- **Reversible Faktoren:**
- Stress, adrenerge Stimulation, Angst
- Hypoxie/Hyperkapnie
- Azidose
- Elektrolytstörungen
- Hypothermie/Hyperthermie
- Hypovolämie/Schock
- Perioperative Myokardischämien
- Mechanische Irritationen
- SIRS
- Proarrhythmogene Medikamente (u. a. Anästhetika)

Die Inzidenz perioperativer kardialer Rhythmusstörungen unterliegt großen Schwankungen, abhängig von der Art des chirurgischen Eingriffs, des untersuchten Patientenkollektivs, der Definition usw. So sind Rhythmusstörungen bei ca. 10–40% der kardio- und thoraxchirurgischen Patienten und bei etwa 4–20% der gefäß- und abdominalchirurgischen Patienten zu verzeichnen. Das VHF ist dabei die häufigste perioperative Arrhythmie mit dem Auftreten bei 5% im Rahmen nichtkardiothorakaler Eingriffe und bei 30–50% im Rahmen der Herz-Thorax-Chirurgie [5].

## 21.2.4 Welche medizinischen Fehler sehen Sie in dem geschilderten Fall?

### Voruntersuchung

Das fehlende EKG wurde bereits in ▶ Kap. 21.1.1 erwähnt.

### Keine Durchführung von Blutgasanalysen

In ▶ Kap. 21.1.2 und 21.1.3 wird ausführlich auf die Probleme des perioperativen Flüssigkeitshaushaltes bei Kolonchirurgie eingegangen. Die im Rahmen der Fast-track-Chirurgie durchgeführte Flüssigkeitsrestriktion erfordert besondere Aufmerksamkeit und Überwachung. Hierzu gehören u. a.

- regelmäßige Kontrollen des Hämatokrits zur Abschätzung der Perspiratio insensibilis,
- regelmäßige Kontrollen des Laktatspiegels und des Säure-Basen-Haushalts zur Überwachung der Gewebeperfusion und
- Kontrollen der Elektrolytspiegel (s. unten).

### Blasenkatheter

Es war fahrlässig, dass Herr Striebel keinen Blasenkatheter für die Operation erhalten hatte. Dieser ist zwingend erforderlich, um eine Volumentherapie – speziell wenn sie restriktiv durchgeführt wird – zu überwachen.

### Volumentherapie

Herr Striebel hat während der Operation ganz offensichtlich zu wenig Volumen infundiert bekommen. Entsprechend stieg der Hämatokritwert von präoperativ 42% auf postoperativ 49% – nachdem bereits 500 ml kolloidaler Infusionslösung gegeben worden waren. Man muss daher davon ausgehen, dass das Volumendefizit vor dem Transport in den AWR noch ausgeprägter war.

### Kontrolle der Elektrolyte

Im vorliegenden Fall hätte bereits intraoperativ eine Blutgasanalyse zur Kontrolle der Elektrolyte erfolgen müssen. Pathologien könnten sich aufgrund der präoperativen Darmspülung und der intraoperativen Manipulation am Darm mit Volumen- und Elektrolytverschiebungen ergeben. Der Kaliumwert entscheidet mit über den Erfolg oder Misserfolg der Kardioversion.

### Monitoring

Der Transport eines gerade extubierten Patienten ohne Monitoring und Sauerstoff in den AWR ist fahrlässig, wenn dieser nicht unmittelbar benachbart liegt.

### Vorbereitung zur Kardioversion

Wie oben bereits erwähnt, hatte Herr Striebel zu wenig Volumen infundiert bekommen. Die Blutgasanalyse unmittelbar vor der Kardioversion zeigte einen Hämatokritwert von 49%. Damit war eine der in der ▶ Übersicht aufgeführten reversiblen Ursachen eines VHF – Hypovolämie – noch nicht ausreichend therapiert. Dass die Kardioversion trotzdem zum Erfolg führte, spricht für ein gesundes Herz von Herrn Stiebel. Andererseits hätte durch ausreichende Volumengabe die Kardioversion u. U. vermieden werden können, da dann häufig eine spontane Rekonversion beobachtet wird.

### 21.2.5 Welche organisatorischen Schwachstellen/Fehler finden sich in dem geschilderten Fall?

**Information an den zuständigen Oberarzt bei Komplikationen**

Es wurde versäumt, den bereichsleitenden Oberarzt über das akute VHF zu informieren. Andererseits ist es die Aufgabe des Oberarztes, die Assistenzärzte zu supervidieren.

**Bereitstellung von Monitoring**

Liegt der AWR auch nur wenig weiter entfernt vom OP, müssen ein entsprechendes Monitoring sowie die Möglichkeit der Sauerstoffapplikation jederzeit und für jeden Patienten zur Verfügung stehen. Es sollte jeder Mitarbeiter geschult und verpflichtet werden, dieses ohne Ausnahme zu nutzen.

**Überwachung der Volumentherapie**

Wie in ▶ Kap. 21.2.4 bereits erwähnt, wies die Überwachung der Volumentherapie während der Operation deutliche Mängel auf. Vermieden werden kann dies, wenn entsprechende Handlungsanweisungen kommuniziert werden.

### 21.2.6 Was hätte Dr. Ferdinand machen können, um die Fehler zu vermeiden?

Dr. Ferdinand überwachte eine Allgemeinanästhesie, die für ihn keine große anästhesiologische Herausforderung darstellte: Herr Stiebel war relativ gesund, und auch von chirurgischer Seite erwartete Dr. Ferdinand keine Überraschungen. Die Einleitung führte er routiniert und rasch durch, um nach dieser kurzen Phase hoher Arbeitsbelastung – ohne Überlastung – in eine Phase mit geringer Arbeitsbelastung zu wechseln. Dementsprechend sank sein Aktivierungsniveau, sodass seine Konzentration nachließ. So vergaß er beispielsweise, auf die präoperative Anlage eines Blasenkatheters zu achten. Später versäumte er, die Volumentherapie adäquat zu überwachen. Ein Fehler, der letztendlich zur Entwicklung des VHF führte.

Das oben Gesagte ist typisch für eine Arbeitsplatzbeschreibung der Anästhesie und vieler anderer Berufe: Das Arbeitsfeld wird beherrscht, und die Betroffenen empfinden eine mangelnde Anregung wegen der fehlenden fachlichen Herausforderungen. Dieser Zusammenhang zwischen Aufgabenschwierigkeit und Leistungsfähigkeit wird in der **Yerkes-Dodson-Regel** beschrieben: Es existiert ein umgekehrt U-förmiger Zusammenhang zwischen Aufgabenschwierigkeit und Leistung. Bei Arbeitsunter- und -überforderung sinkt die Leistungsfähigkeit. Die optimale Performance wird bei mittlerer Aufgabenschwierigkeit erreicht.

Wie kann man erreichen, dass auch bei Unterforderung die Performance hoch bleibt?

Eine Strategie, um aktiv gegen eine nachlassende Vigilanz vorzugehen, ist das bewusste Antizipieren von Problemen oder die Beschäftigung mit Bewältigungsmaßnahmen fiktiver Probleme: Was mache ich, wenn jetzt die Gasversorgung ausfällt? Wie viel Blutverlust verträgt der Patient? Stimmt es, dass der Chirurg mit der Schwester ein Verhältnis hat?

Neben diesen persönlichen Strategien zur Aufrechterhaltung der Vigilanz hat auch der Arbeitgeber/Vorgesetzte einen entscheidenden Anteil. In seiner Verantwortung liegt es, gute äußere Arbeitsbedingungen – z. B. Beleuchtung, Pause, Alarme – herzustellen und die Mitarbeiter entsprechend ihrer Leistungsfähigkeit einzusetzen.

### Literatur

1. Brandstrup B, Tønnesen H, Beier-Holgersen R, Hjortsø E, Ørding H, Lindorff-Larsen K, Rasmussen MS, Lanng C, Wallin L, Iversen LH, Gramkow CS, Okholm M, Blemmer T, Svendsen PE, Rottensten HH, Thage B, Riis J, Jeppesen IS, Teilum D, Christensen AM, Graungaard B, Pott F; Danish Study Group on Perioperative Fluid Therapy. Effects of intravenous fluid restriction on postoperative complications: comparison of two perioperative fluid regimens – A

randomized Assessor-blinded multicenter trial. Ann Surg 2003; 238: 641–8
2. Brandstrup B. Fluid therapy for the surgical patient. Best Pract Res Clin Anaesth 2006; 20: 265–83
3. Büchler MW, Herbst F, Lange J, Schlag PM, Beller S, Starlinger M, Z'graggen K. Moderne Konzepte in der Kolonchirurgie. Interdisziplinäres Gespräch. Chir Gastroenterol 2005; 21: 366–70
4. Buchter B, Khattab AA, Richardt G. Coronary embolism with apical ballooning complicating electrical cardioversion: is it part of the apical ballooning syndrome? Case report and review of the literature. Herz 2006; 31: 480–4
5. Butte N, Böttiger BW, Teschendorf P. Amiodaron zur Therapie perioperativer kardialer Rhythmusstörungen. Anaesthesist 2008; 57: 1183–92
6. Chappell D, Jacob M, Hofmann-Kiefer K, Conzen P, Rehm M. A rational approach to perioperative fluid management. Anesthesiology 2008; 109: 723–40
7. de Aguilar-Nascimento JE, Diniz BN, do Carmo AV, Silveira EAO, Silva RM. Clinical benefits after the implementation of a protocol of restricted perioperative intravenous crystalloid fluids in major abdominal operations. World J Surg 2009; 33: 925–30
8. Fuster V, Rydén LE, Cannom DS, Crijns HJ, Curtis AB, Ellenbogen KA, Halperin JL, Le Heuzey JY, Kay GN, Lowe JE, Olsson SB, Prystowsky EN, Tamargo JL, Wann S, Smith SC Jr, Jacobs AK, Adams CD, Anderson JL, Antman EM, Halperin JL, Hunt SA, Nishimura R, Ornato JP, Page RL, Riegel B, Priori SG, Blanc JJ, Budaj A, Camm AJ, Dean V, Deckers JW, Despres C, Dickstein K, Lekakis J, McGregor K, Metra M, Morais J, Osterspey A, Tamargo JL, Zamorano JL; American College of Cardiology/American Heart Association Task Force on Practice Guidelines; European Society of Cardiology Committee for Practice Guidelines; European Heart Rhythm Association; Heart Rhythm Society. ACC/AHA/ESC 2006 Guidelines for the management of patients with atrial fibrillation: A report of the American College of Cardiology/ American Heart Association Task Force on Practice Guidelines and the European Society of Cardiology Committee for Practice Guidelines (Writing committee to revise the 2001 Guidelines for the management of patients with atrial fibrillation): Developed in collaboration with the European Heart Rhythm Association and the Heart Rhythm Society. Circulation 2006; 114: e257–e354
9. Khoo CW, Lip GHY. Acute management of atrial fibrillation. Chest 2009; 135; 849–59
10. Meinertz T, Willems S. Die Behandlung von Vorhofflimmern im Alltag. Internist 2008; 49: 1437–45
11. Nolan JP, Deakin CD, Soar J, Böttiger BW, Smith G; European Resuscitation Council. European Resuscitation Council Guidelines for Resuscitation 2005. Section 4. Adult advanced life support. Resuscitation 2005; 67 (S1); S39–S86
12. Onalan O, Crystal E, Daoulah A, Lau C, Crystal A, Lashevsky I. Meta-analysis of magnesium therapy for the acute management of rapid atrial fibrillation. Am J Cardiol 2007; 99: 1726–32

# Fall 22 – Knieprothese

**22.1** Falldarstellung – 228

**22.2** Fallnachbetrachtung/Fallanalyse – 235

## 22.1 Falldarstellung

▶ Die junge Assistenzärztin Dr. Sophie kam gut erholt und motiviert aus ihrem Sommerurlaub. Sie war mittlerweile im 3. Ausbildungsjahr und vor kurzem in den orthopädischen Bereich rotiert. Endlich konnte sie die Regionalanästhesie von Grund auf erlernen! Das fehlte ihr noch für ihre Facharztausbildung. Gut gelaunt betrat sie die Einleitung.

Die erste Patientin an diesem Tag war Frau Uebereuter. Sie sollte für eine zementierte Hüft-TEP eine Spinalanästhesie erhalten. Dr. Sophie beherrschte diese Form der Regionalanästhesie sicher, und es ihr gelang zügig, eine suffiziente Spinalanästhesie mit Bupivacain 0,5% hyperbar zu erreichen. Frau Uebereuter wurde in den OP geschoben, die chirurgischen Kollegen begannen mit ihren Vorbereitungen. Dr. Sophie schrieb schnell noch das Protokoll, denn sie wusste, dass sie als nächstes eine komplexe Regionalanästhesie für eine Knieendoprothese erwartete. Dafür brauchte sie genügend Zeit. Unmittelbar nach dem Schnitt bestellte sie daher die nächste Patientin in die Einleitung. Frau Uebereuter erhielt eine Sedierung mit Midazolam i.v., denn sie wollte auf keinen Fall etwas von dem Sägen mitbekommen. Prompt nach der Gabe des Benzodiazepins schlief sie ein. Die erfahrene Fachkrankenschwester Petra erklärte sich bereit, Frau Uebereuter im OP weiter zu betreuen.

Alle Vitalparameter waren stabil, und Dr. Sophie verließ den OP, um sich um die nächste Patientin zu kümmern. So ganz wohl war ihr nie dabei, wenn Patienten im Saal von einer Pflegekraft betreut wurden. Andererseits wurde in der orthopädischen Klinik großen Wert auf schnelle Wechselzeiten gelegt, und das war ohne solch ein Vorgehen nicht zu gewährleisten.

Wenn nun aber doch etwas passierte, war sie dann verantwortlich?

### 22.1.1 Wie ist in Deutschland die Rechtslage bezüglich eines solchen Vorgehens geregelt?

Zur Thematik der Parallelnarkose mit der Delegation von Überwachungsaufgaben wurden vom Berufsverband Deutscher Anästhesisten (BDA) und der Deutschen Gesellschaft für Anästhesiologie und Intensivmedizin (DGAI) Leitlinien verabschiedet [4, 6]. Danach darf ein Anästhesieverfahren nicht an Pflegepersonal zur selbstständigen und eigenverantwortlichen Durchführung delegiert werden. Der Anästhesist ist verantwortlich für die Durchführung, Aufrechterhaltung und Überwachung während des Eingriffs.

Gleichzeitig ist allerdings die Delegation der Überwachung während eng begrenzter Phasen an eine speziell ausgebildete Pflegekraft unter folgenden Voraussetzungen zulässig:

- Eine Delegation ist nur bei Fehlen von Risikofaktoren im Hinblick auf den Patienten, den operativen Eingriff oder das Anästhesieverfahren vertretbar.
- Die Pflegekraft muss über die speziell erforderlichen Erfahrungen und Kenntnisse verfügen.
- Die Pflegekraft darf während dieser Zeit mit keinen weiteren Aufgaben betraut sein.
- Die Pflegekraft darf nur im Rahmen von konkret festgelegten Regeln handeln. Sie hat keinerlei Handlungs- und Entscheidungskompetenz, sondern es bedarf jeweils einer ärztlichen Entscheidung.
- Der verantwortliche Anästhesist muss in unmittelbarer Nähe und verfügbar sein, um ggf. unmittelbar die Leitung des Anästhesieverfahrens zu übernehmen.
- Während Ein- und Ausleitung ist die Anwesenheit des Anästhesisten Pflicht.

Die Bedenken von Dr. Sophie waren demnach zutreffend: Sie war verantwortlich.

▶ Im Einleitungsraum lag Frau Peine – eine typische orthopädische Patientin. Schwester Margit hatte bereits einen venösen Zugang gelegt und Frau Peine an den Überwachungsmonitor angeschlossen. Dr. Sophie begrüßte die Patientin und sah deren Akte durch. Folgende Informationen waren auf dem Anästhesieprotokoll vermerkt:

- 69-jährige, stark adipöse Patientin; Body-Maß-Index 39,8 kg/m² bei 160 cm Größe.
- Nicht insulinpflichtiger Diabetes mellitus, eingestellt mit Glibenclamid 2–1–0; die Medikation war am OP-Tag pausiert worden.
- Arterieller Hypertonus, ausreichend eingestellt mit einer Kombination aus Hydrochlorothiazid

12,5 mg, Ramipril 5 mg und Metoprolol 100 mg. Sie nahm jeweils morgens eine Tablette und hatte sie auch heute erhalten.
- Hyperlipoproteinämie, therapiert mit Pravastatin 20 mg morgens.
- Dermatomyositis, vor 3 Monaten diagnostiziert, aktuell therapiert mit 5 mg Prednisolon morgens.
- Die Laborwerte lagen bis auf eine leichte Anämie mit einem Hämoglobin von 9,2 g/dl (Norm 12–14 g/d) und einer Hypokaliämie von 3,4 mmol/l (Norm 3,5–5,0 mmol/l) im Normbereich. Das EKG war unauffällig. Frau Peine hatte für die Operation 2 Erythrozytenkonzentrate (EK) Eigenblut gespendet. Das erklärte die Anämie.
- Medikamentöse Prämedikation mit 7,5 mg Midazolam p.o.

Weiter waren auf dem Narkoseprotokoll keine Anordnungen für die Station vermerkt.

## 22.1.2 Was wurde bei der Prämedikation nicht berücksichtigt?

### Diabetes mellitus

Die Patientin hat einen oral eingestellten Diabetes mellitus. Korrekterweise erhielt sie am Operationstag nicht ihre übliche Medikation. Es wurden aber von dem prämedizierenden Anästhesisten keine Blutzuckerkontrollen angeordnet. Zu empfehlen ist ein Nüchternwert morgens gefolgt von weiteren Kontrollen im Abstand von 4 h.

> Knieendoprothesen wurden – wenn keine Kontraindikationen dagegen sprachen – in der Klinik in reiner Regionalanästhesie durchgeführt. Das Standardanästhesieverfahren bestand aus einer Kombination von einem Psoaskompartmentkatheter (PKK) und mit einem Ischiadikuskatheter nach Labat. Dr. Sophie begann mit den Vorbereitungen. Sie lagerte Frau Peine auf die Seite, legte die Punktionsstellen fest und wusch das Eingriffsgebiet steril ab. »Jetzt kannst Du Oberarzt Dr. Volkrad anrufen und sagen, dass wir soweit sind«, sagte sie zu Schwester Margit. Sie hatte zwar schon einige dieser Blöcke gestochen, fühlte sich jedoch noch nicht sicher genug, dies ganz alleine durchzuführen.

Oberarzt Dr. Volkrad hatte wie immer viel zu tun. »Wir sollen schon mal mit dem Ischiadikuskatheter anfangen, er kommt dann zum PKK dazu«, sagte Schwester Margit, nachdem sie aufgelegt hatte. Frau Peine erhielt vor der Punktion noch 0,1 mg Fentanyl intravenös. Dr. Sophie gelang es schnell, eine gute Reizantwort des N. ischiadicus zu erreichen. Die Schwester injizierte 20 ml Mepivacain 1%. Dann tauchte Oberarzt Dr. Volkrad auf, und unter seiner fachkundigen Anleitung wurde der PKK gelegt. Nicht überraschend bei dem BMI wurde der Plexus lumbalis erst in einer Tiefe von 15 cm stimuliert. Zur Blockade erhielt Frau Peine 10 ml Mepivacain 1% und 20 ml Ropivacain 0,5%. Sie wurde anschließend auf den Rücken gedreht, und nach einiger Zeit wurde die Qualität der Nervenblockade getestet. Da weiterhin eine motorische Aktivität der Adduktoren nachweisbar war, führte Dr. Sophie noch einen Block des N. obturatorius mit 10 ml Ropivacain 0,5% durch. Bei der erneuten Prüfung der Nervenblockade konnte Frau Peine das Bein nicht mehr bewegen. Dr. Sophie war mächtig stolz auf sich! Schwester Margit blieb bei Frau Peine, und Dr. Sophie ging zurück in den OP, um Frau Ueberreuter weiter zu betreuen.

Die Operation von Frau Ueberreuter ging ohne Probleme zu Ende. Im Anschluss wurde Frau Peine in den OP geschoben. Als die Orthopäden das Oberschenkel-Tourniquet mit 300 mm Hg anlegten und das Bein lagerten, meinte Frau Peine, dass sie weiterhin etwas spürte. Dr. Sophie beruhigte sie: »Dass Sie noch etwas merken, ist normal. Wichtig ist, dass es keine Schmerzen sind.« Zur Sicherheit rief sie Oberarzt Dr. Volkrad an. »Sorgen Sie dafür, dass die Patientin so wenig wie möglich mitbekommt und geben Sie ihr was zum Schlafen«, war seine Empfehlung. Frau Peine erhielt 0,1 mg Fentanyl und einen Propofolbolus von 40 mg gefolgt von einer kontinuierlichen Infusion von 80 mg/h. Den Beginn der Operation verschlief Frau Peine. 45 Minuten waren seit der Anlage der Regionalanästhesie vergangen; und der Block schien zu sitzen.

Die Operation lief 15 Minuten; als Frau Peine erwachte. Sie stöhnte und warf den Kopf hin und her, um sich der Sauerstoffmaske zu entledigen. »Vielleicht hat sie ja doch Schmerzen?«; dachte Dr. Sophie und verabreichte erneut 0,1 ml Fentanyl und 50 mg Propofol. Frau Peine schlief wieder ein.

Kurz danach erwachte Frau Peine erneut und war noch unruhiger als zuvor. »Was ist denn los, Frau Peine?«; fragte Dr. Sophie. »Haben Sie Schmerzen?« Frau Peine artikulierte so unverständlich, dass Dr. Sophie aus den Antworten nicht schlau wurde. Die Situation war ihr etwas unheimlich. Sie rief Oberarzt Dr. Volkrad an und bat ihn, im Saal vorbeizukommen.

### 22.1.3 Welche Differenzialdiagnosen kommen in Frage? Wie würden Sie jetzt vorgehen?

Die Thematik der akuten perioperativen Bewusstseinsstörungen wurde bereits im Fall 18 (▶ Kap. 18.1.2 und 18.1.6) dargestellt. Differenzialdiagnostisch kommen die in der ▶ Übersicht genannten Ursachen in Frage.

> **Differenzialdiagnosen der akuten perioperativen Bewusstseinsstörung**
> - Zerebrale Minderperfusion bzw. zu niedriges zerebrales Sauerstoffangebot
> - Neuronale Erkrankungen wie Epilepsie
> - Störungen der Elektrolythomöostase oder metabolische Störungen
> - Vergiftungen
> - Medikamentenwirkung (auch paradoxe Wirkungen)

In der Akutsituation ist es wichtig, die zahlreichen Differenzialdiagnosen möglichst schnell auszuschließen oder zu bestätigen. An erster Stelle steht
- eine Beendigung der Propofolzufuhr, gefolgt von
- einer groben neurologischen Untersuchung und
- einer Blutgasanalyse inkl. Kontrolle der Elektrolyte und des Blutzuckerspiegels.

Nach seinem Eintreffen stoppte Oberarzt Dr. Volkrad als erstes die Propofolinfusion. Auch auf seine Nachfragen gab Frau Peine keine verständlichen Antworten. Der Überwachungsmonitor zeigte einen Blutdruck von 160/90 mm Hg, eine Herzfrequenz von 63 Schlägen/min und eine pulsoxymetrisch gemessene Sättigung ($S_pO_2$) von 92%. Im EKG waren vereinzelt supraventrikuläre und ventrikuläre Extrasystolen zu sehen. »Machen Sie bitte eine Blutgasanalyse«, wandte sich Dr. Volkrad an Schwester Margit. Kurz darauf kam diese mit dem Ergebnis zurück. Die einzige Auffälligkeit war eine leichte Anämie mit einem Hämoglobinwert von 9,9 g/dl (Norm 12–14 g/d). Blutzucker- und Elektrolytwerte waren im Normbereich. Dr. Volkrad wandte sich an Assistenzärztin Dr. Sophie. »Was ist denn Ihre Arbeitshypothese?«, meinte er.

### 22.1.4 Was ist Ihre Arbeitshypothese?

Frau Peine bot die Symptome Bewusstseinsveränderung und Herzrhythmusstörungen. Auch wenn die Bewusstseinsveränderung durch die Analgosedierung erklärt werden kann, muss eine Intoxikation mit Lokalanästhetika in Betracht gezogen werden. Seit der Anlage der Regionalanästhesie waren ca. 60 min vergangen, sodass resorptionsbedingt hohe Plasmaspiegel wahrscheinlich sind [10]. Frau Peine erhielt zur Blockade des Plexus lumbalis, des N. ischiadicus und des N. obturatorius insgesamt 150 mg Ropivacain und 300 mg Mepivacain. Ihr Körpergewicht betrug etwas über 100 kg. Auch wenn rechnerisch die Dosis der einzelnen Lokalanästhetika im sicheren Bereich lag, so ist es doch weitgehend unbekannt, ob sich die einzelnen Substanzen gegenseitig aus der Plasmaeiweißbindung verdrängen und u. U. toxische Symptome eher auftreten. Zusätzlich lag bei Frau Peine eine Anämie vor, sodass von höheren freien Lokalanästhetikaspiegeln ausgegangen werden muss.

### 22.1.5 Wie würden Sie Frau Peine jetzt behandeln?

Die Therapie einer Lokalanästhetikaintoxikation ist sehr schwierig, sodass der **Prophylaxe** ein großer Stellenwert zukommt. Hierzu gehören
- die Gabe möglichst geringer Mengen,
- die intermittierende Aspiration während der langsamen Injektion und
- ggf. die Verwendung vasokonstriktiver Zusätze wie Adrenalin.
- Unter Umständen kann auch durch die Verwendung von Ultraschall die Rate intravasaler Injektionen reduziert werden.

In dem geschilderten Fall ist es für alle diese Maßnahmen allerdings zu spät. Die Therapieoptionen bestehen jetzt aus:

### Sicherstellung einer ausreichenden Oxygenierung und Vermeidung einer Hypoventilation

Eine kompromittierte Oxygenierung erhöht die Wahrscheinlichkeit neuro- und kardiotoxischer Effekte. Eine Hypoventilation führt über eine respiratorische Azidose zur Erhöhung der freien Plasmaspiegel der Lokalanästhetika. Von manchen Autoren wird deshalb eine bewusste Hyperventilation empfohlen. Diese führt über eine zerebrale Vasokonstriktion theoretisch auch zu einer Abschwächung zentralneurotoxischer Effekte. Allerdings kann eine ausgeprägte Hyperventilation auch zentralnervöse Toxizität simulieren [11].

### Erhöhung der Krampfschwelle

Ein durch Lokalanästhetika ausgelöster epileptischer Anfall führt durch die folgende Hypoxämie und Hyperkapnie zu einer erhöhten Toxizität. Neben der oben erwähnten Hyperventilation muss die Gabe eines antikonvulsiven Medikaments – z. B. ein Benzodiazepin – in Erwägung gezogen werden, um solch ein Ereignis zu verhindern

### Gabe einer Lipidinfusion

In einigen Fallberichten und experimentell wurden Lipidinfusionen erfolgreich zur Abschwächung oder Therapie neuro- und kardiotoxischer Symptome eingesetzt [5, 9, 13]. Eine gute Übersicht über die Therapie und den bisherigen Wissenstand bietet die Webseite www.lipidrescue.org. Dort wird ein Initialbolus von 1,5 ml/kg KG einer 20%igen Lipidlösung empfohlen, gefolgt von einer Dauerinfusion von 0,25–0,5 ml/kg KG/h über 1 h. Der Wirkungsmechanismus der Therapie ist noch nicht eindeutig geklärt, aber es handelt sich um eine nebenwirkungsarme Therapie, deren Anwendung gerechtfertigt erscheint [2]. Viele Kliniken, in denen häufig Regionalanästhesien durchgeführt werden, sind daher dazu übergegangen, entsprechende Rescue-Kits in den Einleitungen vorzuhalten.

> Dr. Sophie wusste keine richtige Antwort auf die Frage von Oberarzt Dr. Volkrad, aber dieser hatte auch nicht gewartet. Er verabreichte Frau Peine 2 mg Midazolam i.v. und telefonierte mit der Intensivstation und ließ sich eine Fettinfusion bringen. Nach der Gabe von 150 ml 20%iger Lipidinfusion verschwanden die Herzrhythmusstörungen. Das Benzodiazepin hatte gewirkt, und Frau Peine schlief wieder ruhig. Ihre Atmung war trotz der Sedierung eher besser geworden, und der $S_pO_2$-Wert auf 97% gestiegen. Mit seiner Verdachtsdiagnose hatte Oberarzt Dr. Volkrad wohl richtig gelegen.

### 22.1.6 Was sind die Ursachen einer Lokalanästhetikaintoxikation, und welches sind die klinischen Zeichen?

Eine Lokalanästhetikaintoxikation ist die Folge einer Überdosierung, einer versehentlichen intravasalen Injektion oder einer besonders raschen Resorption am Injektionsort. Die Lokalanästhetika gelangen über den Blutstrom an andere, sensible Strukturen und führen dort zu einer Blockade von Elektrolytkanälen – insbesondere Natriumkanälen – und speziell am Herzen zu einer Störung des Energiestoffwechsels. Klinisch imponieren Zeichen einer zentralnervösen oder/und einer kardialen Toxizität.

#### Symptome der zentralnervösen Toxizität

Die klinischen Zeichen einer zentralnervösen Toxizität treten bei langsamem Anstieg der Plasmakonzentration oft in einer typischen Reihenfolge auf:
- Unruhe,
- Muskelzittern,
- sensorische Störungen,
- generalisierte Krämpfe,
- Koma und Atemstillstand.

#### Symptome der kardialen Toxizität

Kardiale Toxizitätszeichen treten meist bei höheren Plasmakonzentrationen auf als zentralnervöse Symptome. Ausnahmen bestätigen hier allerdings die Regel, insbesondere wenn es zu einem schnellen Anstieg der Plasmakonzentration bei versehentlicher intravasaler Injektion gekommen war. Die Wirkungen auf das kardiovaskuläre System sind komplex und reichen von einer negativen

Inotropie über eine Abnahme der Reizleitungsgeschwindigkeit, Erhöhung der Automatie bis zu einer Vasodilatation. Dementsprechend vielfältig ist die Klinik, sie kann von Rhythmusstörungen und Hypotonie bis zum Kreislaufstillstand reichen.

Hierbei gilt, dass die Toxizität mit der anästhetischen Wirksamkeit der Lokalanästhetika steigt. Weiter steigt die Gefahr toxischer Nebenwirkungen mit der Höhe der Plasmakonzentration und der Schnelligkeit ihres Anstiegs. Somit ist es möglich, dass Frühsymptome übersprungen werden und die Symptomatik sich sofort in einem generalisiertem Krampfanfall oder einem Herzkreislaufstillstand zeigt.

> Die Assistenzärztin Dr. Sophie war erleichtert, dass Oberarzt Dr. Volkrad die Situation so schnell erfolgreich therapiert hatte. »Was da nicht alles hätte passieren können«, dachte sie. »Auf die Lokalanästhetikaintoxikation wäre ich nie gekommen. Seit der Anlage des Blocks war schließlich schon einige Zeit vergangen.« Dr. Volkrad fragte sie noch, ob alles klar sei, und verließ dann den Saal. Schwester Margit wurde in einen anderen OP gerufen und hinterließ ihre Telefonnummer, als sie sich verabschiedete.
>
> Dr. Sophie war gerade dabei, die Interventionen im Anästhesieprotokoll zu dokumentieren, als der Monitor Alarm gab. Sie sah auf: »Systolischer Blutdruck zu hoch«, las sie. Der Wert betrug 170/90 mm Hg. »Seltsam«, dachte Dr. Sophie. »Frau Peine liegt vollkommen ruhig da. Wahrscheinlich träumt sie schlecht.« Sie drückte erst einmal Alarmpause und wandte sich dann wieder der Dokumentation zu. Als nach 3 Minuten der Monitor erneut alarmierte, wiederholte Dr. Sophie zur Sicherheit die Blutdruckmessung, aber auch der neue Wert war zu hoch: 185/92 mm Hg. Die Herzfrequenz betrug 92/min und der $S_pO_2$-Wert 97%. »Vielleicht hat sie doch Schmerzen«, dachte Dr. Sophie. »Die Sättigung ist gut. Ich gebe ihr am besten noch mal Fentanyl.« Sie injizierte 0,1 mg, aber der gewünschte Erfolg stellte sich nicht ein. Das einzig Beruhigende war, dass das Opioid keine negativen Auswirkungen auf die Atmung von Frau Peine hatte.
>
> Dr. Sophie dachte nach: »Schmerzen sind wahrscheinlich nicht die Ursache. Die Lokalanästhetikaintoxikation ist behandelt und scheidet als Ursache auch aus. Frau Peine schläft tief und wirkt nicht gestresst. Wahrscheinlich ist es dann einfach ein erhöhter Blutdruck. Sie hat schließlich einen vorbestehenden Hypertonus. Ich probiere mal Urapidil.«

### 22.1.7 Stimmen Sie den Schlussfolgerungen Ihrer Kollegin zu? Welche mögliche Ursache hat sie vergessen?

#### Lokalanästhetikaintoxikation

Die Lokalanästhetikaintoxikation ist nicht behandelt, sondern es wurden nur mögliche Folgen attenuiert oder verhindert. Die Entgiftung der gegebenen Amidlokalanästhetika erfolgt hepatisch, ist abhängig von deren Plasmaeiweißbindung und der Leberdurchblutung. Trotzdem ist es unwahrscheinlich, dass die Lokalanästhetika in der geschilderten Situation für die Blutdruckerhöhung verantwortlich zu machen sind.

#### Stress

Auch ein sedierter Patient kann sich weiterhin in einer Stresssituation befinden – z. B. infolge einer paradoxen Medikamentenwirkung. Trotz ihrer falschen Schlussfolgerung war die Entscheidung von Dr. Sophie richtig, die Sedierung nicht noch weiter zu vertiefen.

#### Hypertonie

Bei Frau Peine war ein vorbestehender Hypertonus bekannt. Am Operationstag nahm sie ihre übliche antihypertensive Medikation ein. Die Blutdruckwerte während der Operation waren bis zu der geschilderten Situation unauffällig. Eine akute Entgleisung ist sehr unwahrscheinlich.

#### Schmerzen

Frau Peine hatte einige Medikamente zur Sedierung erhalten. Die Tatsache, dass sie schlief, schloss nicht aus, dass sie keine Schmerzen empfand. Die Schlussfolgerung in Anbetracht der fehlenden Wirkung des Opioids auf den Blutdruck war sehr gewagt. Eine gezielte Befragung der Patientin war leider nicht mehr möglich.

#### Tourniquet-Schmerzen

An diese Ursache der Kreislaufveränderungen hat Dr. Sophie nicht gedacht. Tourniquet-Schmerzen sind ein fast regelmäßig zu beobachtendes Phänomen bei Operationen in Blutsperre – insbesondere wenn die Blutleere an der unteren Extremität angelegt wird. Sie treten nach einem unterschiedlich langen Zeitintervall auf und werden meist durch eine Vertiefung der Narkose therapiert. Der mechanische Druck führt zu einem reversiblen Nervenschaden. Typischerweise sind zunächst myelinisierte $A_\delta$-Fasern betroffen, sodass die Hemmung der schmerzleitenden nichtmyelinisierten C-Fasern nachlässt [3]. Die erhöhte Aktivität der C-Fasern ist weiter mit einer Zunahme der Größe des betroffenen Areals verbunden. Die folgenden Kreislaufveränderungen werden durch entsprechende humorale Antworten induziert.

> Dr. Sophie war unzufrieden mit sich. Mittlerweile hatte sie Frau Peine insgesamt 50 mg Urapidil fraktioniert i.v. gegeben, aber der Blutdruck war immer noch über 160 mm Hg systolisch. »Die hat wirklich einen schwer zu therapierenden Hypertonus«, dachte sie. »Das muss ich dem Stationsarzt später mitteilen.«
> Die Operation war inzwischen weit vorangeschritten, und die Orthopäden gaben das Signal, die Blutsperre abzulassen, um vor dem Wundverschluss noch Blutstillung durchzuführen. Dr. Sophie dokumentierte alles sorgfältig auf dem Anästhesieprotokoll, als der Monitor schon wieder alarmierte. »Irgendwie nervt dieser Blutdruck«, murmelte sie vor sich hin. »Ich habe doch die Alarmgrenzen schon hoch genommen, und immer noch gibt es Alarm.« Doch als sie die Alarmpausetaste drückte, bemerkte sie, dass der Alarmgrund diesmal ein anderer war: »Systolischer Blutdruck zu niedrig«, las sie. Die Werte waren 65/35 mm Hg.

## 22.1.8 Was sind die möglichen Ursachen des Blutdruckabfalls?

### Tourniquet-Schmerzen

Das Ablassen des pneumatischen Tourniquets führt unmittelbar zu einem Verschwinden der Schmerzen mit entsprechender Abnahme der humoralen Antwort.

### Lungenembolie

Eine Möglichkeit ist, dass nach Beendigung des Tourniquets ein Fett- oder Thrombembolus in den systemischen Kreislauf gelangt ist und zu einer Lungenembolie geführt hat (► Kap. 11). Lungenembolien werden mit Hilfe eines transösophagealen Echos bei bis zu 70% der Patienten beobachtet, die eine zementierte Knieprothese in Blutleere erhalten [1].

### Volumenverschiebung

Das Eröffnen der beinversorgenden Gefäße führt zu einer Volumenverschiebung in die entsprechende Extremität infolge einer reaktiven Hyperämie und einer regionalen Abnahme des peripheren Gefäßwiderstands. In der geschilderten Situation wurde die Blutsperre u. a. geöffnet, um gezielt eine chirurgische Blutstillung durchzuführen. Auch der Blutverlust kann u. U. relevant sein.

### Einschwemmung saurer Metabolite in den systemischen Kreislauf

Die während der Blutleere gebildeten sauren Metabolite bewirken eine kurzfristige, ca. 15–30 min andauernde pH-Verschiebung. In der Folge steigt der pulmonalarterielle und sinkt der periphervaskuläre Widerstand. Beides verstärkt den Blutdruckabfall.

### Zu schnelles Öffnen der Blutsperre

Die negativen Auswirkungen der Lungenembolie, der Volumenverschiebung und der Einschwemmung saurer Metabolite sind stärker ausgeprägt, wenn die Blutsperre zu schnell geöffnet wird. Empfohlen wird ein langsames Öffnen über mindestens 60 s.

> Nachdem Frau Peine insgesamt 1 Ampulle Akrinor und 500 ml kolloidaler Infusionslösung erhalten hatte, besserte sich die Kreislaufsituation, und Dr. Sophie entspannte sich wieder. Die Operationswunde wurde verschlossen, eine Röntgenkontrolle durchgeführt und Frau Peine in den Aufwachraum gebracht. Der Orthopäde hatte 2 Drainagen in das Kniegelenk eingelegt und bat darum, dass diese in 15 Minuten geöffnet werden sollten.

## 22.1.9 Warum erst nach 15 Minuten?

Wund- und Tourniquet-Schmerzen führen über einen Anstieg der Katecholamine zu einer gesteigerten Thrombozytenaggregation und so zu einer Hyperkoagulabilität. Zusammen mit der eingeschränkten Mobilität der Patienten und der häufig bestehenden Adipositas resultiert insgesamt betrachtet ein deutlich erhöhtes Thromboserisiko. Gleichzeitig führt die Ischämie während der Blutsperre zu einer lokalen Aktivierung von Gewebeplasminogenaktivatoren. Die Folge ist eine lokale Hyperfibrinolyse. Diese hält bis ca. 30 min nach Eröffnen der Blutsperre an. Aus diesem Grund ist es sinnvoll, den Unterdruck in den eingebrachten Wunddrainagen erst nach einer gewissen Zeit anzulegen.

> Dr. Sophie übergab Frau Peine dem AWR-Arzt Dr. Cedric, einem Kollegen im 4. Ausbildungsjahr, der seit bereits 2 Monaten im AWR arbeitete. Frau Peine war bei der Übergabe hämodynamisch und respiratorisch stabil. Die Wirkung der Sedierung hatte abgeklungen. Sie war noch etwas matt und klagte über leichte Schmerzen im Ausbreitungsgebiet des N. ischiadicus. Der Orthopäde überprüfte die motorische Funktion des N. ischiadicus und verließ erleichtert den AWR, nachdem Frau Peine den Fuß gehoben hatte. Dr. Sophie berichtete ihrem Kollegen noch von der vermuteten Lokalanästhetikaintoxikation und dem Blutdruckverhalten von Frau Peine und verabschiedete sich dann.

Dr. Cedric verordnete Frau Peine 1 g Paracetamol als Kurzinfusion. Die AWR-Frachkrankenschwester Claudia kümmerte sich darum. Mit der Beschickung der Regionalanästhesiekatheter wollte Dr. Cedric zur Sicherheit noch etwas warten. Wie verabredet stellte Dr. Cedric nach 15 Minuten den Sog an den Redon-Flaschen an. Die Sammelflaschen liefen nach kurzer Zeit voll und mussten gewechselt werden. Dr. Cedric war nicht beunruhigt. »So ist das immer bei den Knieprothesen«, dachte er. »Während der Operation blutet es kaum, dafür aber hinterher.« Eine Kontrolle der Blutwerte ergab einen Hämatokrit von 25% (Norm 37–47%), und Frau Peine erhielt 2 Erythrozytenkonzentrate. Sie schlief die meiste Zeit und bekam von dem Drumherum nichts mit.

Eine Stunde später rief ihn Schwester Claudia zu Frau Peine. »Irgendwie gefällt sie mir nicht«, sagte sie. »Seitdem sie hier ist, ist sie eher schläfriger geworden. Der Blutdruck ist niedrig, und gerade hat sie auch noch erbrochen.« Als ob Frau Peine die Aussage von Schwester Claudia bestätigen wollte, erbrach sie erneut, blieb dabei aber erschöpft liegen. »Wir machen lieber noch einmal eine Blutgasanalyse. Vielleicht braucht sie noch mehr Konserven«, meinte Dr. Cedric. Dann rief er Oberarzt Dr. Volkrad an, denn auch ihm kam die Sache nicht ganz geheuer vor. Als Dr. Volkrad in den AWR kam, war die Blutgasanalyse schon fertig:

- Hämoglobin: 9,7 g/dl (Norm 12–14 g/d),
- Hämatokrit: 29% (Norm 37–47%),
- pH: 7,36 (Norm 7,35–7,45),
- $p_aO_2$: 105 mm Hg (Norm 70–100 mm Hg),
- $p_aCO_2$: 40 mm Hg (Norm 36–44 mm Hg),
- $HCO_3^-$: 21,9 mmol/l (Norm 22–26 mmol/l),
- BE: –1 mmol/l (Norm ±2 mmol/l),
- $S_aO_2$: 96% (Norm 95–98%),
- Laktat: 1,2 mmol/l (Norm 0,5–2,2 mmol/l),
- Natrium: 143 mmol/l (Norm 135–150 mmol/l),
- Kalium: 3,2 mmol/l (Norm 3,5–5,0 mmol/l),
- BZ: 52 mg/dl (Norm 70–120 mg/dl).

Dr. Volkrad ließ sich den Verlauf schildern, nahm dann die Patientenakte und das Anästhesieprotokoll zur Hand, schüttelte kurz den Kopf und meinte dann: »Ich glaube, ich weiß, was das Problem von Frau Peine ist.«

### 22.1.10 Wissen Sie es auch?

Das Problem von Frau Peine ist sicher nicht für jeden offensichtlich. Die Symptome, die sie bot, waren sehr unspezifisch: Hypotonie, Übelkeit und Erbrechen sowie Schläfrigkeit. Auffällig an den Laborparametern waren eine leichte Hypokaliämie und eine Hypoglykämie. Den entscheidenden Hinweis erhielt Oberarzt Dr. Volkrad durch das Studium der Patientenakte. Dort las er, dass Frau Peine vor kurzem an einer Dermatomyositis erkrankt war, die mit Glukokortikoiden behandelt worden war.

**Dermatomyositis**

Bei der Dermatomyositis handelt es sich um eine Muskelentzündung mit Hautbeteiligung. Klinisch imponiert eine symmetrische, häufig schmerzhafte Muskelschwäche mit ödematösen Erythemen – typisch ist das Schmetterlingserythem im Gesicht. Daneben kann es zu einer Vaskulitis, Perimyokarditis mit folgender Herzinsuffizienz und Herzrhythmusstörungen, interstitieller Lungenerkrankung, Alveolitis und Leberbeteiligung kommen. Gelegentlich werden Motilitätsstörungen des Ösophagus mit Dysphagiesymptomatik beobachtet. Zur Therapie der Dermatomyositis werden an erster Stelle hochdosiert Glukokortikoide eingesetzt, die bei Ansprechen langsam reduziert werden.

Frau Peine war seit 3 Monaten an einer Dermatomyositis erkrankt, die mit Glukokortikoiden behandelt wurde. Ihre aktuelle Medikation entsprach der Cushing-Schwellendosis, sodass von einer sekundären Nebenniereninsuffizienz ausgegangen werden muss. Solche Patienten benötigen perioperativ auf jeden Fall zusätzlich Glukokortikoide, auch wenn Uneinigkeit darüber herrscht, wie das Regime genau aussehen soll [7]. ◘ Abb. 22.1 zeigt einen möglichen Handlungsalgorithmus, wie er in der Klinik für Anästhesiologie des Universitätsklinikums Dresden etabliert wurde.

Sowohl von dem prämedizierenden Anästhesisten als auch von Dr. Sophie war versäumt worden, Frau Peine perioperativ Glukokortikoide zu verordnen bzw. zu geben, und die Patientin entwickelte eine Addison-Krise. Eine Addison-Krise wird ausgelöst durch einen sehr raschen Funktionsverlust der Nebenniere – z. B. bei Infarzierung oder akuter Progredienz eines chronischen Funktionsverlustes – oder durch eine unzureichende Nebennierenfunktion in akuten Stresssituationen – wie Trauma oder Infektionskrankheit – bei vorbestehender Nebenniereninsuffizienz. Die Addison-Krise äußert sich symptomatisch unspezifisch (▶ Übersicht).

**Symptomatik einer Addison-Krise**
- Schwäche
- Übelkeit und Erbrechen
- Hypotonie
- Vigilanzstörung
- Dehydratation
- Fieber
- Hypoglykämie

Bei sekundären Ursachen – wie im Fall von Frau Peine – treten keine Elektrolytveränderungen auf.

Durch die eingeschränkte Blutdruckregulation kann es zu schweren Schockzuständen kommen. Die Therapie besteht in einer Gabe von
- Glukokortikoiden,
- Glukoseinfusion und
- Volumen.

> Auf Anweisung von Oberarzt Dr. Volkrad erhielt Frau Peine 100 mg Hydrokortison i.v., 40 ml Glukose 40% sowie eine zusätzliche Elektrolytinfusion. Sie war gleich wie ausgewechselt und bombardierte die Umstehenden mit Fragen. Die Beantwortung überließ Dr. Volkrad dem AWR-Arzt. Er selber machte sich auf die Suche nach Dr. Sophie, um mit ihr über den Fall zu sprechen.

## 22.2 Fallnachbetrachtung/Fallanalyse

### 22.2.1 Können die Tourniquet-Schmerzen auch bei anderen Narkoseformen auftreten? Kann man sie verhindern?

Tourniquet-Schmerzen können bei jeder Narkoseform auftreten [8]. In einer retrospektiven Analyse von 699 orthopädischen Patienten zeigten sich die beschriebenen Kreislaufveränderungen bei 67% der Patienten mit Allgemeinanästhesie, bei 18,6% der Patienten mit intravenöser Anästhesie, bei 2,7% der Patienten mit Spinalanästhesie und bei 2,5% der Patienten mit Armplexusanästhesie. Das Auftreten korrelierte mit dem Patientenalter, der Dauer der Blutsperre und Eingriffen an der unteren Extremität [12].

Verhindern kann man Tourniquet-Schmerzen nicht vollständig. Entscheidend scheint eine möglichst vollständige sensible Blockade zu sein. Gelegentlich wird eine topische Applikation von EMLA vor Anlage der Blutsperre erfolgreich angewendet. Insbesondere bei der intravenösen Regionalanästhesie wurden zahlreiche Additive wie Clonidin, Morphin, Melatonin, Magnesium oder Gabapentin in kleinen Studien mit Teilerfolgen eingesetzt.

Auch die Therapie ist häufig nicht erfolgreich. Opioide haben meist nicht den gewünschten

Erfolg. Ein Versuch mit Ketamin oder nichtsteroidalen Analgetika kann gerechtfertigt sein. Wichtig ist es daher, nicht nur wegen der Tourniquet-Schmerzen, die Dauer des Tourniquets zu begrenzen. Bei Patienten mit Sichelzellanämie ist ein Tourniquet wegen der schlechteren mechanischen Erythrozyteneigenschaften eine relative Kontraindikation.

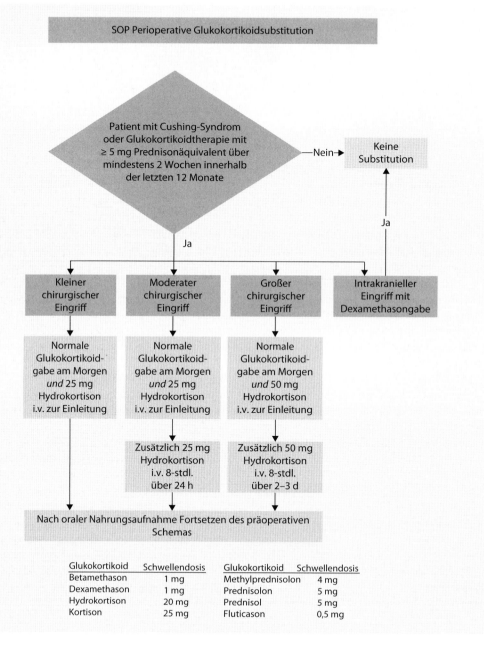

**Abb. 22.1.** Algorithmus der Klinik für Anästhesiologie des Universitätsklinikums Dresden zur perioperativen Glukokortikoidsubstitution bei Patienten mit Cushing-Syndrom oder längerer Glukokortikoidtherapie

## 22.2.2 Welche medizinischen Fehler sehen Sie in dem geschilderten Fall?

### Hydrokortison
Dieser Punkt wurde in ▸ Kap. 22.1.10 bereits ausführlich dargestellt.

### Blutzucker
Neben der fehlenden Anordnung zur Blutzuckerkontrolle für die Station (▸ Kap. 22.1.2) wurde es versäumt, nach Übergabe im AWR eine Kontrolle durchzuführen.

### Steroide und Fremdkörperimplantation
Aufgrund der Steroiddauertherapie hatte Frau Peine ein deutlich erhöhtes perioperatives Infektionsrisiko. Die Implantation einer Knieprothese ist zumindest sehr kritisch zu sehen.

### Therapie der Hypertonie
Die Gabe eines Antihypertensivums unmittelbar vor Eröffnung der Blutsperre war falsch. Der folgende Blutdruckabfall wurde verstärkt und hat die Patientin gefährdet.

### Alarmpause
Im Falle einer Alarmierung durch den Monitor gilt, dass eine Quittierung eines Alarms der Unterdrückung des Alarmtons bevorzugt werden sollte (s. Fall 9, ▸ Kap. 9.1.6).

## 22.2.3 Welche organisatorischen Schwachstellen/Fehler finden sich in dem geschilderten Fall?

### OP-Planung
Patienten mit Diabetes mellitus sollten in der OP-Planung gesondert gekennzeichnet und idealerweise an erster Stelle operiert werden. Hierzu bedarf es fester Absprachen zwischen Anästhesie und operierender Abteilung.

### Rescue-Kit
Gerade in Anbetracht der eingeschränkten Therapiemöglichkeiten und der – zumindest in Fallberichten – risikoarmen Gabe von Lipiden ist es sinnvoll, ein entsprechendes Rescue-Kit (s. auch www.lipidrescue.org) in den entsprechenden Anästhesieräumen vorzuhalten, um in der Notfallsituation unnötige Zeitverzögerungen zu verhindern.

### Supervision und Ausbildung
Oberarzt Dr. Volkrad war der verantwortliche Facharzt, und Dr. Sophie noch nicht sehr erfahren in der Betreuung von Patienten mit Knieprothesenoperationen. Auch wenn das theoretische Wissen – z. B. über die Effekte eines Tourniquets – im Selbststudium angeeignet werden muss, ist eine Überprüfung des Wissensstandes durch den verantwortlichen Facharzt zwingend.

## 22.2.4 Wie gelangen Menschen auf der rationalen Ebene zu schnellen Entscheidungen?

Als Frau Peines Blutdruck anstieg, therapierte Dr. Sophie zunächst mit Schmerzmittel. Nachdem diese nicht halfen, schlussfolgerte sie, dass deren Vorerkrankung arterielle Hypertonie hierfür verantwortlich sei. Dementsprechend verabreichte sie das Blutdruckmittel Urapidil. Die Anästhesistin lenkte ihre Aufmerksamkeit im Wesentlichen auf die Situationsmerkmale, die für ihr Ursachenmodell – Bluthochdruck – von Bedeutung waren. Andere Faktoren, wie Effekte der Blutsperre, blieben bei der Ursachenanalyse unberücksichtigt. Für diese zeitnahe Lageeinschätzung trotz unsicherer Informationen bediente sich Dr. Sophie einer Daumenregel, der sog. Repräsentationsheuristik.

Repräsentationsheuristik ist eine Vereinfachung einer Entscheidungsfindung. Der Vorteil besteht darin, dass in zeitkritischen Situationen schnell mittels weniger repräsentativer Situationsmerkmale auf die Gesamtlage geschlossen werden kann. Auf den Fall übertragen bedeutet dies: Ein frischoperierter Patient, der einen hohen Blutdruck hat, hat Schmerzen. Wenige Merkmale, die dem erwarteten prototypischen Schema entsprechen, werden wahrgenommen. Aus diesen wenigen Anhaltspunkten wird die Schlussfolgerung gezogen, dass es sich um die prototypische Situation handeln muss.

Repräsentationsheuristik ist immer dann gefährlich, wenn unter Zeitdruck zu wenige Situationsmerkmale in der Entscheidungsfindung berücksichtigt und widersprüchliche Merkmale ausgeblendet werden. Fehlentscheidungen werden so begünstigt.

## Literatur

1. Berman AT, Parmet JL, Harding SP, Israelite CL, Chandrasekaran K, Horrow JC, Singer R, Rosenberg H. Emboli observed with use of transesophageal echocardiography immediately after tourniquet release during total knee arthroplasty with cement. J Bone Joint Surg Am 1998; 80: 389–96
2. Corman SL, Skledar SJ. Use of lipid emulsion to reverse local anesthetic-induced toxicity. Ann Pharmacother 2007; 41: 1873–7
3. Crews JC, Cahall MA. An investigation of the neurophysiologic mechanisms of tourniquet-related pain: changes in spontaneous activity and receptive field size in spinal dorsal horn neurons. Reg Anesth Pain Med 1999; 24: 102–9
4. Entschließung des BDA. Zulässigkeit und Grenzen der Parallelverfahren in der Anästhesiologie. Anästh Intensivmed 1989; 30: 56–57.
5. Felice K, Schumann H. Intravenous lipid emulsion for local anesthetic toxicity: a review of the literature. J Med Toxicol 2008; 4: 184–91
6. Gemeinsame Stellungnahme des BDA und der DGAI zur Parallelnarkose. Münsteraner Erklärung. Anästh Intensivmed 2005; 46: 32–34
7. Jung C, Inder WJ. Management of adrenal insufficiency during the stress of medical illness and surgery. MJA 2008; 188: 409–13
8. Kam PC, Kavanagh R, Yoong FF. The arterial tourniquet: pathophysiological consequences and anaesthetic implications. Anaesthesia 2001; 56: 534–45
9. Litz RJ, Rössel T, Heller AR, Stehr SN. Reversal of central nervous system and cardiac toxicity after local anesthetic intoxication by lipid emulsion injection. Anesth Analg 2008; 106: 1575–7
10. Mather LE, Copeland SE, Ladd LA. Acute toxicity of local anesthetics: underlying pharmacokinetic and pharmacodynamic concepts. Reg Anesth Pain Med 2005; 30: 553–66
11. Schulz-Stübner S. Panic attacks and hyperventilation may mimic local anesthesia toxicity. Reg Anesth Pain Med 2004; 29: 617–8
12. Valli H, Rosenberg PH, Kyttä J, Nurminen M. Arterial hypertension associated with the use of a tourniquet with either general or regional anaesthesia. Acta Anaesthesiol Scand 1987; 31: 279–83
13. Warren JA, Thoma RB, Georgescu A, Shah SJ. Intravenous lipid infusion in the successful resuscitation of local anesthetic-induced cardiovascular collapse after supraclavicular brachial plexus block. Anesth Analg 2008; 106: 1578–80

# Fall 23 – Laseroperation

23.1  Falldarstellung – 240

23.2  Fallnachbetrachtung/Fallanalyse – 247

## 23.1 Falldarstellung

🔵 Lisa-Sophie war eine aufgeweckte, kontaktfreudige 3-Jährige. Sie ging gerne in den Kindergarten. Obwohl sie bereits im Krankenhaus gewesen war, war sie weiterhin zugewandt und aufgeschlossen gegenüber fremden Menschen in weißen Kitteln. Vor 4 Monaten hatte sie akut Heiserkeit mit Dysphonie entwickelt. Die HNO-Kollegen eines auswärtigen Krankenhauses hatten Papillome an den Stimmbändern diagnostiziert und komplikationslos operativ in Vollnarkose abgetragen. Zum Ausschluss einer rezidivierenden laryngealen Papillomatosis war sie in HNO-Behandlung.

Leider waren die Symptome Heiserkeit und leichter inspiratorischer Stridor jetzt erneut aufgetreten, und die Eltern hatten Lisa-Sophie in der Uniklinik vorgestellt. Hier wurde die erneute Indikation zur operativen Abtragung von Papillomen gestellt. Ansonsten war Lisa-Sophie ein gesundes, eutrophes Kind mit normaler Entwicklung. Die Eltern hatten auf dem Aufklärungsbogen unter der Rubrik Vornarkosen angegeben, dass Lisa-Sophie lange geschlafen hätte. Auf dem tags zuvor angelegten Anästhesieprotokoll war das Körpergewicht mit 14 kg vermerkt, keine weiteren relevanten Vorerkrankungen notiert, und es lag kein bronchopulmonaler Infekt vor. Zur medikamentösen Prämedikation hatte Lisa-Sophie 7 mg Dormicum rektal erhalten und war schlafend im OP angekommen.

### 23.1.1 Was versteht man unter rezidivierender laryngealer Papillomatosis?

Die rezidivierende respiratorische Papillomatosis (RRP) ist eine chronische virale Infektion des Aerodigestivtraktes und betrifft Kinder und Erwachsene. Verursacht durch humane Papillomaviren (HPV) der Typen 6 und 11 ist es die häufigste benigne Neoplasie des Larynx im Kindesalter [1]. Die Inzidenz ist etwa 4/100.000 bei Kindern und 2/100.000 bei Erwachsenen. Die Klinik reicht von initialer Heiserkeit, inspiratorischem bis biphasischem Stridor, chronischem Husten, Dyspnoe, Dysphagie, rezidivierenden Pneumonien bis hin zur respiratorischen Dekompensation.

Interessanterweise sind 90% der genitalen Condylomata ebenfalls durch HPV 6 und 11 verursacht, sodass eine vertikale Transmission während einer vaginalen Geburt ursächlich angenommen wird. Weitere HPV-Typen (HPV 16, 18, 31, 33) sind mit Malignomen im Genital- und Aerodigestivtrakt assoziiert. Gegen Infektionen mit HPV 6, 11, 16, 18 wird mit der seit 2008 in Deutschland vom Robert Koch-Institut empfohlenen quadrivalenten Impfung präventiv vorgegangen. Wenn Kinder mit einer RRP häufiger als 4-mal pro Jahr operativer Intervention bedürfen, wird eine adjuvante medikamentöse Therapie erwogen.

Eine definitive Heilung gibt es nicht. Der aktuelle Standard liegt in der möglichst kompletten operativen Abtragung der Papillome unter Erhalt der anatomischen Strukturen, um einen sicheren Atemweg zu erhalten.

🔵 Assistenzarzt Dr. Andreas las die Unterlagen durch, während Fachkrankenpfleger Steffen problemlos an dem mit EMLA betäubten Handrücken von Lisa-Sophie den intravenösen Zugang legte.

### 23.1.2 Welches vordergründige Problem gibt es zu beachten, und welche Narkoseform wählen Sie?

Das typische Hauptproblem bei Eingriffen im HNO-Bereich liegt in dem sich überschneidenden Interessensgebiet des Anästhesisten und des HNO-Kollegen – dem Atemweg. Die räumliche Nähe und Enge erfordert eine gute Abstimmung und Zusammenarbeit der betroffenen Disziplinen, die Kenntnis und das Verständnis des geplanten Eingriffs und dessen Ablauf, aber auch das Wissen um die ständige Gefahr, den gesicherten Atemweg zu verlieren. Im Vorfeld muss daher das geplante Prozedere zwischen HNO und Anästhesie abgestimmt werden.

In dem geschilderten Fall ist eine Vollnarkose und Anwendung einer TIVA sinnvoll.

🔵 Da Dr. Andreas Springerwoche hatte, war er tags zuvor nicht in der HNO eingeteilt gewesen. Er war im

4. Ausbildungsjahr und hatte bereits einige Anästhesien in der HNO betreut. Er rief den zuständigen anästhesiologischen Oberarzt Dr. Volkrad an, um nach den Absprachen zu fragen. Über das Telefon wurde ihm ausgerichtet, dass von Seiten der HNO eine operative Abtragung der Papillome geplant war – eventuell unter Verwendung eines Lasers. »Die Entscheidung wird aber erst intraoperativ gefällt«, meinte Dr. Volkrad. »Das letzte Mal ging es ohne Laser.« Als das Gespräch beendet war, wandte sich eine Unbekannte an Dr. Andreas. »Ich möchte mich bei Ihnen vorstellen. Mein Name ist Imogen Schmidt, aber es reicht wenn Sie Imo zu mir sagen. Ich bin momentan als PJ-lerin hier eingeteilt.« »Auch das noch«, dachte Dr. Andreas, sagte aber: »Na dann herzlich willkommen, Imo! Fragen Sie einfach, wenn Sie etwas nicht verstehen!«

### 23.1.3 Was ist ein Laser, und welche Lasertypen kennen Sie?

LASER steht für »**l**ight **a**mplification by **s**timulated **e**mission of **r**adiation«. Atome, Ionen oder Moleküle können von einer Energiequelle angeregt werden und produzieren Energie in Form von Licht, welches mittels Amplifikation und Bündelung als Laserstrahl ausgesendet wird. Je länger die Wellenlänge, desto mehr Energie wird in oberflächlichen Schichten unter Wärmeentwicklung absorbiert. Je kürzer die Wellenlänge, desto tiefer dringen die Laserstrahlen bis zur Absorption ein.

Seit Mitte der 1970-er Jahre ist der $CO_2$-Laser in Gebrauch. Aufgrund seiner langen Wellenlänge von 10.600 nm wird das kohärente Licht fast komplett an der Gewebeoberfläche absorbiert und in thermische Energie konvertiert. Diese wird von intrazellulärem Wasser absorbiert und führt zur Vaporisation der Zelle. Die verschiedenen Lasertypen und deren Anwendungsgebiete sind in ◘ Tab. 23.1 zusammengefasst.

### 23.1.4 Welche spezifische Gefahr geht von Laser aus?

Die Risiken der Laserchirurgie sind direkte oder durch Reflexion ausgelöste Verletzungen umliegender Strukturen, und die erzeugte Hitze kann in sauerstoffreicher Umgebung zu Verbrennungen, Feuer oder Explosion führen. Für den Anwender stellt auch der Nachweis von aktiver viraler DNA im Laserrauch eine potenzielle Infektionsquelle dar.

Ein neueres Verfahren ohne thermische Schädigung ist der endoskopische Mikrodebrider. Laut einer Umfrage unter HNO-Chirurgen hat

◘ **Tab. 23.1.** Lasertypen in der Medizin

| Lasertyp | Wellenlänge [nm] | Absorption durch [Gewebeart] | Anwendungsgebiete |
|---|---|---|---|
| $CO_2$ | 10.600 | Unsichtbar – infrarot | – Sämtliche Gewebe<br>– Wasser | – Generell<br>– Präzises Schneiden |
| Nd:YAG (Neodym-dotierter Yttrium-Aluminium-Granat) | 1064 | Unsichtbar – infrarot | – Dunkel pigmentiertes Gewebe | – Koagulation (via Fiberoptik)<br>– Tumor-Debulking |
| Nd:YAG-KTP (Nd:YAG-Kalium-Titanyl-Phosphat) | 532 | Sichtbar – smaragd-grün | – Blut | – Generell<br>– Pigmentierte Läsionen |
| Argon | 488–514 | Sichtbar – blau-grün | – Melanin<br>– Hämoglobin | – Gefäße<br>– Pigmentierte Läsionen |
| Krypton | 400–700 | Sichtbar – blau-rot | – Melanin | – Generell<br>– Pigmentierte Läsionen |

dieses Verfahren das sog. »Shaven« mit dem $CO_2$-Laser abgelöst. [5]. Die kalte Mikroinstrumentenabtragung wird vornehmlich bei Erwachsenen verwendet.

### 23.1.5 Welche 3 Voraussetzungen braucht es zur Feuerentstehung im OP?

Zur Entstehung von Feuer braucht es 3 Dinge: brennbares Material, eine Zündquelle und ein Oxidationsmittel [3]. Als brennbares Material kommen Tubus, Nahtmaterial, topische Sprays, trockene Rachentamponade, verkohltes Gewebe, Tonsillengewebe, trockenes Bindegewebe, Muskel- und Fettgewebe in Frage. Brennbare Anästhetika wie Äther oder Zyklopropan sind heutzutage nicht mehr in Gebrauch. Als Zündquelle dienen beispielsweise ein elektrischer Kauter oder ein Laser. Als Oxidationsmittel stehen Sauerstoff ($O_2$) und Lachgas ($N_2O$) zur Verfügung.

> Dr. Andreas überlegte, welchen Tubus er sinnvollerweise verwenden sollte. In der Erwartung, dass erneut ohne Laser operiert werden würde, entschied er sich für einen Magill-Tubus. »Aus welchem Material besteht dieser Tubus eigentlich?« fragte PJ-lerin Imo Dr. Andreas interessiert.

### 23.1.6 Wissen Sie es?

Endotrachealtuben bestehen entweder aus Polyvinylchlorid (PVC), Silikon, Gummi oder Metall. Heutzutage werden vornehmlich PVC-Tuben verwendet, die latexfrei sind.

> Dr. Andreas fühlte sich ertappt und sah verstohlen auf der Verpackung nach. »Die Tuben sind aus PVC«, meinte er dann. Imo zog ein anderes Produkt aus der Schublade. »Der hier ist aber aus Silikon. Welcher ist denn besser geeignet für Laserchirurgie?« fragte sie. Dr. Andreas verfluchte Imo innerlich wegen der Frage, aber Pfleger Steffen kam ihm zu Hilfe und unterbrach die beiden. »Können wir langsam anfangen? Der Kaffee, den ich aufgesetzt habe, wird sonst ohne mich getrunken!«

### 23.1.7 Wovon ist die Entzündbarkeit eines Tubus abhängig?

Alle endotrachealen Tuben, unabhängig von deren Materialzusammensetzung, können beim Auftreffen eines Laserstrahls Feuer fangen.

Die Entzündbarkeit eines Stoffes wird durch den »limiting oxygen index« (LOI) oder »critical oxygen index« (COI) oder auch »oxygen index of flammability« (OI) angegeben. Zur Bestimmung des OI werden variable Mischungen von $O_2$ und Stickstoff ($N_2$) in den Tubus gegeben und mit einer Wasserstoffflamme entzündet. Die $O_2$-Konzentration wird so lange erhöht, bis sich der Brennvorgang auch nach Entfernung der Wasserstoffflamme aufrechterhält. Der OI beschreibt somit die Minimalkonzentration an $O_2$ in einer $O_2/N_2$-Mischung, die gerade noch in der Lage ist, die Verbrennung zu unterhalten. Hohe OI-Werte bedeuten somit hohen Flammschutz bzw. niedrige Entzündbarkeit. Die Formel lautet

$$OI = \frac{O_2}{O_2 + N_2} \quad \text{(Gleichung 23.1)}$$

und wird in Prozent angegeben. Da auch Lachgas als Oxidationsmittel in Frage kommt, errechnet sich für jeden Tubus ebenfalls ein $N_2O$-Index.

Luft enthält 20,95% Sauerstoff. Jedes Material, das einen OI-Wert <20,95% hat, ist leicht entzündlich in Raumluft. Ein Material mit einem OI-Wert >20,95% hingegen hat ein schlechtes Brennverhalten in Raumluft. Dieses kann sogar gegen Null gehen, nachdem die Zündquelle entfernt wird [4, 6]. ◘ Tab. 23.2 zeigt die OI-Werte von verschiedenen Endotrachealtuben, die in ◘ Abb. 23.1 (mod. nach [6]) veranschaulicht werden.

> Dr. Andreas ließ Lisa-Sophie 75 µg Fentanyl i.v. geben. Bei der Präoxygenierung mit der »Raumfahrermaske« machte sie hervorragend mit, und nach 100 mg Propofol i.v. schlief sie ruhig ein. »Die Maskenbeatmung geht gut«, meinte Dr. Andreas zu Pfleger Steffen. »Gib bitte 4,5 mg Mivacurium!« Bei der Laryngoskopie hatte Dr. Andreas eine komplette Sicht auf den Larynxeingang. Die Papillome lagen rechtsbetont.

## 23.1 · Falldarstellung

Der nichtblockbare Tubus in der Größe 5, passierte sanft die Glottis. Anschließend wurden Remifentanil mit 0,3 µg/kg KG/min und Propofol mit 7 mg/kg KG/h gestartet. Zusammen mit den HNO-Kollegen wurde Lisa-Sophie gelagert. Alle Vitalparameter waren im Normbereich, nur nach Reklination des Kopfes trat eine kleine Leckage auf.

**Tab. 23.2.** Oxygen- (OI) und $N_2O$-Indizes von Endotrachealtuben

| Material | (dargestellt in Abb. 23.1) | OI | $N_2O$-Index |
|---|---|---|---|
| Polyvinylchlorid (PVC) | (durchgezogene Linie) | 0,263 | 0,456 |
| Silikon | (gestrichelte Linie) | 0,189 | 0,414 |
| Gummi | (gepunktete Linie) | 0,176 | 0,374 |

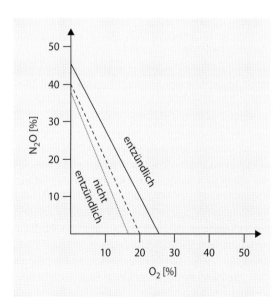

**Abb. 23.1.** Brennbarkeit von Endotrachealtuben. Dargestellt sind die OI-Werte von Gummi (gepunktete Linie), Silikon (gestrichelte Linie) und PVC (durchgezogene Linie) in Mischungen aus Lachgas und $O_2$. Mischungen, die sich oberhalb und rechts von den Geraden befinden, unterhalten ein Feuer. Die Graphik verdeutlicht, dass die Anwendung von Mischungen aus Lachgas und $O_2$ in der HNO-Chirurgie obsolet sind, da entweder die Entflammbarkeit stark erhöht ist oder mit hypoxischen Gasgemischen gearbeitet werden müsste

### 23.1.8 Wie beurteilen Sie die Verwendung von blockbarem vs. nichtblockbarem Tubus?

Mehrfaches In- und Extubieren begünstigt eine Verschleppung von infektiösem Material nach endotracheal und erhöht die Gefahr, zusätzliche Schleimhautläsionen zu setzen. Der HNO-Eingriff allein birgt Potenzial für ein Schleimhautödem, sodass ein zusätzliches Intubationstrauma möglichst vermieden werden muss. Ein aufblasbarer Cuff kann einen etwas zu klein gewählten Tubus ausgleichen, und eine Umintubation wird vermieden. Des Weiteren verhindern blockbare Tuben eine Frischgasleckage (z. B. durch Lagerung des Kopfes) mit unkalkulierbarer Anreicherung von $O_2$ und/oder Lachgas im Bereich des Operationsgebietes sowie eine Verschleppung von abgetragenem Material nach endotracheal.

> »Sollen wir auf einen größeren Tubus umintubieren?« fragte Pfleger Steffen Dr. Andreas. Der HNO-Kollege schaltete sich ein. »Ich lege eine Kompresse an den Larynxeingang. Das wird die Leckage schließen.« Die Operation begann. Dr. Andreas schrieb das Anästhesieprotokoll, und der HNO-Arzt arbeitete ruhig vor sich hin. Nach einer Weile blickte er vom OP-Situs auf. »Ich denke, ich muss doch den Laser benutzen. Der Befund ist zu ausgedehnt.«

### 23.1.9 Welche Optionen hat Dr. Andreas?

— **Umintubation mit einem lasertauglichen Tubus**
Lasertaugliche Tuben bestehen aus Metall oder metallbeschichteten Kunststofftuben (PVC, Silikon, Gummi) und sind blockbar. Sie sind ab Größe 4,0 ID erhältlich. Der nichtlasertaugliche Cuff ist mit Methylenblau als Farbstoff gefüllt und wird mit NaCl-Lösung anstatt Luft geblockt. Hierdurch kann bei einer akzidentellen Cuffverletzung die sofortige visuelle Kontrolle erfolgen. Die NaCl-Lösung absorbiert die thermische Energie und löscht gleichzeitig einen möglichen Brand. Lasertaugliche Tuben sind in der Anschaffung teuer (Preis ca. 120–130 €).

- **Intermittierende Ex-/Intubation** des bereits verwendeten PVC-Tubus mit Laserung während der Apnoephasen.
- **Jet-Ventilation** (supra-/subglottisch).
- **Extubation und Laserung in Spontanatmung**.

In der pädiatrischen Otolaryngologie zeigte sich in den letzten 15 Jahren eine interessante Entwicklung der operativen und anästhesiologischen Techniken. In den 1990-er Jahren wurden in 90% der Fälle der $CO_2$-Laser verwendet und in 50% ein Lasertubus. Heute hat der Mikrodebrider den $CO_2$-Laser abgelöst, sodass sich infolge der variablen chirurgischen Technik die Anästhesietechnik ebenfalls veränderte. In knapp 2/3 der Fälle wird der Eingriff in Spontanatmung oder Apnoeventilation durchgeführt. Eine kontrollierte Beatmung erfolgt in 1/4 der Fälle über eine Jet-Ventilation und in knapp 10% über einen Lasertubus [5]. Die Entscheidung hängt ab von

- der Lokalisation und Erreichbarkeit des Befundes,
- Ausmaß und Dauer der Laserung,
- Größe und Alter des Kindes,
- Zusammenspiel und Erfahrung des Anästhesisten und HNO-Kollegen und
- den technischen Voraussetzungen.

» »Steffen, hol' bitte einen Lasertubus. Wir intubieren um«, sagte Dr. Andreas. »Muss das wirklich sein?« antwortete Pfleger Steffen. »Ich habe nur noch einen einzigen in 5,0. Weil die so teuer sind, halte ich mich mit der Bestellung zurück.« Der HNO-Kollege machte den Vorschlag, den Eingriff in Apnoe unter intermittierender Ex-/Intubation mit dem PVC-Tubus durchzuführen. »Da habe ich ein schlechtes Gefühl«, meinte Dr. Andreas und blieb bei seiner Meinung. Lisa-Sophie erhielt 1,5 mg Mivacurium und einen Propofolbolus von 70 mg i.v. Die Umintubation gelang problemlos.

Im OP wurden spezielle Mundschutze und Schutzbrillen für den Lasereingriff verteilt und die Warnleuchte am Eingang eingeschaltet. Dr. Andreas stellte die inspiratorische Sauerstoffkonzentration ($F_IO_2$) auf 30%, und der HNO-Kollege lagerte Lisa-Sophies Kopf. Dann führte er das starre Rohr ein und befestigte es. Dr. Andreas fiel auf, dass die pulsoxymetrisch gemessene Sättigung ($S_pO_2$) langsam von 99% auf 91% fiel. Alle anderen Parameter blieben im Normbereich.

### 23.1.10 Welche Differenzialdiagnosen eines langsamen Sättigungsabfalls im Kindesalter kennen Sie?

(Siehe auch Fall 15, ▶ Kap. 15.2.1)

**Ventilatorische Ursachen**

Beispielhaft gehören hierzu Tubusdislokation, einseitige Intubation, Bronchospasmus, Atelektasen oder Hypoventilation.

**Kardiozirkulatorische Ursachen**

So können beispielsweise eine Hypotension oder eine Hypovolämie sowohl die pulmonale Perfusion als auch die Perfusion des Messortes an der Extremität beeinflussen.

**Artefakt**

Grundsätzlich muss bei einem $S_pO_2$-Abfall immer die Signalqualität überprüft werden, um einen Artefakt auszuschließen.

**Technischer Gerätedefekt**

Technische Gerätedefekte sind selten, müssen aber stets ausgeschlossen werden. Hierzu gehören Probleme mit dem Ventilator und den Schlauchsystemen oder dem Gasgemisch.

» Dr. Andreas auskultierte die Lungenfelder, konnte aber keinen pathologischen Befund feststellen. Die Sättigung sank auf 90%, und er erhöhte die $F_IO_2$ auf 40%. Während der HNO-Arzt mit der Laserung begann, stieg der $S_pO_2$-Wert auf 91%. »Wieso ist denn die Sättigung so niedrig?«, fragte Imo. »Bei Raumluft hatte das Kind doch einen Sättigungswert von 99%.« Bevor Dr. Andreas antworten konnte, wurde er von dem HNO-Arzt unterbrochen. »Ich hätte gerne etwas mehr Ruhe! Können Sie sich später unterhalten und bitte den Alarm ausschalten – das macht mich nervös. Gibt es denn Probleme?« Dr. Andreas verneinte die Frage, quittierte den Alarm und stellte die $F_IO_2$ auf 45%. Der $S_pO_2$-Wert stieg auf 92%. Dr. Andreas injizierte Lisa-Sophie einen Mivacuriumbolus – Imo war verwundert und fragte flüsternd: »Was hat denn die Muskelrelaxation mit der Sättigung zu tun?« Dr. Andreas legte nur seinen Zeigefinger an die Lippen und flüsterte: »Später.«

## 23.1.11 Sie können es hoffentlich jetzt schon erklären, oder?

Eine Muskelrelaxation hat keinen Einfluss auf den $S_pO_2$-Wert, es sei denn, es werden damit Artefakte durch Muskelzittern beseitigt. Beeinflusst wird allerdings der Sauerstoffverbrauch, da ein relaxierter Muskel einen geringeren Stoffwechsel hat. Die Relaxierung in dem geschilderten Fall ist erforderlich, um eine plötzliche Bewegung der Patientin zu verhindern und so die Gefahr von Verletzungen anderer Strukturen durch den Laser zu minimieren.

Dr. Andreas schrieb sein Protokoll, und es kehrte Ruhe ein. Nach etwa 15 Minuten hatte sich die Sättigung auf 100% erholt, und Dr. Andreas reduzierte die $F_IO_2$ auf 35%, ohne dass sich die Sättigung veränderte. Gleichzeitig stellte er am Ventilator einen PEEP von 3 mm Hg ein.

## 23.1.12 Was war die wahrscheinlichste Ursache des Sättigungsabfalls?

In Rückenlage kommt es zur Verlagerung des Zwerchfells mit Verschiebung der Eingeweide. Die Atelektasenbildung in den dorsobasalen Abschnitten der Lunge sind für den Sättigungsabfall verantwortlich. Der PEEP-Verlust während des Umintubierens und nicht ausreichende Ventilation verstärken die Atelektasenbildung.

## 23.1.13 Welchen physiologischen Kompensationsmechanismus kennen Sie?

Die hypoxisch-pulmonale Vasokonstriktion (HPV) beschreibt einen physiologischen Kompensationsmechanismus zur Verbesserung des Ventilations-/Perfusions-Verhältnisses bei regionaler Minderventilation. Bei gleichbleibender Perfusion dieser Bezirke entsteht ein zunehmender Rechts-links-Shunt mit konsekutiver Hypoxie. Durch direkte (hypoxische) und indirekte (katecholaminerge) Stimulation kommt es zur pulmonalen Vasokonstriktion in jenem Stromgebiet mit sich verbesserndem Ventilations-/Perfusions-Verhältnis. Die HPV erreicht ihr Maximum nach 15 min.

Nach wenigen Minuten des Laserns teilte der HNO-Kollege Dr. Andreas mit, dass er gleich fertig sei. »Ich habe nur 3 Läsionen gelasert und denke, dass das Ödemrisiko gering ist.« Dr. Andreas sah seine Mittagspause in Reichweite. Er bat Pfleger Steffen, 1 mg Dipidolor i.v. zur Schmerztherapie zu geben, stellte die Remifentanil- und Propofolperfusoren aus und erhöhte die $F_IO_2$ auf 100%. Plötzlich meldete sich der HNO-Kollege wieder: »Mist, ich habe den Cuff getroffen!« Und schon war die Leckage für die Anwesenden hörbar. Das Beatmungsgerät gab Druck- und Volumenalarm. »Soll ich?« fragte der HNO-Kollege. Dr. Andreas blickte überrascht. »Was?« fragte er zurück.

Pfleger Steffen zischte Imo zu, sie solle schnell den Oberarzt Dr. Volkrad holen. Dr. Andreas blickte sich verwirrt um, quittierte die Alarme und erhöhte den Frischgasfluss. Der HNO-Kollege meldete sich erneut – diesmal deutlich harscher: »Soll ich den Tubus entfernen? Ich bin mit dem Eingriff fertig.« Dr. Andreas verneinte entsetzt. In diesem Moment betrat Dr. Volkrad den Raum. Er hatte die letzten Sätze noch mitbekommen. »Natürlich ziehen Sie den Tubus `raus«, meinte er ruhig.

## 23.1.14 Warum muss der Tubus entfernt werden?

Akzidentell wurde der Tubus vom Laserstrahl getroffen und beschädigt. Aufgrund der hohen $F_IO_2$ kann nicht ausgeschlossen werden, dass ein Tubusbrand unerkannt weiterschwelt. Der Algorithmus bei (Verdacht auf) Tubusbrand ist in einer ▶ Übersicht dargestellt, ebenso ein – einprägsamerer – Merksatz aus dem englischen Sprachraum (»4-E-Regel«).

### Algorithmus bei (Verdacht auf) Tubusbrand

1. Beatmung unterbrechen
2. Sauerstoffzufuhr unterbrechen, Tubus entfernen und Operationsgebiet mit NaCl fluten
3. Starre Laryngoskopie und Bronchoskopie, um das Ausmaß der Verletzung zu erfassen und Debris zu entfernen

▼

4. Überwachung für 24 h
5. Gabe kurzwirksamer Steroide

**»4-E-Regel« zum Vorgehen bei (Verdacht auf) Tubusbrand**

1. »extract« (brennbares Material)
2. »eliminate« (Sauerstoffzufuhr)
3. »extinguish« (brennendes Restmaterial mit NaCl)
4. »evaluate« (Schadensausmaß)

> Der Tubus sah bis auf den kaputten Cuff unauffällig aus. Der HNO-Arzt inspizierte mit dem starren Rohr den Kehlkopf. »Es scheint nichts passiert zu sein«, sagte er. Oberarzt Dr. Volkrad nickte zufrieden. »Führen Sie die Narkose als Maskenbeatmung zu Ende«, wies er Dr. Andreas an und verließ wieder den Saal. Dieser fühlte sich irgendwie überrumpelt und ventilierte vorsichtig von Hand weiter. Das ging problemlos. Der Eingriff hatte weniger als 30 Minuten gedauert. Langsam reduzierte Dr. Andreas die Ventilation, damit Lisa-Sophie einen eigenen Atemantrieb bekam. 15 Minuten später war es soweit: Sie atmete spontan, wenn auch noch sehr flach und mit einer hohen Atemfrequenz. Nach weiteren 5 Minuten begann sie, unruhig zu werden. Sie führte andeutungsweise ruckartige Bewegungen aus, die geschlossenen Augenlider zuckten. Das Atemmuster war unverändert.

### 23.1.15 Welche Verdachtsdiagnose stellen Sie? Was ist die Ursache? Was ist die Therapie?

Die beschriebenen klinischen Symptome sprechen für einen Muskelrelaxansüberhang. Mivacurium ist ein kurzwirksames Muskelrelaxans mit einer Wirkdauer von 15–25 min und zählt zur Gruppe der Benzylisochinoline. Sein rascher Abbau erfolgt wie beim Succinylcholin überwiegend durch die im Serum vorhandenen unspezifischen Pseudocholinesterasen (Pseudo-CHE) und in nur sehr geringem Ausmaß über die echte Cholinesterase. Die Abhängigkeit des Abbaus von Pseudo-CHE führt zu einer unterschiedlich ausgeprägten Wirkdauerverlängerung von Mivacurium bei Vorliegen deutlich erniedrigter Pseudo-CHE-Spiegel – sog. quantitativer Pseudo-CHE-Mangel – oder bei Vorliegen einer genetischen Variation der Pseudo-CHE – sog. qualitativer Pseudo-CHE-Mangel [2].

Die Diagnose wird mittels des In-vitro-Dibucaintests gestellt. Dibucain ist ein Lokalanästhetikum, das die Aktivität der genetisch normalen Pseudo-CHE zu 80% hemmt. Bei Vorliegen einer atypischen Pseudo-CHE beträgt der Wert bei heterozygoten Patienten 40–60% und bei homozygoten 20%.

Eine reduzierte quantitative Aktivität wird beobachtet bei Neugeborenen, Schwangeren, Patienten mit Neoplasien, Leber- oder Nierenerkrankungen, Verbrennungen, Kollagenosen, Hypothyreoidismus und nach bestimmter Medikamenteneinnahme (Cyclophosphamid, Bambuterol).

Eine verlängerte Muskelrelaxation nach Gabe von Mivacurium kann auch bei Vorliegen einer atypischen Pseudo-CHE mit CHE-Inhibitoren behandelt werden. Zu beachten hierbei ist, dass die CHE-Inhibitoren nicht nur die Azetyl-CHE im synaptischen Spalt, sondern auch die Plasma-CHE hemmen – ein Effekt, der insbesondere nach Neostigmingabe auftritt. Sicherer ist es daher, die Patienten entsprechend nachzubeatmen. Die Gabe eines humanen Plasma-CHE-Konzentrats oder von entsprechender Menge humanen Plasmas wird nicht mehr empfohlen.

> Dr. Andreas hatte ein ungutes Gefühl. Erst vor wenigen Tagen hatte er einen ähnlich gelagerten Fall gehabt. Er hatte extubiert, weil er gedacht hatte, der Tubus und dessen Widerstand wären das Problem gewesen. Die Patientin hatte dann wie ein Maikäfer im Todeskampf auf dem Rücken gelegen – zyanotisch und panisch ohne Erfolg nach Luft schnappend. Dr. Andreas hatte sie mit Maskenbeatmen unterstützt und schließlich antagonisiert. Eine unschöne Erinnerung für alle Beteiligten. »Diesmal habe ich aber ein kurzwirksames Muskelrelaxans gegeben«, dachte er. Er bat Pfleger Steffen trotz dieser Gedanken, Lisa-Sophie 0,15 mg Glykopyrrolat und 1,5 mg Pyridostigmin zu geben. Die klinische Situation verbesserte sich prompt, und das Mädchen atmete nach wenigen Minuten ruhig und regelmäßig. Im Aufwachraum angekommen, lächelte Lisa-Sophie bereits und fragte nach ihrer Mama.

## 23.2 Fallnachbetrachtung/Fallanalyse

### 23.2.1 Welche medizinischen Fehler sehen Sie in dem geschilderten Fall?

**Prämedikation**

Die Eltern hatten auf dem Aufklärungsbogen angegeben, dass Lisa-Sophie nach der letzten Anästhesie lange geschlafen hätte. Es ist möglich, dass auch damals Mivacurium als Muskelrelaxans gegeben wurde. Weitere Informationen zur Abklärung wurden von dem prämedizierenden Anästhesisten nicht eingeholt.

**Wahl der Atemwegssicherung**

Bei supraglottischen Eingriffen ist die Atemwegssicherung mit einem Tubus ein sicheres Verfahren. Die Wahl eines Tubus ohne Blockung ist im pädiatrischen Bereich sinnvoll. Bei HNO-Eingriff ist es vorteilhafter, einen kleineren, blockbaren Tubus zu wählen, um dem HNO-Kollegen eine bessere Sicht auf die Läsion bei gleichzeitig gesichertem Atemweg zu gewährleisten.

**Intraoperative Beatmungsparameter**

Dieser Aspekt wurde bereits in ▶ Kap. 23.1.12 dargestellt. Ein PEEP von 3–5 mm Hg zur Atelektasenprophylaxe und Ersetzen des Auto-PEEP wird empfohlen. Die Physiologie der HPV war Dr. Andreas nicht bekannt. Er reagierte mit dem risikobehafteten Erhöhen der $F_IO_2$.

**Ausleitung**

Unter der Arbeitshypothese Relaxanzienüberhang wurde von Dr. Andreas eine Antagonisierung von Mivacurium ohne entsprechendes neuromuskuläres Monitoring durchgeführt. Das Vertrauen auf klinische Kriterien ist hochgradig fehlerhaft.

### 23.2.2 Welche organisatorischen Schwachstellen/Fehler finden sich in dem geschilderten Fall?

**Springerwoche**

Springerwoche bedeutet an vielen Kliniken, dass ein Assistenzarzt die durch Dienstfreiheit unbesetzten Arbeitsplätze übernimmt. Täglich wechselnde Arbeitsgebiete führen zu unzureichender Vorbereitungsmöglichkeit bezüglich des Eingriffs und dessen Spezifika. Diese organisatorische Schwachstelle lässt sich nicht vermeiden, verlangt aber von dem zuständigen Bereichsleiter eine entsprechend intensive Supervision (Übernahmeverschulden–Organisationsverschulden).

**Ausleitung**

Die Ausleitung von Kindern erfordert prinzipiell und insbesondere nach Eingriffen im Larynx die Anwesenheit eines erfahrenen Anästhesisten oder Facharztes.

**PJ-Student**

Ein PJ-Student, der bei einem Ausbildungsassistenten im OP eingeteilt ist, ist ein schlechtes Ausbildungskonzept für beide Personen. PJ-Studenten sollten zu Ausbildungszwecken grundsätzlich nur bei Fachärzten eingeteilt werden.

**OP-Planung**

Die Vorbereitung des HNO-Kollegen auf den chirurgischen Eingriff ließ zu wünschen übrig. Die zunächst getätigte Aussage, dass der Laser nicht zum Einsatz kommt, wurde im Verlauf revidiert. Die erforderliche Umintubation erhöhte das Patientenrisiko.

**Vorhaltung**

Lasertuben aufgrund von Kosten in nicht ausreichender Anzahl vorrätig zu halten, ist nicht entschuldbar. Eine Cuffverletzung kann jederzeit auftreten und eine Umintubation erfordern.

### 23.2.3 Erhöhen Sie auch stets die inspiratorische Sauerstoffkonzentration, wenn die Sättigung fällt?

Als Dr. Andreas den Sättigungsabfall des Kindes wahrnahm, erhöhte er prompt die inspiratorische Sauerstoffkonzentration. Ein typischer Algorithmus, der von vielen Anästhesisten »gefühlsmäßig« befolgt wird, wenn es darum geht, die Versorgung mit Sauerstoff zu verbessern. Leider wurde dabei das Risiko für einen Tubusbrand außer Acht gelassen. Weshalb?

Die Wahrnehmung eines kritischen Parameters führt zu dem Bedürfnis, zeitnah eine Lösung herbeizuführen. Dabei wird häufig auf ursprünglich Erlerntes oder Erfahrungswerte zurückgegriffen; in der Situation dominieren allerdings die Emotionen. Ein rein affektiv-emotional basierter Entscheidungsprozess lässt für analytische Denkvorgänge keinen Raum. In dem Fall betraf dies die Antizipation des banalen physikalischen Zusammenhangs zwischen Feuer und Sauerstoffkonzentration.

Entscheidungen »aus dem Bauch heraus« können richtig sein, und Kollegen, die mit ihren Entscheidungen häufig richtig liegen, genießen oft ein hohes Ansehen und werden als besonders fachkompetent betrachtet. Aber Emotionen können plötzlich, aus heiterem Himmel entstehen und, wenn sie übermäßigen Einfluss gewinnen, die rationale Kontrolle in Notfällen drastisch einschränken. Damit Entscheidungen kontrollierbar bleiben, müssen Emotionen wie Angst, Ärger, Euphorie etc. als Entscheidungsgrundlagen erkannt werden. Nur dann sind Distanzierung und rationale Bewertung möglich. Der in den Fällen 7 und 16 (▶ Kap. 7.2.3 und 16.2.4) erwähnte »step back« hätte sicher auch Dr. Andreas geholfen, die Hinweise der HNO – den Tubus zu entfernen – wahrzunehmen und in seine Entscheidung für die weitere Beatmung einzubeziehen.

## Literatur

1. Derkay CS, Wiatrak B. Recurrent Respiratory Papillomatosis: A Review. The Laryngoscope 2008; 118: 1236–47
2. Gardiner SJ, Begg EJ. Pharmacogenetics, drug-metabolizing enzymes, and clinical practice. Pharmacol Rev 2006; 58: 521–90
3. Mattucci KF, Militana CJ. The prevention of fire during oropharyngeal electrosurgery. ENT J 2003; 82: 107–9
4. Rinder CS. Fire safety in the operating room. Curr Opin Anaesthesiol 2008; 21: 790–5
5. Schraff S, Derkay CS, Burke B, Lawson L. American Society of Pediatric Otolaryngology Members' Experience With Recurrent Respiratory Papillomatosis and the use of adjuvant therapy. Arch Otolaryngol Head Neck Surg 2004; 130: 1039–42
6. Wolf GL, Simpson JI. Flammability of endotracheal tubes in oxygen and nitrous oxide enriched atmosphere. Anesthesiology 1987; 67: 236–9.

# Fall 24 – Tibiafraktur

24.1    Falldarstellung   – 250

24.2    Fallnachbetrachtung/Fallanalyse   – 256

## 24.1 Falldarstellung

❯ Es war einer dieser Sommer, die man nicht so schnell vergisst: Traumhaftes Wetter, Deutschland im WM-Fieber und Haupturlaubszeit. Klasse für diejenigen, die frei hatten – arbeitsreiche, anstrengende Zeiten für die Dienstmannschaften im Krankenhaus. Die Notaufnahmen platzten aus den Nähten, die OP-Programme waren übervoll, und es kam ein Polytrauma nach dem anderen über den Schockraum. Die Blutbank hatte wegen knapper Ressourcen zu Blutspenden aufgerufen. Assistenzarzt Dr. Bernhard genoss dieses hohe Arbeitspensum in der präklinischen Notfallversorgung, denn er sammelte gerade seine Einsätze für den »Notfallmediziner-Schein«.

In der Klinik war seine Euphorie nicht ganz so ausgeprägt. Er war in seinem letzten Ausbildungsjahr zum Facharzt für Anästhesie und kannte mittlerweile jede Ecke der Abteilung. Heute war er in der Unfallchirurgie eingeteilt und hatte eine lange Liste: Patienten zur osteosynthetischen Versorgung von Extremitätenfrakturen, Metallentfernungen, Revision eines Fixateur externe und eine dorsale Stabilisierung. Das Programm war nicht zu schaffen, egal wie »fliegend« er die Wechsel hinzaubern würde.

Nach der Frühstückspause gegen 11.00 Uhr kam als nächstes Herr Klauser dran – ein 21-jähriger Patient, den Dr. Bernhard aus seinem Notarztdienst vor 10 Tagen kannte. Herr Klauser war als Motorradfahrer – vermutlich bei überhöhter Geschwindigkeit – aus der Kurve getragen worden und mit einem Baum kollidiert. Es war ein schwerer Unfall gewesen, Totalschaden an Mann und Maschine. Dass der polytraumatisierte junge Mann überhaupt noch lebte, grenzte an ein Wunder. Er war mit einem schweren Schädel-Hirn-Trauma mit einem Glasgow-Coma-Scale-Wert (GCS) von 3, einem stumpfen Thoraxtrauma mit instabilem Thorax und beidseitigem Hämatopneumothorax, einem stumpfen Abdomentrauma mit V. a. Parenchymverletzung, einer 3° offenen Extremitätenfraktur mit arterieller Gefäßverletzung, einer instabilen Beckenringfraktur, einem hämorrhagischer Schock und einem V. a. Wirbelsäulenverletzung in die Klinik gebracht worden. Dr. Bernhard hatte vor Ort seine erste Thoraxdrainage gelegt und war gespannt, wie es seinem Patienten von damals aktuell wohl ergehe.

### 24.1.1 Was versteht man unter einem Polytrauma?

Ein Polytrauma ist definiert als eine gleichzeitige Verletzung mehrerer Körperregionen oder Organsysteme, wobei mindestens eine der Verletzungen oder deren Kombination lebensbedrohlich ist. Die präklinische Versorgung eines polytraumatisierten Patienten erfolgt nach den Richtlinien des Advanced Trauma Life Support (ATLS). Ein Polytrauma ist zu unterscheiden von der Mehrfachverletzung ohne vitale Bedrohung oder der schweren, lebensbedrohlichen Einzelverletzung (Barytrauma).

❯ Auf den Prämedikationsunterlagen waren folgende Diagnosen notiert:
- Z. n. frontobasaler ICB (intrazerebrale Blutung), traumatischer SAB (Subarachnoidalblutung), multiple, in Resorption sich befindende Kontusionsherde;
Therapie: Konservative Intensivmedizin.
- Spastische Parese der oberen Extremität, Großhirnsyndrom;
Therapie: Physiotherapie, Antiepileptika.
- Z. n. Rippenserienfraktur rechts mit Hämatopneumothorax, beidseitiger Lungenkontusion, ALI (»acute lung injury«);
Therapie: Z. n. Thoraxsaugdrainage, Atemtherapie.
- Z. n. Contusio cordis;
Therapie: Konservativ.
- Subkapsuläres Leberhämatom;
Therapie: Konservativ.
- Beckenringfraktur;
Therapie: Konservativ, therapeutische Gabe niedermolekularen Heparins zur Thromboseprophylaxe.
- Z. n. 3° offener Tibiatrümmerfraktur mit Verletzung der A. poplitea dextra;
Therapie: Z. n. Gefäßnaht, Anlage eines Fixateur externe.
- Komplette Unterarmfraktur rechts
Therapie: Konservativ mit Gips.
- HWS-Schleudertrauma.

Heute sollte die endgültige, osteosynthetische Versorgung der Tibiatrümmerfraktur rechts erfolgen.

## 24.1.2 Welche Narkoseform wählen Sie?

### Spinal-/Periduralanästhesie

Eine zentrale neuraxiale Blockade ist wegen Effektantikoagulation, traumatischer SAB, fehlender Kooperation des Patienten und langer Operationsdauer abzulehnen.

### Periphere Regionalanästhesie

Eine einzelne oder auch kombinierte periphere Katheterregionalanästhesie ist möglich, aber technisch schwierig (→ Lagerung bei Beckenringfraktur, motorische Reizantwort bei Fixateur externe und evtl. Nervenschaden) und wegen des unkooperativen Patienten, langer Operationsdauer und Tourniquet-Anlage eher abzulehnen. Berücksichtigt werden muss die evtl. intraoperative Notwendigkeit einer sehr schmerzhaften Beckenkammspanentnahme. Die Effektantikoagulation allein stellt keine Kontraindikation dar.

### Allgemeinanästhesie

Aufgrund der multiplen Verletzungen ist eine Allgemeinanästhesie die beste Option. Sie kann als totale intravenöse oder balancierte Anästhesie durchgeführt werden. Lachgas ist aufgrund des Hämatopneumothorax und des schweren Schädel-Hirn-Traumas kontraindiziert.

> Während Dr. Bernhard die Unterlagen durchsah, richtete Fachkrankenschwester Cindy alles für eine Intubationsnarkose. Kurz zuvor hatte sie noch gefragt, ob er eine Larynxmaske verwenden wolle – Dr. Bernhard hatte kommentarlos abgewinkt. Und dann kam ihm eine geniale Idee: »Um möglichst HWS-schonend vorzugehen, werden wir einen Larynxtubus verwenden.«

## 24.1.3 Welche Vorteile sehen Sie in der Verwendung eines Larynxtubus im Vergleich zur Larynxmaske?

Der Larynxtubus wurde im Jahr 2000 und die Larynxmaske im Jahre 1990 auf dem deutschen Markt eingeführt. Beide Hilfsmittel sind effektiv in der Atemwegssicherung. Neben den klassischen, einlumigen Modellen gibt es doppellumige, deren zweites Lumen zur Drainage des Ösophagus dient (Proseal-Larynxmaske, Larynxtubus suction LTS). Die Einlage des Larynxtubus erfolgt in Neutralposition des Kopfes und gelingt tendenziell leichter und zügiger als die Platzierung der Larynxmaske. Ein definitiver Aspirationsschutz besteht bei beiden Methoden nicht.

Ein Vorteil des Larynxtubus liegt in seiner Dichtigkeit. Es werden höhere Beatmungsdrücke bis zum Erreichen einer Systemundichtigkeit toleriert (30 mbar bei Larynxtubus vs. 20 mbar bei Larynxmaske). Oropharyngeale Druckschäden treten bei beiden Techniken in Abhängigkeit von der Verweildauer auf [6].

> Gewissenhaft notierte Dr. Bernhard die pulmonalen und hämodynamischen Ausgangsparameter (HF 105/min, Blutdruck 140/85 mm Hg, Sättigung 96%), auskultierte die Lungenfelder und inspizierte die ehemalige Punktionsstelle seiner Bülau-Drainage. Die laborchemischen Parameter lagen bis auf ein erhöhtes Kreatinin [110 µmol/l (Norm 62–106 µmol/l)] und eine Anämie [9,8 g/dl (Norm 12–14 g/dl)] im Normbereich. Auf dem EKG-Monitor zeigte sich der in ◘ Abb. 24.1 dargestellte Rhythmus.

## 24.1.4 Welche Rhythmusstörung liegt vor? Welche Ursachen kennen Sie?

Es liegt ein unregelmäßiger Sinusrhythmus mit einer Herzfrequenz >100/min vor. Per definitionem spricht man von einer tachykarden Sinusarrhythmie oder Sinustachyarrhythmie. Die Länge der Zyklen variiert stark, sodass der Unterschied zwischen dem kürzesten und längsten PP-Intervall >120 ms beträgt. Ursächlich kommen eine Sinusknotendysfunktion, Alter und eine Digitalisintoxikation in Frage.

Eine geringe Variation des PP-Intervalls von <120 ms ist physiologisch stets vorhanden und wird als physiologische Herzfrequenzvariabilität (HFV) bezeichnet. Das Fehlen dieser HFV, die sog. Herzfrequenzstarre, wird als Zeichen für eine Schädigung des autonomen Nervensystems, z. B. bei Diabetes mellitus, gewertet.

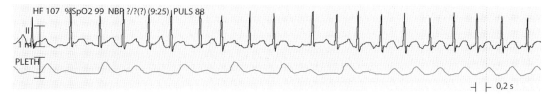

Abb. 24.1. EKG

Eine Sonderform der Sinusarrhythmie ist die respiratorische Arrhythmie, die sich häufig als Ausdruck einer vegetativen Dystonie bei Kindern und jungen Erwachsenen findet.

### 24.1.5 Definieren Sie Contusio cordis! Welche Implikationen ergeben sich?

Bei einem stumpfen Thoraxtrauma kommt es in 5–50% der Fälle zu einer Contusio cordis. Sie wird nach Verkehrsunfällen, Dezelerationstraumata (z. B. Stürzen) und bestimmten Sportarten mit großen Geschwindigkeiten beobachtet. Häufig liegen Begleitverletzungen wie Rippen- und Sternumfrakturen und Lungenkontusionen vor. Die Klinik innerhalb der ersten 24 h ist vielgestaltig und reicht
- von asymptomatisch
  über
- Arrhythmien (am häufigsten Sinusarrhythmien, Extrasystolen, ventrikulären Tachykardien bis hin zum Kammerflimmern),
- Erregungsleitungsstörungen (v. a. Rechtsschenkelblock und AV-Block, da vornehmlich rechter Ventrikel und Septum betroffen sind),
- Erregungsrückbildungsstörungen (unspezifische ST- und T-Wellen-Veränderungen),
- strukturellen myokardialen Verletzungen mit kardialer Dysfunktion (Papillarmuskel- und Klappenverletzungen, Koronardissektion v. a. der rechten Koronararterie)
  bis hin zum
- kardiogenen Schock.

Eine schwere Contusio cordis wird eher diagnostiziert als eine leichte, da sie meist durch eine hämodynamische Instabilität imponiert [8]. Allerdings können unspezifische Symptome wie Hypotonie und Tachykardie bei Traumapatienten auch zahlreiche andere Ursachen haben und die Diagnose erschweren.

Die klinische Diagnose wird durch 12-Kanal-EKG, Rhythmusüberwachung, Echokardiographie, Herzenzyme, evtl. Koronarangiographie oder Myokardszintigraphie bestätigt. Von den biochemischen Markern scheinen insbesondere die Troponine wertvolle Hinweise zu liefern: Bei initial und nach 4–6 h unauffälligen Troponin T- oder Troponin I-Werten ist die Diagnose einer Contusio cordis zu verwerfen [7].

Eine kontinuierliche Rhythmusüberwachung muss unbedingt für mindestens 48 h durchgeführt werden. Evtl. ist eine Therapie mit Inotropika oder als Ultima ratio eine intraaortale Ballongegenpulsation indiziert.

Die wichtigste Differenzialdiagnose ist ein peritraumatischer Myokardinfarkt. Die Unterscheidung ist häufig schwierig. Hier wird neuerdings das Herz-MRT mit Gadolinium zur Differenzierung empfohlen [5].

> Dr. Bernhard begann mit der Präoxygenierung, um zügig die Narkose einzuleiten. Herr Klauser war aufgrund seines Großhirnsyndroms unruhig und unkooperativ. Zufällig fiel der Blick von Schwester Cindy auf den Anästhesieaufklärungsbogen: Anstelle der Patientenunterschrift fand sie nur einen krakeligen, unleserlichen Strich.

### 24.1.6 Wie beurteilen Sie die juristische Einwilligungsfähigkeit des Patienten?

Aufgrund seiner psychischen Krankheit auf dem Boden einer körperlichen Störung (Schädel-Hirn-

Trauma, akutes Großhirnsyndrom) ist der Patient nicht einwilligungsfähig. Es muss eine Betreuung gemäß Betreuungsgesetz beim zuständigen Vormundschaftsgericht beantragt und eingerichtet werden. Ein elektiver Eingriff muss bis zum Abschluss der Formalitäten verschoben werden. Bei dringlicher Indikation kann eine vorläufige Betreuung durch eine einstweilige gerichtliche Anordnung erteilt werden. Ob ein Berufsbetreuer oder ein Familienangehöriger eingesetzt wird, ist unerheblich.

Bei weniger eindeutigen Fällen muss ein psychiatrisches Gutachten mit der Frage der Einwilligungsfähigkeit eingeholt werden. Eine Anästhesieaufklärung und die (schriftliche) Einwilligung des Betreuers muss vor dem Eingriff erfolgen [3]. Im Notfall können und müssen die behandelnden Ärzte die notwendigen Entscheidungen selbst treffen, wobei hierbei stets der mutmaßliche Wille des Patienten zur Entscheidungsfindung mitberücksichtigt werden muss.

> »Hat Herr Klauser hier selber unterschrieben?«, fragte sie Dr. Bernhard. Der dachte nur »welcher Anästhesist hat den denn aufgeklärt?«, und zuckte mit den Schultern. »Lass uns jetzt anfangen. Die Zeit drängt.« Zur Einleitung ließ er Schwester Cindy 0,3 mg Fentanyl und 200 mg Propofol intravenös applizieren. Beim Platzieren des Larynxtubus Größe 4 biss Herr Klauser Dr. Bernhard auf den Finger. »Au«, sagte dieser, »hier wird nicht gebissen! Gib bitte noch mal 100 mg Propofol, Cindy!« Beim zweiten Versuch kurz darauf gelang die Platzierung des Larynxtubus problemlos. Dr. Bernhard kontrollierte die Lage auskultatorisch, und Schwester Cindy fixierte den Larynxtubus. Als Dr. Bernhard die maschinelle Beatmung (IPPV) startete, lagen die Spitzendruckwerte ($p_{max}$) etwas über 30 mm Hg. Eine deutliche Leckage war hörbar.

### 24.1.7 Welche Ursachen für die Beatmungsproblematik kommen in Frage?

Zahlreiche Ursachen können die Beatmungsproblematik erklären (▶ Übersicht).

**Mögliche Ursachen von Beatmungsproblemen**

- Narkosetiefe nicht ausreichend
- Wahl einer falschen Größe des Larynxtubus
  Hier ist insbesondere die Wahl eines zu kleinen Larynxtubus zu nennen.
- Fehlplatzierung des Larynxtubus
  Bei einem nicht ausreichend tief platzierten Larynxtubus (Nichtbeachtung der empfohlenen und markierten Insertionstiefe) kann einer der beiden Cuffs zur partiellen Obstruktion führen.
- Falsche Respiratoreinstellungen
- Patientenbedingte Ursachen wie
  - restriktive Ventilationsstörungen durch eine reduzierte Lungen-Compliance als Folge von Pneumothorax, Pleuraerguss, Hämatothorax, Lungenkontusion, Rippenserienfrakturen
  oder
  - eingeschränkte Thoraxbeweglichkeit als Folge einer Kyphoskoliose oder interstitiellen Lungenfibrose

> Dr. Bernhard ließ weitere 100 mg Propofol i.v. geben und platzierte den Larynxtubus ein erneutes Mal. Die Beatmungsdrücke waren weiterhin hoch, und die Leckage bestand fort. Dr. Bernhard spürte die reduzierte Compliance der Lunge bei der manuellen Beatmung.

### 24.1.8 Wie würden Sie weiter vorgehen?

Der Atemweg ist als nicht gesichert zu betrachten. Bei dem zugrunde liegenden Thoraxtrauma ist mit keiner schnellen Besserung der Beatmungssituation in Narkose zu rechnen. Außerdem ist die Dauer der Operation unklar. Hohe Spitzendrücke durch pulmonale oder anatomische Veränderungen stellen eine Kontraindikation für einen Larynxtubus dar. Da das Risiko einer ungewollten Mageninsufflation mit Regurgitation vermieden werden muss, besteht die Indikation zur definitiven Sicherung des Atemwegs durch endotracheale Intubation.

▶ Dr. Bernhard ließ von Schwester Cindy 45 mg Atracurium und 0,2 mg Fentanyl i.v. geben. Nach 3 Minuten intubierte er die Trachea von Herrn Klauser problemlos. Die Beamtungssituation im BIPAP- (»biphasic positive airway pressure«) Modus war anschließend und während der Operation stabil und unauffällig. Der Fixateur externe wurde entfernt, und nach 2 Stunden war die Fraktur mit einem Tibianagel versorgt. Nach Abschluss der operativen Maßnahmen an der unteren Extremität war noch ein Gipswechsel in Narkose am Unterarm geplant. Dr. Bernhard reduzierte die Narkosetiefe, informierte Schwester Cindy über die bald anstehende Ausleitung und bestellte den nächsten Patienten.

Herr Klauser wurde gerade in Narkose aus dem OP in den Gipsraum gefahren, als das Telefon von Schwester Cindy klingelte. »Ich muss leider zu einem Notfall in die Rettungsstelle«, sagte sie zu Dr. Bernhard und ließ ihn allein. »Ich komme schon zurecht«, rief Dr. Bernhard ihr noch hinterher. Im Gipsraum angekommen, beendete Dr. Bernhard die Narkose, noch während der Gips angelegt wurde. Kurz danach wurde Herr Klauser schlagartig wach und fing an, sich zu bewegen. »Das mit der Punktlandung müssen Sie wohl noch üben«, murrte der Unfallchirurg grimmig. »Der Gips ist noch nicht ganz fest.« Herr Klauser warf den Kopf unruhig heftig hin und her, reagierte nicht adäquat auf Ansprache und presste gegen den Tubus. »Soll ich extubieren oder die Narkose noch mal vertiefen?«, dachte Dr. Bernhard, während er mit beiden Händen Kopf und Tubus festhielt. Die Spritze mit Propofol war nicht greifbar, neue Schmerzreize waren nicht zu erwarten und Bemerkungen von Unfallchirurgen nichts Ungewöhnliches. So entschloss sich Dr. Bernhard zur sofortigen Extubation.

Auch nach der Extubation blieb der Patient motorisch unruhig und unkooperativ. Dr. Bernhard bemerkte, dass Herr Klauser bisher noch nicht effektiv Luft holte. Kurz danach fiel die periphere Sättigung auf 85%. Zufällig lief Schwester Birgit am Gipsraum vorbei, und Dr. Bernhard rief ihr zu, bitte die Maske aus dem OP zu holen. »Der wird schon gleich Luft holen«, dachte er, während die Sättigung weiter fiel. Schwester Birgit betrat mit der Maske in der Hand den Gipsraum. »Der atmet aber komisch«, sagte sie. »Kann er noch relaxiert sein?« Dr. Bernhard waren auch schon die paradoxen Atembewegungen von Herrn Klauser aufgefallen. Er hielt die Maske dicht auf das Gesicht des Patienten und zog den Unterkiefer mit dem Esmarch-Handgriff vor. Der Sättigungswert fiel weiter auf 56%, und Dr. Bernhard wurde nervös.

### 24.1.9 Welche Diagnose ist bei dieser Klinik am wahrscheinlichsten?

Die Klinik und der Zeitpunkt des Auftretens sprechen für einen Laryngospasmus. Als Ursache kommen Manipulationen am Patienten während der Aufwachphase, Extubation im Exzitationsstadium oder Verlegung des Larynx durch Saliva oder Sekret in Frage. Der von Schwester Birgit geäußerte Verdacht auf einen Relaxanzienüberhang ist unwahrscheinlich, da Herr Klauser sich bereits heftig bewegt hatte.

▶ Dr. Bernhard versuchte erfolglos, den tief zyanotischen Patienten mit der Maske zu beatmen. Die Alarme klingelten wie wild, und Herr Klauser zuckte in Agonie. Hektisch ordnete er die Gabe von 150 mg Propofol und 100 mg Succinylcholin i.v. an. Innerhalb weniger Sekunden, nachdem Schwester Birgit die Medikamente appliziert hatte, gelang endlich eine effektive Beatmung. Alle Anwesenden standen wie versteinert herum, und die periphere Sättigung begann sehr langsam zu steigen. Dr. Bernhard zuckte kurz mit den Schultern. »So sind sie halt, die jungen Kerle. Ich kenn' ihn ja vom Notarztdienst – jetzt hab' ich ihm schon zum zweiten Mal das Leben gerettet.«

Mit Erreichen eines Sättigungswertes von 97% begann der nun ruhig schlafende Patient, suffizient zu atmen. Dr. Bernhard beendete die Maskenbeatmung und gab das Kommando, Herrn Klauser in den Aufwachraum zu bringen. Kurzfristig zählte das EKG im Vergleich zum Pulsoxymeter die Frequenzen doppelt. Der Wert war 224/min, und der Monitor gab Tachykardiealarm. Dr. Bernhard schaltete den Alarm aus, entfernte die Überwachungskabel und fuhr Herrn Klauser in den Aufwachraum.

### 24.1.10 Welche naheliegende Ursache für den Tachykardiealarm vermuten Sie?

Eine überhöhte T-Welle im EKG ist ein Frühzeichen einer Hyperkaliämie (Werte >6 mmol/l). Von

24.1 · Falldarstellung

der Erfassungssoftware werden die T-Wellen wie R-Komplexe gewertet und zur absoluten Herzfrequenz hinzugezählt. Die Applikation von Succinylcholin führt typischerweise zu einer passageren, diskreten Kaliumerhöhung. Das aus den Skelettmuskelzellen freigesetzte Kalium erhöht den Plasmaspiegel um ca. 0,5 mmol/l.

Bei Denervierung von Skelettmuskeln – wie beispielsweise bei immobilen Patienten – wird die absolute Zahl an extrajunktionalen, nikotinergen Azetylcholinrezeptoren (nAChR) hochreguliert: Normalerweise existiert nur eine geringe Anzahl extrajunktionaler nAChR, da deren Synthese durch neuronale Aktivität unterdrückt wird. Immobilität geht mit einer verminderten neuronalen Aktivität einher. Der Wegfall der Hemmung induziert relativ rasch – innerhalb von 48–72 h – eine Zunahme extrajunktionaler nAChR auf der Myozytenoberfläche. Diese Rezeptoren sind typischerweise sehr sensibel gegenüber Agonisten wie Azetylcholin und Succinylcholin. Bei Rezeptorstimulation kann es daher zu einer exzessiven Kaliumfreisetzung kommen, die mit den beobachteten T-Wellen-Veränderungen einhergeht. Bei weiterem Abfall des transmembranösen Kaliumkonzentrationsgradienten kommt es zu einer PR-Verlängerung und QRS-Verbreiterung. Zu diesem Zeitpunkt erhöht sich das Risiko einer Erregungsleitungsblockade bis hin zu Kammerflimmern oder Asystolie drastisch.

Succinylcholin darf aus diesem Grunde bei Muskeldystrophien, Denervierung, schweren Skelettmuskeltraumata mit Immobilität und Läsionen des 1. Motorneurons nur nach strenger Indikationsstellung appliziert werden [4].

> Im AWR angekommen, wurden folgende Vitalparameter erfasst:
> - Blutdruck 135/85 mm Hg,
> - HF 90/min,
> - Sättigung 93% unter Raumluft.

Die erhöhten T-Wellen waren rückläufig, aber noch sichtbar. Herr Klauser lag ruhig und suffizient atmend im Bett. Dr. Bernhard übergab den Patienten an Schwester Lisbeth und ordnete Sauerstoff via Maske mit einer Zielsättigung von 97% an.

Trotz der Gabe von Sauerstoff blieb die pulsoxymetrisch gemessene Sättigung zunächst bei ca. 93%, um dann auf 90% zu fallen. Herr Klauser atmete angestrengt und schnell. Schwester Lisbeth rief den Aufwachraumarzt Dr. Hubert. Der kramte sein Stethoskop aus der Tasche und hörte bei der pulmonalen Auskultation beidseits feuchte Rasselgeräusche.

### 24.1.11 An welche Diffenzialdiagnosen denken Sie?

Differenzialdiagnostisch kommen bei akuter postoperativer Dyspnoe eine Vielzahl an Ursachen in Frage (▶ Übersicht).

**Diffenzialdiagnosen postoperativer Dyspnoe**
- Schmerzen
- Muskelrelaxansüberhang
- Aspiration
- Bronchospasmus
- Asthma bronchiale
- Larynxödem
- Lungenembolie
- Pneumothorax
- Lungenödem

Durch das Auftreten von feuchten Rasselgeräuschen grenzt sich der Komplex ein.

> Dr. Hubert las im Narkoseprotokoll nach, dass die letzte Opioidgabe vor 2¾ Stunden erfolgt war. Zum Ausschluss einer schmerzbedingten Dyspnoe ordnete er die Gabe von 7 mg Piritramid i.v. an. Der gewünschte Erfolg stellte sich allerdings nicht ein. Er rief Dr. Bernhard an, der etwas widerwillig nochmals in den AWR kam. Dr. Bernhard berichtete seinem Kollegen von den intraoperativ erhöhten Beatmungsdrücken, dem stattgehabten Thoraxtrauma und dem Laryngospasmus bei Ausleitung. Beide hegten nun den Verdacht, dass evtl. ein Repneumothorax aufgetreten sein könnte. »Ich lege am besten gleich wieder eine Thoraxdrainage. Ich weiß auch, wo ich eingehen muss. Das habe ich bei dem Patienten am Unfallort schon mal gemacht«, bot sich Dr. Bernhard sogleich an. Dr. Hubert war das allerdings zu viel Aktionismus, und er veranlasste – um sicher zu sein – erst einmal ein Röntgenthorax im Liegen (◘ Abb. 24.2).

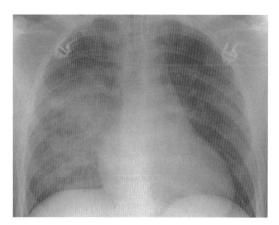

◘ Abb. 24.2. Thoraxröntgenaufnahme im Liegen

### 24.1.12 Was fällt Ihnen auf, und welche Diagnose stellen Sie?

Der Radiologe hat in seinem Kurzbefund Folgendes vermerkt:
normale Herzgröße, neu aufgetretenes zentral betontes, vornehmlich diffus interstitielles und fraglich alveoläres Ödem, kein Pneumothorax, Rippenfrakturen.

Folgender Symptomkomplex besteht:
- Desaturierung,
- feuchte Rasselgeräusche,
- Dyspnoe, Tachypnoe,
- Unruhe,
- Thoraxröntgenaufnahme: interstitielles Lungenödem,
- Zustand nach Laryngospasmus.

Die wahrscheinlichste Diagnose ist aufgrund der Klinik und der Anamnese ein sog. Niederdrucklungenödem (»negative pressure pulmonary edema«; NPPE; ▶ Kap. 14.1.5). Die Inzidenz eines NPPE wird mit 0,05–0,1% angegeben. Es betrifft v. a. junge, gesunde, muskulöse Patienten. Es tritt typischerweise auf nach
- Laryngospasmus (50% aller Fälle),
- Verlegung der oberen Atemwege,
- Aspiration,
- aber auch nach endotrachealem Absaugen,
- Biss auf Tubus oder Larynxmaske und
- nach Schnarchen.

Pathophysiologisch führt eine forcierte Inspiration gegen einen Widerstand – z. B. verschlossene Glottis – zu einem ausgeprägten negativen intrapleuralen Druck. Je nach Muskelkraft werden Werte von bis zu –140 cm $H_2O$ erreicht. Dies ist um den Faktor 10–20 negativer als während eines normalen Atemzyklus. In der Folge steigen der venöse Rückfluss zum Herzen und der transkapilläre hydrostatische Druck in der pulmonalen Strombahn exzessiv. Innerhalb von wenigen Minuten bis Stunden resultiert ein Lungenödem.

Die Therapie ist symptomatisch und besteht in kontinuierlicher $O_2$-Applikation. Meist normalisiert sich die Klinik innerhalb von 24 h spontan. Supportiv kann eine CPAP-Maskentherapie und gelegentlich eine maschinelle Beatmung mit PEEP für einen gewissen Zeitraum erforderlich sein. Umstritten hingegen ist die Gabe von Diuretika [1, 2].

»Zum Glück habe ich der Anlage einer Thoraxdrainage nicht zugestimmt«, dachte Dr. Hubert. »Bei Notfallmedizinern muss man manchmal vorsichtig sein.« Von einem Niederdrucklungenödem hatte er bereits gehört, aber noch nie eines gesehen. Er war beeindruckt. Unter CPAP-Atemtherapie mit fest sitzender Maske besserte sich die Oxygenierung von Herrn Klauser prompt. Dr. Hubert übergab ihn wenig später dem Kollegen von der Intensivstation und erklärte diesem das Krankheitsbild und die erforderliche Therapie.

## 24.2 Fallnachbetrachtung/Fallanalyse

### 24.2.1 Welche medizinischen Fehler sehen Sie in dem geschilderten Fall?

**Prämedikation**
Im juristischen Sinne lag keine Narkoseeinwilligung für diesen elektiven Eingriff vor. Dies erfüllt den Tatbestand einer Körperverletzung. Der Eingriff hätte bis zur Klärung der Formalitäten nicht durchgeführt werden dürfen.

Im klinischen Alltag wird diese Problematik häufig umgangen, indem im Zweifelsfall großzügig eine Notfallindikation gestellt wird. Hierbei ist zu beachten, dass die Indikationsstellung für einen Notfalleingriff auch durch den Anästhesisten überprüft werden muss. Ein Verweis auf die fehlende chirurgische Expertise wurde gerichtlich bereits als Entschuldigung nicht akzeptiert.

### Wahl der Atemwegssicherung

Aufgrund des nur kurze Zeit zurückliegenden Thoraxtraumas mit den aktuell beschriebenen pulmonalen Begleiterkrankungen war die Wahl des Larynxtubus zur Sicherung des Atemwegs falsch. Die Überlegung einer möglichst HWS-schonenden Vorgehensweise war richtig, aber ein HWS-Schleudertrauma birgt bei korrekter Vorgehensweise der endotrachealen Intubation kein erhöhtes Risiko für einen Rückenmarkschaden.

### Monitoring

Aufgrund der Schwere des Polytraumas muss mit intraoperativen kardialen Komplikationen gerechnet werden. Hierzu gehören Beatmungs- und Oxygenierungsprobleme, Missverhältnis von Sauerstoffangebot und -bedarf aufgrund von Anämie und Tachykardie, verstärkte intraoperative Blutung unter Antikoagulation, Gefahr von malignen Arrhythmien aufgrund der Contusio cordis oder akute Fett- oder thrombotische Lungenembolie. Ein 5-Kanal-EKG zur Rhythmus- und Ischämieüberwachung ist obligat. Der Transport des Patienten in der AWR ohne Überwachung war grob fahrlässig.

### Ausleitung

Die Ausleitung erfolgte ohne die notwendige Ruhe und vorausschauende Sichtweise. Eine rechtzeitige Schmerztherapie am Operationsende, standardisiertes Vorgehen mit oropharyngealem Absaugen, Überprüfung auf Vollständigkeit des notwendigen Ausleitungs-Equipments, Assistenzpersonal in Rufweite, Einhalten der Extubationskriterien hätte das Auftreten eines Laryngospasmus möglicherweise verhindert.

### Therapie des Laryngospasmus

Aufgrund der fehlenden Maske konnte die empfohlene assistierte Überdruckbeatmung zur Therapie des Laryngospasmus initial nicht begonnen werden. Die empfohlene Succinylcholindosis zur Relaxierung der Stimmbänder im Notfall wird mit 0,15–0,3 mg/kg KG angegeben. Die unnötig hoch gewählte Succinylcholindosis im Zusammenhang mit der erhöhten Empfindlichkeit dieses Patienten führte zu einer vom Anästhesisten nicht antizipierten und nicht erkannten passageren Hyperkaliämie. Das Ignorieren des EKG-Alarms und dessen Diskonnektion, um den Patienten in den AWR zu transportieren, stellt eine grobe Fahrlässigkeit mit evtl. fatalen Folgen dar.

## 24.2.2 Welche organisatorischen Schwachstellen/Fehler finden sich in dem geschilderten Fall?

### Fehlende Standards zur Ausleitung

Eine Ausleitung ohne Anästhesieschwester ist im Notfall akzeptabel, sofern Hilfspersonal anwesend ist. Die Verantwortung trägt der anwesende Arzt.

### Übergabe AWR

Es erfolgte eine inkomplette mündliche Übergabe an die Aufwachraumschwester. Über spezifische Probleme des Patienten, wie beispielsweise den Laryngospasmus und EKG-Veränderungen, wurde nicht berichtet. So wurde die weitere Behandlung des Patienten verzögert und erschwert.

Eine **Arzt-Arzt-Übergabe** ist grundsätzlich wünschenswert. Bei schwerwiegenden anästhesiologischen Zwischenfällen ist sie zu obligat.

### Personaleinteilung

Dr. Bernhard hatte zur Ausleitung Schwester Cindy informiert. Während des Transportes des noch anästhesierten Patienten wurde diese zu einer anderen Aufgabe abgerufen. Der Anruf kam von einer Person, die anscheinend nicht über die momentane Tätigkeit von Schwester Cindy informiert war. Es hätte zumindest eine Rückfrage stattfinden müssen, ob sie abkömmlich ist.

## 24.2.3 Handeln – Denken? Denken – Handeln?

Als Notarzt ist es Dr. Bernhard gewohnt, seine Entscheidungen zeitnah zu treffen. Selbstverständlich ergreift er von Anfang an die Führungsverantwortung und verteilt Aufgaben und Informationen an die betreffenden Teammitglieder.

Seiner Betriebsamkeit stehen mehrere unreflektierte Entscheidungen entgegen. Die sofortige Extubation ohne Anwesenheit der Schwester oder der voreilige Vorschlag des Anlegens einer Thoraxdrainage sind Anzeichen für eine fehlende kritische Auseinandersetzung mit möglichen Problemlösungen. Auch sieht sich Dr. Bernhard nicht veranlasst, zusätzliche Ressourcen – wie z. B. Hinzuziehen des verantwortlichen Oberarztes – zu rekrutieren.

Wie kann diesen in Aktionismus resultierenden Handlungen trotz Zeitdruck vorgebeugt werden?

Das Positivbeispiel des AWR-Arztes Dr. Hubert veranschaulicht es: Er versucht, möglichst viele Informationen über den Patienten zusammenzutragen, um sie anschließend, ohne in Aktionismus zu verfallen, zu besprechen und erst dann über die optimale Option zu entscheiden. Dabei ließ er sich vom ausgeübten Druck seines Kollegen nicht aus der Ruhe bringen und verhinderte so das überflüssige Anlegen einer Thoraxdrainage.

## Literatur

1. Alb M, Tsagogiorgas C, Meinhardt JP. Das pulmonale Negativdrucködem. AINS 2006; 41:64–78
2. Brandt L, Mielke H, Hackländer T. Unterdrucklungenödem nach Allgemeinanästhesie. Anaesthesist 2008; 57:359–363
3. Bundesministerium der Justiz. Betreuungsrecht. Stand Februar 2008 [www.bmj.bund.de]
4. Driessen JJ. Neuromuscular and mitochondrial disorders: what is relevant to the anaesthesiologist? Curr Opin Anaesthesiol 2008; 21: 350–355
5. Gerber BL, Lima JA, Garot J, Bluemke DA. Magnetic resonance imaging of myocardial infarct. Top Magn Reson Imaging 2000; 11: 372–382
6. Hillebrand H, Motsch J. Larynxmaske – Möglichkeiten und Grenzen. Anaesthesist 2007; 56: 617–632
7. Swaanenburg JC, Klaase JM, DeJongste MJ, Zimmerman KW, ten Duis HJ. Troponin I, troponin T, CKMB-activity and CKMB-mass as markers for the detection of myocardial contusion in patients who experienced blunt trauma. Clin Chim Acta 1998; 272: 171–181
8. Sybrandy KC, Cramer MJ, Burgersdijk C. Heart 2003; 89: 485–489

# Fall 25 – Leistenabszess

25.1 Falldarstellung – 260

25.2 Fallnachbetrachtung/Fallanalyse – 266

## 25.1 Falldarstellung

Es war 19.15 Uhr, und nur noch 45 Minuten trennten Dr. Conner vom Feierabend. Er hatte heute Spätdienst und in der ersten Tageshälfte in der Prämedikationsambulanz gearbeitet. Anschließend hatte er eine laufende Anästhesie in der Allgemeinchirurgie von einem Kollegen übernommen. Die Arbeit machte ihm Spaß, aber heute hatte er noch etwas vor. Gerade war er mit der Übergabe des Patienten im Aufwachraum fertig, als sein Telefon klingelte. Der diensthabende Oberarzt Dr. Volkrad kündigte eine kurze Notfalloperation an. Bei einem Patienten sollte ein Leistenabszess gespalten werden. »Das schaffen Sie bestimmt noch in Ihrer Arbeitszeit«, sagte er. »Das glaube ich nicht«, dachte Dr. Conner, »das wird heute doch nichts mehr mit dem geplanten Kinobesuch.«

Dr. Conner arbeitete bereits seit etwas mehr als 4 Jahren in der Klinik. Seinen Anästhesiekatalog für den Facharzt hatte er fast zusammen, und bei der nächsten Rotation sollte er auf die Intensivstation kommen. Er freute sich schon auf die fachliche Herausforderung, allerdings nicht auf den Schichtdienst. Als Dr. Conner im Einleitungsraum ankam, war der Patient, Herr Würmeling, bereits da. Fachkrankenpfleger Ralf schloss ihn gerade an die Überwachung an. Dr. Conner stellte sich Herrn Würmeling kurz vor und widmete sich dann den Patientenunterlagen. Folgende Informationen übertrug er auf die Prämedikationsseite des Narkoseprotokolls:

- 76-jähriger Patient, 175 cm, 70 kg.
- Mit Metformin eingestellter Diabetes mellitus.
- Niereninsuffizienz im Stadium der kompensierten Retention.
- Fortgeschrittenes Prostata-Ca, Erstdiagnose vor 2 Jahren.
- Durch knöcherne Metastasen verursachte chronische Schmerzen im Beckenbereich, behandelt mit Metamizol und Pregabalin.
- Vor 4 Wochen stationäre Behandlung eines fiebrigen Harnwegsinfekts.

Kurz nach der Entlassung aus dem Krankenhaus hatte Herr Würmeling zum ersten Mal eine Schwellung im Bereich seiner rechten Leiste bemerkt. Die Schwellung hatte im Verlauf langsam zugenommen und war seit gestern gerötet und schmerzhaft. Er hatte sich deshalb heute Nachmittag in der Rettungsstelle vorgestellt.

Im Gespräch verneinte Herr Würmeling weitere Erkrankungen oder Beschwerden. Nur die Schmerzen im Beckenbereich würden seine Belastbarkeit einschränken. »In den letzten 3–4 Tagen fühle ich mich allerdings zunehmend schwächer. Der Chirurg in der Rettungsstelle meinte, dass das von dem Abszess und dem Fieber kommen kann. Ich bin froh, dass die Schwellung jetzt operiert wird«, sagte er weiter. Während Dr. Conner sich mit Herrn Würmeling unterhielt, fiel ihm auf, dass dieser sehr rasch atmete. Er blickte auf den Überwachungsmonitor und sah folgende Werte:

- Blutdruck 105/60 mm Hg,
- Herzfrequenz 115/min,
- Sinusrhythmus,
- pulsoxymetrisch gemessene Sauerstoffsättigung ($S_pO_2$) 95%.

### 25.1.1 Was können die Gründe für die Tachykardie sein?

Eine präoperativ zu beobachtende Sinustachykardie kann zahlreiche Gründe haben. Hierzu gehören u. a. die in der ▶ Übersicht genannten Ursachen.

**Mögliche Ursachen präoperativer Sinustachykardie**

- Psychischer Stress, z. B. Angst oder Aufregung
- Volumenmangel
- Anämie
- Elekrolytstörungen, z. B. Hypokaliämie, Hypomagnesiämie, Hypokalziämie
- Hyperkapnie
- Hypoxie
- Hyperthermie/Fieber
- Infektion
- Hyperthyreose
- Phäochromozytom
- Medikamente, z. B. trizyklische Antidepressiva, Theophyllin, Koffein
- Drogen, z. B. Cocain, Amphetamine
- Entzugssymptomatik

Ist bei einer supraventrikulären Tachykardie kein Sinusrhythmus vorhanden, muss ursächlich auch an Reentrytachykardien oder Vorhofflimmern/Vorhofflattern gedacht werden.

▸ Dr. Conner untersuchte Herrn Würmeling kurz, ohne weitere Auffälligkeiten festzustellen. Das 4 Wochen alte EKG zeigte einen unauffälligen Sinusrhythmus. Folgende Laborwerte waren außerhalb der Norm:
- Kreatinin: 341 μmol/l (Norm 62–106 μmol/l),
- Harnstoff: 10,5 mmol/l (Norm 3,0–9,2 mmol/l),
- Cystatin C: 4,33 mg/l (Norm 0,93–2,68 mg/l bei Patienten im Alter von 60–79 Jahren),
- Hämoglobin: 7,9 g/dl (Norm 12–14 g/dl),
- Hämatokrit: 25% (Norm 37–47%),
- Leukozyten: 20,9 Gpt/l (Norm 3,6–9,8 Gpt/l).

Bei dem letzten Krankenhausaufenthalt von Herrn Würmeling war der Kreatininwert mit 268 μmol/l auch schon deutlich erhöht gewesen. Außerdem hatte er damals wegen einer Anämie 2 Erythrozytenkonzentrate (EK) erhalten.

Pfleger Ralf rief im Blutdepot an. »Die Chirurgen haben 2 Konserven einkreuzen lassen. Die MTA sagt, dass sie noch 15 Minuten braucht, bis die Kreuzproben fertig sind«, teilte er Dr. Conner mit. »Sag' ihr, dass sie sie dann `rüberschicken soll.«

### 25.1.2 Welche Bedeutung hat Cystatin C zur Beurteilung der Nierenfunktion?

Der beste Index zur Beurteilung der Nierenfunktion ist die glomeruläre Filtrationsrate (GFR). Da die Bestimmung der GFR mittels externen Filtrationsmarkern wie Inulin aufwendig ist, werden im klinischen Alltag in der Regel endogene Filtrationsmarker zur Abschätzung der GFR verwendet. Der am häufigsten verwendete Surrogatparameter ist der Kreatininwert bzw. der reziproke Kreatininwert. Idealerweise erfolgt auch eine Bestimmung der Kreatininausscheidung im 24-h-Sammelurin, um anschließend die GFR zu berechnen.

Zahlreiche Einflussgrößen schränken die Genauigkeit dieses Verfahrens ein. Hierzu gehören u. a. die Zuverlässigkeit der Urinsammelmenge, das Alter, die Diät, die körperliche Aktivität und die Muskelmasse der Patienten.

Bei der Suche nach zuverlässigeren endogenen Filtrationsmarkern ist in den letzten Jahren Cystatin C in den Fokus gerückt [4]. Es handelt sich um eine Cysteinproteinase mit einem niedrigen Molekulargewicht von 13,359 kD. Cystatin C wird von allen kernhaltigen Zellen synthetisiert, und der Plasmaspiegel ist unabhängig von körperlicher Aktivität und Muskelmasse. Insbesondere der reziproke Cystatin C-Wert korreliert besser mit der GFR als bei Kreatinin, und milde Einschränkungen der Nierenfunktion werden besser abgebildet [3].

### 25.1.3 Würden Sie transfundieren?

Das Thema Transfusionstrigger wird ausführlich im Fall 4 (▸ Kap. 4.1.11) dargestellt. Die Entscheidung zur Transfusion sollte stets individuell getroffen werden. Nach Anästhesieeinleitung kann es zu einem Abfall des Herzzeitvolumens (HZV) kommen. Eine evtl. erforderliche Volumentherapie senkt den Hämatokrit weiter. Die Ursache der Tachykardie von Herrn Würmeling ist nicht geklärt. Seine Tachypnoe kann ein Hinweis auf ein zu niedriges Sauerstoffangebot ($\dot{D}O_2$) sein. Eine Transfusion ist daher wahrscheinlich gerechtfertigt.

▸ Dr. Conner rief Oberarzt Dr. Volkrad an, da er sich nicht sicher war, ob er vor Einleitung der Narkose noch transfundieren sollte. »Sie wollen doch bald Feierabend haben, oder? Fangen Sie mit der Narkose an und transfundieren Sie, sobald die EKs da sind«, bekam er zur Antwort. »Wir nehmen eine Larynxmaske«, sagte Dr. Conner zu Pfleger Ralf, nachdem er aufgelegt hatte.

Dr. Conner klärte Herrn Würmeling über die möglichen Komplikationen einer Allgemeinanästhesie und einer Transfusion auf. Danach begann er mit der Präoxygenierung, die nur unzureichend gelang, da Herr Würmeling keinen einzigen Zahn mehr hatte. Der gemessene endtidale Kohlendioxidpartialdruck ($p_{ET}CO_2$) betrug 19 mm Hg.

### 25.1.4 Was können die Ursachen des erniedrigten $p_{ET}CO_2$ sein?

Die wahrscheinlichste Ursache einer erniedrigten $p_{ET}CO_2$ während der Präoxygenierung ist eine nicht dicht sitzende Maske. Daneben wird ein erniedrigter $p_{ET}CO_2$ auch bei einem gesteigerten Atemminutenvolumen oder einer erhöhten Totraumventilation – z. B. bei Lungenembolie oder ausgeprägter pulmonaler Hypertonie – beobachtet.

### 25.1.5 Was versteht man unter Präoxygenierung, und welche Funktion hat sie?

Unter Präoxygenierung versteht man die Applikation von 100% Sauerstoff vor einem induzierten Atemstillstand. Bei spontan atmenden Patienten wird dies erreicht, indem der Patient entweder über eine dicht sitzende Maske über eine Dauer von 3–5 min bei normaler Atmung (Atmen mittels Tidalvolumen) oder durch 4–8 maximale Atemzüge (Atmen mittels Vitalkapazität) atmet. Durch die Präoxygenierung wird eine endexspiratorische Sauerstoffkonzentration >90% angestrebt.

Im Körper wird Sauerstoff im Blut, im Gewebe – hier insbesondere im Muskel – und in der Lunge gespeichert. Die Sauerstoffspeicher im Gewebe und im Blut sind bereits bei Atmen von Raumluft nahezu gesättigt, sodass der Lunge die mit Abstand größte Bedeutung zukommt. Während der Präoxygenierung wird der in der Lunge vorhandene Stickstoff ausgewaschen und durch Sauerstoff ersetzt. Durch diese Denitrogenisierung wird der Sauerstoffgehalt der Lunge mehr als vervierfacht. Insgesamt steigt durch Präoxygenierung der Gesamtsauerstoffgehalt des Körpers auf beinahe das 3-Fache. Entsprechend verlängert sich nach Narkoseeinleitung die Apnoetoleranz bis zum Eintreten einer Hypoxämie, sodass mehr Zeit zur Atemwegssicherung zur Verfügung steht.

### 25.1.6 Wann muss mit einem raschen Abfall der $S_pO_2$ nach der Induktion einer Apnoe gerechnet werden?

Ein rascher Abfall der $S_pO_2$ nach Induktion einer Apnoe kann mehrere Ursachen haben:

### Verminderte Sauerstoffspeicherkapazität
Der Sauerstoffspeicher der Lunge entspricht der funktionellen Residualkapazität (FRC). Eine reduzierte FRC, wie sie z. B. bei Kindern, Schwangeren oder adipösen Patienten regelhaft vorliegt, verkürzt die Apnoetoleranz.

Die Sauerstoffspeicherkapazität des Gesamtkörpers ist auch bei einer verminderten Hämoglobinkonzentration verändert. Der Sauerstoffgehalt ($C_aO_2$) des Blutes korreliert aber nicht mit dem $S_pO_2$-Wert.

### Erhöhter Sauerstoffverbrauch
Der normale Sauerstoffverbrauch ($\dot{V}O_2$) beträgt 250–300 ml/min. $\dot{V}O_2$ erhöht sich bei gesteigertem Metabolismus z. T. erheblich, sodass z. B. Kinder und Patienten mit Hyperthyreose oder Fieber eine erniedrigte Apnoetoleranz haben.

### Ausgeprägte Kreislaufdepression
Kommt es nach Induktion einer Allgemeinanästhesie zu einer deutlichen Kreislaufdepression, kann die periphere Durchblutung so weit beeinträchtigt werden, dass die Pulsoxymetrie keine zuverlässigen Werte mehr liefert. Bei einer gleichzeitigen Beatmung ist dann in der Regel auch ein deutlich erniedrigtes $p_{ET}CO_2$ als Hinweis auf ein vermindertes Herzzeitvolumen (HZV) auffällig.

▸ Dr. Conner mühte sich mit der Maske, bekam sie aber nicht vollständig dicht. Schließlich ließ er Pfleger Ralf 0,2 mg Fentanyl und 120 mg/kg KG Propofol i.v. geben. Die anschließende Platzierung der Larynxmaske gelang problemlos. Wie erwartet, fiel der Blutdruck nach Narkoseeinleitung auf 82/40 mm Hg. Die Herzfrequenz war unverändert bei 120/min. »Gib Herrn Würmeling bitte 1/2 Ampulle Akrinor und stell' die Infusion schneller«, sagte er zu Pfleger Ralf. Als auch nach der zweiten Hälfte der Ampulle der Blutdruck nur auf 92/47 mm Hg gestiegen war, wurde ein Noradrenalin-Perfusor mit einer Laufrate von 0,1 µg/kg KG/min angeschlossen. »Komm, lass uns jetzt in den Saal fahren. Ich will heute noch nach Hause«, meinte Dr. Conner und diskonnektierte Herrn Würmeling von Überwachungsmonitor und Beatmungsgerät im Einleitungsraum.

Im OP öffnete er zum Aufrechterhalten der Narkose den Desfluranverdampfer, und die Chirurgen begannen mit ihren Vorbereitungen. Der Blutdruck von Herrn Würmeling blieb unter laufender Noradrenalininfusion systolisch um die 90 mm Hg. Pfleger Ralf wechselte die Vollelektrolytinfusionslösung. Die Herzfrequenz war unverändert bei ca. 120/min. Kurz nach Operationsbeginn wurden die freigegebenen EKs gebracht. Die Bedside-Tests waren unauffällig. und Pfleger Ralf begann mit der Transfusion.

### 25.1.7 Welche Größen bestimmen den systemischen arteriellen Blutdruck?

Der systemische arterielle Blutdruck ist das Produkt aus HZV und systemischem vaskulärem Widerstand (SVR):
- Arterieller Blutdruck [mm Hg] = HZV [l/min] × SVR [dyne×s×cm$^{-5}$] (Gleichung 25.1)

Ein Abfall von HZV oder SVR kann durch einen Anstieg des jeweils anderen Parameters kompensiert werden. Daraus ergibt sich, dass anhand des Blutdrucks keine zuverlässigen Rückschlüsse auf HZV und SVR möglich sind.

### 25.1.8 Welche Gründe für eine intraoperative Hypotonie gibt es?

#### Vasodilatation

Eine Vasodilatation führt zu einer relativen Hypovolämie und kann u. a. ausgelöst werden durch Anästhetika, neuroaxiale Anästhesieverfahren, anaphylaktische Reaktionen oder Einschwemmung von Mediatoren – z. B. im Rahmen des Eventerationssyndroms, nach Öffnen eines Tourniquets oder bei septischer Einschwemmung.

#### Verringerter venöser Rückstrom

Der venöse Rückstrom kann z. B. durch die Lagerung des Patienten, Pneumoperitoneum, hohe Atemwegsdrücke, Spannungspneumothorax oder operationsbedingt durch chirurgischen Hakenzug mit Kompression der Vena cava inferior o. Ä. beeinträchtigt werden.

#### Absoluter Volumenmangel

Neben dem Blutverlust ist hier auch an sonstige Flüssigkeitsdefizite durch Nüchternheit, Verdunstung oder Darmvorbereitung zu denken.

#### Akute Nachlastsenkung

Das Öffnen einer Blutsperre oder Gefäßklemme bewirkt eine akute Nachlastsenkung. Der akute Blutdruckabfall wird verstärkt durch die Einschwemmung vasoaktiver Mediatoren aus den vorübergehend ischämischen Arealen.

#### Herzrhythmusstörungen

Herzryhthmusstörungen können über verschiedene Mechanismen zu Hypotonien führen. Ein Beispiel ist eine eingeschränkte Ventrikelfüllung in Folge von Vorhofflimmern.

#### Kontraktilitätsstörung des Herzens

Eine Kontraktilitätsstörung ist eine typische Folge einer Myokardischämie. Weiter kompromittieren auch Elektrolytstörungen und die Anwendung negativ inotroper Substanzen die kardiale Leistung.

#### Lungenembolie

Eine akute Embolie von Luft/$CO_2$, Palacos oder Thromben führt zu einer akuten Rechtsherzbelastung. Die Pathophysiologie hierzu wird ausführlich im Fall 11 (▶ Kap. 11.1.5) dargestellt.

> Alle Parameter waren stabil. »Das Noradrenalin kann ich bestimmt ausschleichen, wenn die EKs drin sind«, dachte Dr. Conner und setzte sich an das Narkosegerät, um das Protokoll auszufüllen. Plötzlich gab das Narkosegerät Alarm. Dr. Conner sah auf. »Exspiratorisches $CO_2$ zu niedrig«, las er auf dem Bildschirm. Ein Blick auf die $CO_2$-Kurve gab ihm die Erklärung: Herr Würmeling atmete mit. »Soll er ruhig«, murmelte Dr. Conner vor sich hin. »Spontanatmung hab' ich bei Larynxmasken gern.« Dann stellte er den Respirator auf Spontanatmung um. Ein Opioid wollte er nicht nachgeben, denn die Operation sollte nicht lange dauern.
> 
> Die Operation dauerte insgesamt 25 Minuten. Bei der Eröffnung des Abszesses entleerte sich überriechender Pus. Nach dem zweiten EK konnte die Infusionsrate des Noradrenalins auf 0,05 µg/kg KG/min reduziert werden. Die Kontrolle ergab einen Hb-Wert

von 10,4 g/l. »Wenn ich mich beeile, dann schaffe ich es vielleicht noch ins Kino«, dachte Dr. Conner, als er den Desfluranverdampfer zudrehte. Herr Würmeling atmete regelmäßig über die Larynxmaske. Das $p_{ET}CO_2$ betrug 21 mm Hg. Dr. Conner sah sich bereits die Larynxmaske entfernen, da stieg die Herzfrequenz von Herrn Würmeling schlagartig auf 140/min. Der Rhythmus war nicht mehr regelmäßig: Herr Würmeling hatte eine Tachyarrhythmia absoluta bei Vorhofflimmern. Der Blutdruck war unverändert.

### 25.1.9 Wie ist Ihr weiteres Vorgehen?

Zunächst sollte die Verdachtsdiagnose durch ein 12-Kanal-EKG bestätigt werden. Ein akut auftretendes Vorhofflimmern (VHF) führt zu einem Verlust der Vorhoffunktion mit folgender Dilatation der Vorhöfe. Insbesondere bei gleichzeitiger Hypovolämie ist die Kammerfüllung beeinträchtigt, und das HZV kann fallen. Die Beurteilung der hämodynamischen Auswirkungen eines akut aufgetretenen VHF ist entscheidend für die weitere Therapie [6]: Ist mit dem Auftreten des VHF eine Verschlechterung der kardiovaskulären Funktion verbunden, sollte eine frühzeitige Rhythmisierung angestrebt werden. Hier steht an erster Stelle die elektrische und an zweiter Stelle die pharmakologische Kardioversion.

Sind keine Auswirkungen auf die Hämodynamik festzustellen, sollte ausschließlich eine medikamentöse Rhythmus- und Frequenzkontrolle erfolgen. Zur Verfügung stehen hierfür β-Blocker, Digitalispräparate oder Amiodaron. Gegebenenfalls muss eine Antikoagulation zur Verhinderung von thromboembolischen Komplikationen begonnen werden. Es wird empfohlen, einen Kardiologen zur weiteren Therapie konsiliarisch hinzuzuziehen (siehe zu dieser Thematik auch Fall 21, ▶ Kap. 21.1.6 und 21.1.7 sowie ◘ Abb. 21.2).

### 25.1.10 Welches sind die Ursachen für ein VHF?

Es gibt zahlreiche Ursachen für ein VHF (◘ Tab. 25.1; [8]). Eine Ursachenabklärung ist wichtig, um spezifische Therapien zur Rhythmus- und Frequenz-

◘ **Tab. 25.1.** Ursachen des Vorhofflimmerns

| Primär | | – Idiopathisch |
|---|---|---|
| Sekundär | Kardiale Ursachen | – Rheumatische oder entzündliche Herzerkrankung<br>– Kardiomyopathie<br>– Hypertensive Herzerkrankung<br>– Koronare Herzerkrankung<br>– Postkardiotomiesyndrom<br>– Vitien<br>– Perikarditis<br>– Herzkontusion<br>– Herztumoren<br>– Speicherkrankheiten<br>– Mechanische Irritationen (z. B. Katheter) |
| | Nichtkardiale Ursachen | – Hyperthyreose<br>– Elektrolyt-/Säure-Basen-Störungen<br>– Alkoholtoxisch<br>– Fieber/Infektionen/Sepsis<br>– Nichtkardialer Schock<br>– Chronische Niereninsuffizienz<br>– Thoraxtrauma<br>– Medikamentennebenwirkung |

kontrolle einzuleiten. Hierbei stehen insbesondere reversible Ursachen – wie Hyperthyreose oder Elektrolystörungen – im Vordergrund.

Jetzt wurde Dr. Conner etwas nervös. Er rief Oberarzt Dr. Volkrad an, um zu fragen, was er tun solle. »Wir sollen Herrn Würmeling 2 mg Metoprolol und eine Gelinfusion geben und eine arterielle Blutgasanalyse machen«, sagte er zu Pfleger Ralf. Dann öffnete er den Desfluranverdampfer wieder.

Nach Gabe des β-Blockers sank die Herzfrequenz auf 130/min. Der Blutdruck war unter der laufenden Noradrenalingabe unverändert bei 105/60 mm Hg. Dr. Conner punktierte inzwischen die A. radialis und reichte die arterielle Probe an Pfleger Ralf weiter. Kurz

darauf kam dieser mit dem BGA-Ausdruck wieder in den OP. »So etwas habe ich schon lange nicht mehr gesehen«, sagte er, als er den Ausdruck Dr. Conner zeigte:
- pH: 7,18 (Norm 7,35–7,45),
- $p_aO_2$: 280 mm Hg (Norm 70–100 mm Hg),
- $p_aCO_2$: 25 mm Hg (Norm 36–44 mm Hg),
- $HCO_3^-$: 10,9 mmol/l (Norm 22–26 mmol/l),
- BE: –18 mmol/l (Norm ±2 mmol/l),
- $S_aO_2$: 99,5% (Norm 95–98%),
- Laktat: 1,2 mmol/l (Norm 0,5–2,2 mmol/l),
- Natrium: 143 mmol/l (Norm 135–150 mmol/l),
- Kalium: 5,4 mmol/l (Norm 3,5–5,0 mmol/l).

### 25.1.11 Wie interpretieren Sie die BGA?

Der Patient hat eine respiratorisch nur teilweise kompensierte metabolische Azidose. Die Hyperkaliämie ist mit hoher Wahrscheinlichkeit eine Folge des $H^+$-Ionenüberschusses.

### 25.1.12 Auf welche Weise kann Metformin zu einer metabolischen Azidose führen?

Metformin gehört zu den Biguaniden und wird zur oralen Therapie des Diabetes mellitus eingesetzt. Es hemmt die hepatische Glukoneogenese und steigert die Glukoseaufnahme im Skelettmuskel und Fettgewebe. Weiterhin führt Metformin im Fettgewebe zu einer Hemmung der Lipolyse und dadurch zu einer verminderten Freisetzung freier Fettsäuren. Die Hemmung der Glukoneogenese ist in ◘ Abb. 25.1 schematisch dargestellt.

Metformin wird nahezu nicht metabolisiert und v. a. renal eliminiert. Bei einer Niereninsuffizienz kann es daher zu einer Akkumulation von Metformin und daraus resultierender lebensbedrohlicher Laktatazidose kommen [5].

### 25.1.13 Was sind mögliche Ursachen einer metabolischen Azidose?

Eine metabolische Azidose kann durch eine Akkumulation von Säuren oder durch einen Basenverlust entstehen.

#### Akkumulation von Säuren

Zu einer Akkumulation von Säuren kommt es in folgenden Situationen:
- Erhöhte endogene Säurebildung:
  Diese kann bei der Ketoazidose mit Coma diabeticum oder bei der Laktatazidose beobachtet werden. Erhöhte Laktatspiegel entstehen bei einer anaeroben Stoffwechsellage im Rahmen von Hypoxie, Schock, generalisierten Krampfanfällen oder nach bestimmten Medikamenten wie Biguaniden oder Xylitolinfusionen.

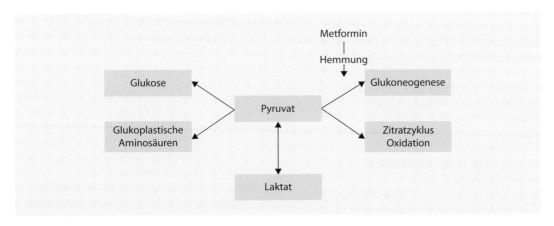

◘ Abb. 25.1. Wirkmechanismus von Metformin. Metformin hemmt die Glukoneogenese aus Pyruvat. Bei einer Überdosierung kann es zu einer Akkumulation von Laktat kommen

- Exogene Säurezufuhr:
  Eine exogene Säurezufuhr ist in der Regel nur bei akzidentellen oder suizidalen Intoxikationen zu beobachten. Zu nennen sind hier z. B. Salizylate, Methanol, Paracetamol und eine übermäßige Chloridzufuhr.
- Säureausscheidung/-abbau vermindert:
  Bei einer deutlich eingeschränkten Nierenfunktion – insbesondere beim akuten Nierenversagen – ist die renale Pufferkapazität u. a. aufgrund einer geringeren Säureausscheidung eingeschränkt. Daneben führt auch ein Leberversagen durch einen verminderten Laktatabbau zu einer Säureakkumulation.

**Bikarbonatverlust**

Eine metabolische Azidose durch Bikarbonatverlust ist seltener. Sie wird beobachtet in folgenden Situationen:
- Verluste über Gastrointestinaltrakt,
  z. B. durch Diarrhö, Gallen-/Pankreasfistel oder Ureteroenterostomie.
- Renale Verluste,
  z. B. bei der proximalen tubulären Azidose oder durch Karboanhydrasehemmung.

In dem dargestellten Fall ist die metabolische Azidose wahrscheinlich eine Folge der Niereninsuffizienz. Hinzu kommt noch die infektiöse Erkrankung, die zum einen zu einer Exazerbation der Niereninsuffizienz führen kann und zum anderen der Auslöser einer systemischen Entzündungsreaktion sein kann.

Dr. Conner dachte kurz nach. Jetzt war ihm klar, warum Herr Würmeling ständig mitgeatmet hatte. Er glaubte, sich vage zu erinnern, dass ein pH-Wert <7,20 therapiert werden muss. »Ich lege jetzt einen ZVK und eine Arterie«, teilte er Pfleger Ralf mit. »Wir müssen puffern.«

### 25.1.14 Muss man puffern?

Die Pufferung von metabolischen Azidosen ist seit Jahren umstritten und sollte nur sehr zurückhaltend durchgeführt werden. An erster Stelle müssen die auslösenden Ursachen therapiert werden. Die Intentionen einer Pufferung sind die Herstellung physiologischer Verhältnisse und die Verbesserung der Hämodynamik. Gleichzeitig kommt es aber durch eine Pufferung zur Linksverschiebung der Sauerstoffbindungskurve mit Verschlechterung der Gewebeoxygenierung.

Während Pfleger Ralf alles für die Anlage der intravasalen Zugänge vorbereitete, telefonierte Dr. Conner mit der Intensivstation und besorgte ein Bett für Herrn Würmeling. Beide arbeiteten zügig, und so war nach wenigen Minuten der Patient mit den entsprechenden Zugängen versorgt. Anschließend infundierte Dr. Conner 100 ml Natriumbikarbonat über den ZVK und beendete die Desfluranzufuhr.

Plötzlich setzte sich Herr Würmeling auf, sah sich verwundert um und versuchte, durch die noch liegende Larynxmaske zu sprechen. Die Tür öffnete sich, und Oberarzt Dr. Volkrad betrat den OP. Als er den ZVK und den arteriellen Zugang sah, runzelte er die Stirn und sagte zu Dr. Conner: »Wollen Sie den Patienten nicht von der Larynxmaske befreien?« Anschließend warf er einen kurzen Blick auf das Anästhesieprotokoll, schüttelte dabei den Kopf. »Ich denke, darüber sollten wir noch mal sprechen. Sie arbeiten doch demnächst auf der Intensivstation.« Nachdem Dr. Conner Herrn Würmeling ohne weitere Vorkommnisse dem Kollegen auf der Intensivstation übergeben hatte, ging er in den Aufenthaltsraum im OP-Bereich, wo Oberarzt Dr. Volkrad bereits auf ihn wartete.

## 25.2 Fallnachbetrachtung/ Fallanalyse

### 25.2.1 Was verstehen Sie unter einem SIRS?

Nach der Konsensuskonferenz des American College of Chest Physicians/Society of Critical Care Medicine (ACCP/SCCM) handelt es sich um eine systemische Entzündungsantwort (»severe inflammatory host response«; SIRS) als Reaktion auf Schädigungen verschiedenster Art. Per definitionem müssen mindestens zwei der in der ▶ Übersicht genannten Kriterien erfüllt sein, bevor von einem SIRS gesprochen werden kann [2].

**SIRS-Kriterien (≥2 müssen erfüllt sein)**
- Fieber >38°C oder Hypothermie <36°C
- Tachykardie >90/min
- Respiratorische Insuffizienz mit einer Atemfrequenz >20/min oder spontane Hyperventilation mit einem $p_aCO_2$ <32 mm Hg oder $p_aO_2$ <70 mm Hg bei Spontanatmung oder $p_aO_2/F_IO_2$ <175 bei Beatmung und fehlender pulmonaler Vorerkrankung
- Leukozytose >10 Gpt/l oder Leukopenie <4 Gpt/l oder >10% unreife neutrophile Granulozyten

→ Im Fall von Herrn Würmeling waren die SIRS-Kriterien erfüllt.

### 25.2.2 Was verstehen Sie unter Sepsis, schwerer Sepsis und septischem Schock?

#### Sepsis [2]

Von einer Sepsis wird gesprochen, wenn die SIRS-Kriterien erfüllt sind und zusätzlich eine Infektion nachgewiesen oder klinisch vermutet wird.

→ Im Fall von Herrn Würmeling waren die Sepsiskriterien erfüllt.

#### Schwere Sepsis

Eine schwere Sepsis [2] liegt vor, wenn zusätzlich mindestens eine der folgenden Organdysfunktionen auftritt:
- Akute Enzephalopathie mit eingeschränkter Vigilanz.
- Relative oder absolute Thrombozytopenie (Abfall >30% innerhalb von 24 h oder Thrombozytenzahl ≤100 Gpt/l).
- Arterielle Hypoxämie mit einem $p_aO_2$ ≤75 mm Hg unter Raumluft oder ein $p_aO_2/F_IO_2$ ≤250 mm Hg unter $O_2$-Applikation.
- Renale Dysfunktion mit einer Diurese von ≤0,5 ml/kg KG/h für wenigstens 2 h oder Anstieg des Serumkreatinins um >2-Fache des lokal üblichen Referenzbereichs.
- Metabolische Azidose mit einem Base Excess ≤5 mmol/l oder Laktatkonzentration >1,5-Fache des lokal üblichen Referenzbereichs.

→ Aufgrund der metabolischen Azidose waren bei Herrn Würmeling die Kriterien für eine schwere Sepsis erfüllt. Die renale Dysfunktion bestand bereits.

#### Septischer Schock

Ein septischer Schock liegt dann vor [2], wenn zusätzlich für wenigstens 1 h der systolische arterielle Blutdruck ≤90 mm Hg oder Vasopressoreinsatz notwendig ist. Die Hypotonie besteht trotz adäquater Volumengabe und ist nicht durch andere Ursachen zu erklären.

Herr Würmeling erhielt zwar Katecholamine, allerdings erst nach Beginn der Allgemeinanästhesie. Eine adäquate Volumentherapie wurde noch nicht durchgeführt.

### 25.2.3 Welches sind die Säulen der Sepsistherapie?

Die Säulen der Sepsistherapie bestehen aus
- kausalen,
- supportiven und
- adjunktiven Therapiemaßnahmen.

Ausführliche Angaben können in der S2-Leitline »Diagnose und Therapie der Sepsis« der Deutschen Sepsis-Gesellschaft e. V. (DSG) und der Deutschen Interdisziplinären Vereinigung für Intensiv- und Notfallmedizin (DIVI) nachgelesen werden [9].

#### Kausale Therapiemaßnahmen

An erster Stelle der Sepsistherapie steht die Ursachenbeseitigung durch eine Fokussanierung. Ist die Ursache nicht bekannt, muss ohne zeitliche Verzögerung eine Fokussuche durchgeführt werden.

Ein weiterer Pfeiler der kausalen Therapie ist eine frühzeitige, kalkulierte Antibiotikatherapie mit möglichst rascher Einengung des antimikrobiellen Spektrums.

#### Supportive Therapiemaßnahmen

Die supportiven Therapiemaßnahmen dienen der Sicherstellung eines ausreichenden Sauerstoffangebots. Hierzu muss eine frühzeitige hämodynamische Stabilisierung durch Volumensubstitution angestrebt werden. Ziel ist ein mittlerer arterielle Druck

>65 mm Hg. In Abhängigkeit von den Vorerkrankungen kann auch ein höherer Zieldruck erforderlich sein. Gegebenenfalls ist ein erweitertes hämodynamisches Monitoring erforderlich. Bei Patienten mit einer schweren Sepsis oder septischem Schock ist eine zentralvenöse Sauerstoffsättigung >70% anzustreben (»early goal directed therapy«) [7].

Zur Sicherstellung eines ausreichenden Sauerstoffangebots kann die Intubation und Beatmung erforderlich sein. Zielgröße ist eine oxymetrische Sauerstoffsättigung >90%. Ist eine Beatmung erforderlich, sollten die Empfehlungen des Acute Respiratory Distress Syndrome Network (ARDSNET) zur Anwendung kommen [1].

**Adjunktive Therapie**

Zu den adjunktiven Therapiemaßnahmen gehören beispielsweise die Gabe von Glukortikosteroiden, rekombinantem aktiviertem Protein C, Antithrombin III, Immunglobuline, Thromboseprophylaxe und frühe enterale Ernährung

### 25.2.4 Welche Indikationen kennen Sie für die Anlage eines zentralen Venenkatheters?

Die Anlage eines ZVK kann u. a. aus den in der ▶ Übersicht genannten Gründen indiziert sein.

> **Mögliche Indikationen für die ZVK-Anlage**
> - Hämodynamische Überwachung mit ZVD-Messung
> - Gabe von kreislauf- und herzwirksamen Medikamenten mit kurzer Halbwertszeit wie z. B. Katecholamine
> - Gabe von Lösungen mit einer Osmolarität >600 mosm/l, insbesondere im Rahmen einer parenteralen Ernährung
> - Gabe von venenreizenden Substanzen wie Natriumbikarbonat oder Kaliumchlorid
> - Keine Möglichkeit, einen peripheren Gefäßzugang anzulegen, z. B. bei
>   - Schock
>   - ausgedehnten Verbrennungen
> ▼

> - schlechten Venenverhältnissen als Folge von Adipositas, Langzeitinfusionstherapie oder intravenösem Drogenmissbrauch
> - Neurochirurgische Operation in sitzender und halbsitzender Position zur Messung des zentralen Venendrucks und im Fall einer Luftembolie zur Luftaspiration

Im Rahmen der Sepsistherapie dient die Anlage eines ZVK zum einen der Gabe von kreislaufwirksamen Medikamenten (Noradrenalin, Dobutamin) und zum anderen dem erweiterten hämodynamischen Monitoring.

### 25.2.5 Welche medizinischen Fehler sehen Sie in dem geschilderten Fall?

**Prämedikation**

Die Prämedikation wurde sehr oberflächlich durchgeführt. Das Symptom Tachypnoe fiel Dr. Conner auf, wurde aber nicht weiter beachtet. Ebenso wurde das von Herrn Würmeling erwähnte Fieber nicht weiter beachtet. Beides waren Hinweise, dass die lokale Infektion bereits systemische Auswirkungen hatte. Ein mögliches SIRS oder mögliche Sepsis wurden nicht erkannt. Entsprechend wurde auch versäumt, ein postoperatives Intensivbett zu organisieren.

Weiter wurden die seit dem letzten Krankenhausaufenthalt gestiegenen Retentionsparameter nicht weiter beachtet. Die Möglichkeit eines akuten prärenalen Nierenversagens bei vorbestehender Niereninsuffizienz wurde nicht in Betracht gezogen.

**Anmerkung.** Die gleichen Punkte gelten natürlich auch für den aufnehmenden Chirurgen, der die Schwere des Krankheitsbildes nicht erkannte.

**Anästhesiebeginn**

Vor Beginn der Anästhesie wurde von den Anästhesisten die Indikation zur Transfusion gestellt. Die Einleitung erfolgte, obwohl die angeforderten Erythrozytenkonzentrate von der Transfusionsmedizin noch nicht freigegeben waren. Herr Würmeling hatte bereits früher Erythrozytenkonzentrate erhalten, sodass die Möglichkeit bestand, dass die Bildung irregulärer Antikörper getriggert worden war. Die Freigabe der Erythrozytenkonzentrate war daher nicht sicher. Aufgrund des niedrigen Hämatokrits konnte eine unmittelbare Transfusion erforderlich sein. Das gewählte Handeln gefährdete den Patienten.

**Kontrolle von Blutwerten**

Herr Würmeling war Diabetiker. Spätestens mit Kenntnis der metabolischen Azidose hätte eine Kontrolle des Blutzuckers erfolgen müssen. Weiter erfolgte keine Therapiekontrolle nach Gabe des Puffers, von der sinnvollen BGA vor Anästhesiebeginn ganz zu schweigen.

**Monitoring**

Herr Würmeling erfüllte die Kriterien einer schweren Sepsis. Da dies Dr. Conner nicht auffiel, wurde es auch versäumt, entsprechendes Monitoring durchzuführen. Sinnvoll wären zumindest eine invasive Blutdruckmessung, ein ZVK zur ZVD-gesteuerten Volumentherapie und zur Messung der zentralvenösen Sättigung sowie ein Blasenverweilkatheter zur Kontrolle der Urinproduktion. Zusätzlich sollte die Körpertemperatur gemessen werden.

### 25.2.6 Welche organisatorischen Schwachstellen/Fehler finden sich in dem geschilderten Fall?

**Prämedikation**

Die Prämedikation erfolgte erst unmittelbar vor Anästhesiebeginn im Einleitungsraum. Hierdurch setzten sich die beteiligten Personen unnötig unter Zeitdruck.

**Anästhesiefreigabe**

Die Anästhesiefreigabe durch den Oberarzt erfolgte nur telefonisch ohne persönliche Kenntnis des Patienten, obwohl ihm durch den Anruf von Dr. Conner signalisiert worden war, dass es sich möglicherweise um keinen Routinefall handelte.

**Wahl des Anästhesisten**

Dr. Conner wurde mit der Durchführung der Anästhesie von Oberarzt Dr. Volkrad beauftragt. Gleichzeitig wurde ihm angedeutet, dass er – falls erforderlich – länger arbeiten müsse.

### 25.2.7 Noch Lust auf diesen Abschnitt, oder wollen Sie auch ins Kino?

Lesen Sie ruhig noch ein bisschen – es läuft noch Werbung ... Dr. Conner war mental bereits an der Kinokasse. Sein Hauptziel war entsprechend der pünktliche Feierabend, den er akut gefährdet sah. Zusatzaufgaben, unvorhergesehene Komplikationen oder viel Denkarbeit standen nicht mehr auf seiner Tagesordnung. Als Herr Würmeling ungewollt spontan Luft holte, antizipierte Dr. Conner eine schnelle Ausleitung und ein geringeres Aspirationsrisiko und war dementsprechend erfreut. Andere Gründe für die Spontanatmung – wie unzureichende Analgesie, unzureichende Hypnose oder wie im Fall relative Hypoventilation – wurden nicht in Betracht gezogen.

Die Einstellung von Dr. Conner entsprach dem Motto »Es wird schon nichts passieren. Alles ist normal. Ich habe alles unter Kontrolle«. Informationen, die das Motto gefährdeten, blendete er aus. Hinweisreize wertete er nicht als Stimulus, die Situation objektiv zu hinterfragen.

Welche Lösungsmöglichkeiten gibt es?

Im Fall 28 (▶ Kap. 28.2.3) wird die Strategie des »Worst-case-Szenarios« kurz beschrieben. Das Vorstellen des schlimmsten Szenarios, das hinter einem Symptom verborgen ist, erhöht das Aktivierungsniveau, indem es Denkprozesse in Gang setzt. Diese Lösungsmöglichkeit funktioniert aber nur, wenn eine entsprechende Motivation vorliegt, die Dr. Conner nicht mehr hatte. In solch einem Fall sind Teamressourcen gefragt. Dr. Conner sollte durch einen Kollegen ersetzt werden oder zumindest darüber informiert werden, bis wann er bleiben muss. Voraussetzung dafür ist, dass eine Teamkultur etabliert ist, in der eine offene Kommunikation möglich ist. Dr. Conner teilte nicht mit, dass er an diesem Tag unbedingt pünktlich die Klinik verlassen wollte. Andererseits erhielt er auch keine Informationen, ob er länger bleiben musste.

Und jetzt gehen Sie endlich! Gleich geht der Film los!

## Literatur

1. Acute Respiratory Distress Syndrome Network (ARDSNET). Ventilation with lower tidal volumes as compared with traditional tidal volumes for acute lung injury and the acute respiratory distress syndrome. N Engl J Med 2000; 342: 1301–1308
2. American College of Chest Physicians/Society of Critical Care Medicine Consensus Conference. Definitions for sepsis and organ failure and guidelines for the use of innovative therapies in sepsis. Crit Care Med 1992; 20: 864–874
3. Dharnidharka VR, Kwon C, Stevens G. Serum cystatin C is superior to serum creatinine as a marker of kidney function: a meta-analysis. Am J Kidney Dis 2002; 40: 221–226
4. Hoek FJ, Kemperman FA, Krediet RT. A comparison between cystatin C, plasma creatinine and the Cockcroft and Gault formula for the estimation of glomerular filtration rate. Nephrol Dial Transplant 2003; 18: 2024–2031
5. Laubner K, Seufert J. Medikamentöse Therapie des Diabetes mellitus Typ 2. Internist 2007; 48: 297–310
6. Nolan JP, Deakin CD, Soar J, Böttiger BW, Smith G. European Resuscitation Council guidelines for resuscitation 2005. Section 4. Adult advanced life support. Resuscitation 2005; 67: S39-S86
7. Rivers E, Nguyen B, Havstad S, Ressler J, Muzzin A, Knoblich B, Peterson E, Tomlanovich M; Early Goal-Directed Therapy Collaborative Group. Early goal-directed therapy in the treatment of severe sepsis and septic shock. N Engl J Med 2001; 345: 1368–1377
8. Sack S. Epidemiologie des Vorhofflimmerns. Herz 2002; 27: 274–300
9. S2-Leitlinie der Deutschen Sepsis-Gesellschaft e.V. (DSG) und der Deutschen Interdisziplinären Vereinigung für Intensiv- und Notfallmedizin (DIVI) In: Reinhard K, Brunkhorst FM (Hrsg) Diagnose und Therapie der Sepsis. Thieme, Stuttgart New York 2007

# Fall 26 – Aortenaneurysma

26.1 Falldarstellung – 272

26.2 Fallnachbetrachtung/Fallanalyse – 282

## 26.1 Falldarstellung

> In den letzten Tagen hatte die Unruhe von Dieter Berg deutlich zugenommen. Er war 65 Jahre alt und seit 2 Jahren im Vorruhestand. Er genoss die freien Tage und die Zeit, die er mit seiner Frau verbringen konnte. Die Nachmittage verbrachten sie oft mit den Enkelkindern, holten sie aus dem Kindergarten ab, wenn die Tochter mal wieder länger arbeiten musste. An diesem Morgen erwachte er nach einer unruhigen Nacht sehr früh, sah die gepackte Tasche und wusste, dass er den Operationstermin nicht noch einmal hinausschieben konnte. Nach einem kleinen Frühstück mit seiner Ehefrau und der üblichen Tabletteneinnahme traf er pünktlich in der Klinik ein. Das Bett für ihn war noch nicht frei, aber die Schwestern der Station sagten, heute gebe es noch viel zu tun für ihn, sodass keine Langeweile aufkommen würde. Dieter Berg verabschiedete sich schweren Herzens von seiner Frau, verbreitete ihr gegenüber Optimismus, und der Klinikaufenthalt begann.
>
> Schwester Kerstin von der Station nahm Blut ab und maß den Blutdruck: 150/85 mm Hg. »Ein gut eingestellter Hypertonus«, meinte sie. Dieter Berg seufzte. Vor ca. 6 Jahren waren ihm zum ersten Mal Schmerzen in den Beinen aufgefallen, wenn er eine längere Strecke lief. Die Diagnose lautete periphere arterielle Verschlusskrankheit (pAVK). Weil die Schmerzen über die Zeit zugenommen hatten, waren bereits verschiedene Gefäßinterventionen notwendig gewesen: Eine perkutane Thrombangioplastie, Stent-Einlagen in die A. femoralis superficialis sinistra und die A. iliaca communis dextra sowie eine Patch-Plastik der Femoralisgabel rechts.
>
> Herr Berg konnte sich all die Operationen mit den fremden Namen schon gar nicht mehr merken. Deshalb führte er eine lange Liste, auf der er alles medizinisch Wichtige der letzten Jahre notierte und die er immer bei sich trug.
>
> Vor ca. 3 Jahren war seinem Hausarzt die Hauptschlagader des Bauches verdächtig groß vorgekommen. Er hatte Herrn Berg zu einem Chirurgen überwiesen. Seitdem ging Herr Berg 2-mal im Jahr zur Kontrolle. Zuletzt war das Aneurysma größer geworden. »Es kann jederzeit platzen, und dann kann Ihnen keiner mehr helfen«, war ihm mitgeteilt worden. Herr Berg wusste, dass das Operationsrisiko nicht unerheblich war, aber mit der ständigen Angst vor einem plötzlichen Tod mochte er nicht leben.

### 26.1.1 Wie ist die Symptomatik einer Aneurysmaruptur, und wie hoch ist die Wahrscheinlichkeit für die Ruptur eines Aortenaneurysmas?

Ein Aneurysma ist eine konzentrische oder exzentrische Erweiterung einer Arterie, welche territorial abgegrenzt und mit Substanzverlust der Gefäßwandschichten verbunden ist. Es wird unterschieden zwischen einem Aneurysma verum, dissecans und spurium.

- Beim Aneurysma verum bleibt die Gefäßwand erhalten. Je nach Form der Ausweitung spricht man von einem Aneurysma sacciforme, fusiforme oder cuneiforme.
- Beim Aneurysma dissecans sind die einzelnen Wandschichen im Mediabereich aufgesplittert, sodass 2 Gefäßlumina entstehen. Prinzipiell wird hier der Gefäßinhalt von ubiquitären Gefäßstrukturen begrenzt.
- Das meist traumatisch bedingte Aneurysma spurium weist dagegen keinen durchgehenden Gefäßzusammenhang mehr auf.

Aneurysmata können an jeder Arterie auftreten, die Verteilung ist jedoch sehr unterschiedlich. Dominierende Ursache der echten Aneurysmata im Bereich der Aorta ist eine Degeneration von elastischen und kollagenen Fasern in der Gefäßmedia; es wird ein Ungleichgewicht zwischen Kollagenabbau und Regeneration diskutiert. Darüber hinaus spielen auch inflammatorische Prozesse eine Rolle. Die Mechanismen der aneurysmatischen Gefäßdegeneration unterscheiden sich so zumindest teilweise von der klassischen Atherosklerose. Es gelten jedoch die gleichen Risikofaktoren, und es gibt eine starke Assoziation zu atherosklerotischen Erkrankungen [4]. Ursache der peripheren Gefäßaneurysmata ist dagegen die Arteriosklerose, ausgenommen sind hierbei die zerebralen Gefäßpathologien. Mit deutlichem Abstand folgen luische (Aorta ascendens und Bogenanteil), mykotische, infektiös-arteriitische (periphere Arterien) sowie angeborene und poststenotische Aneurysmata bei der pAVK.

Viele der aortalen Gefäßwandveränderungen bleiben klinisch stumm. Werden sie symptomatisch, sind die Symptome im Wesentlichen durch

## 26.1 · Falldarstellung

die Irritation der umgebenden Strukturen mit diffusen abdominellen Schmerzen, lokale Thrombosierung oder Verschleppung thrombotischen Materials in die Peripherie gekennzeichnet.

Die gefährlichste Komplikation eines Aneurysmas ist die vital bedrohliche Ruptur. Sie geht typischerweise mit einem heftigen, zu Beginn im Abdomen oder Thorax lokalisierten und dann häufig in den Rücken ausstrahlenden Schmerz einher. Oft sind die Schmerzen von einem akuten Myokardinfarkt bzw. einem akuten Abdomen anderer Ursache nicht zu unterscheiden. Abhängig davon, ob eine freie oder gedeckte Perforation vorliegt, kommt es zu Schwindel, Bewusstlosigkeit bzw. zur akuten oder protrahierten Schocksymptomatik. Eine Aneurysmaruptur ist mit einer hohen Mortalität assoziiert.

Wichtigster Risikofaktor für eine Ruptur ist der maximale Aneurysmadurchmesser. Definitionsgemäß spricht man von einem Aneurysma, wenn der aortale Durchmesser 3 cm übersteigt. Die Gefäßwandspannung nimmt gemäß dem Laplace-Gesetz proportional mit dem Gefäßradius und dem Gefäßinnendruck zu, weshalb weitlumige Aneurysmata der Aorta eher rupturgefährdet sind. Bei einem Querdurchmesser von <4 cm ist das jährliche Risiko gering und steigt ab einem Durchmesser von 5 cm deutlich an. Laut Literaturangaben liegt es bei einem Aneurysmadurchmesser von >5 cm bei 4%, von >6 cm bei 7% und von >7 cm bei 20% [7]. Ab einem Querdurchmesser von 5,5 cm übersteigt das Rupturrisiko das Operationsrisiko [8].

Weitere Risikofaktoren sind eine rasche Zunahme des Aneurysmadurchmessers um >1 cm pro Jahr, weibliches Geschlecht, familiäre Disposition, arterieller Hypertonus und Nikotinabusus. Hieraus ergibt sich, dass ab einer Aneurysmagröße von 5,5 cm für Männer und ab einer Größe von 4,5–5 cm für Frauen bzw. bei Auftreten von klinischen Symptomen die Indikation zur Ausschaltung des Aneurysmas besteht. Zwischen 4,0 und 5,4 cm werden regelmäßige Kontrollen alle 6–12 Monate empfohlen, die Therapie kann unter Abwägung des individuellen Risikos diskutiert werden [10].

Die Mortalität beträgt nach elektiver offener abdominaler Aortenchirurgie 4,6–9,6% [9].

> Nachdem Dieter Berg sich in seinem Zimmer eingerichtet hatte, kam Dr. Brix, der chirurgische Stationsarzt, zu ihm. Er untersuchte ihn und erklärte, dass am Nachmittag noch die Angiographie stattfinden würde, um das Aneurysma genau zu lokalisieren und die Ausdehnung zu verifizieren. Morgen würde er dann die Operation mit ihm besprechen, und er würde den Kollegen der Anästhesie vorgestellt werden.
>
> Wie verabredet, besprach Dr. Brix am nächsten Tag mit ihm das operative Vorgehen. Das Aneurysma war infrarenal, also unterhalb der Nieren lokalisiert und bezog die Aufteilung der Aorta in die nächsten Gefäße mit ein. Geplant war die Implantation einer Bifurkationsprothese. Hinterher würde er auf alle Fälle 1–2 Tage auf der Intensivstation verbringen. Herr Berg hörte genau zu und glaubte, alles verstanden zu haben. Er hatte keine Fragen mehr, da er sich zu Hause belesen und vorbereitet hatte. Er seufzte, nachdem der Chirurg das Zimmer verlassen hatte. »Warum muss das ausgerechnet mir passieren?«, dachte er. »Hätte ich bloß früher nicht geraucht!« Zur Ablenkung sah er bis zum Eintreffen des Anästhesisten ein wenig fern.
>
> Frau Dr. Elen war Assistenzärztin im 3 Ausbildungsjahr. Die zur Ausbildung notwendige Zeit auf der Intensivstation hatte sie bereits absolviert. Es fehlten ihr noch einige große intraabdominale und intrathorakale Eingriffe für ihren Facharztkatalog. Zurzeit war sie der Gefäßchirurgie zugeteilt und freute sich, dass sie heute die Möglichkeit hatte, den Patienten zur Prämedikation zu sehen, bei dem sie morgen auch die Anästhesie durchführte. Es war ihr erster Eingriff an der Aorta, den sie als Anästhesistin allein betreuen durfte.
>
> Auf der chirurgischen Station sah sie zuerst die Akte von Herrn Berg durch. Wie so oft, war diese schlecht sortiert, und die Blätter flogen einzeln herum. Sie las, dass Herr Berg ein infrarenales Aortenaneurysma mit Einbeziehung der Bifurkation hatte. Angiographisch war die Größe mit 5,8 cm angegeben. Außerdem wurde im Angiographiebefund erwähnt, dass Herr Berg nur eine Niere hatte. Sie stutzte kurz, blätterte weiter und fand diese Diagnose sonographisch bestätigt. Allerdings konnte sie keinen Grund dafür eruieren. »Ich werde Herrn Berg später danach fragen«, dachte sie. Nebenbefundlich litt Herr Berg an einem Hypertonus, einer pAVK, an einem nicht insulinpflichtigen Diabetes mellitus mit peripherer Polyneuropathie sowie einer Hyperlipoproteinämie. In der Echokardiographie waren keine pathologischen Befunde erhoben

worden. Folgende Medikamente standen auf der Liste, die der Hausarzt mitgegeben hatte:
- Micardis plus (80 mg Telmisartan, 12,5 mg Hydrochlorothiazid)   1–0–0
- Clopidogrel 75 mg   1–0–0
- Glimepirid 0,5 mg   1–0–0
- Simvastatin 20 mg   0–0–1

Die Laborbefunde und das EKG waren unauffällig. Das Röntgen-Thorax hängte Dr. Elen an den Schirm, auch hier zeigte sich ein normaler Befund. Zufrieden mit den schnellen Vorbereitungen fragte sie die Stationsschwester nach dem Zimmer. Auf dem Weg zu Herrn Berg machte sie sich Gedanken über die Narkose …

### 26.1.2 Welche Möglichkeiten der Narkoseführung bestehen bei der geplanten Operation? Welche Narkoseform würden Sie wählen? Begründen Sie Ihre Entscheidung! Gehen Sie dabei auf die aktuellen Leitlinien zur rückenmarknahen Regionalanästhesie unter antithrombotischer Therapie ein!

Die Operation bedarf einer balancierten Allgemeinanästhesie mit erweitertem hämodynamischem Monitoring mit Anlage einer invasiven arteriellen Druckmessung und eines zentralvenösen Zugangs. Ob dieses Monitoring für den Patienten ausreichend ist oder weitere Maßnahmen für das intraoperative hämodynamische Management notwendig sind, muss individuell entschieden werden. Zum Einsatz kommen die intraoperative transösophageale Echokardiographie, ein pulmonalarterieller Katheter oder auch ein PiCCO-Monitoring. Letzteres wird durch die zwingende Anlage über eine Arterie der oberen Extremität limitiert.

Die Kombination der balancierten Allgemeinanästhesie mit der Epiduralanästhesie wird kontrovers diskutiert. Vorteilhaft sind die postoperative Schmerztherapie und Steigerung der abdominellen Durchblutung sowie intraoperativ die bessere hämodynamische Stabilität. Dagegen spricht, dass es bei einer intraoperativen Epiduralanästhesie und gleichzeitig auftretendem massivem Blutverlust zu erheblichen Volumenverschiebungen kommen kann, da durch Blockade des sympathischen Nervensystems die Kompensationsmöglichkeiten des Patienten eingeschränkt werden. Andererseits kann diese unerwünschte Nebenwirkung mittels niedrig dosierter kontinuierlicher Noradrenalinapplikation zumindest teilweise coupiert werden.

Im Fall von Herrn Berg spricht die Einnahme von Clopidogrel gegen eine Periduralanästhesie. Clopidogrel bewirkt über die Reduktion der ADP-abhängigen Aktivierung des Glykoproteins IIb/IIIa eine nichtkompetetive, irreversible Thrombozytenaggregationshemmung durch Verminderung der Fibrinogenbildung und Plättchenquervernetzung. Bereits 2 h nach einer oralen Einzeldosis von 75 mg ist eine Hemmung der Thrombozytenaggregation nachweisbar. Der maximale thrombozytenfunktionshemmende Effekt tritt nach 3–7 Tagen ein, da die Substanz ein Prodrug ist, welches in der Leber durch Cytochrom $P_{450}$ in aktive Metabolite umgewandelt werden muss. Bei initialer Bolusgabe von 300–600 mg kommt es dagegen bereits nach etwa 12–24 h zur maximalen Wirkung. Die aktiven Metabolite werden renal eliminiert. Nach Erreichen konstanter Plasmaspiegel beträgt die Halbwertszeit 30–50 h, die Thrombozytenfunktion erholt sich nach Beendigung der Clopidogreltherapie erst nach 6–7 Tagen. Da das Risiko eines epiduralen-spinalen Hämatoms sowohl bei der Katheteranlage als auch bei der -entfernung deutlich erhöht ist, muss ein Zeitintervall von mindestens 7 Tagen zwischen der letzten Clopidogreleinnahme und der Punktion liegen [2].

Das präoperative Absetzen von Thrombozytenaggregationshemmern muss sorgfältig und individuell abgewogen werden. Besonders betrifft dies Patienten mit kardio- und zerebrovaskulären Risikofaktoren. Bestehen ein instabiles Koronarsyndrom, eine perkutane koronare Intervention oder koronare Stent-Implantation, profitieren Patienten von der dualen Thrombozytenaggregationshemmung mit Azetylsalizylsäure (ASS) und Clopidogrel erheblich. Das Risiko von akuten Stent-Thrombosen, Myokardinfarkten und konsekutiver Mortalität erhöht sich insbesondere beim vorzeitigen Absetzen der dualen Therapie nach koronarer Stent-Implantation, möglicherweise auch dann, wenn sehr kurzfristig Thrombozytenaggregationshemmer abgesetzt und perioperativ überbrückend

Heparine gegeben werden. Hier sind gerade die Patienten mit einem medikamentenbeschichteten Stent aufgrund der späten und unvollständigen Endothelialisierung deutlich stärker gefährdet. Die American Heart Association empfiehlt daher aktuell, medikamentenfreisetzende Stents nur einzusetzen, wenn innerhalb der folgenden 12 Monate keine elektiven Operationen geplant sind [5]. Für diesen Zeitraum sollte die duale Therapie erfolgen. Bei nichtmedikamentenfreisetzenden Stents wird eine kombinierte Gabe von ASS und Clopidogrel für wenigstens 4 Wochen empfohlen. Bei beiden Patientengruppen sollte die Gabe von ASS anschließend lebenslang fortgesetzt und möglichst auch perioperativ nicht abgesetzt werden. Bestehen Fragen zur Thrombozytenaggregationshemmung, sollte auf jeden Fall ein Kardiologe konsultiert werden.

In ◘ Tab. 26.1 sind die empfohlenen Zeitintervalle zwischen rückenmarknaher Regionalanästhesie und Thrombembolieprophylaxe/antithrombotischer Medikation zusammengefasst [2].

◘ **Tab. 26.1.** Empfohlene Zeitintervalle zwischen rückenmarknaher Regionalanästhesie und Thrombembolieprophylaxe/antithrombotischer Medikation (Leitlinie der DGAI)

| | Vor Punktion/ Katheterentfernung[a] | Nach Punktion/ Katheterentfernung[a] | Laborkontrolle |
|---|---|---|---|
| Unfraktionierte Heparine (Prophylaxe ≤15.000 IE/Tag) | 4 h | 1 h | – Thrombozyten bei Therapie >5 Tage |
| Unfraktionierte Heparine (Therapie) | 4–6 h | 1 h (keine i.v.-Bolusgabe) | – aPTT<br>– (ACT)<br>– Thrombozyten |
| Niedermolekulare Heparine (Prophylaxe) | 12 h | 2–4 h | – Thrombozyten bei Therapie >5 Tage |
| Niedermolekulare Heparine (Therapie) | 24 h | 2–4 h | – Thrombozyten<br>– (anti-Xa) |
| Fondaparinux (Prophylaxe ≤2,5 mg/Tag) | 36–42 h | 6–12 h | – (anti-Xa) |
| Vitamin-K-Antagonisten | INR >1,4 | Nach Katheterentfernung | – INR |
| Hirudine (Lepirudin, Desirudin) | 8–10 h | 2–4 h | – aPTT<br>– ECT |
| Argatroban[b] | 4 h | 2 h | – aPTT<br>– ECT<br>– ACT |
| Azetylsalizylsäure[c] | Keine | Keine | |
| Clopidogrel | 7 Tage | Nach Katheterentfernung | |
| Ticlopidin | 10 Tage | Nach Katheterentfernung | |
| NSAID | Keine | Keine | |

[a] Alle Zeitangaben beziehen sich auf Patienten mit normaler Nierenfunktion.
[b] Verlängertes Zeitintervall bei Leberinsuffizienz.
[c] NMH einmalig pausieren, kein NMH 36–42 h vor der Punktion oder der geplanten Katheterentfernung.

❓ Dr. Elen überraschte Herrn Berg beim Mittagsschlaf. Das tat ihr leid, aber sie selbst konnte sich die Zeit für die Patientengespräche auch nicht aussuchen. Herr Berg wirkte jünger als 65 Jahre, war ihr sympathisch, und der gelbe Aufklärungsbogen war gut ausgefüllt. Sie befragte ihn nach seiner Belastbarkeit, ob derzeit irgendwelche akuten Erkrankungen vorlagen, und sie vergaß auch nicht, die Frage nach dem Grund für die fehlende Niere zu stellen. »Nun«, antwortete Herr Berg, »das ist zufällig entdeckt worden, als die Schmerzen in den Beinen begannen und eine Ultraschalluntersuchung gemacht wurde. Ich habe das nie gemerkt und auch keine Beschwerden. Man sagte mir, dass das wohl bereits angeboren ist.« Dr. Elen war zufrieden, besprach mit ihm die »Vollnarkose« und die intraoperative Überwachung. Sie hatte sich aufgrund der guten Belastbarkeit des Patienten und des guten Allgemeinzustandes gegen eine Ausweitung des hämodynamischen Monitorings entschieden. Postoperativ würde sich ein ITS-Aufenthalt anschließen, aber das wusste er bereits.

### 26.1.3 Worüber würden Sie den Patienten noch aufklären?

Da es bei dieser Art der Operation häufig zu ausgeprägten Blutverlusten kommen kann, muss die Transfusion von Blut und Blutprodukten mit den möglichen Risiken besprochen werden. Wenn die klinkinterne Regelung vorsieht, dass der notwendige Blasenkatheter durch das Team der Anästhesie gelegt wird, muss auch hierüber eine Aufklärung erfolgen.

❓ Herr Berg nickte zustimmend, hatte keine weiteren Fragen und unterschrieb den Aufklärungsbogen. »Wir sehen uns morgen früh«, sagte Dr. Elen zum Abschied. »Es wird schon alles gut gehen.« Herr Berg blickte ihr nach, als sie zur Tür ging, und lenkte sich den Rest des Tages weiter mit Fernsehen ab.

Dr. Elen bereitete das Narkoseprotokoll vor. Sie forderte die Bereitstellung von 4 Erythrozytenkonzentraten. Für den Operationstag verschrieb sie Herrn Berg bis auf das Glimepirid die übliche Morgenmedikation. Außerdem sollten die Schwestern den morgendlichen Nüchternblutzucker messen und ihm ca. 1 Stunde vor der geplanten Operationszeit 1 mg Lorazepam per os verabreichen. Ein letzter Blick über das Narkoseprotokoll: Sie war zufrieden. Sie ging sich noch zwei weitere Patienten ansehen und würde anschließend dem bereichsleitenden Oberarzt Dr. Volkrad berichten.

Am Operationstag erwachte Herr Berg gegen 6.00 Uhr. Danach fiel er den Schwestern der Station zur Last. Halbstündlich klingelte er und fragte, wann er endlich seine Beruhigungstablette bekäme und wann es losgehe. Kurz nach 9 Uhr lag er dann endlich in der Anästhesieeinleitung, und Dr. Elen begrüßte ihn mit einem fröhlichen »Guten Morgen!«, welches er kleinlaut erwiderte. Sie blickte sich um, ob alles zu ihrer Zufriedenheit vorbereitet war, und nickte: »Gut, dann fangen wir jetzt an.« Der Blick auf den Monitor zeigte ihr, dass Herr Berg trotz des Benzodiazepins ein wenig aufgeregt war: Der Blutdruck lag bei 185/65 mm Hg, die Herzfrequenz bei 85/min. »Haben Sie sich schon einen schönen Traum ausgesucht, Herr Berg?«, fragte sie ihn.

Die Narkoseeinleitung mit Propofol, Fentanyl und Atracurium verlief ohne Besonderheiten. Nach Legen des zentralvenösen Zugangs (ZVK), der invasiven, arteriellen Druckmessung (ADM), der Magensonde und des Blasenkatheters war Herr Berg 25 min später im OP. Zu Operationsbeginn lag der Blutdruck bei ca. 120/50 mm Hg; die Herzfrequenz betrug 55/min. Aufrechterhalten wurde die Narkose mit einem Atemgasgemisch aus Desfluran, Sauerstoff und Luft sowie Fentanyl und Atracurium. Dr. Elen überprüfte nochmals alles: Die Wärmematte war angeschlossen, eine Temperatursonde gelegt, sie hatte den Urinbeutel im Blick. Sie war zufrieden. Fachkrankenschwester Silwa brachte noch die arterielle Blutgasanalyse (BGA) und sagte, sie würde jetzt frühstücken gehen. Die BGA zeigte folgende Werte:
- Hämoglobin: 11,8 g/dl (Norm 12–14 g/Tag),
- Hämatokrit: 37% (Norm 37–47%),
- Natrium: 131 mmol/l (Norm 135–150 mmol/l),
- Kalium: 3,5 mmol/l (Norm 3,5–5,0 mmol/l),
- BZ: 82 mg/dl (Norm 70–120 mg/dl)),
- Laktat: 1,0 mmol/l (Norm 0,5–2,2 mmol/l),
- pH: 7,35 (Norm 7,35–7,45),
- $p_aO_2$: 290 mm Hg (Norm 70–100 mm Hg),
- $p_aCO_2$: 45 mm Hg (Norm 36–44 mm Hg),
- $HCO_3^-$: 23,7 mmol/l (Norm 22–26 mmol/l),
- BE: –0,8 mmol/l (Norm ±2 mmol/l),
- $S_aO_2$: 98% (Norm 95–98%),

Es gab keinen Grund zur Besorgnis. Der arterielle Sauerstoffpartialdruck war sicherlich noch von der Narkoseeinleitung so hoch und würde sich zügig normalisieren. Sie blickte aufmerksam auf das Operationsgebiet und schrieb nebenbei das Narkoseprotokoll. Die Chirurgen hatten das Abdomen zügig eröffnet und explorierten den Bauchraum, als plötzlich der Blutdruck auf 60/35 mm Hg fiel und die Herzfrequenz auf 130/min stieg. Dr. Elen wurde unruhig. »Hoffentlich ist jetzt nicht das Aneurysma geplatzt!«, dachte sie.

### 26.1.4 Sind die Bedenken von Dr. Elen berechtigt? Was ist Ihre Differenzialdiagnose?

Vollkommen unbegründet sind die Bedenken von Dr. Elen nicht (▶ Kap. 26.1.1). Insbesondere bei einem gedeckt perforierten Aortenaneurysma kann es durch den Wegfall des abdominellen Drucks infolge von Relaxierung oder Laparotomie zu einer Zunahme der Rupturwahrscheinlichkeit kommen. In dem dargestellten Fall ist jedoch eine andere Diagnose wahrscheinlicher: Eventerationssyndrom.

Während der chirurgischen Exploration des Abdomens kommt es häufig zum sog. Eventerationssyndrom oder »mesenteric traction syndrome«. Ursächlich liegen dem Syndrom eine Histaminfreisetzung aus den mesenterialen Mastzellen und eine Prostazyklin-($PGI_2$-) Freisetzung zugrunde [1].

Die Symptome sind
- plötzlich auftretende Tachykardie,
- Hypotonie und
- Flush, hervorgerufen durch eine periphere Vasodilatation;
- die seltener auftretenden Tachyarrhythmien sind Folge des erhöhten Plasmahistaminspiegels.

Unbehandelt persistiert die Hypotonie für ca. 30 min und bessert sich im Verlauf dieser Zeit graduell, nur sehr wenige Patienten zeigen eine deutlich prolongierte hämodynamische Beeinträchtigung [11]. Prostaglandinsynthesehemmer wie Ibuprofen, Indometacin oder Diclofenac können bei prophylaktischer Gabe das Syndrom abschwächen oder verhindern. Die präoperative Applikation von $H_1$- und $H_2$-Blockern konnte in einer Studie das Auftreten eines Flushs nicht verhindern, jedoch war der Blutdruck in der Therapiegruppe stabiler und bedurfte weniger Unterstützung im Vergleich zur Placebogruppe [1]. Eine vergleichende Studie bezüglich beider Therapieansätze gibt es bislang nicht.

Die regelmäßige Prophylaxe mit Prostaglandinsynthesehemmern erscheint nicht gerechtfertigt, da das Eventerationssyndrom nicht bei jedem intrabdominellen Eingriff und in sehr unterschiedlichem Ausmaß auftritt. Wird es intraoperativ evident, ist auf jeden Fall die symptomatische Therapie mit Vasopressoren- und Volumenapplikation zur Coupierung des relativen Volumenmangels indiziert. Aufgrund der ohne Therapie lange anhaltenden Symptomatik ist u. U. die Gabe von Prostaglandinsynthesehemmern auch erst mit Auftreten des »mesenteric traction syndrome« sinnvoll. Es handelt sich hierbei allerdings um einen »off label use«.

▶ Dr. Elen fiel auf, dass der Kopf von Herrn Berg hochrot geworden war, und sofort wurde sie wieder ruhig. Ein Eventerationssyndrom hatte sie schon oft genug gesehen. Sie verabreichte Herrn Berg 500 ml kolloidaler Infusionslösung und 75 mg Diclofenac als Kurzinfusion und schloss einen Noradrenalin-Perfusor an. Nach 10 Minuten zeigten die Vitalparameter wieder die vorherigen Werte an.

Kurz vor 11.00 Uhr verabreichte sie auf Wunsch des Chirurgen Dr. Tristan Herrn Berg 4000 IE Heparin i.v. 2 Minuten später sagte dieser zu ihr, dass nun das Clamping beginne. Sie überprüfte den Blutdruck und notierte 280 ml Urinausscheidung auf dem Narkoseprotokoll. Mit dem Abklemmen stieg der Blutdruck von Herrn Berg auf 160/90 mm Hg, die Herzfrequenz betrug 50/min. Dr. Elen gab 0,2 mg Fentanyl i.v., leider ohne viel Effekt. Der Chirurg schimpfte: »Herr Gott noch mal, Frau Kollegin, es blutet hier aus allen Ecken und Enden. Ich kann gar nichts sehen, geschweige nähen! Was machen Sie denn da? Wie ist denn der Blutdruck?«. Vor Schreck wusste Dr. Elen nicht, was sie tun sollte. Der Sauger füllte sich mit Blut, und der Chirurg fluchte leise vor sich hin. Schwester Silwa war noch beim Frühstück und sie allein im OP.

### 26.1.5 Was ist das Problem von Herrn Berg bzw. von Dr. Elen? Was muss Dr. Elen jetzt tun?

Eine wichtige Phase in der Aortenchirurgie ist das Abklemmen der Aorta durch den Chirurgen (Clamping). Der Aortenverschluss terminiert den Blutfluss distal der Okklusion und erhöht den arteriellen Blutdruck proximal davon. Die hieraus folgende Steigerung des systemischen Widerstands führt zu einem Anstieg der Nachlast des linken Ventrikels. Dies wird von einem gesunden Herzen meist gut toleriert. Ist jedoch eine Herzinsuffizienz vorbestehend, kann die Erhöhung der Nachlast zu einem Abfall des Schlagvolumens und damit des Herzzeitvolumens (HZV) führen. Die Erhöhung der Nachlast führt zu einer Steigerung der Wandspannung und kann eine Linksherzbelastung bis hin zur Linksherzdekompensation nach sich ziehen. Zusätzlich steigt – bedingt durch die erhöhte Wandspannung – der Sauerstoffbedarf des Herzens. Es drohen Myokardischämien und Herzrhythmusstörungen.

Das Ausmaß der hämodynamischen Veränderungen ist abhängig vom Ort der aortalen Okklusion, der linksventrikulären Inotropie und der myokardialen Perfusion. Bei Patienten ohne kardiale Vorerkrankungen ist der linksventrikuläre Füllungsdruck nach dem infrarenalen Aorten-Clamping meist unverändert oder leicht reduziert. Sind jedoch koronare Perfusionsdefizite vorbestehend, zeigen diese Patienten deutlich häufiger Zeichen der akuten Linksherzdekompensation. Beim suprarenalen Aorten-Clamping tritt die Symptomatik erheblich häufiger auf. Ursache ist die Unterbrechung der Nierenperfusion, welche ca. 25% des HZV beträgt. Hieraus folgt ein stärkerer Anstieg des linksventrikulären endsystolischen und -diastolischen Volumens einhergehend mit deutlicher Reduktion der Ejektionsfraktion. Patienten mit einer aortoiliakalen Verschlusskrankheit zeigen dagegen aufgrund der extensiven Kollateralisierung deutlich geringer ausgeprägte hämodynamische Reaktionen.

Um der Symptomatik des Aorten-Clampings vorzubeugen bzw. diese abzumildern, müssen präventive Maßnahmen ergriffen werden. Dazu gehört neben der rechtzeitig zum Clamping erforderlichen Narkosevertiefung (z. B. durch Erhöhung der volatilen Anästhetikakonzentration) der Einsatz von Vasodilatatoren. Hier eignen sich kurzwirksame Medikamente wie ein Nitroglycerin- oder Urapidil-Perfusor (Fall 3, ▶ Kap. 3.1.5 und 3.1.6). Die Applikation sollte rechtzeitig vor dem Clamping begonnen werden, um Blutdruckspitzen zu vermeiden. Manche Autoren empfehlen die Gabe eines Nitroglycerinbolus unmittelbar vor dem Clamping, da das Setzen der Klemme am bereits erschlafften Gefäß schonender ist und das Abrutschen der Klemme seltener auftritt [13]. Spätestens bei Zeichen der akuten Linksherzbelastung bzw. Ischämie ist Nitroglycerin Mittel der Wahl zur Reduktion der erhöhten Nachlast.

Die Volumensubstitution hat einen physiologischen Wedge-Druck bzw. eine Diurese von mindestens 1 ml/kg KG/h zum Ziel. Um der Thrombenbildung in den ischämischen Arealen vorzubeugen, wird kurz vor dem Clamping Heparin i.v. appliziert.

> Dr. Elen dachte kurz nach und gab Herrn Berg dann 2 Hübe Nitro-Spray bukkal. Der Blutdruck fiel prompt. Dann erst stoppte sie die Noradrenalingabe und erhöhte die Narkosegaskonzentration. Dr. Tristan war sichtlich zufrieden mit dem Ergebnis. Dr. Elen kannte ihn als sehr guten und schnellen Operator und ärgerte sich deshalb besonders über ihre Nachlässigkeit.
>
> Nach 45 Minuten Abklemmzeit war die Y-Prothese fertig eingenäht. Dr. Tristan blickte vom Operationssitus auf und wandte sich an Dr. Elen »Die Aorta geht jetzt wieder auf«, sagte er. »Ich hoffe, Sie sind vorbereitet.« Dr. Elen nickte. Dr. Tristan öffnete die Klemme, und prompt alarmierte der Monitor: Der Blutdruck betrug nur noch 80/45 mm Hg. Dr. Tristan blickte erneut unzufrieden und grummelnd zu ihr. Dr. Elen gab nochmals 500 ml Voluven, reduzierte die Narkosegaskonzentration und startete schnell den Noradrenalin-Perfusor wieder. Nach 3 Minuten war Herr Berg wieder hämodynamisch stabilisiert.

### 26.1.6 Sie wissen sicher, was jetzt das Problem war, oder?

Die zweite wichtige Phase in der Aortenchirurgie ist das Lösen der Aortenklemme (Declamping).

Sie ist gekennzeichnet durch eine ausgeprägte Hypotonie bei Nachlassen des systemischen Widerstandes und eine relative Hypovolämie. Ursache ist der ischämiebedingte anaerobe Metabolismus des Beckens und der unteren Extremitäten, insbesondere der Skelettmuskulatur. Die Anhäufung saurer Stoffwechselprodukte führt zur zeitweiligen vasomotorischen Paralyse und Vasodilatation. Es resultiert eine reaktive Hyperämie mit Umverteilung des Blutes. Diese Bedingungen verstärken den Abfall des systemischen Widerstandes nach Öffnen der Aortenklemme. Aufgrund der Abnahme des venösen Rückstroms durch die Blutumverteilung kommt es zu einem relativen Volumenmangel, auch zentrales Hypovolämiesyndrom genannt.

Die Patienten weisen ein deutlich vermindertes Preload auf, das HZV fällt, und die Folge ist ein Abfall des renalen, hepatischen, mesenterialen und koronaren Blutflusses. Insbesondere das koronare Perfusionsdefizit kann aufgrund der verminderten Sauerstoffspannung des Myokards eine Myokardischämie mit den entsprechenden Komplikationen nach sich ziehen. Schwere Verläufe werden als Declamping-Schock bezeichnet.

Um die Inzidenz dieser Problematik zu reduzieren, liegt auch in dieser Phase der Operation besonderes Augenmerk darauf, die pathophysiologischen Abläufe präventiv abzumildern. Dazu gehört eine adäquate titrierte Flüssigkeitstherapie unter Monitoring von HZV, ZVD und ggf. linksventrikulärem Füllungsdruck vor dem Declamping. Ziel ist eine optimale ventrikuläre Füllung, die mit einem Maximum des HZV einhergeht, da eine Hypovolämie den Abfall des HZV verstärkt. Es wird empfohlen, den Wedge-Druck um 4–6 mm Hg über den Ausgangswert des Patienten anzuheben [13].

> **Volumentherapie zum Declamping**
>
> Bei herzgesunden Patienten korrelieren beim Declamping die Veränderungen des ZVD gut mit den Veränderungen des pulmonalkapillären Verschlussdrucks, sodass dieser Parameter für die Volumensubstitution herangezogen werden kann. Zielwerte zur Orientierung:
> - ZVD 7–11 mm Hg,
> - Wedge-Druck 10–15 (20) mm Hg.

Weitere wesentliche Voraussetzungen zur Beherrschung der Situation sind
- rechtzeitiges Absetzen der Vasodilatanzien,
- Erniedrigung der Inhalationsanästhetikakonzentration und
- fraktionierte Freigabe der Zirkulation durch den Chirurgen.

Tritt ein relevanter Abfall des systemischen Widerstands bzw. des Blutdrucks auf, kommen α-mimetische Vasokonstriktoren zum Einsatz [13].

> Kurz danach kam Schwester Silwa in den OP, machte angesichts des Fortschritts der Operation große Augen und verteidigte sich sofort: »Im Nachbarsaal war eine große Narkoseeinleitung, und ich habe geholfen, während die eigentlich dort eingeteilte Anästhesieschwester die Narkose im Saal beendet hat.« Dr. Elen sagte nichts und bat sie, eine arterielle BGA durchzuführen. Diese zeigte folgende Werte:
> - Hb: 9,6 g/dl (Norm 12–14 g/Tag),
> - Hkt: 30% (Norm 37–47%),
> - Na: 133 mmol/l (Norm 135–150 mmol/l),
> - K: 4,2 mmol/l (Norm 3,5–5,0 mmol/l),
> - BZ: 88 mg/dl (Norm 70–120 mg/dl)),
> - Laktat: 1,2 mmol/l (Norm 0,5–2,2 mmol/l),
> - pH: 7,26 (Norm 7,35–7,45),
> - $p_aO_2$: 125 mm Hg (Norm 70–100 mm Hg),
> - $p_aCO_2$: 63 mm Hg (Norm 36–44 mm Hg),
> - $HCO_3^-$: 19,8 mmol/l (Norm 22–26 mmol/l),
> - BE: 5,6 mmol/l (Norm ±2 mmol/l),
> - $S_aO_2$: 97% (Norm 95–98%).

### 26.1.7 Wie interpretieren Sie diese BGA? Was ist Ihre Erklärung?

Die BGA zeigt eine gemischte metabolische und respiratorische Azidose bei gleichzeitiger leichter Anämie. Ursache ist die Ischämie der distal der Aortenokklusion gelegenen Strukturen. Nur gelegentlich ist die Korrektur der Azidose mittels vorsichtiger Dosierung von Natriumbikarbonat notwendig. In den meisten Fällen reicht es aus, die Ventilation entsprechend des höheren $CO_2$-Anfalls nach Reperfusion anzupassen und damit normale pH-Werte zu erzielen. Zur Überwachung sind engmaschige BGA-Kontrollen dringend zu empfehlen.

> Dr. Elen hatte nun endlich das Gefühl, die Narkose gut zu kontrollieren. Trotz fehlender Schwester hatte sie die schwierige Situation des Declampings gemeistert. Sie sagte Schwester Silwa, dass sie jetzt bis zum Operationsende im Saal bleiben müsste. Dr. Tristan arbeitete konzentriert und schimpfte nur noch gelegentlich leise vor sich hin, dass es bluten würde. Der Blutdruck von Herrn Berg konnte mit niedrig dosierter Noradrenalinapplikation von 0,03 μg/kg KG/min in Normbereich gehalten werden. Außerdem infundierte Dr. Elen noch 1000 ml kolloidale Infusionslösung zur hämodynamischen Stabilisierung. Gegen 12.30 Uhr gab sie eine neue BGA in Auftrag:
> - Hb: 8,0 g/dl (Norm 12–14 g/Tag),
> - Hkt: 25% (Norm 37–47%),
> - Na: 131 mmol/l (Norm 135–150 mmol/l),
> - K: 4,5 mmol/l (Norm 3,5–5,0 mmol/l),
> - BZ: 95 mg/dl (Norm 70–120 mg/dl)),
> - Laktat: 1,3 mmol/l (Norm 0,5–2,2 mmol/l),
> - pH: 7,27 (Norm 7,35–7,45),
> - $p_aO_2$: 165 mm Hg (Norm 70–100 mm Hg),
> - $p_aCO_2$: 61 mm Hg (Norm 36–44 mm Hg),
> - $HCO_3^-$: 20,3 mmol/l (Norm 22–26 mmol/l),
> - BE: −5,5 mmol/l (Norm ±2 mmol/l),
> - $S_aO_2$: 97% (Norm 95–98%).

Dr. Elen wunderte sich, dass sich eigentlich nicht viel verändert hatte seit der letzten Messung. Sie erhöhte das Atemminutenvolumen um 20%, um die Azidose respiratorisch zu kompensieren. »Daran hätte ich auch früher denken können!«, ärgerte sie sich. Im Sauger waren 800 ml Blut, und das Operationsgebiet sah einigermaßen trocken aus. So richtig konnte sie nicht erkennen, woher der Blutverlust kam.

Ein wenig später kam der Anästhesieoberarzt Dr. Volkrad, um nach dem Rechten zu schauen. »Na, alles klar?«, fragte er. Sie nickte. Dr. Volkrad sah sich den Fortgang der Operation an, blickte auf das Narkoseprotokoll und den Monitor. Unzufrieden zog er die Augenbrauen zusammen: »Seit wann läuft denn der Noradrenalin-Perfusor so hoch dosiert?« Dr. Elen erschrak innerlich. Stimmt, sie hatte die Perfusionsrate immer höher gestellt, dies auch dokumentiert, aber nicht realisiert. Mittlerweile benötigte Herr Berg 0,1 μg/kg KG/min Noradrenalin für einen ausreichenden Perfusionsdruck. Und die Herzfrequenz war mit 90/min auch eher tachykard. »Geben Sie 2 Erythrozytenkonzentrate, wird höchste Zeit!«, sagte Dr. Volkrad und verschwand wieder aus dem OP.

Dr. Elen beauftragte Schwester Silwa, alles für die Transfusion vorzubereiten. Schwester Silwa kam wenige Minuten später zurück. »Es sind keine Konserven für Herrn Berg eingekreuzt worden«, sagte sie. Wütend nahm Dr. Elen Blut ab und bestellte 4 EKs als Notfall. Nach einer halben Stunde bekam sie grünes Licht vom Transfusionslabor und begann mit der Applikation.

Gegen 13.20 Uhr war die Operation beendet. Besonders stolz war Dr. Elen nicht auf sich. Sie brachte Herrn Berg intubiert, beatmet und hämodynamisch stabilisiert auf die Intensivstation. Am Ende verzeichnete sie einen Blutverlust von ca. 1000 ml, eine Urinproduktion von 320 ml und einen Noradrenalinbedarf von 0,06 μg/kg KG/min im Narkoseprotokoll. Der übernehmende Kollege von der Intensivstation fragte sie noch nach den Vorerkrankungen des Patienten, nachdem sie ihn über den operativen Verlauf informiert hatte. »Das Übliche«, antwortete Dr. Elen, »Hypertonie, pAVK mit diversen Voroperationen, oral eingestellter Diabetes mellitus mit peripherer Polyneuropathie und Hyperlipoproteinämie.«

### 26.1.8 Hat Ihre Kollegin bei der Übergabe nicht etwas vergessen?

Die Urinproduktion von Herrn Berg betrug während der letzten 2½ h nur 40 ml. Da ein perioperatives Nierenversagen eine wichtige Morbidität der Aortenchirurgie ist, sollte bei der Übergabe auf der Intensivstation unbedingt darauf hingewiesen werden.

> An den folgenden Tagen ging sie jeden Tag auf die Intensivstation, um nach Herrn Berg zu sehen. Herr Berg war postoperativ zügig extubiert worden, hatte aber innerhalb kürzester Zeit ein akutes Nierenversagen mit Oligurie und ansteigenden Retentionsparametern entwickelt. Sie fragte den Stationsarzt Dr. Severin, ob das häufig vorkommen würde. »Naja«, meinte dieser, »eigentlich nicht. Solche Verläufe sehen wir normalerweise nur bei suprarenal liegenden Aneurysmata. Wir stellen Herrn Berg heute den Nephrologen vor. Wahrscheinlich muss er an die Dialyse. Wir halten den Perfusionsdruck hoch und geben großzügig Volumen. Die Sonographie der Niere war unauffällig, und wir ha-

## 26.1 · Falldarstellung

ben überlegt, ob es vielleicht eine chirurgische Ursache gibt. Der Operateur will heute noch vorbeikommen.«

Als Oberarzt Dr. Tristan auf die Station kam, wunderte er sich über die Aufregung. »Es ist doch ganz normal, dass die Niere ausgestiegen ist. Sie war schließlich ausgeklemmt«, meinte er. »In ein paar Tagen springt sie bestimmt wieder an. Das steht doch alles im Angiographiebefund.« Dann war er wieder weg. Dr. Severin sah gleich in die Akte von Herrn Berg und in der Tat: Im Angiographiebefund las er Folgendes: »In typischer Lage keine Kontrastierung von Nierenarterien oder Nierengewebe. Es findet sich eine dystope Niere, die mit ihrem unteren Pol über der A. iliaca communis rechts liegt. Darstellung von insgesamt 3 Nierenarterien. Die erste in der infrarenalen Aorta, die zweite in Höhe der Aortenbifurkation und die dritte aus der linken A. iliaca communis abgehend.« Das erklärte das postoperative akute Nierenversagen (◘ Abb. 26.1).

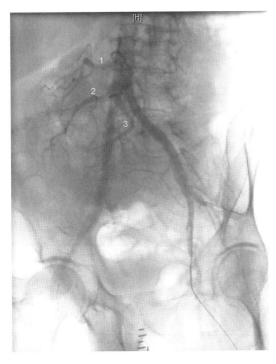

◘ **Abb. 26.1.** Präoperative Angiographie von Herrn Berg (1 = Nierenarterie mit dem Abgang in der infrarenalen Aorta, 2 = Nierenarterie mit dem Abgang in Höhe der Aortenbifurkation, 3 = Nierenarterie mit dem Abgang aus der linken A. iliaca communis). Zu beachten ist, dass die radiologische Definition und Nomenklatur »infrarenal« sich auf eine normotope Niere bezieht

Wie von dem Chirurgen vorhergesagt, nahm die Niere nach 3 Tagen die Arbeit wieder auf. Am 8. postoperativen Tag wurde Herr Berg mit guter Diurese und fallenden Nierenparametern auf die Normalstation verlegt.

### 26.1.9 Nennen Sie mögliche Ursachen für das postoperative Nierenversagen und nennen Sie die Strategien zur Vermeidung eines postoperativen Nierenversagens!

Nur sehr wenige Studien nutzten bislang die RIFLE-Kriterien zur Definition eines Nierenversagens (RIFLE = »risk, injury, failure, loss, and end-stage kidney disease«), wodurch die Vergleichbarkeit der Ergebnisse erschwert wird. Nach abdominaler Aortenchirurgie entwickeln ca. 15% der Patienten eine akute renale Dysfunktion (ARD), definiert als Steigerung des Serumkreatininwertes um >0,5 mg/dl (=44 µmol/l) [3], wobei die Angaben in der Literatur aufgrund unterschiedlicher Definition des ARD zwischen 6 und 22% schwanken.

Die Ursache renaler Komplikationen ist multifaktoriell. Pathophysiologisch spielen chirurgische Manipulation, Veränderungen der renalen Perfusion, nephrotoxische und inflammatorische Substanzen, intrarenalvaskuläre Reflexe, direkte mechanische Traumatisierung, Embolisation atheromatösen Materials und die neuroendokrine Stressantwort des Körpers auf die Operation eine Rolle. Dem infrarenalen Clamping folgen ein signifikanter Anstieg des renovaskulären Widerstands, eine Abnahme des renalen Blutflusses, der glomerulären Filtrationsrate und konsekutiv der Urinproduktion. Die Reninsekretion der Niere wird stimuliert. Renin- und Angiotensinplasmaspiegel sind intra- und postoperativ erhöht. Neben den genannten Veränderungen zieht das suprarenale Clamping zusätzlich eine Nierenischämie und Einstellung der Urinproduktion nach sich. Infrarenales Aorten-Clamping führt häufig zur transitorischen Oligurie und Verschlechterung der Nierenfunktion, nur wenige Patienten entwickeln jedoch ein akutes Nierenversagen (ANV).

Die Flüssigkeitstherapie hat den größten renalprotektiven Effekt. Ziel ist eine Diurese von 1 ml/

kg KG/h vor dem Clamping. Nach dem Declamping müssen eine ausreichende linksventrikuläre Füllung und ein suffizienter Perfusionsdruck sichergestellt sowie ein mechanisches Hindernis ausgeschlossen werden. Normalerweise erreicht die Urinproduktion dann innerhalb von 2 h akzeptable Werte. Ist die Diurese weiterhin unzureichend, kann man diese mittels Schleifendiuretika stimulieren. Die pathologische Hypervolämie mit kardialen, pulmonalen und gastrointestinalen Dysfunktionen bzw. Komplikationen muss jedoch unbedingt vermieden werden, da hierdurch die Morbidität und Mortalität der Patienten deutlich steigt [9].

Zur optimalen Flüssigkeitsbilanzierung ist in der postoperativen Phase ein erweitertes und ggf. invasives Monitoring (PAK, PiCCO, TTE, TEE) sinnvoll. Liegt dem ANV eine unzureichende Herzfunktion zugrunde, sind Inotropika indiziert [12]. Die Gabe von Mannitol zur Besserung der Nierenfunktion wird kontrovers diskutiert. In einem kürzlich veröffentlichten Übersichtsartikel wurde gezeigt, dass die Inzidenz des ANV nach Aortenchirurgie durch Mannitol nicht gesenkt wird [6].

Besteht nach den oben genannten Maßnahmen weiterhin eine Oligurie, müssen chirurgische Komplikationen ausgeschlossen werden. In dem vorliegenden Fall ist die Gefäßversorgung der Niere atypisch, sodass während des Clampings wie bei einem suprarenalen Aortenaneurysma eine ausgeprägte Ischämie der Niere hervorgerufen wurde. Das prolongierte Nierenversagen ist somit Folge des intraoperativen Clampings bei anatomischer Anomalie.

## 26.2 Fallnachbetrachtung/ Fallanalyse

### 26.2.1 Welche medizinischen Fehler sehen Sie in dem geschilderten Fall?

#### Bereitstellung von Erythrozytenkonzentraten

Bei jeder abdominalen Aortenchirurgie muss mit z. T. erheblichen Blutverlusten gerechnet werden. Das intraoperative Blutungsrisiko ist in diesem Fall durch die Clopidogreleinnahme noch zusätzlich erhöht. Es ist die Aufgabe des Anästhesieteams, sich der Bereitstellung der Erythrozytenkonzentrate zu Beginn der Operation zu versichern.

#### Intraoperatives Monitoring

Da Herr Berg eine leere kardiologische Anamnese hatte, wurde auf ein erweitertes hämodynamisches Monitoring mit PAK, PICCO oder TEE verzichtet. Nicht berücksichtigt wurde jedoch, dass Herr Berg alle kardiovaskulären Risikofaktoren hatte. Wie bereits oben ausgeführt, sind die Patienten während der aortalen Aneurysmachirurgie hochgradig gefährdet, myokardiale Ischämien zu entwickeln. Deshalb ist die kontinuierliche ST-Strecken-Analyse zumindest der Ableitungen II und $V_5$ zu fordern, um frühzeitig Perfusionsdefizite der Vorder- und Seitenwand des linken Ventrikels zu detektieren.

#### An die Operationsphasen angepasste Vorbereitung

Zur Operationsvorbereitung gehört die Bereitstellung der entsprechenden Medikamente bzw. die Vorbereitung der Perfusoren, angepasst an die verschiedenen Phasen der Operation. Der Anästhesist muss informiert sein über den chirurgischen Fortgang und im Idealfall bereits vor Eintritt der hämodynamischen Änderungen entsprechende Maßnahmen ergreifen.

#### Fremdblutsparende Maßnahmen

Operationstechnisch bedingt und aufgrund der Vormedikamente ist mit einem hohen Blutverlust zu rechnen und das Sammeln des Blutes aus dem Wundgebiet in einem sterilen Beutel indiziert, um es ggf. später nach Aufbereitung dem Patienten zu retransfundieren. Hierdurch können Fremdblut-EK eingespart werden, wodurch einerseits die Kosten gesenkt und die Rate der Transfusionskomplikationen reduziert werden.

Weitere prinzipielle Möglichkeiten fremdblutsparender Maßnahmen, auf die an dieser Stelle nicht weiter eingegangen wird, sind:
- präoperative Eigenblutspende und Eigenplasmapherese,
- isovolämische Hämodilution,
- gewebeschonende Operationstechnik,
- ggf. kontrollierte Hypotension,

26.2 · Fallnachbetrachtung/Fallanalyse

- Konzept der permissiven perioperativen Anämie,
- rechtzeitiges Absetzen von Thrombozytenaggregationshemmern und
- ggf. Gabe von Desmopressin.

### Anpassung der Ventilation

Die letzte Blutgasanalyse zeigte weiterhin eine Azidose, die nicht allein metabolisch bedingt war und nicht therapiert wurde. Nach Öffnen der Gefäßklemme werden saure Metabolite und Stoffwechselendprodukte aus den ischämischen Arealen in die Blutbahn eingeschwemmt. Die reaktive Hyperämie nach Ischämie bedingt eine Zunahme des Metabolismus. Bei dem in diesem Fall erhöhten arteriellen $pCO_2$ muss die Ventilation der Operationsphase angepasst und gesteigert werden. Oft gelingt es allein durch diese Anpassung, den pH-Wert und damit den Gefäßtonus zu normalisieren. Auch ist die Wirksamkeit der Katecholamine bei einem pH-Wert unterhalb des Normwertes deutlich reduziert.

## 26.2.2 Welche organisatorischen Schwachstellen/Fehler finden sich in dem geschilderten Fall?

### Anwesenheit der Anästhesieschwester

Im Rahmen eines solchen Hochrisikoeingriffs muss eine Anästhesieschwester oder eine zweite Person während der kritischen Phasen Clamping und Declamping im OP anwesend sein. Nur dann kann entsprechend der hämodynamischen Schwankungen schnell gehandelt werden. Ebenso sind die engmaschige Blutgasanalysen und die Kontrolle der Plasmaelektrolyte sicherzustellen. Die gut gemeinte Idee, im Nachbar-OP auszuhelfen, war nicht angebracht. Entsprechende Algorithmen, die dies verhinderten, fehlten.

### Supervision

Der verantwortliche anästhesiologische Oberarzt versäumte die Supervision, obwohl er wusste, dass die junge Kollegin zum ersten Mal eine solche Operation allein betreute. Sollte er diese Information nicht haben, ist es seine Pflicht, sich des Wissens des betreuenden Anästhesisten zu vergewissern.

### Information über die genaue Lokalisation des Aneurysmas

Die Anästhesistin Dr. Elen hatte es versäumt, sich präoperativ mit der genauen Lokalisation des Aneurysmas vertraut zu machen (▶ Kap. 26.2.1). Ein Studium des Angiographiebefundes geschweige den der Röntgenbilder fand nicht statt.

## 26.2.3 Wie hätten sich die Kommunikationsprobleme verhindern lassen?

### Beachten der Voruntersuchung

Bis auf den Chirurgen hatte keiner der betreuenden Kollegen/Anästhesisten den Angiographiebefund gelesen oder beachtet. Die junge narkoseführende Anästhesistin hatte zwar registriert, dass der Patient nur eine Niere hat, sich jedoch für die Lokalisation und Gefäßversorgung nicht interessiert. Dabei ist dieser Befund auch für den Anästhesisten wegen der unterschiedlich ausgeprägten hämodynamischen Veränderungen bei supra- oder infrarenalem Aorten-Clamping von immenser Bedeutung. Außerdem gab sie die wichtige Information über die linksseitig fehlende Niere nicht an das Team der ITS weiter.

Um den Verlust von relevanten Informationen durch Urteilsfehler oder ungenügendes Wissen zu vermeiden, sollten Fakten, auch wenn sie irrelevant erscheinen, dem Team zur weiteren Informationsverarbeitung bereitgestellt werden. Insbesondere in Übergabe- oder Entscheidungssituationen ist es leichter möglich, wahrgenommene Sachverhalte prägnant und vollständig an Kollegen weiterzugeben. Kompetenzschutz – »Lieber schweigen als etwas Falsches sagen!« – sowie gefährliche Einstellungen –»Es wird schon nichts passieren!« – sind Kommunikationsbarrieren, die es durch Erkennen derselben zu überwinden gilt.

### Kommunikation zwischen den Fachabteilungen/Fachjargon

Definitionsgemäß befindet sich ein infrarenales Aortenaneurysma anatomisch gesehen distal der Niere. In dem geschilderten Fall war das Aneurysma bezogen auf eine normale Nierenlage infrarenal lokalisiert. Die vorhandene einzige Niere lag jedoch dystop und hatte zusätzlich eine atypische Gefäßversorgung. Bezogen auf die Nierendurchblutung lag das Aneurysma deswegen suprarenal.

Den beteiligten Fachabteilungen waren diese verschiedenen Definitionen von »infrarenal« nicht bewusst. Für Dr. Elen bezog sich der Begriff »infrarenales Aortenaneurysma« auf die Gefäßversorgung, für die chirurgischen und radiologischen Kollegen hingegen war der Bezugspunkt eine orthotope Nierenlage. Die verschiedenen beteiligten Fachabteilungen verwendeten keine gemeinsame Sprache.

Kritikwürdig ist neben dieser unterschiedlichen Definitionsauffassung die fehlende Kommunikation zwischen den Fachabteilungen. Spätestens zur Operation sollte der Chirurg den Anästhesisten auf ein suprarenales Clamping aufmerksam machen, weil die Auswirkungen erheblich ausgeprägter und schwerwiegender sind.

Überbrückbar wird das Kommunikationsdefizit, wenn ein fachübergreifender »Gesamtverantwortlicher« definiert wird, der allen Teambeteiligten vor und während der Operation die aktuelle Problematik, Aufgaben und Ober- und Unterziele vermittelt.

### Verantwortungsdiffusion

Da insbesondere in kritischen Situationen das Problem der Verantwortungsdiffusion zutage tritt, bei dem es zu vielen kleinen Verantwortungsbereichen einzelner Fachdisziplinen ohne Blick für die Gesamtaufgabe kommt, sollte eine geeignete Führungspersönlichkeit frühzeitig und eigeninitiativ Verantwortung, natürlich in Abstimmung mit dem Team, übernehmen.

### Literatur

1. Duda D, Lorenz W, Celik I. Histamine release in mesenteric traction syndrome during abdominal aneurysm surgery: prophylaxis with H1 und H2 antihistamines. Inflamm Res 2002; 51: 495–9
2. DGAI. Leitlinien der DGAI: Rückenmarknahe Regionalanästhesien und Thromembolieprophylaxe/antithrombotische Medikation, letzte Überarbeitung 12/07. Anästh Intensivmed 2007, 48: 109–24
3. Ellenberger C, Schweizer A, Diaper J, Kalangos A, Murith N, Katchatourian G, Panos A, Licker M. Incidence, risk factors, and prognosis of changes in serum creatinine early after aortic abdominal surgery. Intensive Care Med 2006; 32: 1808–16
4. Espinola-Klein C, Neufang A, Düber C. Infrarenales Aortenaneurysma. Internist 2008; 49: 955–66
5. Grines CJ, Bonow RO, Casey DE, Gardner TJ, Lockhart PB, Moliterno DJ, O'Gara P, Whitlow P. Prevention of premature discontinuation of dual antiplatelet therapy in patients with coronary artery stents. A science advisory from the American Heart Association, American College of Cardiology, Society for Cardiovascular Angiography and Interventions, American College of Surgeons, and American Dental Association, with representation from the American College of Physicians. Circulation 2007; 115: 813–18
6. Hersey P, Poullis M. Does the administration of mannitol prevent renal failure in open abdominal aortic aneurysm surgery? Interact Cardiovasc Thorac Surg 2008; 7: 906–9
7. Hirsch et al. ACC/AHA 2005 Practice Guidelines for the Management of Patients With Peripheral Arterial Disease (Lower Extremity, Renal, Mesenteric, and Abdominal Aortic): Executive Summary. Circulation 2006; 21: 1474–547
8. Lederle FA, Wilson SE, Johnson GR, Reinke DB, Littooy FN, Acher CW, Ballard DJ, Messina LM, Gordon IL, Chute EP, Krupski WC, Busuttil SJ, Barone GW, Sparks S, Graham LM, Rapp JH, Makaroun MS, Moneta GL, Cambria RA, Makhoul RG, Eton D, Ansel HJ, Freischlag JA, Bandyk D for the Aneurysm Detection and Management Veterans Affairs Cooperative Study Group. Immediate repair compared with surveillance of small abdominal aortic aneurysms. N Engl J Med 2002; 346: 1437–44
9. McArdle GT, Price G, Lewis A, Hood JM, McKinley A, Blair PH, Harkin DW. Positive Fluid balance is Associated with Complications after Elective Open Infrarenal Abdominal Aortic Aneurysm Repair. Eur J Vasc Endovasc Surg 2007; 34: 522–7
10. Sakalihasan N, Limet R, Defawe. Abominal aortic aneurysm. Lancet 2005; 365: 1577–89
11. Seltzer JL, Goldberg ME, Larijani GE, Ritter DE, Starsnic MA, Stahl GL, Lefer AM. Prostacyclin mediation of vasodilation following mesenteric traction. Anesthesiology 1988; 68: 514–8
12. Tallgen M, Niemi T, Pöyhiä R, Raininko E, Railo M, Salmenperä M, Lepäntalo M, Hynninen M. Acute Renal Injury and Dysfunction Folllowing Elective Abdominal Aortic Surgery. Eur J Vasc Endovasc Surg 2006; 33: 550–5
13. Walther A, Bardenheuer HJ. Das abdominale Aortenaneurysma. Anästhesiologische Besonderheiten und perioperatives Management bei konservativ chirurgischer Therapie. Anaesthesist 2000; 49: 690–703

# Fall 27 – Luftnot

27.1  Falldarstellung  – 286

27.2  Fallnachbetrachtung/Fallanalyse  – 289

## 27.1 Falldarstellung

🔹 Frau Schneider war eine rüstige, alte Dame. Sie wohnte in einem Haus in idyllischer Lage. Dort war sie 1915 zur Welt gekommen, und dort wollte sie bis zu ihrem Lebensende bleiben. »In ein Altenheim gehe ich nicht!«, sagte sie immer zu ihrer Tochter. Jeden Mittwoch traf sich Frau Schneider im Café Paradies mit ihren immer weniger werdenden Freundinnen. Sie war gerade auf dem Weg dahin, als sie mit einem Fuß unglücklich hängen blieb und stürzte. Das rechte Bein verdrehte sich und schmerzte sehr. Danach ging alles sehr schnell. Wenige Minuten nach dem Sturz befand sie sich im Rettungswagen auf den Weg in das nächste Krankenhaus.

In der Klinik kam alle 5 Minuten jemand Neues zu ihr, und sie wusste nicht mehr, wo ihr der Kopf stand. Einer nahm ihr Blut ab, der Nächste schob sie ins Röntgen, und der Dritte wollte eine Unterschrift von ihr. »Das Bein ist gebrochen, und Sie müssen operiert werden«, sagte er zu ihr. »Wir machen eine Spinalanästhesie. Das ist in Ihrem Alter besser.« Mit zittriger Hand unterschrieb sie, auch wenn sie nichts verstanden hatte. »So geht also mein Leben zu Ende«, dachte sie. Der Mann in grün gab ihr eine Spritze, und ihre Augen wurden schwer.

Sie wachte erst wieder im Krankenzimmer auf, in welchem noch zwei weiteren Damen waren. Sie hatte noch nie mit so vielen fremden Menschen in einem Zimmer geschlafen. Ihre Tochter, Frau Krause, saß neben dem Bett und hielt ihre Hand. »Ich muss wieder nach Hause«, sagte Frau Schneider zu ihr. »Bestimmt bricht jemand in das Haus ein und stiehlt den Schmuck!« Ihre Tochter versuchte, sie zu beruhigen. »Das Wichtigste ist, dass Du schnell wieder gesund wirst!«

Am nächsten Tag war Frau Schneider sehr verwirrt. Sie erkannte ihre Tochter nicht mehr und beschimpfte ihre Bettnachbarin. Stationsarzt Dr. Alexander bat Frau Krause ins Arztzimmer, um ihr die Situation ihrer Mutter näher zu erklären.

### 27.1.1 Sie kennen bestimmt das Problem von Frau Schneider, oder? Durch welche weitere Komplikation ist sie aktuell gefährdet?

Frau Schneider hat die typischen Symptome eines postoperativen Verwirrtheitszustands, das auch als Durchgangssyndrom bezeichnet wird. Die Problematik perioperativer zerebraler Dysfunktionen wird ausführlich in Fall 18 (▶ Kap. 18.1.2) besprochen.

Bei der weiteren Komplikation, durch die Frau Schneider gefährdet ist, handelt es sich um eine tiefe Bein- und Beckenvenenthrombose (TVT). Eine TVT führt zu einer partiellen oder vollständigen Verlegung der Leit- und Muskelvenen durch Blutgerinnsel, die zum appositionellen Wachstum und zur Embolisation in die Lunge neigen. Trotz effektiver Antikoagulation, Frühmobilisation und Anwendung von Kompressionsstrümpfen ist die TVT mit nachfolgender Lungenembolie immer noch eine der häufigsten Ursachen perioperativer Mortalität [2].

### 27.1.2 Welchen Score wenden Sie an, wenn Sie einen Verdacht auf eine TVT haben?

Die einzelnen Symptome und die klassischen Zeichen einer TVT haben durchaus ihren Stellenwert, sind aber insgesamt sehr unspezifisch. Bei asymptomatischen Patienten – insbesondere wenn sie bettlägerig sind – ist es daher besser, die klinische Wahrscheinlichkeit zu berücksichtigen. Am häufigsten angewendet wird der sog. Wells-Score [5] (◘ Tab. 27.1).

Bei einem Punktwert ≥2 ist die Wahrscheinlichkeit für das Vorliegen einer TVT hoch, und es sollten weiterführende Untersuchungen durchgeführt werden.

🔹 Frau Krause war nach dem Gespräch erst einmal beruhigt. Wie Dr. Alexander es ihr prophezeit hatte, besserte sich der Verwirrtheitszustand ihrer Mutter in den nächsten 4 Tagen, sodass sie fast schon wieder die Alte war. Die Wunde verheilte gut, und ihre Verlegung in eine Rehabilitationsklinik war bereits organisiert. »Ich würde gerne noch etwas mehr üben«, sagte Frau Schneider zu ihrer Tochter, »aber mir geht immer so schnell die Luft aus, wenn ich über den Gang laufe.«

Ihre Tochter war gerade gegangen, als sich in den Abendstunden die Atemnot von Frau Schneider verstärkte. Sie klingelte nach der Schwester. »Ich bekomme schlecht Luft«, sagte sie ihr.

27.1 · Falldarstellung

**Tab. 27.1.** Wells-Score

| Klinische Charakteristik | Punktwert |
|---|---|
| Aktive Krebserkrankung | 1 |
| Lähmung/Immobilisation der Beine | 1 |
| Bettruhe >3 Tage oder große Chirurgie <12 Wochen | 1 |
| Schmerzen/Verhärtung entlang der tiefen Venen | 1 |
| Schwellung des ganzen Beins | 1 |
| >3 cm Umfangsunterschied der Unterschenkel | 1 |
| Eindrückbares Ödem am symptomatischen Bein | 1 |
| Kollateralvenen | 1 |
| TVT in der Anamnese | 1 |
| Alternative Diagnose ebenso wahrscheinlich wie TVT | –2 |

Die Wahrscheinlichkeit für das Vorliegen einer TVT ist hoch bei ≥2 Punkten.

## 27.1.3 An welche Differenzialdiagnosen denken Sie?

Luftnot ist ein sehr unspezifisches Symptom und kann zahlreiche Ursachen haben [6]. Bei der Suche nach organischen Ursachen empfiehlt es sich, mit einer gewissen Systematik vorzugehen und entsprechend pulmonale und extrapulmonale Ursachen in Betracht zu ziehen. Etwa 2/3 aller Erkrankungen, die mit Luftnot einhergehen, sind auf eine kardiopulmonale Grunderkrankung zurückzuführen. Aber auch neurologische und psychogene Grunderkrankungen sind in die differenzialdiagnostische Abklärung mit einzubeziehen [3].

### Pulmonale Ursachen

Hierzu gehören Ventilations-, Diffusions- und Perfusionsstörungen. Die Ventilationsstörungen können obstruktiver (z. B. bei COPD/Asthma bronchiale) oder restriktiver Natur sein (wie bei Pleuraerguss oder Pneumothorax). Typische Beispiele für akute Diffusionsstörungen sind Lungenödem und Pneumonie und für eine akute Perfusionsstörung eine Lungenembolie.

### Extrapulmonale Ursachen

Die häufigsten extrapulmonalen Ursachen einer Atemnot sind kardialen Ursprungs. Hierzu gehören eine akute kardiale Dekompensation mit vermindertem Herzminutenvolumen oder ein akutes Koronarsyndrom. Insbesondere bei postoperativen Patienten ist stets auch eine Anämie mit in Betracht zu ziehen.

▶ Die Stationsschwester alarmierte den diensthabenden Chirurgen Dr. Baltram. »Was gibt es denn für ein Problem, Frau Schneider?«, fragte er, als er das Zimmer betrat. »Mit tut ja schon seit meinem Sturz die rechte Seite beim Atmen weh, aber jetzt bekomme ich immer schlechter Luft«, war ihre Antwort. Dr. Baltram stutzte. Von diesem Problem bei Frau Schneider hatte er noch nichts gehört. Er untersuchte Frau Schneider. »Au!« rief diese, als Dr. Baltram auf den rechten Brustkorb drückte. Die Perkussion und Auskultation bestätigte Dr. Baltrams Verdacht.

## 27.1.4 Sie wissen es bestimmt auch schon, oder?

Der Thoraxkompressionsschmerz spricht für eine Rippenverletzung, die sich Frau Schneider im Rahmen des Sturzes zugezogen hat. Auskultatorisch ist das Atemgeräusch abgeschwächt, und die Perkussion über der rechten Thoraxhälfte ist deutlich gedämpft. Differenzialdiagnostisch kommen hier ein Hämatothorax bei Rippenfraktur, ein einseitiger Pleuraerguss oder eine Pneumonie in Frage.

▶ Dr. Baltram war sich sicher, dass Frau Schneider eine Rippenfraktur mit Hämatothorax hatte. Die Stationsschwester hatte Frau Schneider inzwischen an das transportable Überwachungsgerät angeschlossen. Die ersten Messungen ergaben eine Herzfrequenz (HF) von 100/min, einen Blutdruck von 140/80 mm Hg und eine pulsoxymetrische Sauerstoffsättigung ($S_pO_2$) von 85%. Frau Schneider erhielt daraufhin 4 Liter Sauerstoff über eine Nasenbrille verabreicht. »Frau Schneider«, wandte sich Dr. Baltram an die Patientin, »wir lassen noch Ihre Lunge röntgen, aber es sieht so aus, als ob Sie sich bei dem Sturz auch noch ein oder zwei Rippen gebrochen haben. Wahrscheinlich hat es aus den Brüchen die ganze Zeit vor sich hin geblutet. Aufgrund des Blutes im Brustkorb kann sich Ihre Lunge nicht mehr entfalten, und Sie bekommen keine Luft mehr.« »Muss ich jetzt sterben?«, war ihre ängstliche Antwort. »Aber nein!«, beruhigte sie Dr. Baltram. »Wir müssen einen kleinen Schnitt machen und das Blut herausholen. Keine Angst, ich sorge dafür, dass Sie nichts davon mitbekommen.«

Dr. Baltram verließ das Krankenzimmer und rief die diensthabende Anästhesistin Dr. Miriam an. »Wir müssen gleich bei einer älteren Dame eine Thoraxsaugdrainage legen. Ich schicke sie noch zum Röntgen, und dann kommt sie in den OP«, teilte er ihr mit.

Dr. Baltram hatte Recht gehabt: In der Thoraxröntgenaufnahme zeigte sich das Bild eines einseitigen Hämatothorax mit Rippenfraktur, und Frau Schneider wurde in den OP-Trakt gebracht. Dort empfingen sie Dr. Miriam, eine frische Fachärztin für Anästhesie, und Fachkrankenschwester Sabine. Dr. Miriam warf einen Blick auf das alte Anästhesieprotokoll und klärte Frau Schneider dann über die bevorstehende Narkose auf, während Schwester Sabine das Monitoring anschloss. Frau Schneider war sehr kurzatmig. Der Überwachungsmonitor zeigte folgende Werte:
- $S_pO_2$: 71%,
- HF: 120 Schläge/min,
- Sinusrhythmus,
- ST-Strecken-Negativierung um 0,2 mV in $V_2$ und $V_5$,
- Blutdruck: 160/90 mm Hg.

## 27.1.5 Wie deuten Sie die Vitalparameter?

Der niedrige $S_pO_2$-Wert ist ein Zeichen für eine Hypoxämie (s. auch Fall 4, ▶ Kap. 4.1.11). Kompensatorisch kommt es zu einer Erhöhung der Herzfrequenz, um das Sauerstoffangebot zu erhöhen. Die Hypertonie ist ebenfalls ein Zeichen der Stresssituation der Patientin. Die Befundkonstellation mit signifikanten ST-Strecken-Veränderungen spricht für eine vitale Bedrohung von Frau Schneider.

»Hier müssen wir schnell etwas tun«, sagte Dr. Miriam zu Schwester Sabine und hielt Frau Schneider eine Beatmungsmaske dicht auf das Gesicht. Diese wehrte sich heftig dagegen und warf den Kopf hin und her. »Ich ersticke«, stöhnte sie kurzatmig. Trotz der Bemühungen des Anästhesieteams stieg der $S_pO_2$-Wert nur unwesentlich auf 75%. Die ST-Strecken hingegen wurden noch negativer. Die Herzfrequenz stieg auf 140/min, und auf dem Monitor zeigten sich supraventrikuläre Extrasystolen. Dr. Miriam überlegte kurz und fasste dann einen Entschluss. »Wir fangen jetzt mit der Narkose an«, sagte sie zu Schwester Sabine, »sonst bekommt Frau Schneider noch einen Herzinfarkt. Gib ihr bitte 0,2 mg Fentanyl, 1 mg/kg KG Propofol und 80 mg Succinylcholin.« Schwester Sabine hatte die Spritzen bereits vorbereitet, sodass die Narkoseeinleitung zügig verlief. Dr. Miriam war erst einmal beruhigt, nachdem sie den Tubus unter Sicht endotracheal eingeführt hatte. »Jetzt kann ich Frau Schneider erst einmal aufoxygenieren«, dachte sie.

Aber entgegen ihrer Erwartung sank die Sättigung von Frau Schneider weiter auf <60%. Dr. Miriam überprüfte die Beatmungseinstellungen. »100% Sauerstoff, Atemfrequenz 14, Zugvolumen 450 ml, PEEP 6 mm Hg«, murmelte sie leise vor sich hin. »Alles soweit in Ordnung. Mal sehen, was der Kreislauf macht.« Der erste Blutdruckwert nach der Intubation betrug 60/30 mm Hg, die Herzfrequenz war auf 160/min gestiegen, das endexspiratorische $CO_2$ war 25 mm Hg. Dr. Miriam gab Frau Schneider 1 Ampulle Akrinor i.v., während Schwester Sabine 500 ml kolloidaler Infusionslösung unter zu Hilfenahme eines Druckbeutels infundierte. Die Maßnahmen hatten aber nicht den gewünschten Effekt, und der Blutdruck fiel weiter auf <50 mm Hg systolisch. Auf dem Monitor waren jetzt gehäuft ventrikuläre Extrasystolen zu sehen. Dr. Miriam wurde hektisch. »Verdammt! Sie entgleitet mir!«, dachte sie und meinte dann zu Schwester Sabine: »Zieh schnell Adrenalin auf und gib eine halbe Ampulle!«

Schwester Sabine hatte gerade das Adrenalin gegeben, als sich die Tür zum Anästhesieeinleitungsraum öffnete. Dr. Baltram trat ein. Er blickte kurz auf den Überwachungsmonitor, der verschiedene Alarmtöne im Wechsel von sich gab. »Um Gottes Willen! Wieso haben Sie intubiert?« fragte er, sichtlich wütend.

### 27.1.6 Teilen Sie die Meinung des Chirurgen Dr. Baltram? Wie lauten Ihre Differenzialdiagnosen der Kreislaufdepression?

Differenzialdiagnostisch kommen mehrere Ursachen für die Kreislaufdepression in Frage.

#### Wirkung der Anästhetika
Die verwendeten Anästhetika wirken dosisabhängig kreislaufdepressiv und können die geschilderten Symptome mithervorrufen.

#### Hypovolämie/Anämie
Bei einer relativen oder absoluten Hypovolämie kann es nach Gabe der Induktionsdosis und Beginn der Überdruckbeatmung zu einer deutlich verminderten Ejektionsleistung insbesondere der rechten Kammer kommen. Eine Anämie führt bei einem ausreichenden intravasalen Volumenstatus nicht zwangsläufig zu einer Kardiodepression. In dem geschilderten Fall waren aber bereits im EKG Zeichen einer relativen koronaren Minderversorgung erkennbar. Bei solch einer Konstellation begünstigt eine Anämie die Entwicklung einer akuten Herzinsuffizienz.

#### Akutes Koronarsyndrom
Ein akutes Koronarsyndrom, und hier insbesondere ein akuter Myokardinfarkt, führen u. U. zu einer akuten Herzinsuffizienz. Der Blutdruckabfall und damit verbunden der Abfall des koronaren Perfusionsflusses bei verkürzter Diastolendauer sind begünstigende Faktoren.

#### Lungenembolie
Auch eine akute Lungenembolie kann die geschilderten Symptome hervorrufen. Die Wahrscheinlichkeit eines solchen Ereignisses ist in der dargestellten Situation allerdings extrem gering.

#### Spannungs(pneumo)thorax
Ein Pneumothorax entwickelt sich bei Beginn einer Überdruckbeatmung u. U. zu einem Spannungspneumothorax durch Austritt von Luft in den Pleuraspalt. Die Folge ist eine akute Beeinträchtigung des venösen Rückstroms zum rechten Herzen mit nachfolgender Hypotonie und Tachykardie. Es besteht akute Lebensgefahr, und schnelles Handeln ist notwendig [5].

> »Haben Sie sich nicht das Röntgenbild angesehen?«, fragte Dr. Baltram. »Frau Schneider hat auch freie Luft im Thorax. Geben Sie mir schnell einen dicken Venenverweilkatheter!« Dr. Baltram nahm den Venenverweilkatheter und punktierte die rechte Thoraxhälfte im III. Interkostalraum in der Medioklavikularlinie. Ein deutliches Zischen war zu hören, und sofort sank die Herzfrequenz von Frau Schneider um 30 Schläge/min. Der nächste gemessene Blutdruck betrug 120/63 mm Hg, und die Sättigung begann zu steigen. Dr. Miriam hatte den ersten Schreck überwunden und ärgerte sich maßlos über sich selbst. »Das passiert mir nicht noch ein zweites Mal!«, dachte sie.
>
> Frau Schneider war jetzt stabil und wurde in den OP geschoben. Dr. Baltram legte routiniert eine Thoraxsaugdrainage, über die sich 1,5 l Blut entleerten. Während er arbeitete, konnte er es sich nicht verkneifen, Dr. Miriam nochmals zu belehren.
>
> Die Anästhesieausleitung verlief unspektakulär, und Frau Schneider wurde in ein Überwachungsbett auf Normalstation verlegt. »Endlich bekomme ich wieder Luft«, sagte sie zu Dr. Miriam. »Vielen Dank, dass Sie mir geholfen haben. Ich dachte, ich würde sterben.« Dr. Miriam war die Dankbarkeit der Patientin unangenehm und sagte deshalb lieber nichts.
>
> Nach 72 Stunden wurde die Thoraxdrainage bei vollständig entfalteter Lunge und drainiertem Hämatopneumothorax entfernt. Frau Schneider sah guten Mutes der anstehenden Rehabilitation entgegen.

## 27.2 Fallnachbetrachtung/Fallanalyse

### 27.2.1 Welche medizinischen Fehler sehen Sie in dem geschilderten Fall?

#### Übersehen der Thoraxverletzung
Die Thoraxverletzung hätte bereits bei Aufnahme im Krankenhaus diagnostiziert werden müssen. Eine gründliche Untersuchung und Anamneseerhebung fand anscheinend nicht statt.

### Anlage der Thoraxsaugdrainage/ Beginn der Allgemeinanästhesie

Die Anlage der Thoraxsaugdrainage bei einem Pneumo- oder Hämatopneumothorax erfolgt in der Regel in Lokalanästhesie, um einen Spannungspneumothorax zu vermeiden, auch wenn verschiedene Autoren die Anlage in Allgemeinanästhesie favorisieren [1]. Wenn die Anlage – aus welchen Gründen auch immer – in Allgemeinanästhesie geplant ist, muss die Anästhesieeinleitung im OP in Anwesenheit des Operationsteams begonnen werden, um einen Spannungspneumothorax ggf. schnell entlasten zu können. Gerade der schlechte Zustand von Frau Schneider vor Beginn der Anästhesie musste hellhörig machen.

### Voruntersuchungen

Als Voruntersuchung wurde bei Frau Schneider nur eine Thoraxröntgenaufnahme durchgeführt. Das Röntgenbild selbst wurde von der Anästhesistin nicht beurteilt.

Der Blutverlust ist bei einem Hämatothorax u. U. nicht unerheblich. Trotz des Zeitdrucks wäre daher zumindest eine Blutbildkontrolle erforderlich gewesen. Weiter wurde nicht sichergestellt, ob ggf. entsprechende Erythrozytenkonzentrate im Blutdepot (noch) eingekreuzt waren.

### 27.2.2 Welche organisatorischen Schwachstellen/Fehler finden sich in dem geschilderten Fall?

### Anlage der Thoraxsaugdrainage

Die Anlage einer Thoraxsaugdrainage in Allgemeinanästhesie muss grundsätzlich in OP-Bereitschaft erfolgen (▶ Kap. 27.2.1). Entsprechende Handlungsanweisungen sind zu fordern.

### Absprache Operationsteam–Anästhesie

Die Ankündigung von Dr. Baltram, dass eine Patientin zur Anlage einer Thoraxsaugdrainage in den OP kommen wird, war sehr unpräzise. Es fehlte der Hinweis, dass er nur ein Stand-by der Anästhesie wünschte. Die Information, dass sich auch freie Luft im Thorax befand, wurde von ihm nicht weitergegeben.

Die Dramatik solch einer Situation ist zu vermeiden, wenn feste Algorithmen etabliert sind, die eine Absprache zwischen Operateur und Anästhesie vorsehen.

### 27.2.3 Absprachen mit den Chirurgen? Warum?

Dr. Miriam sah, dass die Patientin vital bedroht war und schlecht Luft bekam. Ihr Algorithmus als Anästhesistin lautete:

> » Wer keine Luft kriegt, muss beatmet werden. «

Emotional aktiviert arbeitete die Anästhesistin unverzögert ihren Handlungsplan ab. Da es für eine analytische Auseinandersetzung zu diesem Zeitpunkt bereits zu spät war, wurden Risiken bezüglich des Pneumothorax in die Behandlungsentscheidung nicht einbezogen. Die Konsequenz: Ohne Zeitverlust wurde ein inadäquater Handlungsplan ausgeführt. Kommunikationsdefizite zwischen Chirurgie und Anästhesie sowie fehlende Informationseinholung seitens der Anästhesistin führten zu einem falschen Situations- und Aufgabenverständnis.

Der Fall veranschaulicht die Bedeutung eines gemeinsamen mentalen Modells im Team (»shared mental model«). Aufgaben, Ziele und Behandlungsmaßnahmen sind für die Beteiligten nicht per se vorhanden, sondern werden von jedem definiert. Gehen Informationen im Team verloren, werden unvollständige Situationsmodelle konstruiert – es kann zur inadäquaten Lageeinschätzung kommen. Da Menschen Informationen unterschiedlich aufnehmen und interpretieren, kann nie davon ausgegangen werden, dass Teamkollegen über ein ähnliches Situationsverständnis verfügen.

Wie kann man das verhindern?

Der sicherste Weg, ein gemeinsames mentales Modell im Team zu etablieren, ist explizite Kommunikation, mit der das eigene mentale Modell mit denen der Teamkollegen abgestimmt wird.

## Literatur

1. Aul A, Klose R. Invasive Techniken in der Notfallmedizin. II. Präklinische Thoraxdrainage – Indikationen und Technik. Anaesthesist 2004; 53: 1203–10
2. Bendinelli C, Balogh Z. Postinjury thromboprophylaxis. Curr Opin Crit Care 2008; 14: 673–8
3. Gillespie DJ, Staats BA. Unexplained dyspnea. Mayo Clin Proc 1994; 69: 657–63
4. Scarvelis D, Wells PS. Diagnosis and treatment of deep-vein thrombosis. CMAJ 2006; 175: 1087–92
5. Waydhas C, Nast-Kolb D. Thoraxtrauma, Teil II: Management von spezifischen Verletzungen. Unfallchirurg 2006; 109: 881–92
6. Weingärtner O, Hasan T, Böhm M. Pathophysiologie und Differentialdiagnose der Dyspnoe. Herz 2004; 29: 595–601

# Fall 28 – Strabismusoperation

28.1 Falldarstellung – 294

28.2 Fallnachbetrachtung – 300

## 28.1 Falldarstellung

> Die junge Mutter brachte ihre 5-jährige Tochter Amelie nur schweren Herzens in die Klinik für Augenheilkunde. Der angeborene Strabismus convergens musste korrigiert werden, denn der weitere Erfolg der Mal- und Lerntherapie im Rahmen der frühkindlichen Behindertenförderung war schon seit geraumer Zeit ins Stocken geraten. Wegen Bronchitiden war der Operationstermin bereits zweimal verschoben worden – aber heute sollte es sein. Sicherheitshalber waren sie am Vortag noch bei ihrem Kinderarzt gewesen, und der hatte nach einer gründlichen körperlichen Untersuchung von Amelie sein Okay gegeben. Nun warteten sie auf dem Flur der Station auf das Prämedikationsgespräch mit dem Anästhesisten.
>
> »Typisch«, dachte sich Dr. Erich, »seit 2 Wochen Facharzt und schon das Mädchen für alles.« Wegen krankheitsbedingten Ausfalls eines Kollegen brauchte die ausgelagerte Augenklinik schnell Aushilfe. Zudem war »Schieltag« angesagt, und es waren noch zwei Kinder mit ihren Eltern zu prämedizieren. »Dies ist das übliche Prozedere!« und »Die Eltern kommen mit ihren Kindern immer erst am Tag der OP zur stationären Klinikaufnahme!«, wurde ihm noch zugerufen, und los zog er. Gleich beim ersten Kind kam er ins Stocken. Alle Unterlagen wie gelbes Untersuchungsheft, aktuelles Gewicht (12 kg) und Temperatur (36,7 °C), ausgefüllter Anästhesiebogen und ein pädiatrischer Arztbrief mit folgenden Diagnosen, datiert auf den Vortag, lagen vollständig vor:
> - partielle Trisomie 18,
> - allgemeine mentale Retardierung,
> - muskuläre Hypotonie,
> - rezidivierende Bronchitiden,
> - Neurodermitis,
> - Strabismus convergens.

### 28.1.1 Wie interpretieren Sie diese Diagnosen in Bezug auf ihre Anästhesierelevanz?

**Partielle Trisomie 18**

Unterbleibt die Trennung der beiden haploiden Chromosomensätze einer normalen Eizelle, so führt die nachfolgende Verschmelzung mit einem normalen haploiden Spermiengenom zu einer Trisomie. Diese ist als autosomale oder gonosomale Trisomie möglich. Die meisten Trisomien enden als Frühabort vor der 12. Gestationswoche.

Die Trisomie 18, auch Edwards-Syndrom genannt, wurde 1960 durch den Briten John H. Edwards erstbeschrieben. Sie zählt zu den einzigen 4 autosomalen Trisomien, die intrauterin lebens- bzw. entwicklungsfähig sind und deshalb klinisch bedeutsam werden. Die Trisomie 18 ist nach der Trisomie 21 (Down-Syndrom) die zweithäufigste autosomale Trisomie, gefolgt von Trisomie 13 (Pätau-Syndrom) und Trisomie 22. Anstelle von 2 existieren 3 Kopien des Chromosoms 18 in jeder Zelle, resultierend in 47 anstatt 46 Chromosomen.

Die Inzidenz der Trisomie 18 liegt bei 1:3000–8000 Lebendgeburten mit sehr hoher perinataler Sterblichkeit. Die 1-Jahres-Überlebensrate ist <10%. In fast 100% treten Herzvitien, kraniofaziale Dysmorphien, schwere ZNS-Defekte, psychomotorische und körperliche Entwicklungsverzögerungen und renale Malformationen auf. Klinisch verwandte Formen sind das Nager-Syndrom und das Pierre-Robin-Syndrom. In <5% tritt eine partielle Trisomie auf, die im Sinne einer Translokation vererbt werden kann und bei der nur Teile des Extrachromosoms vorhanden sind. Die klinische Ausprägung (Phänotyp) ist weniger schwer mit besseren Überlebensraten [4].

**Allgemeine mentale Retardierung**

Zu 100 % liegt eine mentale Retardierung in unterschiedlichem Ausmaß bei Trisomie 18 vor [7]. Unter anderem finden sich AV-Malformationen, zerebrale und zerebelläre Defekte. Verminderte Kooperationsbereitschaft und Zugänglichkeit sind zu erwarten.

**Muskuläre Hypotonie**

Die große Anzahl verschiedener Myopathiesyndrome (ca. 500 Formen) spiegelt die Vielzahl zugrunde liegender Pathomechanismen dieser Syndromgruppe wider. Klinisch kann eine Muskelschwäche oder ein gestörter Muskeltonus vorliegen. Der pathologische Muskeltonus äußert sich entweder als spastische Paralyse, muskuläre Hypotonie, Hyper- oder Hyporeflexie, tonisch-klonische oder fibrilläre Zuckungen. Eine Fehlsichtigkeit aufgrund eines Strabismus kann vorliegen. Bei Befall der Schluckmuskulatur kann eine Dysphagie mit erhöhtem Risiko für Aspiration vorliegen.

Gegenüber nichtdepolarisierenden Muskelrelaxanzien besteht eine erhöhte Sensibilität. Diese sollten deshalb vermieden werden. Nicht alle Myopathien sind eindeutig mit einer malignen Hyperthermie (MH) assoziiert. Es ist jedoch empfehlenswert, grundsätzlich auf Triggersubstanzen zu verzichten.

Eine muskuläre Hypotonie ist typisch für Trisomie 18.

### Rezidivierende Bronchitiden

Das Krankheitsbild umfasst des Weiteren Pulmonalarterienhypoplasie und atypische Lungenlappen, ebenso Ösophagusatresie mit oder ohne tracheoösophageale Fistel. Aufgrund der muskulären Hypotonie kann eine Dysphagie mit konsekutiver Mikroaspiration vorliegen.

Laut Empfehlungen des Arbeitskreises Kinderanästhesie der DGAI stellt ein afebriles, im Allgemeinzustand nicht beeinträchtigtes Kind mit Infektion keine Kontraindikation für eine Narkose dar [8].

### Neurodermitis

Neurodermitis (Synonym: atopische Dermatitis, endogenes Ekzem) ist eine anlagebedingte Überempfindlichkeit der Haut mit Neigung zur Ekzembildung mit Pruritus, die sich meistens bereits im Kleinkindesalter manifestiert. In 80% der Fälle sind immunologische Veränderungen im Sinne einer polyvalenten Typ-I-Sensibilisierung zu finden. Sie gehört neben allergischem Asthma und allergischer Rhinitis zum atopischen Formenkreis [2].

### Strabismus convergens

Strabismusoperationen sind die häufigsten Augenoperationen bei Kindern, die typischerweise im Vorschulalter durchgeführt werden. Hierbei werden maximal 2 Augenmuskeln pro Auge operativ verkürzt und neu inseriert. Die Operationsdauer beträgt zwischen 45 und 90 Minuten. Es besteht kein eindeutiger Zusammenhang mit Muskeldystrophien, dennoch gelten Kinder mit Strabismus als Risikokollektiv für maligne Hyperthermie [6]. Die Inzidenz wird mit 1:25 angegeben, wenn Succinylcholin und Halothan verwendet werden.

> »Was war doch gleich partielle Trisomie 18?«, schoss es Dr. Erich heiß durch den Kopf. »Gab es da was zu beachten? Intubationsprobleme? Herzfehler? Assoziation mit MH? Kontraindikationen zur Prämedikation mit Midazolam?« Nach einem ausführlichen Gespräch mit der Mutter und dem Arztbrief konnte Dr. Erich einen schweren Herzfehler, einen akuten bronchopulmonalen Infekt und makroskopisch erschwerte Intubationsbedingungen ausschließen. Zur Prämedikation schrieb er 6 mg Midazolam rektal auf. Alles Weitere wollte er mit einem Blick ins Kitteltaschenbuch klären.

Das zweite Kind war 14 Jahre alt, sollte ein Chalazionrezidiv entfernt bekommen und war bereits im Rahmen einer prästationären Vorstellung prämediziert worden. Dieses Kind war bereits in den OP abgerufen worden.

### 28.1.2 Welche Narkoseform würden Sie wählen?

Die Operation wird in Vollnarkose durchgeführt. Orale Intubation oder Larynxmaske sind akzeptierte Verfahren. Die Zugängigkeit zum Atemweg nach Abdeckung des Operationsgebietes stellt eine Limitierung dar. Eine triggerfreie Narkoseführung wird empfohlen.

> Die Chalazionoperation in Allgemeinanästhesie mit Larynxmaske verlief problemlos. Dr. Erich hatte etwas zu spät das Sevofluran abgestellt, sodass es etwas dauerte, bis dass das Kind bei guten Schutzreflexen extubiert werden konnte. Als nächstes war Amelie an der Reihe. Die Station hatte bereits angerufen, dass sie trotz der rektalen Gabe von 6 mg Midazolam sehr unruhig sei.

### 28.1.3 Welche Gründe für eine nicht ausreichende Wirkung einer rektalen Prämedikation kennen Sie?

Im Allgemeinen wird nach 15–20 min einer rektalen Gabe von 0,5–0,75 mg/kg KG Midazolam eine gute Sedierung erzielt. Die Resorption ist jedoch schwer vorhersagbar und hängt z. B. ab von
- Applikationsform (Zäpfchen, Flüssigkeit),
- Vorhandensein von Fäzes,
- induziertem Stuhlgang,
- Applikationstiefe.

Der Hämorrhoidalplexus drainiert bei hoher rektaler Applikation über die V. porta mit folgendem signifikantem First-pass-Effekt.

> Ein häufiger Fehler, der bei der rektalen Applikation gemacht wird, besteht darin, dass nach der Gabe die Beine und das Becken angehoben werden. In der Folge wird ein Großteil des Medikaments über die Vv. rectales superiores mit dem erwähnten First-pass-Effekt abtransportiert [5, 9].

Während sich Dr. Erich noch um das erste Kind im AWR kümmerte, baute zwischenzeitlich Fachkrankenschwester Susanne das Narkosegerät um und bereitete alles für eine triggerfreie Narkose vor. Der Oberarzt der Augenheilkunde wartete ungeduldig, dass es endlich weiterging, und monierte den Zeitaufwand für den Umbau. Für ihn war dies eine unnötige Verzögerung seines Programms, und er bestellte ohne Rücksprache Amelie in den OP.

Amelie wurde kurze Zeit später unruhig und weinerlich in den Armen einer OP-Schwester in den OP gebracht. Schwester Susanne hatte bis jetzt den Vapor abgebaut und die Schläuche gewechselt und ließ Dr. Erich über das Eintreffen von Amelie informieren, um dann ihre Vorbereitungen eilig wieder aufzunehmen. »Zum Glück sind die Handrückenvenen gut zu sehen«, dachte Dr. Erich, während sich der Augenarzt beklagte, dass es bereits 9 Uhr war und der 2. Punkt immer noch nicht losgegangen sei. Dr. Erich verwünschte ihn innerlich und gab schon mal selber 50 µg Fentanyl i.v., während Schwester Susanne noch die Larynxmaske vorbereitete. Die weitere intravenöse Einleitung erfolgte mit 100 mg Propofol i.v.

Sowohl Maskenbeatmung als auch das Platzieren der Larynxmaske Größe 2 gelangen Dr. Erich problemlos. »Sämtliche Fragen, die sich mir während der Prämedikation aufgetan hatten, sind durch die triggerfreie Narkoseführung, Verzicht auf Muskelrelaxation und Verwendung der Larynxmaske gekonnt umgangen worden«, gratulierte sich Dr. Erich selber. Natürlich hatte sein Kitteltaschenbuch nichts zu partieller Trisomie 18 hergegeben. Die Aufrechterhaltung der Anästhesie plante er, mit einer kontinuierlichen Propofolinfusion und Bolusgaben Fentanyl durchzuführen. Dr. Erich kontrollierte alle hämodynamischen Parameter und die Beatmungseinstellungen. Er war froh, dass Schwester Susanne an die rektale Temperaturmessung gedacht hatte. »Die hätte ich jetzt glatt vergessen«, dachte Dr. Erich.

Er gab dem Augenarzt ein Zeichen, dass dieser mit der Operation anfangen konnte, und begann mit der Dokumentation seiner durchgeführten Maßnahmen auf dem Anästhesieprotokoll. Er hatte kaum mit dem Schreiben angefangen, als plötzlich die Abstände der regelmäßigen Bieps des Monitors größer wurden und auf dem Bildschirm Bradykardie aufblinkte. Die Herzfrequenz von Amelie betrug nur noch 15 Schläge pro min.

### 28.1.4 Weshalb tritt die Bradykardie auf?

Intraoperativ tritt regelhaft – durch Zug an den Augenmuskeln oder Druck auf den Bulbus – der okulokardiale Reflex (OKR) mit Bradykardien bis hin zur Asystolie auf [3]. Andere mögliche Auslöser des Reflexes sind intraorbitale Injektionen oder Hämatome, ein akuter Glaukomanfall und ein akutes Dehnen der Lidmuskulatur. Im letzteren Fall wird dann auch von einem blepharokardialen Reflex gesprochen. Der OKR ist ein sog. trigeminovagaler Reflex, da der R. ophthalmicus des N. trigeminus als afferenter Schenkel und der N. vagus als efferenter Schenkel fungieren (◘ Abb. 28.1).

> Es wird empfohlen, zur Prävention des OKR bereits vor Operationsbeginn prophylaktisch ein Anticholinergikum intravenös zu verabreichen. Der OKR fällt bei vorsichtigem Zug und Manipulation geringer aus und kann meist durch Unterbrechung dieser Manipulationen behoben werden.

Dr. Erich sprang von seinem Stuhl auf, öffnete hektisch die Anästhesieschublade und suchte Atropin. Schwester Susanne tippte ihm auf die Schulter und hielt ihm eine aufgezogen Spritze hin. »Wir geben hier immer Glycopyrrolat, aber normalerweise vor OP-Beginn«, waren ihre Worte dazu. Dr. Erich gab 0,1 mg i.v. Der Augenarzt hatte wegen des akustischen Bradykar-

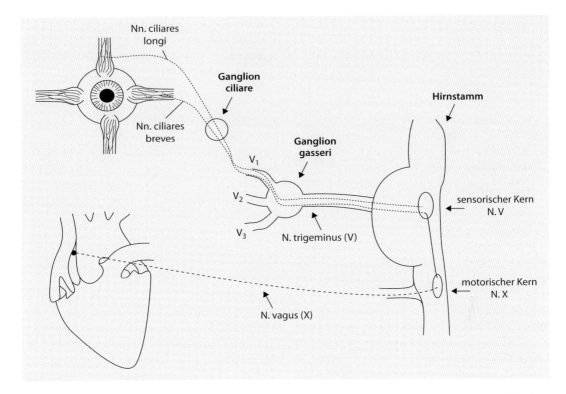

**Abb. 28.1.** Schematische Darstellung des okulokardialen Reflexbogens. Die Afferenzen (gepunktete Linie) werden über den R. ophthalmicus des N. trigeminus geleitet. Nach Verschaltung auf Hirnstammebene erfolgt eine Efferenz über den N. vagus (gestrichelte Linie).

diealarms die Operation bereits unterbrochen, sodass nach 1 Minute die Herzfrequenz wieder im unteren Normbereich war.

### 28.1.5 Welche Anticholinergika kennen Sie?

Zu den Anticholinergika zählen Medikamente, die den Neurotransmitter Azetylcholin von Cholinrezeptoren kompetitiv verdrängen. Es existieren natürliche (Atropin, Scopolamin) und künstlich synthetisierte Derivate (Glycopyrrolat). Ihre klinischen Wirkungen erklären sich aus dem physiologischen Vorhandensein von muskarinergen ($M_1$–$M_5$) postganglionären Azetylholinrezeptoren in Endorganen und von nikotinergen postganglionären Azetylcholinrezeptoren an autonomen Ganglien und an der motorischen Endplatte.

Übliche Dosen haben kaum Auswirkungen auf die nikotinergen Azetylchlinorezeptoren, sodass im klassischen Sinne Anticholinergika als selektiv antimuskarinerg klassifiziert werden [1]. **Tab. 28.1** zeigt vergleichende Effekte anticholinerger Medikamente.

Wegen der geringeren zentralnervösen und opthalmologischen Wirkungen wird meist Glycopyrrolat zur Prävention des OKR bevorzugt. Zur Behandlung einer akuten reflexvermittelten Bradykardie wird Atropin wegen des schnelleren Wirkungseintritts bevorzugt.

Vor allem bei Kindern können sämtliche Anticholinergika bereits in therapeutischen Dosen über eine Schweißdrüsenhemmung das sog. »Atropinfieber« hervorrufen.

»Wie peinlich! Bei den ganzen Gedanken über die Trisomie habe ich vollkommen vergessen, noch

**Tab. 28.1.** Vergleichende Effekte anticholinerger Medikamente

|  | Atropin | Scopolamin | Glycopyrrolat |
|---|---|---|---|
| Struktur | Tertiäres Amin | Tertiäres Amin | Quaternäre Ammoniumverbindung |
| Lipidlöslichkeit | +++ | +++ | + |
| Liquorgängigkeit | + | + | 0 |
| Sedierung | + | +++ | 0 |
| Mydriasis/Zykloplegie | + | +++ | 0 |
| Herzfrequenzanstieg | +++ | + | +++ |
| Relaxation glatter Muskelzellen | ++ | + | ++ |
| Salivationshemmung | + | +++ | ++ |

Effekt: 0 kein, + mild, ++ moderat, +++ stark.

über die Besonderheiten der Operation nachzulesen. Aber eigentlich hätte ich es auch so wissen müssen. Meine Prüfung war doch erst vor 2 Wochen«, ärgerte sich Dr. Erich im Stillen über sich selbst. Er setzte sich wieder an das Narkosegerät und vervollständigte die Dokumentation.

»Sie waren, glaube ich, noch nie bei uns, oder?«, fragte der Augenarzt. »Beim nächsten Mal warne ich Sie vorher.« Der erneute Zug an den Augenmuskeln bewirkte keine Veränderungen der Herzfrequenz mehr, und der Augenarzt arbeitete still vor sich hin. 20 Minuten später alarmierte der Monitor plötzlich erneut. Dr. Erich sah folgende Werte auf dem Bildschirm:
- Sinusrhythmus,
- Herzfrequenz: 110/min,
- NIBP: 187/110 mm Hg.

### 28.1.6 Woran denken Sie?

Ein Anstieg von Herzfrequenz und Blutdruck während einer Anästhesie ist häufig ein Ausdruck einer nicht ausreichenden Narkosetiefe. Neben ansteigenden hämodynamischen Parametern liefern Schwitzen, Augentränen, Bewegungen des Patienten und Eigenatmung mit Pressen wertvolle Hinweise. Die Menge an repetitiv oder kontinuierlich zugeführten Analgetika und Hypnotika wird von pharmakodynamischen und pharmakokinetischen Größen, von der Schmerzhaftigkeit des Eingriffs und von zahlreichen individuellen Faktoren bestimmt. Aus diesem Grund ist bisher immer noch kein stets zuverlässiges Überwachungsverfahren der Narkosetiefe klinisch verfügbar.

Bei einem isolierten ausgelenkten Parameter muss immer auch eine technische Ursache ausgeschlossen werden. Hier sind beispielsweise Kompression der Blutdruckmanschette durch das OP-Team, doppeltes Zählen der R- und T-Wellen nach Wechsel der EKG-Elektrodenposition oder Artefakte durch einen elektrischen Kauter zu nennen.

»Die Einleitung ist über 30 Minuten her – Mist, die Narkose ist zu flach. Hoffentlich verrutscht die Larynxmaske nicht!« Dr. Erich gab 20 µg Fentanyl und 60 mg Propofol i.v. und erhöhte die kontinuierliche Propofolinfusion von 8 auf 9 mg/kg KG/h. Die Herzfrequenz stieg allerdings auf 120/min, und die Kontrollmessung des Blutdrucks zeigte auch nicht den erwarteten Erfolg seiner Maßnahmen.

### 28.1.7 Was vermuten Sie, und welche weiteren Parameter würden Sie überprüfen?

Mehrere Ursachen sollten überprüft bzw. ausgeschlossen werden:
- Ausschluss einer atypischen Verlaufsform einer MH und einer Hypoxie:

28.1 · Falldarstellung

- Temperaturmessung,
- Überprüfen der Beatmungsparameter mit endtidalem $CO_2$,
- Atemminutenvolumen,
- Sättigung,
- $F_iO_2$.
- Überprüfen der Medikamentenzufuhr:
  - Lagekontrolle des intravenösen Zugangs,
  - Neumischung der verwendeten Anästhetika, um eine Medikamentenverwechslung und fehlerhafte Medikamentenverdünnung auszuschließen.
- Ausschluss technischer Fehler bei der Blutdruckmessung:
  - Überprüfung der Position der Blutdruckmanschette,
  - ggf. Kontrollmessung an der kontralateralen Seite.
- Frage nach intraoperativ verwendeten Medikamenten von Seiten des Operateurs.

Die entstandene Unruhe, die Alarme und die Manipulationen am abgedeckten Kind störten den Operateur. »Diesmal kann es aber nicht an mir liegen. Was haben Sie für ein Problem?« Dr. Erich schwieg, schaltete die Alarme aus und begab sich vorsichtig, aber erfolglos weiter auf Ursachenforschung. Die rektale Temperaturmessung zeigte seit der Einleitung nur einen langsamen Anstieg von 36,6°C auf 37,2°C an. Die Ventilationsparameter waren gleichbleibend stabil im Normbereich, der i.v.-Zugang lag intravasal, die erfahrene Anästhesieschwester Susanne demonstrierte glaubwürdig die Verdünnungsreihe mit den jeweiligen leeren Medikamentenampullen, die sie immer noch eine Zeitlang aufbewahrte. Die Hypertension und die Tachykardie blieben bestehen. Schwester Susanne schlug vor, aus dem Haupthaus Hilfe kommen zu lassen. »Pünktlich zum Operationsende wird der Spuk schon vorbei sein«, meinte Dr. Erich und lehnte ab.

Nach weiteren 10 Minuten mit Blutdruckwerten >180/110 mm Hg und Herzfrequenzen um 110/min trat plötzlich Schwester Susanne mit unter dem Mundtuch geröteten Wangen zu Dr. Erich. »Ich glaube, ich habe vorhin in der Hektik vergessen, den Atemkalk zu wechseln.« Jetzt wurde es Dr. Erich ganz anders. »Ruf bitte sofort den Oberarzt an. Er soll ganz schnell kommen und gleich Dantrolen mitbringen!«, sagte er

zu Schwester Susanne. Gleichzeitig musste er an den Spruch denken, den ihm sein Chef bei der Gratulation zur bestandenen Facharztprüfung gesagt hatte: »Ab jetzt gehst Du allein zu Gericht.«

Als Oberarzt Dr. Volkrad kurze Zeit später eintraf, war die Operation fast zu Ende. Dr. Erich, aber auch der Augenarzt, waren erleichtert, ein bekanntes Gesicht zu sehen. Die hämodynamischen Parameter hatten sich tendenziell in den letzten Minuten normalisiert. Der Operateur verlangte nach Augensalbe und legte anstelle des sonst üblichen Uhrglasverbandes ausnahmsweise einen komplett abdeckenden Verband mit den Worten an: »Wegen der Augenhintergrundspiegelung sind beide Augen noch für Stunden lichtempfindlich«. Oberarzt Dr. Volkrad horchte kurz auf und ließ sich noch mal den Ablauf schildern. »Das ist keine MH!«, meinte er dann.

### 28.1.8 Welche andere Ursache kann Oberarzt Dr. Volkrad im Auge haben?

Es existieren in der Augenheilkunde eine lange Reihe topischer Mydriatika und Zykloplegika zur Augenhintergrundspiegelung und Refraktionsbestimmung (z. B. Atropin, Scopolamin, Cyclopentolat, Tropicamid, Phenylephrin). Lokal applizierte Augentropfen werden v. a. über die Schleimhaut der Nase und Konjunktiven resorbiert. Systemische Wirkungen kommen oft vor. Es wird empfohlen, den Ductus nasolacrimalis nach Applikation der Augentropfen für 1 Minute zu komprimieren, um den Abfluss hierüber zu vermindern und so die über die Nasenschleimhäute resorbierte Menge zu minimieren.

Auf Nachfrage wurden dem Oberarzt Dr. Volkrad die intraoperativ verwendeten Augentropfen gezeigt: Phenylephrin-Tropicamid 10%.

### 28.1.9 Welche Wirkungsweise besitzt Phenylephrin-Tropicamid 10%?

Topisches Phenylephrin führt innerhalb von 15 min zur Mydriasis, die Wirkungsdauer beträgt ca. 4 h. Als Nebenwirkung des α-Agonisten kann es zu massiver peripherer Vasokonstriktion und Arrhythmie (v. a. bei Halothannarkosen) kommen. Auf dem deutschen Markt befinden sich 5%ige und 10%ige Lösungen. Bei Kindern gilt ein Limit von 2,5%. Vorsicht ist bei repetitiven Dosen und beidseitiger Applikation geboten.

Topisches Tropicamid bewirkt eine Mydriasis innerhalb von 5–8 min, die Wirkungsdauer beträgt 4–6 h. Als Nebenwirkung des Anticholinergikums gelten Kontaktdermatitis, Glaukomanfall, Tachykardie, Verschlechterung einer Myasthenia gravis, Miktionsbeschwerden, bei Frühgeborenen evtl. Bradykardie. Auf dem deutschen Markt befinden sich 0,5%ige Lösungen.

Sofern Phenylephrin überhaupt angewendet werden muss, gilt im pädiatrischen Bereich eine Medikamentenkombination von 2,5% Phenylephrin mit 0,5–0,8% Tropicamid als die sicherste und effektivste.

> Die OP-Schwestern bemerken jetzt erst die Verwechslung der Erwachsenentropfen mit den Kindertropfen, und es herrschte große Betroffenheit. Die anästhesiologischen Probleme waren dem Operationsteam nicht mitgeteilt worden. Zum Ausschluss einer hypertensiven retinalen Blutung wurde der Verband entfernt und der Augenhintergrund nochmals inspiziert. Bei unauffälligem Befund und Vitalparametern im oberen Normbereich wurde auf eine medikamentöse Intervention verzichtet. Die Ausleitung und die Aufwachraumzeit verliefen – bis auf 2-maliges Erbrechen – unproblematisch. Der neurologische Status von Amelie war postoperativ unverändert.

## 28.2 Fallnachbetrachtung

### 28.2.1 Welche medizinischen Fehler sehen Sie in dem geschilderten Fall?

#### Prämedikation
Das Krankheitsbild der Trisomie 18 mit seinen anästhesiologisch relevanten Begleiterkrankungen war dem Anästhesisten nicht bekannt. Ein Aufarbeiten unterließ er aus Zeitgründen und unterschätzte die potenziellen Risiken.

#### MH-Vorbereitungen
Es existieren klar definierte Vorbereitungen, um das Risiko einer MH zu reduzieren. Das Nichteinhalten oder Vernachlässigen bedeuten ein unkalkulierbares Risiko für das Leben des Patienten. Der Atemkalk muss gewechselt werden.

#### Prophylaxe OKR
Eine Prophylaxe des OKR bei Strabismusoperation wird aktuell empfohlen und hilft, protrahierte, evtl. gefährliche Bradykardien zu vermeiden.

#### Prophylaxe von PONV bei Strabismusoperation
PONV gilt neben Schmerzquantifizierung als das pädiatrische Hauptproblem. Eine Prophylaxe des PONV bei Strabismusoperation wird aktuell empfohlen (Fall 4, ▶ Kap. 4.1.5).

### 28.2.2 Welche organisatorischen Schwachstellen/Fehler finden sich in dem geschilderten Fall?

#### Kenne Deine Infrastruktur
Der Jungfacharzt wurde Kraft seiner bestandenen Prüfung selbstverantwortlich eingesetzt. Auf eine Einarbeitung in die Spezifika der pädiatrischen Anästhesie in der Augenheilkunde oder in die üblichen Vorgehensweisen konnte der Facharzt in diesem Fall anscheinend nicht zurückgreifen. Inwiefern er sich für solch einen Einsatz ausreichend geeignet, erfahren und eingearbeitet glaubte, wurde vom einteilenden Leiter weder erfragt noch antizipiert und kann als Organisations- und Übernahmeverschulden gesehen werden.

#### OP-Programmreihenfolge
Trotz MH-Gefahr wurde dieses Kind nicht an erster Stelle im OP-Programm operiert. Die Unkenntnis dieses relevanten Krankheitsbildes auf Seiten der Augenärzte ließ die Reihenfolge nach Gesichtspunkt ambulant/stationär entstehen.

#### OP-Bestellobligenheiten
Ohne Rücksprache mit der verantwortlichen Abteilung wurde das nächste Kind in den OP abgerufen. Das Kind traf im OP ein, ohne dass die anästhesi-

ologischen Vorbereitungen abgeschlossen waren. Aggravierend kam hinzu, dass das unkooperative Kind bereits in den Saal gebracht wurde, ohne dass das anästhesiologische Team gefragt wurde.

Ein optimal vorbereiteter Arbeitsplatz ist die Voraussetzung für eine sichere Kinderanästhesie, um Fehler zu vermeiden. Klare Zuständigkeiten und Absprachen müssen eingehalten werden – auch unter zeitknappen Rahmenbedingungen.

**Algorithmen, verbindliche Absprachen**

Zeitdruck wie im beschriebenen Fall sind alltägliche Situationen. Hierdurch entstehen vermeidbare Fehler (z. B. vergessener Atemkalkwechsel). Mit Hilfe von Algorithmen und verbindlichen Konventionen kann Fehlern durch Hektik vorgebeugt werden.

### 28.2.3 Ist Ihnen das auch schon einmal passiert, dass Sie Hinweise, Hilfe oder Rat zu holen, abgelehnt haben?

Wenn Sie ehrlich sind, wahrscheinlich ja. Für solch ein Verhaltensmuster gibt es zahlreich Motive. In dem geschilderten Fall war das Hauptmotiv von Dr. Erich Kompetenzschutz:

Dr. Erich war sich sicher, die Situation zu kontrollieren, und erwartete ein zeitnahes Ende der Probleme. Er konzentrierte sich auf die Therapie der sympathikotonen Kreislaufsituation und tat damit das, was er auch bewältigen konnte – die Vertiefung der Anästhesie. Hier fühlte er sich sicher, hier war seine Kompetenz. Durch Verdrängung von Faktoren, die ihn verunsichern würden – Anzeichen für eine maligne Hyperthermie – schützte er seine Kompetenz.

Kompetenzschutz kann bewusst erfolgen, um z. B. eine Position zu manifestieren oder zu rechtfertigen, oder unbewusst, reflexartig bei Bedrohung des Kompetenzgefühls. Dann ist es für die Person, die ihre Kompetenz schützt, sehr schwierig, den Schutzwall abzubauen. Auf den Fall bezogen: Dr. Erich war sich seiner fachlichen Kompetenz gewiss, so lange eine maligne Hyperthermie so gut wie ausgeschlossen war. Andererseits hatte er die Situation immer so bewertet, dass eine maligne Hyperthermie für ihn nicht möglich war. Er lehnte deshalb den Hinweis, Hilfe zu holen, ab.

Wie kann man sich eines ungerechtfertigten Kompetenzschutzes bewusst werden?

Der Fall liefert ein gutes Beispiel: Stellen Sie sich den »worst case« vor und schätzen Sie dann Ihre Kompetenz ein! Dr. Erich wurde klar, dass er Hilfe brauchte, nachdem er die Information über den nicht gewechselten Atemkalk erhalten hatte. Jetzt ließ sich auch für ihn der Faktor maligne Hyperthermie nicht mehr verdrängen.

### Literatur

1. Ali-Melkkilä T, Kanto J, Iisalo E. Pharmacokinetics and related pharmacodynamics of anticholinergic drugs. Acta Anaesthesiol Scand. 1993; 37: 633–642
2. Buggiani G, Ricceri F, Lotti T. Atopic dermatitis. Dermatol Ther 2008; 21: 96–100
3. Dornberger I, Quast D, Velhagen KH, Bellach J, Guckler A. Untersuchungen des okulo-kardiale Reflex bei Vitrektomien in Neuroleptanalgesie. Anaesthesiol Reanim 1991; 16: 94–106
4. Goc B, Walencka Z, Włoch A, Wojciechowska E, Wiecek-Włodarska D, Krzystolik-Ładzińska J, Bober K, Swietliński J. Trisomy 18 in neonates: prenatal diagnosis, clinical features, therapeutic dilemmas and outcome. J Appl Genet. 2006; 47: 165–170
5. Kraus GB, Gruber RG, Knoll R, Danner U. Pharmakokinetische Untersuchungen nach intravenöser und rektaler Applikation von Midazolam bei Kindern. Anaesthesist 1989; 38: 658–663
6. Marmor M. Malignant hyperthermia. Surv Ophthalmol 1983; 28: 117–127
7. Shaw J. Trisomy 18: a case study. Neonatal Netw 2008; 27: 33–41
8. Strauß JM, Becke K, Schmidt J. Präoperative Diagnostik, Impfabstand und Nüchternheit im Kindesalter. Anaesthesiol Intensivmed 2007; 48: S61
9. Wetzstein V, Heinrich M, Till H. Effektivität und Sicherheit der rektalen Analgosedierung in der ambulanten Kinderchirurgie. MMW 2003; 153: 402–405

# Fall 29 – Thorax-CT

29.1 Falldarstellung – 304

29.2 Fallnachbetrachtung/Fallanalyse – 310

## 29.1 Falldarstellung

> Dr. Knut hatte ordentlich zu tun. Er war Assistenzarzt für Anästhesie im 2. Ausbildungsjahr und arbeitete seit wenigen Wochen auf der Intensivstation. Die Arbeit machte ihm Spaß, und mit den Herausforderungen einer ITS kam er besser zurecht, als er vorher gedacht hatte.
> Momentan war Urlaubszeit, der Oberarzt auf Dienstreise, und ein Kollege, der mit auf der Station eingeteilt war, hatte sich krankgemeldet. Also war er heute allein mit 11 Patienten. Bei der Morgenvisite war der Tagesablauf mit dem Chefarzt besprochen worden. 3 Verlegungen, 2 geplante Neuzugänge aus dem OP und eine Fahrt ins CT musste Dr. Knut neben der Routinearbeit bewältigen. Eigentlich kaum zu schaffen. Er hoffte nur, dass keine Notfälle hinzukommen würden. Dabei dachte er an den Reanimationspiepser, den er als ITS-Diensthabender bei sich trug. Wenigstens hatte sein Chef ihm versprochen, bei Katastrophen zu helfen.
> Gerade visitierte Dr. Knut einen Patienten und überdachte das weitere Vorgehen, als er von einem Anruf aus dem OP unterbrochen wurde: Einer der Neuzugänge wurde angekündigt. Als er sich wieder seiner Arbeit zuwandte, kam Fachkrankenschwester Susanne aus dem Nebenzimmer und meldete den Patienten für das CT abfahrbereit. »Die MTA aus dem CT hat gesagt, dass wir kommen können«, sagte sie. Dr. Knut unterbrach ein wenig widerwillig seine Gedanken und folgte der Schwester.

### 29.1.1 Welches sind die personellen qualitativen Voraussetzungen für die sachgerechte Betreuung von Intensivpatienten während eines Transports?

Die deutsche Interdisziplinäre Vereinigung für Intensiv- und Notfallmedizin (DIVI) hat im Jahr 2004 Empfehlungen für die sachgerechte Betreuung von Notfall- und Intensivpatienten während eines Transports von einer Gesundheitseinrichtung bzw. Krankenhaus zur Weiterversorgung in Spezialeinrichtungen herausgegeben [1]. Zur Erhaltung und Überwachung der lebenswichtigen Körperfunktionen speziell bei Intensivpatienten gelten die in der ▶ Übersicht gelisteten Qualifikationsmerkmale für den begleitenden Arzt.

**Anforderungen der DIVI an den begleitenden Arzt eines Intensivtransports zwischen räumlich getrennten medizinischen Einrichtungen**

- 3 Jahre klinische Weiterbildung in einem Fachgebiet mit intensivmedizinischen Versorgungsaufgaben
- Zusätzlich 6 Monate nachweisbare Vollzeittätigkeit auf einer Intensivstation
- Zusätzlich Qualifikation für den Einsatz als Notarzt im Rettungsdienst nach landesrechtlichen Vorschriften
- Aktiver Notarzt mit mindestens 1-jähriger Einsatzerfahrung und regelmäßigem Einsatz im Notarztdienst
- Zusätzlich 20-stündiger Kurs Intensivtransport

Diese Empfehlungen der DIVI gelten für den Transport von Intensivpatienten zwischen räumlich getrennten medizinischen Einrichtungen. Betroffen sind also nicht nur Transporte zwischen Krankenhäusern, sondern auch innerhalb eines Krankenhauses mit Pavillonsystem.

> Der Patient Walter Geiger war 76 Jahre alt. Er litt an einer Pneumonie und befand sich im septischen Schock. Außerdem waren eine langjährige chronisch-obstruktive Lungenerkrankung (COPD), eine generalisierte Arteriosklerose mit mehreren Gefäßoperationen der unteren Extremitäten, eine arterielle Hypertonie und eine chronische Niereninsuffizienz im Stadium der kompensierten Retention bekannt. Trotz Antibiotika und protektiver Beatmung verbesserten sich die Blutgase und die klinische Situation des Patienten nicht im erwünschten Maße, sodass nun eine Thorax-CT zur erneuten Fokussuche durchgeführt werden sollte.

### 29.1.2 Wie ist die Morphologie der Lunge bei COPD verändert?

Chronische Entzündungsprozesse induzieren bei der COPD Verdickungen der kleinen Atemwege [7]. Hiervon ist nicht nur die Basalmembran betroffen, sondern auch die Bronchialmuskulatur der kleinen Atemwege. Gleichzeitig führt eine erhöhte Kollagenexpression zu einer Versteifung der extrazellulären Matrix. Der Verlust an elastischen Rückstellkräften trägt erheblich zu dem dynamischen Kollaps von Alveolen bei und begünstigt das Auftreten von »air trapping« – auch intrinsischer positiver endexspiratorischen Druck (iPEEP) genannt. Schließlich findet sich eine zentrolobuläre Destruktion von Alveolarparenchym, die zur Ausbildung von Emphysemblasen führt. Die Folge dieser Prozesse ist, dass COPD-Patienten durch erhöhte Totraumventilation und erniedrigte Gasaustauschfläche eine schlechtere Oxygenierung haben.

### 29.1.3 Wie muss die Beatmung angepasst werden?

Ein Ziel der Beatmung muss es sein, das Auftreten einer dynamischen Hyperinflation zu verhindern [10]. Die erforderliche verlängerte Exspirationszeit wird entweder durch eine niedrige Atemfrequenz oder durch ein entsprechendes Inspirations- zu Exspirationsverhältnis (I:E) erreicht. Der Einsatz eines extrinsischen PEEP kann u. U. den Kollaps der kleinen Atemwege verhindern. Sind die Atemwegswiderstände sehr hoch, kann ggf. die Anwendung eines Helium-Sauerstoff-Gemisches (Heliox) zur Anwendung kommen [4] – ein Verfahren, das allerdings nur in den wenigsten Kliniken zur Verfügung steht.

Dr. Knut überflog mit Blicken den Patienten, den Transportmonitor und die Perfusoren, die noch an den Halterungen am Kopfende des Bettes befestigt waren. Der Blutdruck betrug 110/80 mm Hg, die Herzfrequenz 93/min und die pulsoxymetrische Sättigung ($S_pO_2$) 91%. Beatmet wurde Walter Geiger mit einer inspiratorischen Sauerstofffraktion ($F_IO_2$) von 60%, einem PEEP von 9 mbar, einem Spitzendruck von 30 mm Hg bei einem Atemzugvolumen von 500 ml und einer Atemfrequenz von 18/min. Dr. Knut wandte sich an Schwester Susanne: »Für den Transport nehmen wir nur die Perfusoren mit Midazolam, Sufentanil und Noradrenalin mit.« Letzteres lief mit 0,5 µg/kg KG/min.

Schwester Susanne war unruhig, denn bis zum Schichtende war für sie noch viel zu erledigen, und diese Fahrt warf sie im Zeitplan weit zurück. Sie wartete nur noch darauf, dass Dr. Knut das Transportbeatmungsgerät anschloss. Dieser wandte sich dem Gerät zu. »Zum Glück sind die meist selbst erklärend«, dachte er, denn bisher hatte er noch keine offizielle Geräteeinweisung erhalten. Er machte es sich einfach und übernahm die Beatmungseinstellungen des Intensivbeatmungsgerätes.

Das Druckmodul an der 2,5-l-Sauerstoffflasche zeigte 120 bar. Dr. Knut erinnerte sich noch an die Worte seines Oberarztes: »Stellen Sie sicher, dass der Druck stets über 100 bar ist, bevor Sie mit einem Patienten losfahren.« Als Dr. Knut sicherheitshalber gerade die $F_IO_2$ auf 100% erhöhte, kam Pfleger Thomas ins Zimmer und zeigte ihm die Blutgasanalyse einer anderen Patientin, die sich in der Entwöhnungsphase von der Beatmung befand. Kurz wünschte sich Dr. Knut in den OP zurück. Dort konnte man sich ungestört auf nur einen Patienten konzentrieren. Die Blutgasanalyse war in Ordnung und erforderte keine therapeutische Intervention.

### 29.1.4 Wie lange reicht der Sauerstoff bei den gewählten Beatmungseinstellungen?

Das **Gesetz von Boyle-Mariotte** sagt aus, dass der Druck idealer Gase bei gleich bleibender Temperatur und gleich bleibender Stoffmenge umgekehrt proportional zum Volumen ist. Diese Beziehung kann benutzt werden, um die in einer Druckluftflasche vorhandene Gasmenge abzuschätzen. Hierbei gilt

- Druck [bar] × Volumen [l] = Gasmenge [l]
  (Gleichung 29.1)

Auf das Fallbeispiel angewendet bedeutet dies, dass in der Flasche des Transportbeatmungsgerätes ca. 300 l Sauerstoff waren. Herr Geiger erhielt ein Atemminutenvolumen von 9 l, sodass die Sauerstoffflasche bei den gewählten Einstellungen theoretisch für ca. 33 min reichte.

Das Transportbeatmungsgerät funktionierte, und Dr. Knut gab Schwester Susanne ein Zeichen, dass es losgehen konnte. Sie löste die Perfusoren von den Halterungen am Kopfende des Bettes und legte sie ins Bett des Patienten. Sie waren mit Herrn Geiger gerade in der Bettenschleuse der Intensivstation angekommen, als der Monitor Alarm gab. Nervös sah Dr. Knut auf die Alarmmeldung: Der Blutdruck betrug nur noch 60/30 mm Hg.

### 29.1.5 Was kann die Ursache des Blutdruckabfalls sein?

Die wahrscheinlichste Ursache des Blutdruckabfalls ist, dass es durch die apparativen Veränderungen zu einer Unterbrechung der Katecholaminzufuhr kam. Damit eine Katecholaminzufuhr unabhängig von der Geschwindigkeit einer evtl. zusätzlich laufenden Infusion ist, sollte sie stets über einen separaten Infusionsschenkel eines zentralen Venenkatheters durchgeführt werden.

Unabhängig davon führt das Anheben einer Infusionsspritzenpumpe über das Niveau eines im Bett liegenden Patienten zur Abgabe eines Bolus. Ursache ist der Einfluss des hydrostatischen Drucks im Infusionssystem, der von der Höhenänderung bzw. vom im Infusionssystem enthaltenen Volumen beeinflusst wird. Auch der umgekehrte Fall, das Absenken einer Infusionsspritzenpumpe von einem Niveau deutlich über dem Patienten auf das Bett- bzw. Patientenniveau führt zu einem starken, kurzfristigen Infusionsratenabfall [5]. Der hydrostatische Druck sinkt, und die Pumpe benötigt geraume Zeit, um durch ihren internen Antriebsmechanismus einen entsprechenden Förderdruck aufzubauen. ◘ Abb. 29.1 zeigt exemplarisch solch einen Infusionsratenabfall bei Absenken einer Infusionsspritzenpumpe.

Infusionsspritzenpumpen, die zur Applikation von kreislaufwirksamen Medikamenten genutzt werden, müssen deshalb immer auf Niveau des Patienten befestigt werden. So wird sichergestellt, dass die Applikationsrate trotz erforderlicher Umbaumaßnahmen relativ wenig beeinflusst wird.

»Immer das Gleiche«, sagte Schwester Susanne. »In der Schleuse ist der Druck weg. Ich gebe Herrn Geiger mal einen Bolus. Meist reichen 0,2 ml.« Dr. Knut war froh über das beherzte Eingreifen von Schwester Susanne, und der Blutdruck von Herrn Geiger erholte sich prompt. Auf der Fahrt über den Flur fiel Dr. Knut das Fehlen des Notfallkoffers auf. Er bat Schwester Susanne, ihn zu holen. Augenrollend zog sie ab. Was sollte schon passieren? Das CT lag ja nur eine Etage tiefer, und die Pedanterie und offensichtliche Unerfahrenheit von Dr. Knut gingen ihr ein wenig auf die Nerven.

Vor dem CT mussten sie warten. Es würde noch ungefähr 10 Minuten dauern, hieß es auf Nachfrage. »Typisch Radiologie«, dachte Dr. Knut, »keinen Blick für den klinischen Zustand der Patienten. Wozu war denn im Vorfeld wegen der Bestellung telefoniert worden?«

»Dann gehe ich so lange noch mal kurz auf die Station zurück«, wandte sich Schwester Susanne an Dr. Knut. »Ich habe noch so viel zu tun, und wenn Herr Geiger dran kommt, bin ich sofort wieder da. Versprochen!« Nach einigem Zögern gab Dr. Knut sein Einverständnis, bat sie jedoch, auf dem Rückweg eine volle Sauerstoffflasche mitzubringen. Durch die Wartezeit würde der Sauerstoff eventuell knapp werden.

Kaum war Schwester Susanne weg, gab der Monitor wieder Alarm. Der systolische Blutdruck von Herrn Geiger betrug nur noch 90 mmHg. Dr. Knut sah sich die Blutdruckkurve auf dem Monitor (◘ Abb. 29.2) an und wusste, was zu tun war.

### 29.1.6 Wie therapieren Sie den Blutdruckabfall?

Der Blutdruck beträgt 90/70 mm Hg, was einem Mitteldruck von ca. 75 mm Hg entspricht. Bei Betrachtung der Kurvenform fällt auf, dass die Amplitude niedrig ist und die Inzisur fehlt. Die wahrscheinlichste Ursache ist ein partieller Verschluss des Systems (▶ Kap. 29.1.7), z. B. durch Abknicken der Leitung proximal des Druckwandlers oder durch eine Verlegung der Katheterspitze durch ein kleines Blutgerinnsel. »Therapiert« wird der Blutdruckabfall daher nicht medikamentös, sondern durch ein Anspülen des Systems.

Eine Überdämpfung wird relativ häufig während des Transportes beobachtet, da meistens die übliche kontinuierliche Spülung des Drucksystems mittels heparinisierter Druckinfusion unterbrochen wird.

29.1 · Falldarstellung

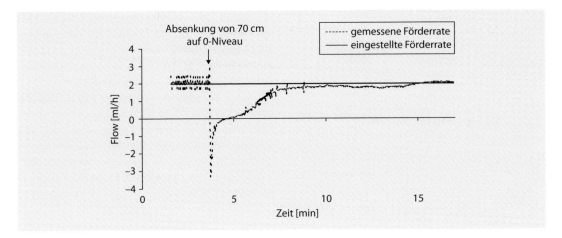

**Abb. 29.1.** Einfluss einer Höhenverminderung um 70 cm auf die Förderrate einer Infusionsspritzenpumpe. Die Veränderung der Befestigungshöhe relativ zum Patienten führt zu einer temporären Unterförderung von 4 min Dauer. Bei einer eingestellten Förderrate von 2 ml/h entspricht dies einem Volumen von ca. 0,2 ml

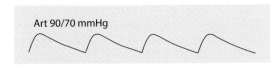

**Abb. 29.2.** Druckkurve der invasiven Blutdruckmessung von Herrn Geiger

### 29.1.7 Was wissen Sie über die Dämpfung von invasiven Druckmessungen, und wie können Sie testen, ob die Dämpfung adäquat ist?

Jedes Druckmesssystem – bestehend aus Schlauch, Verbindungsstücken, Flüssigkeit und Druckwandler – hat eine Eigenfrequenz, die als Resonanzfrequenz bezeichnet wird. Befindet sich die Herzfrequenz in der Nähe dieser Resonanzfrequenz, kann es zu einer Verstärkung der gemessenen Signale – einer Amplitudenüberhöhung – kommen. In der Folge werden die systolischen Werte falsch hoch und die diastolischen Werte falsch niedrig angezeigt. Um diese Signalverstärkung zu verhindern, haben die Druckmesssysteme eine Resonanzfrequenz, die mindestens 8-mal größer als die Frequenz des gemessenen Signals ist.

Hier ein Rechenbeispiel:
Eine Herzfrequenz von 180/min entspricht einer Signalfrequenz von 3 Hz. Der 8-fache Wert hiervon – auch 8. Oberwelle genannt – ist 24 Hz. Die Resonanzfrequenz des Druckmesssystems muss bei diesem Szenario >24 Hz sein.

Kommerziell erhältliche Druckmesssysteme haben eine Resonanzfrequenz, die, wenn kurze Anschlussleitungen verwendet werden, deutlich über den üblichen kritischen Bereichen liegt. So wird sichergestellt, dass auch bei Extremsituationen realistische Werte gemessen werden.

Der klinische Anwender kann allerdings die Resonanzfrequenz des Systems beeinflussen, indem er besonders lange Schlauchsysteme zwischen Messort und Druckwandler einfügt. Solch eine Veränderung des Verhältnisses von schwingender Masse zu Resonanzfrequenz kann eine Amplitudenüberhöhung herbeiführen.

Diese geschilderte zu geringe Dämpfung ist im klinischen Alltag allerdings deutlich seltener als eine zu starke Dämpfung des Signals. Neben den in ▶ Kap. 29.1.6 aufgeführten Ursachen ist eine häufige Ursache der Überdämpfung das Vorhandensein von kompressiblen Luftblasen im System. Deshalb muss die Anzahl der 3-Wege-Hähne möglichst gering gehalten werden, da in diesen häufig kleine Luftblasen stationär sind. **Abb. 29.3** veran-

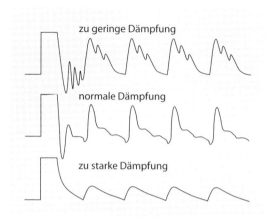

◘ Abb. 29.3. Die adäquate Dämpfung eines Druckmesssystems kann mittels einer kurzen Hochdruckspülung überprüft werden. Bei einer normalen Dämpfung schwingt die Kurve 1–2×, während sie bei einer Unterdämpfung deutlich häufiger und bei einer Überdämpfung überhaupt nicht schwingt. Sowohl bei der Über- als auch bei der Unterdämpfung sind die systolischen und diastolischen Werte falsch, der angezeigte Mitteldruck ist allerdings korrekt

schaulicht, wie mit einem einfachen Test überprüft werden kann, ob die Dämpfung des Druckmesssystems korrekt ist.

▸ Dr. Knut suchte den Druckbeutel vom Arteriensystem im Bett von Herrn Geiger. Nachdem er ihn gefunden hatte, spülte er kurz das System – mit promptem Erfolg: Die Blutdruckkurve sah wieder normal aus, der Wert betrug 130/55 mm Hg.

Dr. Knut wartete weiter. Die Parameter auf dem Monitor waren stabil, und in den Perfusor-Spritzen war genügend Inhalt. Während er wartete, erhielt er noch zwei telefonische Anfragen von der ITS, die er kurz beantwortete. Er war froh, dass die Klinik endlich das Kommunikationssystem von Piepsern auf tragbare Telefone umgestellt hatte. Das erleichterte die Arbeit erheblich.

Die Wartezeit kam Dr. Knut sehr lang vor. Gerade wollte er im CT-Schaltraum nachfragen, wann es endlich losginge, als der Monitor schon wieder Alarm gab. Der systolische Blutdruck hatte erneut die untere Alarmgrenze erreicht. Die Kurvenform war diesmal aber normal. Dr. Knut fluchte innerlich, dass er Schwester Susanne erlaubt hatte zu gehen. Die Tür zum CT war verriegelt. Auf dem Gang war niemand außer einem Patienten im Rollstuhl, der mit geschlossenen Augen, offenem Mund und zurückgelegtem Kopf schnarchende Geräusche von sich gab. »Ich mache es am besten wie die Schwester und gebe einen Bolus«, dachte Dr. Knut. Er suchte den Noradrenalin-Perfusor, der unter der Bettdecke verborgen war.

Als er ihn schließlich entdeckte, sah er, dass das Gerät aus war. »Verdammt«, schoss es Dr. Knut in den Sinn. »Wie konnte denn so was passieren? Ich habe bestimmt den Akkualarm während des Telefonierens überhört. Wieso liegt der auch unter der Bettdecke?« … und der Blutdruck fiel weiter, inzwischen betrug er nur noch 50/30 mm Hg.

### 29.1.8 Welche Optionen hat Dr. Knut jetzt?

Die Halbwertszeit von Noradrenalin ist sehr kurz, sodass die kontinuierliche Gabe unbedingt wieder sichergestellt werden muss. Als einfachste Lösung bietet sich in der geschilderten Situation die Verwendung einer der beiden anderen Perfusoren an. Sowohl Midazolam als auch Sufentanil können ohne Probleme als Bolus verabreicht werden.

▸ Dr. Knut packte die Perfusor-Spritze, spannte sie aus und gab manuell einen Bolus. Dann versuchte er, den Perfusor wieder einzuschalten. Gleichzeitig rief er auf der ITS an und bat um die sofortige Rückkehr von Schwester Susanne. Der Perfusor blieb aus. Dr. Knut dachte nach. Es liefen noch Sufentanil und Midazolam kontinuierlich. Ein Gerät könnte er freimachen und bei Bedarf boluswise die Sedierung vertiefen. Er spannte das Noradrenalin in den Sufentanil-Perfusor und startete die Infusion.

Mittlerweile war der Blutdruck auf 90/65 gestiegen und stieg weiter. Recht schnell sogar. Dr. Knut hatte es mit dem Bolus etwas zu gut gemeint. Kurzzeitig blieb der Blutdruck bei 240/130, um dann langsam auf 115/85 zu sinken. Schwester Susanne erschien außer Atem. Sie hatte sogar auf den Lift verzichtet und die Treppe genommen. Sie sah auf den Monitor und auf Dr. Knut. Alles schien normal. Nur konnte sie sich nicht erklären, warum er sie so böse ansah. Die neue Sauerstoffflasche befand sich derweil weiterhin oben auf der Station.

Dr. Knut wurde ungeduldig und klopfte an der Tür zum CT. Eine MTA erschien und vertröstete ihn etwas

## 29.1 · Falldarstellung

unfreundlich. 5 Minuten müssten sie schon noch warten. »Hoffentlich wird das kein schwarzer Tag«, dachte Dr. Knut.

Plötzlich fing Herr Geiger an, gegen das Beatmungsgerät zu pressen. Der Druckalarm ertönte laut und penetrant. Dr. Knut entschloss sich, das Beatmungsmuster auf BIPAP zu wechseln, um Herrn Geiger das Spontanatmen zu ermöglichen. Dieser beruhigte sich daraufhin.

10 Minuten später durften sie in das CT einfahren. Das Umlagern erfolgte ohne Probleme. Dr. Knut stellte das Beatmungsgerät neben den CT-Tisch, drehte den Monitor in Richtung Panoramascheibe und verließ zusammen mit Schwester Susanne den Untersuchungsraum. Kurz nach ihnen folgte die MTA, die nur noch die Kontrastmittelpumpe an den ZVK angeschlossen hatte.

Etwas später passierte alles gleichzeitig: Blutdruck und Sauerstoffsättigung fielen rasch auf besorgniserregende Werte, und das Beatmungsgerät gab Alarm. Dr. Knut riss die Tür zum CT-Raum auf und eilte zum Patienten. Aus dem Kontrollraum war lautes Schimpfen zu hören, und das CT stoppte. Das Telefon in Dr. Knuts Tasche klingelte. Er nahm ab und erfuhr von einer aufgeregten Schwester, dass sich ein Patient auf der Intensivstation die Trachealkanüle entfernt hatte. »Er holt jetzt ganz komisch Luft«, sagte sie. Ehe Dr. Knut etwas erwidern konnte, hängte sie auf.

Dr. Knut verfluchte den Tag. Er konnte doch nicht gleichzeitig an verschiedenen Orten Notfälle behandeln. Die Situation wuchs ihm über den Kopf, und am liebsten hätte er alles hingeworfen.

### 29.1.9 Was würden Sie an Dr. Knuts Stelle jetzt machen?

Dr. Knut ist jetzt in der Tat in einer verzwickten Situation. Die Probleme, mit denen er sich auseinandersetzen muss, überfordern seine Kapazitäten. Wichtig ist es jetzt, die einzelnen Aufgaben zu identifizieren und sie dann – falls möglich – entsprechend zu delegieren.

#### Blutdruckabfall

Die Ursachenfindung und -behebung kann an die Intensivkrankenschwester delegiert werden. Die Dringlichkeit ist sehr hoch.

#### Abfall der peripheren Sauerstoffsättigung

Die Behandlung der Ursache des Abfalls der peripheren Sauerstoffsättigung hat ebenfalls eine sehr hohe Dringlichkeit. Die Überprüfung des Beatmungsgerätes kann er wahrscheinlich nicht delegieren.

#### Notfall auf der Intensivstation

Auch hier ist die Dringlichkeit sehr hoch, aber Dr. Knut kann nicht an zwei Orten gleichzeitig sein.

> Dr. Knut zwang sich nachzudenken. Dem Patienten auf Station konnte er jetzt nicht helfen. Dr. Knut erinnerte sich an die morgendliche Zusage seines Chefs, ihm bei Bedarf zu helfen. Er rief der MTA zu, sie solle seinen Chef dringend auf die ITS zu dem Notfall bitten und nannte ihr die zu wählende Telefonnummer. »Susanne«, wandte er sich dann an die Intensivschwester, »sehen Sie bitte mal nach dem Noradrenalin-Perfusor.«

Inzwischen war die Sättigung von Herrn Geiger auf 79% gefallen. Dr. Knut hatte aber auch das Problem gefunden: Die Sauerstoffflasche war leer. »Dann muss ich mich vorhin wohl verguckt haben«, dachte er. Er entnahm dem Notfallkoffer den Beatmungsbeutel und versuchte, Herrn Geiger manuell zu beatmen. Der wehrte sich heftig, und viel Luft ging nicht hinein. Schwester Susanne hatte in der Zwischenzeit den Grund für den Blutdruckabfall gefunden: Das Kontrastmittel war am selben ZVK-Schenkel wie das Noradrenalin konnektiert, und der 3-Wege-Hahn zum Noradrenalin geschlossen worden. Mit einem Bolus behandelte Schwester Susanne erfolgreich die Hypotonie. Danach gab sie auf Anweisung von Dr. Knut einen Sedierungsbolus. Kurz darauf ließ sich Herr Geiger wieder beatmen, und die Sättigung begann langsam zu steigen. Während Dr. Knut Herrn Geiger bebeutelte, schloss Schwester Susanne das Transportbeatmungsgerät an die Sauerstoffzentralversorgung in der Wand an. »Puh, geschafft«, dachte Dr. Knut und ging in den Kontrollraum zurück, »noch mal alles gut gegangen«.

Zeit zum Verschnaufen sollte er trotzdem nicht bekommen. »Wen soll ich anrufen?« fragte ihn jetzt die MTA. »Ich habe Sie vorhin nicht verstanden und außerdem noch andere Sachen zu tun ...«

## 29.2 Fallnachbetrachtung/ Fallanalyse

### 29.2.1 Warum reichte der Sauerstoff nicht für die errechneten 33 Minuten?

Transportbeatmungsgeräte haben im BIPAP- und CPAP-Modus einen wesentlich höheren Gasverbrauch als im kontrollierten Beatmungsmodus. Die zur Verfügung stehende Flaschenzeit ist nicht mehr abschätzbar.

### 29.2.2 Warum hat der Perfusor keinen Druckalarm gegeben, nachdem die radiologische Assistentin den Infusionsweg verschlossen hatte?

Alle Perfusoren und Injektomaten alarmieren bei erhöhtem Druck, z. B. durch Verschluss einer Infusionsleitung. Bei älteren Geräten ist die Druckgrenze vom Hersteller vorgegeben und kann nicht verändert werden. Üblich sind Druckgrenzen von ca. 1 bar. Bei einer Infusionsrate von 10 ml/h wird diese Druckgrenze nach ca. 10–15 min erreicht, bei einer Infusionsrate von 2 ml/h kann es bis 1 h dauern [3]. Bei modernen Pumpen kann die Druckgrenze vom Anwender variabel eingestellt werden. Wichtig ist es, dass die Alarmeinstellung patientengerecht erfolgt, d. h. bei einer niedrigen Applikationsrate bzw. bei der Gabe eines Medikamentes mit einer kurzen Halbwertszeit muss die Grenze niedrig eingestellt werden. In dem geschilderten Fall lag offensichtlich eine Fehleinstellung vor.

### 29.2.3 Wie häufig sind Ihrer Meinung nach Zwischenfälle während des Transportes kritisch Kranker im Krankenhaus, und was sind die häufigsten Ursachen?

Zwischenfälle während eines Intrahospitaltransportes kritisch Kranker kommen in ca. 2/3 aller Fälle vor [6], wobei ein Zwischenfall hier so definiert ist, dass eine Maßnahme zur Problemlösung durchgeführt werden musste. Dies unterstreicht die erforderliche Qualifikation des begleitenden Personals (▶ Kap. 29.1.1). In fast der Hälfte der Fälle wird ein Gerätefehler – tatsächlicher Gerätefehler und Bedienfehler – und in etwa 1/4 der Fälle ein Problem mit den invasiven Zugängen festgestellt [9].

### 29.2.4 Welche medizinischen Fehler sehen Sie in dem geschilderten Fall?

#### Sedierung/Beatmung

Als die Sedierung von Herrn Geiger nicht mehr ausreichte, ihn kontrolliert zu beatmen, hätte sie vertieft werden müssen. Herr Geiger litt an einer schweren Pneumonie mit Sepsis auf dem Boden einer langjährigen COPD und erhielt auf der Station eine invasive protektive Beatmung. Auch wenn das Zulassen einer Spontanatmung bei schweren Lungenerkrankungen günstig ist, darf diese nur unter kontrollierten Bedingungen stattfinden. Auf die Problematik des Gasverbrauchs wurde in ▶ Kap. 29.2.1 bereits eingegangen.

#### Noradrenalin als Bolus

Aufgrund des Blutdruckabfalls vor dem CT applizierte Dr. Knut einen Noradrenalinbolus manuell. Eine genaue Dosierung war so nicht möglich. Entsprechend war dieser zu reichlich bemessen und führte zu einem unkontrollierten Blutdruckanstieg. Eine Bolusgabe darf nur in extremen Ausnahmefällen und dann nur kontrolliert über die Perfusor-Pumpe gegeben werden.

#### Anschluss der Kontrastmittelinfusion

Die MTA hat selbstständig ohne Aufsicht durch Arzt oder Schwester das Kontrastmittel an den ZVK angeschlossen. Der 3-Wege-Hahn für das Noradrenalin wurde von ihr verschlossen, und es kam zu einem starken Blutdruckabfall.

#### Wahrnehmung von Blutdruckabfällen

Dr. Knut wurde immer erst durch den alarmierenden Transportmonitor auf die schlechten Blutdruckwerte von Herrn Geiger aufmerksam. Insbesondere während eines Transportes muss der

Monitor so positioniert sein, dass die verantwortliche Person diesen im Blick hat und den Blutdruckabfall bemerkt, bevor das Gerät alarmiert.

### Kontrastmittel und Niereninsuffizienz

Herr Geiger litt an einer Niereninsuffizienz im Stadium der kompensierten Retention. Aufgrund der zu erwartenden Kontrastmittelgabe hatte er ein deutlich erhöhtes Risiko, ein akutes Nierenversagen zu entwickeln. Auch wenn die Datenlage nicht eindeutig ist [11], wird neben der Sicherstellung einer ausreichenden Hydratation die Gabe von N-Azetylzystein empfohlen [8].

### Geräteeinweisung

Gemäß Medizinproduktevertreiberverordnung §§ 2 und 5 darf ein am Patienten angewendetes Gerät – hier Transportbeatmung – nur von darin eingewiesenen Personen betrieben werden. Der Organisationsverantwortliche – hier der Chefarzt – ist verpflichtet, dafür Sorge zu tragen, dass alle in seinem Zuständigkeitsbereich tätigen Anwender eine entsprechende Einweisung und Erfahrung in der Anwendung haben. In dem geschilderten Fall war sich Dr. Knut über die fehlende Einweisung bewusst, bediente das Gerät aber trotzdem. Er handelte somit vorsätzlich, was nicht nur u. U. strafrechtliche Konsequenzen haben kann, sondern auch zu einem Erlöschen des Versicherungsschutzes der Berufshaftpflichtversicherung führt.

## 29.2.5 Welche organisatorischen Schwachstellen/Fehler finden sich in dem geschilderten Fall?

### Standard beim Transport

Die DIVI hat eine Empfehlung zum innerklinischen Transport kritisch kranker, erwachsener Patienten veröffentlicht [2]. Darin wird mindestens die Fortführung des Monitorings von EKG, oszillometrischem Blutdruck und pulsoxymetrischer Sättigung gefordert. In Abhängigkeit von der Erkrankungsschwere sind auch invasive Messverfahren zur Messung von Blut- oder Hirndruck anzuwenden. Bei beatmeten Patienten werden die Kapnometrie und eine Umstellung auf einen kontrollierten Beatmungsmodus empfohlen.

Zur Fortführung medikamentöser Therapien sind netzunabhängige Spritzenpumpen und eine ausreichende Medikamentenmenge erforderlich. Beatmungsgeräte müssen für den jeweiligen Patienten geeignet sein und über einstellbare Alarme (z. B. Atemwegsdrücke, Mangel an Atemgas, Minutenvolumen, Diskonnektion) verfügen. Für eine ausreichende Sauerstoffmenge ist Sorge zu tragen. Außerdem sollte am Transportziel die Möglichkeit des stationären Betriebs des Beatmungsgerätes via Wandanschluss gegeben sein.

Zur Behandlung von Notfällen ist das Mitführen eines Defibrillators und eines Notfallkoffers mit u. a. Notfallmedikamenten, Venenzugängen, Beatmungsbeutel, Laryngoskop, verschiedenen Endotrachealtuben und Absaugpumpe empfohlen.

Im beschriebenen Fall wurde der Notfallkoffer erst auf Nachfrage von Dr. Knut mitgenommen. Scheinbar existierten diesbezüglich keine Standards auf der Station oder wurden nicht eingehalten. Die Ausrüstung wurde durch den begleitenden Arzt nur oberflächlich kontrolliert. Zum Beispiel fehlte die obligate Kontrolle der Akkuleistung von Überwachungsmonitor und Spritzenpumpen. Bei einem Transport ist darauf zu achten, dass der Transportmonitor und das Transportbeatmungsgerät sowie die ggf. mitgeführten Perfusor-Pumpen stets einsehbar und damit kontrollierbar sind.

### Besetzung der Intensivstation

Während der Transportfahrt in das CT war die Intensivstation ärztlich nicht besetzt. Darüber informierte der Diensthabende nicht seinen Vorgesetzten. Allerdings muss von einem stillschweigenden Einverständnis seitens des Vorgesetzten ausgegangen werden, da die geplante CT während der Morgenvisite besprochen worden war. Ein Verschieben des Untersuchungstermins auf einen günstigeren Zeitpunkt – z. B. Schichtübergabe mit zeitweiliger ärztlicher Doppelbesetzung – wurde nicht erwogen. Anscheinend fehlte auch ein Algorithmus auf der Intensivstation, wie im Falle einer Abwesenheit des Stationsarztes bei Notfällen vorzugehen sei bzw. wer die ärztliche Vertretung dann übernimmt und zu verständigen ist.

Die Arbeitsdichte auf der Station war sehr hoch. Der noch recht junge Arzt im 2. Ausbildungsjahr war alleine für 11 kritisch Kranke, den Reanimationsalarm und Transportfahrten verantwortlich. Eine solche Überfrachtung mit anspruchsvollen Aufgaben führt zwangsläufig zu Fehlern.

### Algorithmus Untersuchung von kritisch Kranken in Funktionsabteilungen außerhalb der Intensivstation

Trotz vorheriger telefonischer Absprache musste Dr. Knut mit Herrn Geiger längere Zeit warten. Die daraus resultierenden Probleme wurden im Fall geschildert. Der radiologisch-technischen Assistentin war die Problematik offenbar nicht bewusst. Eine entsprechende grundsätzliche und verbindliche Absprache zwischen den Abteilungen fehlte.

### Anschluss der Kontrastmittelinfusion

Nicht intensivmedizinisch tätigen Mitarbeitern sind u. U. die Bedeutung und das Handling von Infusions- und Perfusor-Leitungen und Anschlüssen nicht geläufig. Aus diesem Grund wird empfohlen, dass eine Konnektion einer zusätzlichen Infusionslösung – hier Kontrastmittel – nur durch intensivmedizinisch geschultes Personal durchgeführt werden darf. Weiter ist eine eindeutige Kennzeichnung von kreislaufwirksamen Infusionsleitungen dringend empfohlen, um die Gefahr einer versehentlichen Unterbrechung zu minimieren.

### Druckalarm-Perfusor

Auf diesen Aspekt wurde bereits in ▶ Kap. 29.2.2 eingegangen. Idealerweise sollten nur Perfusor-Pumpen mit einstellbarem Druckalarm zur Anwendung kommen. Die Einstellung des Druckalarms muss dann mittels Handelsanweisungen festgelegt werden.

### 29.2.6 Mit Hilfe welcher psychologischen Technik gelang es Dr. Knut, die außer Kontrolle geratene Situation wieder in den Griff zu bekommen?

Durch eine Aufeinanderfolge unabhängiger Zwischenfälle geriet Dr. Knut bis an seine fachliche Leistungsgrenze. Als im CT mehrere hoch akute Behandlungsmaßnahmen parallel zu koordinieren waren, standen dem jungen Assistenzarzt keine Handlungspläne zur zeitnahen Umsetzung zur Verfügung – er resignierte. Glücklicherweise konnte er den sicherheitsgefährdenden Gedankengang »Es geht nichts mehr!« beiseite schieben und die »mentale« Kontrolle über die Gesamtsituation wiedererlangen. Die Technik, die er anwendete, war kritische Selbstreflexion.

Kritische Selbstreflexion über das eigene Denken und Fühlen trägt v. a. in Situationen der Überforderung dazu bei, gefährliche Einstellungen zu enttarnen. Äußere Signale und Schlüsselreize haben eine bedeutende Funktion, um eine Selbstreflexion zu unterstützen oder gar zu triggern. Beispiele von Signalen und Schlüsselreizen sind Hinweise, lautes Nachfragen oder lautes Zusammenfassen. Sie können durch die betroffene Person selbst, durch Teammitglieder, durch Außenstehende oder auch durch Organisationsstandards gegeben werden.

### Literatur

1. Deutsche Interdisziplinäre Vereinigung für Intensiv- und Notfallmedizin (DIVI). Zur ärztlichen Qualifikation bei Intensivtransport 2004 [www.divi- org.de/fileadmin/pdfs/Intensivmedizin/spez_intensivtransport_2004.pdf]
2. Deutsche Interdisziplinäre Vereinigung für Intensiv- und Notfallmedizin (DIVI). Empfehlung der DIVI zum innerklinischen Transport kritisch kranker, erwachsener Patienten 2004 [www.divi- org.de/fileadmin/pdfs/Intensivmedizin/Empfehlung_DIVI.pdf]
3. Ilan R, Fowler RA, Ferguson ND, Parshuram CS, Friedrich JO, Lapinsky SE, Biason R, Pinto R, Etchells EE. Prolonged time to alarm in infusion devices operated at low flow rates. Crit Care Med 2008; 36: 2763–5
4. Jolliet P, Tassaux D, Roeseler J, Burdet L, Broccard A, D'Hoore W, Borst F, Reynaert M, Schaller MD, Chevrolet JC. Helium-oxygen versus air-oxygen noninvasive pressure support in decompensated chronic obstructive disease: A prospective, multicenter study. Crit Care Med 2003; 31: 878–84
5. Kern H, Kuring A, Redlich U, Döpfmer UR, Sims NM, Spies CD, Kox WJ. Downward movement of syringe pumps reduces syringe output. Br J Anaesth 2001; 86: 828–831
6. Löw M, Jaschinski U. Innerklinischer Transport des kritisch kranken Patienten. Anaesthesist 2009; 58: 95–105
7. Mauad T, Dolhnikoff M. Pathologic similarities and differences between asthma and chronic obstructive pulmonary disease. Curr Opin Pulm Med 2008; 14: 31–8
8. Pannu N, Wiebe N, Tonelli M; Alberta Kidney Disease Network. Prophylaxis strategies for contrast- induced nephropathy. JAMA 2006; 295: 2765–79

9. Papson JP, Russell KL, Taylor DM. Unexpected events during the intrahospital transport of critically ill patients. Acad Emerg Med 2007; 14: 574–7
10. Ward NS, Dushay KM. Clinical concise review: Mechanical ventilation of patients with chronic obstructive pulmonary disease. Crit Care Med 2008; 36: 1614–9
11. Vaitkus PT, Brar C. N-acetylcysteine in the prevention of contrast-induced nephropathy: publication bias perpetuated by meta-analyses. Am Heart J 2007; 153: 275–80

# Fall 30 – Apoplex

30.1 Falldarstellung – 316

30.2 Fallnachbetrachtung/Fallanalyse – 321

## 30.1 Falldarstellung

> Es war viertel vor 7 abends, der diensthabende anästhesiologische Oberarzt Dr. Volkrad gähnte etwas erleichtert. Endlich entspannte sich die Situation. Die meisten Operationen aus dem Tagesprogramm wurden fertig, sodass die Spätdienste wahrscheinlich pünktlich um 8 nach Hause gehen konnten. Da klingelte das Telefon. Ein Kollege der Neuroradiologie Dr. Dado bat um Hilfe bei einer Patientin, die sich bereits auf dem Untersuchungstisch befand. »Die Patientin hat heute eine Hemiparese entwickelt. Unsere Verdachtsdiagnose einer hochgradigen Karotisstenose hat sich bestätigt«, meinte er. »Wir wollen die Stenose dilatieren und einen Stent einlegen. Die Patientin war zunächst vollkommen normal, dann hat sie nicht einmal mehr auf Ansprache reagiert, und jetzt wird sie zunehmend unruhig. Wir haben ihr schon etwas zur Sedierung gegeben. Der einzige Effekt war aber, dass die Sättigung gefallen ist. Jetzt brauchen wir Ihre Unterstützung!« »Kein Problem!«, sagte Dr. Volkrad. »Ich schicke sofort jemanden zu Ihnen.«

Dr. Volkrad rief eine erfahrene Kollegin mit Facharztreife an, die mit ihm Dienst hatte. »Bist Du fertig mit der Polytraumaversorgung?« »Gerade eben«, erwiderte Dr. Berenike seufzend. »Ich habe den Patienten auf der Intensivstation abgegeben und bin jetzt auf dem Weg zum Aufenthaltsraum.« Dr. Berenikes Arbeitstag hatte um 8 Uhr heute Morgen begonnen, und sie hatte gehofft, in dem langen Dienst bei einer Tasse Tee das 29. Kapitel in dem Buch »Komplikationen in der Anästhesie – Fallbeispiele« zu Ende zu lesen. Dr. Knut war gerade von der Intensivschwester mit dem Patienten allein vor dem CT-Raum zurückgelassen worden … Sie war schon gespannt, wie es weitergehen würde.

»Es tut mir leid, aber Du musst bitte sofort in die Neuroradiologie«, sagte Dr. Volkrad. »Ich schicke Dir auch gleich eine Schwester hinterher. Dort ist eine Patientin mit frischem Apoplex und Karotisstenose, die dilatiert und gestentet werden soll. Sie braucht dafür eine Narkose.«

Dr. Berenike beschleunigte ihre Schritte Richtung Neuroradiologie. Als sie eintraf, war Fachkrankenschwester Sabine bereits eingetroffen. Zu ihrem Schrecken war der diensthabende neuroradiologische Kollege Dr. Dado, mit dem sie seit einer etwas feuchtfröhlichen Weihnachtsfeier, die zu intim endete, nicht mehr sprach. Sie konzentrierte sich deshalb ganz auf die Patientin. Die Akte war sehr dünn, aber die Patientin auch erst seit 40 Minuten in der Klinik.

- Frau Quaas, 59 Jahre, 159 cm, ca. 60 kg.
- Anamnese nicht erhebbar.
- Bekannter Hypertonus, Therapie unbekannt.
- Vormedikation Duloxetin 60 mg 1× tgl. wegen einer Dissoziationsstörung.
- Keine Allergien.
- Blutdruck: 115/ 70 mm Hg, Herzfrequenz: 95/min, pulsoxymetrisch gemessene Sauerstoffsättigung ($S_pO_2$) bei 4 l $O_2$: 90%.
- 1 grüner, venöser Zugang links (18 G).

Dr. Berenike erzählte Frau Quaas noch, wie die Narkose ablaufen würde, war sich aber nicht sicher, ob diese etwas davon mitbekam. Frau Quaas starrte während des Gesprächs nur geradeaus und reagierte nicht. Dann wandte Dr. Berenike sich an Schwester Sabine. »Frau Quaas hat super Venen. Leg bitte noch einen zweiten Zugang, und dann fangen wir die Narkose an. Die arterielle Druckmessung lege ich nach der Einleitung, und auf den ZVK verzichten wir erstmal. Du weißt ja: Time is brain!« An die radiologisch-technische Assistentin gewandt fügte sie noch hinzu: »Sie können schon anfangen, wenn ich intubiert habe. Die Arterie kann ich auch von unten punktieren.«

### 30.1.1 Duloxetin, was ist das?

Duloxetin ist der potenteste der bisher zugelassenen Serotonin-Noradrenalin-Wiederaufnahmehemmer. Er wirkt sowohl auf den Serotonin- als auch auf den Noradrenalinstoffwechsel im zentralen Nervensystem. Laut Roter Liste sind die Hauptindikationen depressive Erkrankungen, Angststörungen und Schmerzsyndrome bei diabetischer Neuropathie. Der analgetische Effekt bei Schmerzsymptomen in Verbindung mit Depression ist nach einer neueren Metaanalyse allerdings gering [6].

Wie bei fast allen zentralwirksamen Substanzen muss mit einer Wirkungsverstärkung der meisten in der Anästhesie verwendeten Hypnotika, Sedativa und Opioide gerechnet werden. Aus anästhesiologischer Sicht noch beachtenswert ist, dass als sehr seltene Nebenwirkung ein Serotoninsyndrom auftreten kann. Dieses ist gekennzeichnet durch die Symptomatik Hyperthermie, vegetative Instabilität sowie Bewusstseinsstörungen bis zum Koma [5]. Deshalb dürfen Substanzen, die die Wiederaufnahme von Serotonin hemmen oder serotonomimetisch wirken, nicht gleichzeitig verabreicht werden. Hierzu gehören u. a. Pethidin, Pentazocin und Tramadol.

### 30.1.2 Und was ist eine Dissoziationsstörung?

Eine Dissoziationsstörung – auch dissoziative Identitätsstörung – wird umgangssprachlich mit dem Begriff der Persönlichkeitsspaltung bezeichnet [4]. Es handelt sich um eine psychische Störung, bei der sich verschiedene Anteile eines Menschen als so sehr voneinander getrennt erleben, dass sie jeweils über eine eigene Identität verfügen. Auslöser sind häufig traumatische Erlebnisse oder Missbrauch. Das (Er-)Leben (in) einer anderen Persönlichkeit hat dann eine Schutzfunktion für das tatsächliche Ich.

Betroffene Patienten reagieren auf eine für sie bedrohlich wirkende Mimik, Gestik oder Stimme mit einem totalen Ausstieg, der als dissoziativer Stupor bezeichnet wird. Sie sind bewegungsunfähig, reagieren nicht mehr auf Ansprache, können aber alles hören.

### 30.1.3 Welche Besonderheiten sind bei der Anästhesie und bei dieser Patientin zu beachten?

#### Dissoziationsstörung

Grundsätzlich gilt bei Patienten mit Dissoziationsstörungen, dass alle Handgriffe – auch wenn es nur Berührungen sind – vorher angekündigt werden müssen. Wenn ein dissoziativer Stupor auftritt, ist jeder Versuch, diesen medikamentös oder mit Gewalt zu unterbrechen, obsolet. Eine Anästhesie muss in ruhiger Umgebung durchgeführt werden, die Extubation in ausreichend tiefer Narkose in Spontanatmung erfolgen. Von der Anwendung von Ketamin ist dringend abzuraten, da es – genauso

wie andere sog. Club-Drogen – an sich bereits dissoziative Störungen auslösen kann [2].

Die vorhandene Dissoziationsstörung von Frau Quaas wird durch den Schlaganfall kompliziert. Sie wird nach dem Eingriff mit hoher Wahrscheinlichkeit intubiert bleiben und auf eine Intensivstation verlegt werden. Wichtig ist es daher, die Patientin vor Beginn der Allgemeinanästhesie darüber aufzuklären – auch wenn sie nicht reagiert.

#### Erschwerter Zugang zur Patientin unter der Intervention/Lagerung

Der erschwerte Zugang zur Patientin unter der Intervention fordert vorausschauendes Handeln, sodass man auch nach der erfolgten Abdeckung und Einstellung der radiologischen Geräte Zugang zu der Patientin hat.

Die Lagerung der Patientin auf dem harten und teils scharfkantigen Röntgentisch erfordert besondere Aufmerksamkeit. Auch muss auf die Vermeidung eines Wärmestaus bzw. hochgradiger Auskühlung geachtet werden.

#### Vermeidung von Hypotonien zur Aufrechterhaltung der Hirnperfusion bzw. Vermeidung von Hypertonien wegen Blutungsgefahr

Aufgrund der hochgradigen Stenose der linken A. carotis interna erfolgt die Hirndurchblutung hauptsächlich über die Aa. vertebrales und die rechte A. carotis interna. Da die Autoregulation des zerebralen Blutflusses in Arealen mit sich entwickelnden Infarkten aufgehoben und somit direkt vom systemischen Blutdruck abhängig sein kann, sind Blutdruckabfälle unbedingt zu vermeiden. Erhöhte Blutdruckwerte werden unmittelbar nach einem Schlaganfall häufig beobachtet. Eine zu starke Senkung wird kontrovers diskutiert; die Herangehensweise ist eher abwartend [3]. Ein Zielwert von 180 mm Hg systolisch und 100–105 mm Hg diastolisch wird für Patienten mit vorbestehendem Bluthochdruck empfohlen [1].

In dem geschilderten Fall ist eine Gefäßintervention geplant. Während der endoluminalen Manipulation besteht eine erhöhte Rupturgefahr, sodass in der Regel aus der Sicht der Neuroradiologen keine Blutdruckwerte über 160 mm Hg erwünscht sind.

## Fragliche Nüchternheit

Es ist davon auszugehen, dass Frau Quaas nicht nüchtern ist. Die Intubationsnarkose muss daher als Ileuseinleitung durchgeführt werden (▶ Kap. 1.1.3). Die frische Hemiparese ist keine Kontraindikation für Succinylcholin und hier das Medikament der 1. Wahl.

## Unklare respiratorische Insuffizienz

Ein $S_pO_2$-Wert von 90% unter Applikation von Sauerstoff ist nicht normal. Die möglichen Ursachen sind zahlreich, und für eine detaillierte Abklärung ist keine Zeit. Zumindest eine Auskultation der Lungen muss aber durchgeführt werden.

> Nach Einleitung der Narkose mit 0,2 mg Fentanyl, 120 mg Propofol und 80 mg Succinylcholin intubierte Dr. Berenike die Patientin problemlos. Bei der auskultatorischen Lagekontrolle fiel eine deutliche Spastik beidseits auf. Der Beatmungsspitzendruck ($p_{Peak}$) betrug 35 mbar bei einem Tidalvolumen ($V_T$) von 430 ml. Nach Intubation war der $S_pO_2$-Wert auf 96% gestiegen, der Blutdruck auf 95/60 mm Hg und die Herzfrequenz bei 45 Schläge/min gefallen.

### 30.1.4 Welche Maßnahmen würden Sie jetzt durchführen?

Frau Quaas bietet zwei Probleme, die relativ häufig nach Einleitung einer Allgemeinanästhesie auftreten.

## Pulmonale Spastik

Auch wenn eine pulmonale Spastik verschiedene Ursachen haben kann, sind die zwei häufigsten Auslöser nach einer Einleitung eine zu flache Anästhesie und eine medikamentenvermittelte Histaminfreisetzung. Die Vertiefung der Anästhesie mit einem Inhalationsanästhetikum ist oft hilfreich.

## Kreislaufveränderungen

Die Kreislaufveränderungen waren zu erwarten. Wie in ▶ Kap. 30.1.3 dargestellt, müssen Hypotonien unbedingt therapiert werden. An erster Stelle steht die Gabe von Volumen und ggf. von Katecholaminen [3].

> Dr. Berenike öffnete den Sevofluranverdampfer, sodass die endexspiratorische Konzentration 1,5 Vol.-% betrug, und gab Frau Quaas weitere 0,3 mg Fentanyl. »Sabine«, wandte sie sich an die Pflegekraft, »gib der Patientin bitte einen Plasmaexpander, Akrinor und Atropin. Und dann mach' einen Noradrenalin-Perfusor fertig, während ich die Arterie punktiere.«
>
> Das Akrinor hatte keinen Effekt, aber infolge des Atropins stieg die Herzfrequenz auf 120 Schläge/min. Während der Neuroradiologe mit seinen Vorbereitungen begann, gelang es Dr. Berenike, einen arteriellen Zugang in der linken A. radialis zu legen. Sie war sehr zufrieden mit sich! »Warum ist mir das früher bloß so schwierig vorgekommen?«, dachte sie.
>
> »Ist der Noradrenalin-Perfusor fertig?«, wandte sie sich dann an Schwester Sabine. Dr. Berenike startete den Noradrenalin-Perfusor mit 0,1 µg/kg KG/min und erhöhte nach 5 Minuten auf 0,2 µg/kg KG/min. Der Blutdruck war unter dieser Therapie 130/70 mm Hg. Der $S_pO_2$-Wert war auf 100% gestiegen, sodass sie die inspiratorische $O_2$-Fraktion auf 0,6 erniedrigte. Frau Quaas wurde volumenkontrolliert mit einem $V_T$ von 410 ml, einer Frequenz von 10/min, einem I:E von 1:2 und einem PEEP von 5 mbar beatmet. $p_{Peak}$ betrug trotz Vertiefung der Anästhesie 35 mbar. Das endtidale $CO_2$ war mit 35 mm Hg im Normbereich. »So, jetzt kann ich mein Protokoll schreiben.« Dr. Berenike begab sich in den Schaltraum hinter die Bleiglasscheibe, von wo aus sie alle Geräte und die Patientin im Blick hatte.

### 30.1.5 Was hat Dr. Berenike vergessen?

Die hohen Beatmungsdrücke von Frau Quaas sind bei dem geringen $V_T$ nicht normal. Zunächst muss die Effektivität aller durchgeführten Maßnahmen überprüft werden und, falls die Spastik weiter fortbesteht, eine entsprechende Therapie eingeleitet werden. Das endtidale $CO_2$ war normal, aber da eine pulmonale Spastik zu einem »air trapping« und einer vergrößerten Todraumventilation führen kann, muss eine arterielle Blutgasanalyse durchgeführt werden. Nur so wird eine Hyperkapnie erkannt, die entsprechende Auswirkungen auf den zerebralen Blutfluss hat.

Während neuroradiologischer Gefäßinterventionen ist es wegen der Blutungsgefahr und zur Sicherstellung einer guten Bildqualität erforderlich, dass Spontanbewegungen von Patienten sicher unterdrückt werden. Aus diesen Gründen empfiehlt es sich, eine kontinuierliche Relaxierung – am besten mit entsprechendem Monitoring – durchzuführen.

> Dr. Berenike war noch nicht fertig mit der Dokumentation, da unterbrach sie Schwester Sabine: »Jetzt geht noch weniger Luft rein, und der Druck fällt auch schon wieder.« Tatsächlich, das $V_T$ betrug nur noch 350 ml, und der Blutdruck war auf 105/60 mm Hg gefallen. Nur die atropininduzierte Tachykardie war unverändert. »Seltsam«, dachte Dr. Berenike und bat Schwester Sabine, die Atemfrequenz auf 14/min hochzunehmen, die Noradrenalingabe zu steigern und noch einen Plasmaexpander anzuhängen. Das $V_T$ fiel trotzdem weiter auf 300 ml. Frau Quaas erhielt 0,2 mg Fentanyl zur Vertiefung der Narkose. Die gewünschte Wirkung blieb allerdings aus. Die Noradrenalindosis betrug mittlerweile 0,5 µg/kg KG/min, ohne dass der Blutdruck wesentlich gestiegen war.

Dr. Berenike wusste nicht mehr weiter und rief Dr. Volkrad an. Sie war froh, als dieser durch die Tür trat. »Hallo! Was hast Du mir denn Schönes vorbereitet?« Dr. Berenike berichtete ihm von Frau Quaas und den Problemen, die sie mit der Narkose hatte. »Ich habe irgendwie keine richtige Idee, bin mir aber sicher, dass ich irgendetwas übersehen habe«, meinte sie. Dr. Volkrad dachte kurz nach. »Dann lass uns doch jetzt gemeinsam alles noch mal durchgehen! Wenn ich Dich richtig verstehe, dann sind die zwei wesentlichen Probleme von Frau Quaas die hohen Beatmungsdrücke und der schlechte Blutdruck. Stimmen denn die gemessenen Werte?« Dr. Berenike war sich sicher, dass die gemessenen Werte korrekt waren.

## 30.1.6 Wie würden Sie jetzt vorgehen?

An erster Stelle steht eine erneute Überprüfung der durchgeführten Maßnahmen mit Ursachensuche.

### Problem erhöhter Beatmungsdruck

Ein erhöhter Beatmungsdruck kann technische Ursachen – wie einseitige Intubation, abgeknickter Tubus – und patientenbedingte Ursachen haben. Beispiele für patientenbedingte Ursachen sind zu flache Narkose, Bronchospasmus, Lungenödem, Pneumothorax, Sekretverhalt, Aspiration etc.

Die wichtigsten Maßnahmen sind daher:
- Überprüfung der technischen Komponenten,
- Auskultation der Lungen und
- Ausschluss einer Tubusverlegung durch Einführen eines Absaugkatheters.

### Problem schlechter Blutdruck

Eine Hypotonie – bzw. ein inadäquates Ansprechen auf Noradrenalin – kann viele Ursachen haben. Wichtig ist es, zunächst einmal sicherzustellen, dass die eingestellte Noradrenalindosis auch tatsächlich infundiert wird. Danach muss auch hier eine Ursachensuche nach kardialen und extrakardialen Problemen durchgeführt werden.

> Dr. Volkrad war kurz in den Behandlungsraum gegangen und konnte die Aussagen seiner Kollegin bestätigen. Frau Quaas hatte eine ausgeprägte pulmonale Spastik. Die Beatmung war seitengleich, der Tubus war durchgängig, und das Beatmungsgerät funktionierte einwandfrei. Der periphere Zugang, über den das Noradrenalin lief, lag korrekt. Allerdings hatte er bei der Sondierung des Atemwegs viel zähes, eitriges Sekret über den Tubus abgesaugt. »Hast Du Dr. Dado über den Blutdruck informiert?«, wandte er sich an seine Kollegin. »Wie ist denn die Blutgasanalyse? Ich denke, Frau Quaas hat eine Pneumonie.« Beide Fragen verneinte Dr. Berenike. Den Grund für die fehlende Information des Neuroradiologen verschwieg sie aber.

Dr. Dado war die Unruhe nicht verborgen geblieben. »Was ist denn das Problem?« fragte er. Als er von der Hypotonie hörte, lächelte er. »Ich zeige Ihnen mal was!« (◘ Abb. 30.1).

## 30.1.7 Was sehen Sie auf dem DSA-Bild?

Auf dem DSA-Bild ist der Aortenbogen mit dem darin befindlichen Katheter deutlich sichtbar. Weiter sieht man den Abgang der linken A. carotis comunis und des Truncus brachiocephalicus, aus dem die rechte A. carotis comunis und A. subclavia abgehen. Nicht kontrastiert ist die linke A. subclavia. In ◘ Abb. 30.2 sind die Gefäßumrisse zur besseren Verdeutlichung dargestellt.

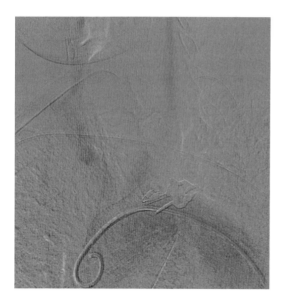

◘ Abb. 30.1. Digitale Subtraktionsangiographie (DSA)

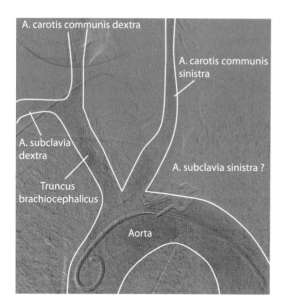

◘ Abb. 30.2. Dieselbe Aufnahme wie ◘ Abb. 30.1 mit eingezeichneten Gefäßumrissen

### 30.1.8 Was hatte Frau Quaas?

Frau Quaas hatte einen proximalen Verschluss der linken A. subclavia mit der Folge eines sog. Subclavian-Steal-Syndroms. Hier erfolgt die Blutversorgung des linken Arms via rechte und linke Aa. vertebralis, weshalb auch die Bezeichnung Vertebralisanzapfsyndrom verwendet wird. Das Subclaian-Steal-Syndrom ist häufig asymptomatisch. Wenn neurologische Symptome auftreten, entsprechen diese einer Kleinhirnsymptomatik [7]. Eine Folge der Stenose ist, dass in dem betroffenen Arm deutlich niedrigere Blutdruckwerte gemessen werden.

Dr. Berenike punktierte die rechte A. radialis. Der erste gemessene Blutdruck betrug 210/120 mm Hg, und das Noradrenalin wurde zügig reduziert. Schwester Sabine hatte inzwischen eine arterielle Blutgasanalyse (BGA) abgenommen und kam mit dem Ausdruck des Point-of-Care-Gerätes zurück:
- pH: 7,15 (Norm 7,35–7,45),
- $p_aO_2$: 75 mm Hg (Norm 70–100 mm Hg),
- $p_aCO_2$: 72 mm Hg (Norm 36–44 mm Hg),
- $HCO_3^-$: 17,8 mmol/l (Norm 22–26 mmol/l),
- BE: –8 mmol/l (Norm ±2 mmol/l),
- $S_aO_2$: 87,5% (Norm 95–98%),
- Laktat: 0,6 mmol/l (Norm 0,5–2,2 mmol/l).

### 30.1.9 Wie interpretieren Sie die BGA? Wie groß schätzen Sie die Totraumventilation, wenn das endtidale $CO_2$ 35 mm Hg beträgt?

Frau Quaas hat eine Hypoxämie mit einer gemischten metabolisch-respiratorischen Azidose. Die relative Totraumventilation ($\dot{V}_D/\dot{V}_T$) kann mittels folgender Formel abgeschätzt werden:
- $\dot{V}_D/\dot{V}_T$ = (arterielles $CO_2$ – endtidales $CO_2$)/ arterielles $CO_2$ (Gleichung 30.1)

Die Totraumventilation beträgt daher ca. 49% (Norm <35%).

Gemeinsam diskutierten die Anästhesisten nochmals das weitere Vorgehen. Dann verdoppelten sie das Atemminutenvolumen, erhöhten die inspiratorische Sauerstoffkonzentration und gaben ein Bronchospasmolytikum. Frau Quaas ließ sich anschließend deutlich besser beatmen. Dr. Dado hatte inzwischen einen Stent platziert, und es wurde alles für die Verlegung von Frau Quaas auf die Intensivstation vorbereitet.

## 30.2 Fallnachbetrachtung/ Fallanalyse

### 30.2.1 Welche medizinischen Fehler sehen Sie in dem geschilderten Fall?

**Voruntersuchung**

Dr. Berenike kam zu einem Notfall, bzw. die Anästhesieeinleitung musste zügig durchgeführt werden. Trotzdem muss auch unter Zeitdruck ein Minimalstandard an Voruntersuchungen erfolgen. Hierzu gehören unbedingt die pulmonale und kardiale Auskultation. Neben dem Lungenbefund wäre ihr vielleicht dabei auch ein pathologisches Strömungsgeräusch aufgefallen und das Subclavian-Steal-Phänomen früher bemerkt worden.

**Monitoring**

Die Anlage der invasiven Blutdruckmessung erfolgte unter erschwerten Bedingungen, die vermeidbar waren. Die fehlende Durchführung einer BGA wurde bereits von Dr. Volkrad moniert. Die Anlage eines zentralnervösen Katheters ist nicht zwingend erforderlich, insbesondere da eine Verletzung der A. carotis bei der Punktion unbedingt vermieden werden muss.

**Vorbereitung der Anästhesie**

Wie in ▶ Kap. 30.1.3 erwähnt, ist eine engmaschige Blutdruckeinstellung bei Apoplexpatienten obligat. Die Vorbereitung eines Noradrenalin-Perfusors vor Beginn der Anästhesie wurde vergessen.

**Überprüfung von Maßnahmen**

Dr. Berenike versäumte es, frühzeitig Kontrollen durchzuführen. Auch wenn die verspätete Überprüfung durch ihren Kollegen die korrekte Lage aller invasiven Maßnahmen bestätigte: Man weiß ja nie …

**Anästhesieführung**

Wie bereits in ▶ Kap. 30.1.5 erwähnt, bestand die Indikation zur Gabe von Relaxanzien.

### 30.2.2 Welche organisatorischen Schwachstellen/Fehler finden sich in dem geschilderten Fall?

**Abstimmung zwischen den Abteilungen**

Bei allen Patienten, aber insbesondere bei Patienten, die nicht im Vorfeld vorgestellt worden sind, sollte vor Beginn einer Anästhesie eine kurze gemeinsame Vorbesprechung durch die beteiligten Abteilungen erfolgen. Hierbei können die Ziele und die möglichen Probleme – hier der pulmonale Infekt und das Subclavian-Steal-Phänomen – angesprochen und allen bewusst werden.

### 30.2.3 Dies ist der letzte Fall. Erinnern Sie sich noch an die Analysen der anderen Fälle?

»Time is brain«, sagte Dr. Berenike zu Schwester Sabine. In dem Fall hatte dieser einprägsame Spruch mindestens zwei Adressaten: Die Patientin Frau Quaas und Dr. Berenike. Durch deren (korrekte) Zielsetzung, möglichst schnell die Voraussetzungen für eine Rekanalisierung der A. carotis von Frau Quaas zu erreichen, stahl sie sich Zeit zum Nachdenken. Gleichzeitig war ihr klar, dass sie etwas übersehen hatte, konnte sich aber von ihren (Be-)Handlungsplänen – Erhöhung der Katecholamindosis und der Atemfrequenz – mental nicht lösen. Vielleicht weil sie in dem Buch immer auch die letzten Abschnitte der einzelnen Kapitel aufmerksam gelesen hatte, erinnerte sie sich, dass in solch einem Fall die Situation reevaluiert werden sollte – am besten in einer Übergabesituation. Durch die Verbalisierung der kritischen Punkte aktivierten die Anästhesisten auch den Neuroradiologen, und es begann sich eine Art Team zu entwickeln.

Gemeinsame Zielbildung, gemeinsame Kommunikation, Übernahme von Führung, Überprüfen von Maßnahmen, Stepback sind wichtige Werkzeuge, um Komplikation in der Anästhesie – und natürlich auch in anderen Bereichen – zu vermeiden und zu verringern. Probieren Sie es aus!

## Literatur

1. Adams HP Jr, del Zoppo G, Alberts MJ, Bhatt DL, Brass L, Furlan A, Grubb RL, Higashida RT, Jauch EC, Kidwell C, Lyden PD, Morgenstern LB, Qureshi AI, Rosenwasser RH, Scott PA, Wijdicks EF; American Heart Association; American Stroke Association Stroke Council; Clinical Cardiology Council; Cardiovascular Radiology and Intervention Council; Atherosclerotic Peripheral Vascular Disease and Quality of Care Outcomes in Research Interdisciplinary Working Groups. Guidelines for the early management of adults with ischemic stroke: a guideline from the American Heart Association/American Stroke Association Stroke Council, Clinical Cardiology Council, Cardiovascular Radiology and Intervention Council, and the Atherosclerotic Peripheral Vascular Disease and Quality of Care Outcomes in Research Interdisciplinary Working Groups: the American Academy of Neurology affirms the value of this guideline as an educational tool for neurologists. Stroke 2007; 38: 1655–711
2. Degenhardt L, Copeland J, Dillon P. Recent trends in the use of »club drugs«: an Australian review. Subst Use Misuse 2005; 40: 1241–56
3. Diener H-C, Putzki N (Hrsg). Leitlinien für Diagnostik und Therapie in der Neurologie – Kommission »Leitlinien« der Deutschen Gesellschaft für Neurologie. Thieme, Stuttgart New York, 4. überarbeitete Aufl 2008: 243–87
4. Michal M, Beutel ME. Depersonalisation/Derealisation – Krankheitsbild, Diagnostik und Therapie. Z Psychosom Med Psychother 2009; 55: 113–40
5. Roth A, Angster R, Forst H. Begleitmedikation. Notwendigkeit, Nebenwirkungen und Interaktionen in der perioperativen Phase. Anaesthesist 1999; 48: 267–83
6. Spielmans Gl. Duloxetine does not relieve painful physical symptoms in depression: a meta analysis. Psychother Psychosom 2008; 77: 12–6
7. Taylor CL, Selman WR, Ratcheson RA. Steal affecting the central nervous system. Neurosurgery 2002; 50: 679–88

# Tipps zur Reduktion menschlicher Fehlerquellen

## Können Sie sich noch an die jeweils letzte Frage am Ende der einzelnen Fälle erinnern?

Insbesondere nichttechnische und psychologische Aspekte haben einen großen Einfluss auf die Qualität unserer Arbeit und auf unsere Zufriedenheit. Wir haben daher jeweils einen Aspekt pro Fall exemplarisch herausgegriffen und dargestellt. Unser Ziel war es hierbei aber nicht, aufzuzeigen, was die einzelnen Personen »falsch« gemacht hatten, sondern Ihnen Tipps zu geben, um ähnliche Fehler oder Situationen besser zu meistern.

◘ Tab. 31.1 fasst die in den 30 Fällen dargestellten psychologischen Faktoren zusammen. In den beiden linken Spalten werden die menschlichen Faktoren in alphabetischer Reihenfolge mit einem Schlagwort benannt und kurz erläutert. Die 3. Spalte liefert dazugehörige Beispiele aus den Fällen. In der rechten Spalte schließlich sind exemplarische Lösungsstrategien aufgelistet. Diese Aufzählung hat natürlich keinen Anspruch auf Vollständigkeit, aber vielleicht erinnern Sie sich im Klinikalltag und finden die Tipps hilfreich bei der Bewältigung der einen oder anderen Situation.

◘ **Tab. 31.1.** Tipps zur Reduktion menschlicher Fehlerquellen

| Menschliche Faktoren | Beschreibung | Beispiele | Mögliche Lösungsstrategien |
|---|---|---|---|
| Aktionismus | – Spontane Handlungsausführung ohne ausreichende Zielbildung.<br>– Dadurch Auslassen von Arbeitsschritten und Übersehen von Informationen. | **Fall 24**<br>Extubation eines Patienten während der Exzitationsphase mit folgendem Niederdrucklungenödem. | **Bewusste Zielbildung**<br>– Festlegung von Ober- und Unterzielen und den jeweiligen Erfülltheitskriterien.<br>– Prioritäten und Ziele müssen dem Team kommuniziert werden. |
| Aktivierungsniveau, niedriges | – Aufgrund von niedrigem Aktivierungsniveau werden Handlungsschritte vergessen. | **Fall 21**<br>Fehlendes Überwachen der Volumentherapie bei einer Kolektomie. | **Selbstinitiierte Stimulation in Phasen geringer Aktivierung**<br>– Zum Beispiel: Bewusstes Antizipieren von Problemen (»worst case scenario«) oder Beschäftigung mit Bewältigungsmaßnahmen fiktiver Probleme. |
| Arbeitsmotivation, niedrige | – Überstunden durchkreuzen Feierabendplanung.<br>– Motivationstief und sicherheitsgefährdende Einstellung – »Alles ist normal, es wird nichts passieren!« | **Fall 25**<br>Die Verabredung zum Kino nach Feierabend überstrahlt klares Denken. | **Organisation**<br>– Überstunden im Vorfeld kommunizieren.<br>**Individuum**<br>– OP-Planer rechtzeitig um Ersatz bitten. Voraussetzung: Teamkultur, in der Bedürfnisse kommuniziert werden können |
| Arbeitsplan, unflexibler | – Ein starrer Arbeitsplan schafft unnötig Zeitdruck. | **Fall 4**<br>Der AWR-Arzt ist von den Arbeitsabläufen überfordert. | – Zeitmanagement.<br>– Ressourcenrekrutierung.<br>– Priorisierung.<br>– Gemeinsame Zielsetzung. |
| Einstellung, machohafte<br>▼ | – Die Macho-Einstellung »Ich habe Alles unter Kontrolle, egal was passiert« führt zu Fahrlässigkeit und gefährdet die Sicherheit von Patienten. | **Fall 18**<br>Durchführung einer peripheren Regionalanästhesie ohne entsprechende Überwachung. | (Personalauswahl).<br>– Nur eingeschränkt wirksam: Personalentwicklung (Trainingsmaßnahmen, Mitarbeitergespräche, Sanktionen). |

Kapitel 31 · Tipps zur Reduktion menschlicher Fehlerquellen

**Tab. 31.1.** *Fortsetzung*

| Menschliche Faktoren | Beschreibung | Beispiele | Mögliche Lösungsstrategien |
|---|---|---|---|
| Einstellung, (zu) optimistische | – Aufgrund der risikobereiten Einstellung »Es wird schon nichts passieren« keine Auseinandersetzung mit eventuellen Komplikationen im Vorfeld.<br>– Im Notfall keine Alternativpläne verfügbar. | **Fall 19**<br>Keine Antizipation von Nasenbluten bei fiberoptischer, nasotrachealer Intubation.<br>**Fall 25**<br>Keine Herstellung einer Verbindung zwischen dem Leistenabszess und einer Sepsis. | **Metakognition**<br>– Reflexion eigener Einstellungen und Handlungsmotive.<br>– Bei Erkennen einer sicherheitsgefährdenden Einstellung → Antidot verbalisieren: »Bei mir kann auch ein Zwischenfall eintreten.« |
| Einstellung, resignierende | – Bei Überlastung sicherheitsgefährdende Einstellung »Es geht nichts mehr« mit Resignation. | **Fall 29**<br>Patientengefährdung während eines CT-Transportes. | **Kritische Selbstreflexion**<br>– Schlüsselreize für Selbstreflexion definieren bzw. wahrnehmen: lautes Zusammenfassen der Datenlage, Fragen an das Team, Hinweise besonders beachten. |
| Entscheidung, emotionale | – Einfache Zusammenhänge werden aufgrund einer rein emotionalen Entscheidungsbasis nicht nachvollzogen. | **Fall 23**<br>Die Gefahr eines Tubusbrandes wird nicht einkalkuliert, da der $S_pO_2$-Abfall die Ratio blockiert. | **Stepback – bewusst einen Schritt zurück gehen**<br>– Gedanklich aus der Situation heraustreten und Situation ungestresst neubewerten → dadurch ist Reflexion emotionaler Trigger möglich.<br>– Im Vorfeld Rituale für Stepback-Technik aneignen.<br>**Metakognition im Anschluss an Stepback** (Denken über das eigene Denken)<br>– Eigene Hypothesen in Frage stellen.<br>– Kritische Prüfung von Einstellungen.<br>– Nach Informationen suchen, die den »worst case« verifizieren. |
| Entscheidung, unter Zeitdruck | – Da unter Zeitdruck Behandlungsoptionen vergessen und/oder Risiken nicht berücksichtig werden, ist die Entscheidungsgrundlage unvollständig bzw. fehlerhaft. | **Fall 3**<br>Die Hypertonie wird erst sehr spät mit einem Phäochromozytom in Verbindung gesetzt. | **Nutzen von Entscheidungshilfen**<br>– Beispielsweise FORDEC-Modell aus der Luftfahrt → durch Abarbeiten aller »Buchstaben« sind umfassende Entscheidungsgrundlage und Reevaluation möglich. |
| Gedächtnisverlust, prospektiver | – Handlungsabsichten werden vergessen, die zu einem früheren Zeitpunkt festgelegt wurden und später ausgeführt werden sollten. | **Fall 17**<br>Vergessen der Relaxometrie bei einem Patienten mit Myasthenia gravis. | – Offenes und lautes Kommunizieren der Handlungsabsichten (Teammitglieder sind über Handlungen im Bilde).<br>– Verbales Elaborieren, damit die Intention im Bewusstsein aufrechterhalten bleibt<br>– Benutzen von externen Gedächtnishilfen<br>– Permanente Reevaluierung der Situation.<br>– Externe Gedächtnishilfen (Checklisten etc.) |

▼

◘ **Tab. 31.1.** *Fortsetzung*

| Menschliche Faktoren | Beschreibung | Beispiele | Mögliche Lösungsstrategien |
|---|---|---|---|
| **Informationssuche, selektive (Tunnelblick)** | – Vorwiegend werden die Informationen gesucht, welche die eigenen Annahmen bestätigen. | **Fall 12** Fixierung auf eine verlängerte Wirkung des Muskelrelaxans. **Fall 7** Anästhesist vergisst die Option intraossärer Zugang im Notfall. **Fall 15** Sehr spätes Öffnen der intermaxillären Fixierung nach einer MKG-Operation. | **Lautes Verbalisieren des Problems** – Beispielsweise »Warum geht die Relaxometrie hier nicht?« – Durch lautes Verbalisieren werden Denkvorgänge aktiviert, die das Problem in ein neues Licht rücken. – Gleichzeitig wird anderen Anwesenden das Problem verdeutlicht. Sie können sich an der Problemlösung beteiligen → Alternativen werden leichter berücksichtigt und Fixierungsfehler eher erkannt. **Stepback – bewusst einen Schritt zurück gehen** – Gedanklich aus der Situation heraustreten und die Situation ungestresst neubewerten → dadurch Reflexion emotionaler Trigger möglich. – Im Vorfeld Rituale für Stepback-Technik aneignen. |
| **Informationsüberfrachtung** | – Reduktion der Informationsaufnahme bei Überfrachtung → dadurch gehen evtl. relevante Informationen verloren. | **Fall 2** Nach Übernahme eines ITS-Patienten Information über die Liquoraußenableitung vergessen. | – Relevante Informationen so oft wie möglich (laut) wiederholen. – In Übergabesituationen Relevantes zusammenfassen und vom Kollegen bestätigen lassen. – Ressourcenmanagement: Rekrutierung weiterer Ressourcen – vier Ohren hören mehr als zwei. |
| **Kognitive Ökonomie** | – Durch ressourcenschonende Informationsverarbeitung Medikamentenverwechslung in einer Routinesituation. | **Fall 10** Eine Verwechslung führt zu einer Überdosierung von Ropivacain mit folgender Reanimation bei einem Säugling. | – Für ausreichende Aktivierung sorgen. – Abarbeiten von Checklisten. – Gegenseitige Kontrolle. – Wahrgenommenes in Frage stellen. – Readback bei Medikamentenapplikation. – Unverwechselbare Beschriftung. |
| **Kommunikation, unklare** | – Keine gemeinsame Sprache zwischen unterschiedlichen Fachdisziplinen führt zu Missverständnissen. | **Fall 26** Falsche Interpretation/Bedeutung von der Definition infrarenales Aortenaneurysma. | **Etablierung eines gemeinsamen mentalen Modells** (»shared mental model«) – Kommunikation des Oberzieles sowie Delegation und Koordination von Aufgaben im »großen« Team. – **Notwendige Bedingung:** Es muss sich ein Gesamtverantwortlicher finden (meist eigeninitiativ). **Lautes Verbalisieren des Befundes vor »großem Team«** – Dadurch Erkennen unterschiedlicher Interpretationen möglich. |

▼

◘ **Tab. 31.1.** *Fortsetzung*

| Menschliche Faktoren | Beschreibung | Beispiele | Mögliche Lösungsstrategien |
|---|---|---|---|
| Kompetenzschutz | – Informationsauswahl und Handlungsausführung orientieren sich am Gefühl der Sicherheit.<br>– Kompetenzbedrohende Informationen werden verdrängt. | **Fall 28**<br>Vermeidung der Diagnose maligne Hyperthermie, deshalb Ablehnung von Hilfe. | **Bewusste Auseinandersetzung mit dem »worst case«**<br>– Hierdurch Reflexion der Vermeidungstendenz |
| Perfektionismus | – Erhöhte Risikobereitschaft und Verzicht auf Unterstützung durch übersteigerten Selbstanspruch und Angst vor negativer Fremdwahrnehmung. | **Fall 6**<br>Der Anästhesist will bei einer Kinderanästhesie vor dem Team glänzen. | **Etablierung einer Fehlerkultur**<br>– Fairer, nicht bestrafender Umgang mit Fehlern.<br>– Normen und Werte müssen Teammitgliedern bekannt sein.<br>– Vorbildfunktion der Vorgesetzten bzw. Ausbilder. |
| Repräsentativitätsheuristik | – Je ähnlicher Situationsmerkmale einer prototypischen Situation sind, desto eher wird das Vorliegen der prototypischen Situation vermutet, auch wenn es sich um eine andere Situation handelt. | **Fall 22**<br>Eine Hypertonie wird nicht mit einem Tourniquet-Schmerz in Verbindung gebracht. | – Bewusstes Suchen nach Informationen, die eigenen Annahmen widersprechen. |
| Rollenkonflikt | – Das Ausfüllen einer neuen Führungsposition erschwert die Kommunikation im Team. | **Fall 14**<br>Ablehnung von Ratschlägen durch hierarchisch niedriger gestellte Teammitglieder. | **Beantwortung folgender Fragen:**<br>– Was ist eine gute Führungsperson?<br>– Inwieweit stimmt die zzt. eingenommene Rolle hiermit überein?<br>– Was muss ich tun, um der Definition in Frage 1 zu entsprechen?<br>– Weiß mein Team über mein Verständnis der neuen Rolle Bescheid?<br>– Habe ich dem Team kommuniziert, dass ich weiterhin Teil des Teams bin und auch als Teamleader bei fachlichen Fragen keine Hierarchien kenne? |
| Situationsbewusstsein, fehlendes | – Aufgrund inadäquater Informationsinterpretation an falschen Behandlungszielen festhalten. | **Fall 16**<br>Nichterkennen einer einseitigen Intubation wegen einer Fehlinterpretation des endexspiratorischen $CO_2$. | **Metakognition im Anschluss an Stepback** (Denken über das eigene Denken)<br>– Eigene Hypothesen in Frage stellen.<br>– Kritische Prüfung von Einstellungen.<br>– Nach Informationen suchen, die den »worst case« verifizieren. |

▼

**Tab. 31.1.** *Fortsetzung*

| Menschliche Faktoren | Beschreibung | Beispiele | Mögliche Lösungsstrategien |
|---|---|---|---|
| Verantwortungsdiffusion | – Notwendige Tätigkeiten aufgrund unklarer Verantwortungszuordnung werden unterlassen. | **Fall 9** Vor Beginn einer Hochrisikonarkose informiert die Anästhesistin nicht den vorgesetzten Oberarzt. | **Leitungsebene** <br> – Gezielte Zuordnung von Verantwortungsbereichen bzw. Etablierung von Standards bei konkurrierenden Positionen. <br> **Interindividuelle Ebene** <br> – Aktive Informationseinholung bei parallelem Verantwortungsbereich. <br> – Ohne Rückversicherung niemals von Erledigung der Tätigkeit (z. B. Informieren des Oberarztes) ausgehen. |
| Verfügbarkeitsheuristk | – Beim Urteilen wird die im Gedächtnis am leichtesten verfügbare Diagnose abgerufen. | **Fall 20** Niedriger $S_pO_2$-Wert wird nur mit Hypoxie in Verbindung gebracht. | – Bewusstes Suchen nach Informationen, die eigenen Annahmen widersprechen. |
| Zielsetzung | – Aufgrund unkoordinierter Zielsetzung zwischen mehreren Fachdisziplinen Zieldivergenz im »großen« Team. <br> – Im Notfall fehlende Unterstützung der anderen Fachdisziplinen. | **Fall 5** Ein TUR-Syndrom ist für den Anästhesisten eine Herausforderung – für den Urologen nicht. <br> **Fall 11** Die Schwere der Palacosreaktion wird den Orthopäden nicht mitgeteilt. | **Etablierung eines gemeinsamen mentalen Modells** (»shared mental model«) <br> – Kommunikation des Oberzieles sowie Delegation und Koordination von Aufgaben im »großen« Team. <br> – **Notwendige Bedingung:** Es muss sich ein Gesamtverantwortlicher finden (meist eigeninitiativ). |

# Anhang

## Namen und ihre Bedeutung

Die Namen der wesentlichen Protagonisten in den einzelnen Fällen haben eine weitergehende Bedeutung, als es auf den ersten Eindruck erscheinen mag. Für den interessierten Leser folgt hier eine Liste mit den Erklärungen.

### Alexander (Fall 27)

Alexander setzt sich aus den griechischen Wurzeln alexo (schützen) und andros (Mann) zusammen. Die Bedeutung ist somit **der Beschützer**.

### Andreas (Fall 23)

Der Ursprung liegt im Griechischen mit der Bedeutung **der Tapfere**. Die Tapferkeit ist eine Tugend, die Menschen zum Helden macht. Sie zeichnet sich aus durch Ausdauer und Widerstand in Gefahren. Die Tapferkeit gehört zu den Kardinaltugenden, die die Grundlage aller anderen Tugenden bilden.

### Anianus (Fall 17)

Der Name Anianus kommt aus dem Griechischen und bedeutet **der Gequälte**.

### Arnd (Fall 13)

Der Ursprung liegt im Althochdeutschen und bedeutet kühner Adler, in dem Fall steht der Name für **Mut**. Der Mutige begibt sich in Gefahren, die er vermeiden kann. Er ist bereit, unangenehme oder schwierige Dinge zu übernehmen.

### Baltram (Fall 27)

Der Name Baltram ist germanischen Ursprungs und heißt **der Kühne und Schafsinnige**.

### Benjamin (Fall 19)

Der Name Benjamin leitet sich aus dem Hebräischen ab und bedeutet **Glückskind**.

### Berenike (Fall 30)

Berenike ist griechischen Ursprungs und heißt **die Siegbringende**.

### Bernhard (Fall 24)

Der Name leitet sich vom althochdeutschen bero (Bär) und hart (stark, hart, kühn) ab. Er bedeutet **stark und mutig wie ein Bär**.

### Brix (Fall 26)

Der Ursprung ist keltisch mit der Bedeutung **der Starke**.

### Cedric (Fall 22)

Cedric ist keltischen Ursprungs und bedeutet **freundlich**, liebenswürdig

### Clara (Fall 10)

Der Name kommt eigentlich aus dem Lateinischen und heißt übersetzt klar, hell, strahlend. In dem Fall steht er für **Klarheit**. Die Klarheit ist eine Wirkung der Aufmerksamkeit. Der deutsche Philosoph Christian Garve sagte zur Klarheit:

> » Die Einrichtung der Natur hält zwischen dem dunklen und dem hellen Teile unserer Vorstellungen ein beständiges Gleichgewicht. Sobald die einen an Klarheit steigen, so sinken die andern in eine tiefe Finsternis, und jede Annäherung der Seele auf einen Gegenstand ist zugleich eine Entfernung von den übrigen. «

### Conner (Fall 25)

Conner ist irischen Ursprungs und steht für **starker Wille**.

### Constantin (Fall 3)

Der Ursprung liegt im Lateinischen mit der Bedeutung Beständigkeit, **Standhaftigkeit**. Standhaftigkeit ist der Widerstand gegen Hindernisse. Geschieht dieser Widerstand gegen rechtmäßige Hindernisse, so bekommt er schnell die Attribute hartnäckig, halsstarrig, und in manchen Fällen widerspenstig.

### Dado (Fall 30)

Der Name Dado ist von dem spanischen Verb dar abgeleitet und heißt **gegeben**. Der deutsche Philosoph Hermann Ulrici schrieb:

> » Gegeben wird uns ein Sein, das ohne unser Zutun, ohne unser Denken und Wollen, vorhanden ist. «

Erst durch den Einsatz der Sinne werden wir etwas Gegebenen gewahr. Die Sinnlichkeit liefert Anschauungen, und durch den Verstand werden

# Namen und ihre Bedeutung

sie gedacht. Erst die Vereinigung von Sinnlichkeit und Verstand ergibt Erkenntnis (Immanuel Kant).

## Darius (Fall 8)

Darius hat seinen Ursprung im griechischen Dareios (**der Mächtige**).

## Debora (Fall 17)

Der Name leitet sich aus dem Hebräischen ab und bedeutet **fleißige Biene**.

## Degenhard (Fall 4)

Der Ursprung liegt im althochdeutschen degan (Krieger) und harti (mutig, entschlossen). Die Bedeutung ist **junger Held**.

## Demian (Fall 5)

Nach Sokrates ist Daimonion **die innere Stimme der praktischen Vernunft**, des Gewissens, des sittlichen Taktes. Sie hält von der Begehung unziemlicher, unvernünftiger, mit der sittlichen Persönlichkeit nicht in Einklang stehender Handlungen ab.

## Dike (Fall 3)

Der Name bedeutet auf Griechisch **Gerechtigkeit**. Sie war die Tochter des Zeus und der Themis, verachtete und strafte unrechtes Handeln.

## Eina (Fall 9)

Weibliche Form von Einar: Die **Einzelkämpferin**.

## Einar (Fall 2)

Einar ist ein isländischer Vorname und bedeutet übersetzt »der, der alleine kämpft« – der **Einzelkämpfer**.

## Elen (Fall 26)

Das griechische Wort Elenchos bedeutet **Fragen, Prüfen, Widerlegen**. Nach Platon ist Elenchos ein Verfahren zur Reinigung der Seele durch Auflösen von Scheinwissen durch prüfendes Fragen.

## Emmerich (Oberarzt, Fall 7)

Emmerich hat seinen Ursprung im Althochdeutschen mit der Bedeutung **mächtig herrschend**.

## Erich (Fall 28)

Der Ursprung liegt ebenfalls im Althochdeutschen und bedeutet **der allein Mächtige**.

## Ferdinand (Fall 21)

Der Name kommt aus dem Spanischen und bedeutet **kühner Beschützer**.

## Firmin (Fall 15)

Firmin ist abgeleitet aus dem lateinischen firmus (fest, beharrlich, standhaft). In dem Fall steht der Name für **Beharrlichkeit**. Beharrlichkeit ist Ausdauer im Ertragen und Überwinden von Schwierigkeiten. Gemäß dem deutschen Philosophen Friedrich Paulsen ist Beharrlichkeit eine Form der Tapferkeit und die Kraft des Willens, Beschwerden aller Art zu ertragen.

## Frona (Fall 11)

Frona ist abgeleitet von dem griechischen sofron (**beherrscht**).

## Gregor (Fall 15)

Der Name ist abgeleitet vom altgriechischen gregoros (wachsam, aufmerksam). Er steht im Fall für **Aufmerksamkeit**.

## Harald (Fall 16)

Der Name stammt aus dem Germanischen und setzt sich zusammen aus den Wortsilben chario (Heer) und waltan (walten). Er bedeutet **der im Heer Herrschende**.

## Hartmut (Fall 1)

Der Ursprung liegt im althochdeutschen Hartmouth. Der Name ist zusammengesetzt aus hart, kräftig, stark und Mut, Geist, Sinn. In dem Fall steht er für **Entschlossenheit**. René Decartes hat in seinen »Abhandlungen über die Methode des richtigen Vernunftgebrauchs« vier Grundsätze formuliert:

> » Grundsatz der Besonnenheit, der Entschlossenheit, der Selbstbeherrschung/des Gleichmuts und der Muße. «

In Zeiten des Umbruchs zwischen neuem und altem Wissen ist das Festhalten an diesen Grundsätzen für Decartes verbindlich, um das faktische Überleben zu sichern. Der Grundsatz der Entschlossenheit bedeutet, an Wahrscheinlichem festzuhalten und es beharrlich als wahr gelten zu lassen, um nicht handlungsunfähig zu werden.

### Hubert (Fall 24)

Hubert leitet sich ähnlich wie Hugo von dem germanischen Wort hug (Verstand, denkender Geist) und von brecht (glänzend) ab. Die Bedeutung ist somit **der im Denken Glänzende**.

### Hugo (Fall 18)

Der Name ist germanischen Ursprungs und leitet sich ab von dem Wort hug (Verstand, denkender Geist). Hugo ist **der kühne Denker**.

### Imogen, genannt Imo (PJ-lerin Fall 23)

Der englische Name Imogen leitet sich ursprünglich von Innogen ab, was so viel wie unschuldig bedeutet. **Unschuld** wird auf zweierlei Arten definiert: 1. Sie ist die Abwesenheit von Schuld. 2. Sie ist der Zustand, in welchem das Individuum keine Möglichkeit hat, unmoralisch zu handeln, da ihm der Unterschied von gut und böse noch nicht zu Bewusstsein gekommen ist.

### Iram (Fall 9)

Der Name hat seinen Ursprung im Hebräischen und bedeutet wachsam. Nach dem »Grammatisch-kritischen Wörterbuch der Hochdeutschen Mundart« von Adelung ist **Wachsamkeit** das ununterbrochene Sorgetragen für die Sicherheit anderer. Die Sorge für die Sicherheit ist gleichzeitig die Motivation für Wachsamkeit.

### Karl (Fall 2)

Der Ursprung liegt im althochdeutschen karal mit der Bedeutung Ehemann, aber auch der Freie. In dem Fall steht er für **Freiheit**. Freiheit ist die Möglichkeit, so zu handeln, wie man es will. Sie impliziert die Unabhängigkeit von fremden Einwirkungen und die Möglichkeit der Selbstbestimmung.

### Knut (Fall 29)

Knut kommt von dem althochdeutschen Wort chnuz und heißt **waghalsig**.

### Leander (Fall 18)

Leander leitet sich vom Griechischen ab und heißt **Mann des Volkes**.

### Leto (Fall 12)

Der Ursprung liegt im Griechischen letho (versteckt, **vergessen**). Sie war in der griechischen Mythologie die Mutter von Apollo und Artemis.

### Lysander (Fall 19)

Lysander hat seinen Urspruch im Griechischen und bedeutet **der Befreier**.

### Maverick (Fälle 6 und 7)

Der Name kommt aus dem Englischen und bedeutet der Einzelgänger, der unabhängig und **selbstständig** ist. Weitere Bedeutungen im Amerikanischen sind »Vieh ohne Brandzeichen« und »Kalb ohne Muttertier«.

### Mara (Fall 29)

Der Name hat seinen Ursprung im Hebräischen und bedeutet **bitter, betrübt**.

### Martin (Fall 17)

Martin leitet sich von dem lateinischen martinus, dem Adjektiv des Kriegsgottes Mars ab und bedeutet **der Kriegerische**.

### Meinhard (Oberarzt, Fall 14)

Aus dem althochdeutschen megan (Kraft) und harti (stark). Der Name wird meist mit **sei kraftvoll und kühn** übersetzt.

### Miriam (Fall 27)

Miriam ist hebräischen Ursprungs und heißt **die Ungezähmte**.

### Pia (Fall 14)

Der Urspung liegt im Lateinischen und bedeutet **pflichtbewusst**.

### Sophie (Fall 22)

Sophie leitet sich aus dem Griechischen ab und bedeutet **Weisheit**. Nach Sokrates ist nur der weise, der die Begrenztheit seiner menschlichen Weisheit erkennt und unterscheiden kann zwischen dem, was er weiß, und dem, was er nicht weiß.

### Severin (Fall 26)

Severin kommt vom lateinischen severinus und bedeutet der Strenge, **der Ernste**. Ernsthaftigkeit wird häufig mit dem Begriff Besonnenheit assoziiert. Sie ist die Fähigkeit, im Urteil von momentanen Gefühlsregungen unabhängig zu sein und das Handeln von vernünftiger (ernster) Überlegung bestimmen zu lassen.

### Sven (Fall 16)

Sven leitet sich von dem altnordischen Wort sveinn ab und bedeutet junger Mann oder **junger Krieger**.

### Teresa (Fall 2)

Der Ursprung des Namens liegt im Griechischen, die Bedeutung ist nicht genau geklärt. Meist wird er mit Jägerin übersetzt. Im Fall steht er für **Beobachtung** (griech. Tereses). Beobachtung ist die Anspannung der Aufmerksamkeit auf Gegenstände oder Vorgänge, um das Wesen derselben zu ergründen.

### Tristan (Fall 26)

Das keltische Wort bedeutet so viel wie **Waffenlärm**.

### Veikko (Fall 16)

Veikko ist finnischen Ursprungs und bedeutet **der Gefährte**.

### Volkrad (Oberarzt, viele Fälle)

Der Name hat seinen Ursprung in den althochdeutschen Wörtern folc (Volk) und rat (Ratgeber), also **Volkes Ratgeber** oder moderner: Oberarzt.

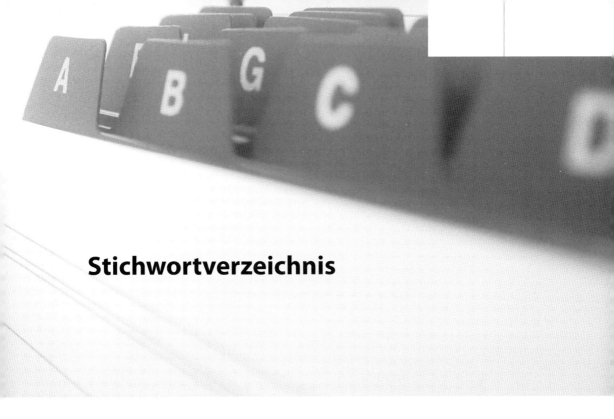

# Stichwortverzeichnis

## A

Absorptionsphotometer 208
Acyclovir
– Delirium, akutes 197
Addison-Krise
– Symptome, Therapie 235
ADH-Sekretion
– Tokolyse 6
Adipositas
– Herzinsuffizienz, diastolische 127
– Lungenfunktion 163
– Ventilationssörung, restriktive 95
Adrenalin
– Kaudalanästhesie, Testdosis 106
– Säuglinge, Reanimation 104
α2-Agonisten
– Prämedikation, medikamentöse 140
– Shivering 152
Agranulozytose
– Typ-II-Reaktion 144
air trapping 305, 318

Akrinor
– Aortenklappenstenose 96
Aktionismus 258
– Tipp 324
Aktionspotenzial
– Charcot-Marie-Tooth-Erkrankung 122
Aktivierungsniveau, niedriges
– Tipp 324
Akzeleromyographie
– Relaxometrie 165
Alarm
– Monitor, Quittierung 94
– Monitor, Unterdrückung 94
Algorithmus
– Notfallzugang 74
– Therapie neu aufgetretene Tachykardie 218
Alkaloide
– ZAS 198
Alkalose
– metabolische, Erbrechen 86
– metabolische, nichtkompensiert 86
Alkohol
– Benzodiazepine 139
– Delirium, akutes 197

– maligne Hyperthermie 79
– Nasenspray 194
– rapid sequence induction 80
– TUR-Syndrom 48
– Vorhofflimmern 264
Alter
– Dysfunktion, zerebrale, perioperativ 182
Alveolitis
– exogen-allergische, Typ-III-Reaktion 144
ambulante Operation
– Aufklärung 30
Amnesie
– Benzodiazepine 139
– Prämedikation, medikamentöse 138
Amphetamine
– Delirium, akutes 197
– Sinustachykardie 260
Amphotericin B
– Delirium, akutes 197
Anämie
– Blutung, akute 40
– hämolytische, medikamenteninduzierte, Typ-II-Reaktion 144
– Plasmaeinweißbindung 230

- Schwangerschaft 2
- Synkope 11
- Transfusionstrigger 41
- Verwirrtheit 186

Anamnese
- Erhebung, im Notfall 6

Anaphylatoxine
- Palacosreaktion 112

Anaphylaxie
- Allgemeinanästhesie Inzidenz, Symptome, Auslöser 143
- anaphylaktoide Reaktion 144
- Antibiotika, perioperativ, Überwachung 129
- Expositionstherapie 142
- Latexallergie 203
- Palocosreaktion 112
- Prämedikation, medikamentöse 139
- Prick-Test 141
- Provokationstest 143
- Typ-III-Reaktion 144
- Typ-II-Reaktion, zytotoxische Reaktion 144
- Typ-I-Reaktion, Soforttyp 144
- Typ-IV-Reaktion 144

Aneurysma
- dissecans 272
- Risikofaktoren 272
- spurium 272
- verum 272

Anfall
- epileptischer, Lokalanästhetikaintoxikation 231

Angina pectoris
- Aortenklappenstenose 93

Angioödem
- allergische Reaktion 144
- Latexallergie 203

Antagonisierung
- Muskelrelaxans 83

5-HT3-Antagonisten
- Carbamazepin, Enzyminduktion 167
- PONV 36

Antibiotika
- anaphylaktoide Reaktion 144
- Delirium, akutes 197

Antibiotikaprophylaxe
- perioperativ, Zeitpunkt 128

Antibiotikatherapie
- kalkulierte 267

Anticholinergika 297
- Prämedikation, Kinder 60

Antidepressiva
- maligne Hyperthermie 79
- ZAS 198

Antidepressiva, trizyklische
- Sinustachykardie 260

Antigene, löslich
- Typ-III-Reaktion 144

Antihistaminika
- ZAS 198

Antikonvulsiva
- Delirium, akutes 197

Antimykotika
- Delirium, akutes 197

Antipsychotika
- ZAS 198

Antithrombin III 91
- Sepsistherapie 268

Anti-Trendelenburg-Lagerung
- Lungenfunktion 163

Anxiolyse
- Benzodiazepine 139

Aortenaneurysma
- Anästhesie 274
- Clamping 278
- Declamping 278
- Nierenversagen, postoperativ 281
- Ruptur, intraoperativ 277
- Ruptur, Risikofaktoren 273
- Ruptur, Symptomatik 273

Aorteninsuffizienz
- Morbus Bechterew 192

Aortenklappenstenose
- Anästhesie, Monitoring 95
- Anästhesika, Einleitung 96
- Echokardiographie 91
- EKG 91
- Hypotonie, Therapie 96
- OP-Planung, zeitliche 96
- Pathophysiologie 92
- Schweregrade 93
- Spinalanästhesie 92

- Symptome, klinische 93
- Therapie, medikamentöse 90

Aortenstenose
- Herzinsuffizienz, diastolische 128

Apoplex
- akuter, Blutdruck 317
- Synkope 11

Arbeitsmotivation, niedrige
- Tipp 324

Arbeitsplan 42

Arbeitsplan, unflexibler
- Tipp 324

Argatroban
- Regionalanästhesie, rückenmarknahe 275

Arrhythmien
- Hypokaliämie 3

Arthrogryposis mulitplex congenita
- maligne Hyperthermie 79

Articain
- Höchstdosis 205

Aspiration
- Inzidenz 79
- Niederdrucklungenödem 142
- Rasselgeräusche, grobblasige 6

Aspirationsrisiko 3
- Schwangerschaft 3

ASS
- perioperativ 115, 275

Asthma
- allergisches, Typ-IV-Reaktion 144
- extrinsisches, Typ-I-Reaktion 144

Asthma bronchiale
- Muskelrelaxans, Antagonisierung 83

Aszites
- Dyspnoe 95
- rapid sequence induction 95
- Ventilationsstörung, restriktive 95

Ataxie
- Benzodiazepine 139

Atelektase
- Allgemeinanästhesie 38
- Pneumoperitoneum 162

Stichwortverzeichnis

- postoperativ 155
Atemdepression
- Clonidin 102
Atemweg
- schwieriger 4
- schwieriger, fiberoptische Intubation 193
- schwieriger, Prädiktion 160
- Sicherung, MKG-Chirurgie 149
Atmung, paradoxe
- Niederdrucklungenödem 142
Atmungskette
- Propofolinfusionssyndrom 141
Atracurium
- Charcot-Marie-Tooth-Erkrankung 120
Atropin
- Antagonisierung Muskelrelaxans 83
- Atropinfieber 297
- Delirium, akutes 197
- Effekte 298
Aufklärung
- Einwilligungsfähigkeit 252
- Intubation, nasale 148
- Körperverletzung 256
- Notfallsituation 7
- Organisation 7
Aufwachraum
- apparative Ausstattung 35
- Arztpräsenz 34
- Beurteilung des Operationsgebietes 50
- Entlassung 35
- Funktion 34
- Hypoventilation 154
- Lungenfunktion, postoperativ 38
- Ödem der oberen Atemwege, HNO 72
- perioperative zerebrale Dysfunktionen 182
- Probleme, häufige 35
- Risikofaktoren Agitiertheit 196
- Sauerstoffgabe, $F_iO_2$ 153
- Stridor 72
- Überwachung, Provokationstest 143

- Ursachen Hypertonie/Tachykardie 151
Ausleitung 257
AV-Block
- Muskelrelaxans, Antagonisierung 83
Avocado
- Latexallergie 203
Awareness
- Folgen 84
- Inzidenz 84
- Prävalenz 84
- Prophylaxe 85
- Ursachen 84
Azetylcholinrezeptor
- Charcot-Marie-Tooth-Erkrankung 120
- Immobilisierung 255
Azetylcholinrezeptoren
- muskarinerge 297
- nikotinerge 297
Azetylzystein
- Kontrastmittel 311
Azidose
- gemischte 279, 320
- metabolische, Metformin 265
- metabolische, Propofolinfusionssyndrom 141
- metabolische, Pufferung 266
- metabolische, schwere Sepsis 267
- metabolische, teilweise respiratorisch kompensiert 265
- metabolische, Tourniquet 233
- metabolische, Ursachen 265
- respiratorische 154
- respiratorische, Lokalanästhetikaintoxikation 231
- respiratorische, Pneumoperitoneum 162

# B

Bainbridge-Reflex 49
Bambuswirbelsäule
- Morbus Bechterew 192

Banane
- Latexallergie 203
Barbiturate
- maligne Hyperthermie 79
- Prämedikation, Kinder 61
- Prämedikation, medikamentöse 139
Barytrauma
- Definition 250
Base Excess
- Transfusionstrigger 41
Bauchlage
- Hypovolämie, relativ 129
- Operation in Bauchlage 126
Beatmung
- Beatmungsdruck, erhöhter 319
- COPD 305
- intrinsischer PEEP 305
- Larynxtubus/-maske 251
- Probleme, Handbeatmung 64
- Transportbeatmung 305, 310
- Tubusabknickung 165
- Ursachen von Beatmungsproblemen 253
Beatmungsdruck
- erhöhter 319
Benzodiazepine
- Carbamazepin, Enzyminduktion 167
- Delirium, akutes 197
- maligne Hyperthermie 79
- Myasthenia gravis 173
- Prämedikation, medikamentöse 139
- ZAS 198
Berufshaftpflicht
- Vorsatz 142
Betreuungsverfahren 253
Bewusstseinsstörung
- akute perioperative, Ursachen 230
Bikarbonat 266
biphasisch
- Kardioversion 218
blepharokardialer Reflex 296
α-Blocker
- Phäochromozytom 29

β-Blocker
- Pfortaderhochdruck 90
- Phäochromozytom 29
- Tachyarrhythmia absoluta 218

Blutdruck
- arterieller, bestimmende Größen 263
- Säuglinge 105

Blutung
- intrazerebrale, cCT-Bild 188

Blutverlust
- Cellsaver 111

Blutvolumen
- Kinder 70

Bonfils 4
Boyle-Mariotte, Gesetz von 305
Bradyarrhythmien
- Muskelrelaxans, Antagonisierung 83

Bradykardie
- Anticholinergika 198
- Aortenklappenstenose 90
- Augenchirurgie 296
- Nebenwirkung Cholinesterasehemmer 83
- okulokardialer Reflex 296

Breitkomplextachykardie 218
Bronchokonstriktion
- Nebenwirkung Cholinesterasehemmer 83

Bronchospasmus 6
- allergische Reaktion 144

Bupivacain
- Höchstdosis 205

Butyrophenone
- PONV 36

# C

Cannabis
- Delirium, akutes 197

Captopril
- Delirium, akutes 197

Carbamazepin
- Enzyminduktion 167

Carboxyhämoglobinämie
- Pulsoxymetrie 208

Cellsaver
- Hüftendoprothese 111

Central Core Disease
- maligne Hyperthermie 79

Cephalosporine
- Delirium, akutes 197

Charcot-Marie-Tooth-Erkrankung
- Muskelralaxanzien 120
- Neurophysiologie 122

Checkliste
- Gedächtnisverlust, prospektiver 178

Checklisten
- Medikamentenverwechslung 106

Chlor
- metabolische Azidose 266

cholinerge Krise
- Nebenwirkung Cholinesterasehemmer 83
- Symptome 174

Cholinesterase
- Leberzirrhose 91
- Mangel 246

Cholinesterasehemmer
- Antagonisierung Muskelrelaxans 83
- Mivacurium 175
- Nebenwirkungen 83
- Physostigmin, ZAS 198
- Succinylcholin 175

Ciprofloxazin
- Delirium, akutes 197

CIRS 87
CK
- Koronarsyndrom, akutes 115

Clamping 278
Clonidin
- Delirium, akutes 197
- Kaudalanästhesie 102
- Prämedikation, medikamentöse 140
- Shivering 152
- Tourniquet-Schmerz 235

Clopidogrel 274

- Regionalanästhesie, rückenmarknahe 275

closing capacity
- postoperativ 38, 156

Cocain
- Delirium, akutes 197
- maligne Hyperthermie 79
- Sinustachykardie 260
- Wachintubation, fiberoptische 193

Combitubus 4
commitment 43
Compliance
- kardiale, Aortenklappenstenose 93
- pulmonale, Pneumoperitoneum 162

Contusio cordis 252
- Vorhofflimmern 264

COPD
- Beatmung 305
- Morphologie 304

CPAP
- Vorlastsenkung 132

critical oxygen index 242
C-Trach 4
Cushing-Schwellendosis Kortikoide 235
Cyclopentolat 299
Cystatin C
- Nierenfunktion 261

Cytochrom-P450
- Enzyminduktion 167

# D

Dämpfung
- Druckmessung 307

Darmmotorik
- Nebenwirkung Cholinesterasehemmer 83

Darmoperation
- Antagonisierung, Muskelrelaxans 83

Darmvorbereitung
- Kolonchirurgie 215

Stichwortverzeichnis

D-Dimere
- Lungenembolie 115
Declamping 278
- Volumentherapie 279
Dehydratation
- hypertone, Diapetes insipidus 18
Delegation ärztlicher Tätigkeit 228
Delirium, akutes 196
- auslösende Medikamente 197
- perioperativ 182
Demyelinisation
- Charcot-Marie-Tooth-Erkrankung 120
Denervierung
- Succinylcholin 255
Denitrogenisierung 262
Denken über das Denken 168
Dermatitis
- atopische, Typ-IV-Reaktion 144
Dermatomyositis 234
Desmopressin
- Diapetes insipidus 18
- Hämophilie A 73
- von-Willebrand-Jürgens-Syndrom 73
Desorientiertheit
- perioperativ 182
Dexamethason
- Delirium, akutes 197
- Kinder, PONV 72
Dezelerationstrauma 252
DGAI
- Delegation ärztlicher Tätigkeiten 228
- Empfehlung präoperative Nüchternheit 47
- Fragebogen, Gerinnungsanamnese, Kinder 59
- Handlungsempfehlung, Impfung 58
- Handlungsempfehlung, Infekt Atemwege 58
- Leitlinie Ausstattung Aufwachraum 35
- Leitlinie Entlassung aus dem Aufwachraum 35

- Leitlinie rückenmarknahe Regionalanästhesie und Gerinnungsmedikation 275
- Nüchternzeiten, elektive Eingriffe, Kinder 59
Diabetes insipidus
- Symptome 18
- Therapie 18
- Ursachen 18
Diabetes mellitus
- EKG 46
- Herzfrequenzstarre 251
- Herzinsuffizienz, diastolische 127
- Metformin 265
- Nervenstimulation bei Regionalanästhesie 123
- Nierenerkrankung 91
- Prämedikation 229
- Relaxometrie 123
Diarrhö
- metabolische Azidose 266
Dibucaintests 246
Diclofenac
- Eventerationssyndrom 277
- Kinder 63
Diffusionsstörung 6
Digitalistherapie
- Hypokaliämie 3
Digoxin
- Delirium, akutes 197
- Frequenzkontrolle, akutes Vorhofflimmern 220
Dimenhydrinat
- PONV 36
Dissoziationsstörung 317
Diuretika
- Torasemid 91
- TUR-Syndrom 52
- Vorlastsenkung 26, 132
DIVI
- Empfehlungen Transport ITS-Patienten 304, 311
- S2-Leitlinie Diagnose und Therapie der Sepsis 267
Dobutamin
- Herzinsuffizienz, diastolische 132

Dopaminsekretion
- Phäochromozytom 28
Down-Syndrom 294
Doxazosin
- Phäochromozytom 29
Droperidol
- PONV 36
- Prämedikation, medikamentöse 140
Druck
- intrakranieller 15
Druckgradient
- Aortenklappenstenose 92
Druckhypertrophie
- Aortenklappenstenose 91
Druckmessung
- invasive, technische Aspekte 307
- Überprüfung der Dämpfung 308
Druck-Volumen-Kurve
- Aortenklappenstenose 92
- diastolische Relaxationsstörung 127
Druck, zentralvenöser
- Bauchlage 19
- Bauchlage 130
- Volumenstatus, Überwachung 22, 130, 215
- Volumentherapie beim Declamping 279
- ZVD-Kurve 130
Durchgangssyndrom, postoperativ 183
Dysfunktion
- diastolische 127
- systolisch 127
Dysfunktion, kognitive
- postoperativ 183
Dysfunktion, zerebrale
- perioperativ 182
Dyshämoglobinämie
- Pulsoxymetrie 208
Dyspnoe
- akute postoperative, Diffenzialdiagnosen 255
- Aszitis 95
- Differenzialdiagnosen 287

– Herzinsuffizienz, diastolische 127

# E

early goal directed therapy 268
Easytube 4
Echokardiographie
– Aortenklappenstenose 91
– Befunde bei Subarachnoidalblutung 12
– Herzinsuffizienz, diastolische 127
– transösophageale, intraoperative Überwachung 111
Edwards-Syndrom 294
Eigenfrequenz
– invasive Druckmessung 307
Einstellung, emotionale
– Tipp 325
Einstellung, machohafte
– Tipp 324
Einstellung, resignierende
– Tipp 325
Einstellung, (zu) optimistische
– Tipp 325
Einwilligung
– im Notfall 14
Eisenmangelanämie
– Schwangerschaft 2
Ejektionsfraktion
– Herzinsuffizienz, diastolische 127
EKG
– Aortenklappenstenose 91
– Contusion cordis, Veränderungen 252
– Fettembolie 114
– Hyperkaliämie 254
– Hypokaliämie 86
– Leitlinie, präoperative Durchführung 46
– linksventrikuläre Hypertrophie 126
– präoperativ 214
– Sinustachyarrhythmie 252

– Sokolow-Index 183
– ST-Strecken-Veränderungen, Propofolinfusionssyndrom 141
– ST-Strecken-Veränderungen, Transfusionstrigger 41
– T-Negativierung 127
– überhöhte T-Wellen 254
– Veränderungen bei Subarachnoidalblutung 12
Elekrolytstörungen
– Sinustachykardie 260
Elektrolytstörungen
– Darmvorbereitung 215
– Delirium, akutes 197
– Durchgangssyndrom 183
– Propofolinfusionssyndrom 141
– Synkope 11
Embolie 6
– Kardioversion, elektrische 220
EMLA 61
Endokarditis
– Zustand nach, Endokarditisprophylaxe 111
Endokarditisprophylaxe
– Richtlinien 111
Enolase, neuronenspezifische 197
Entscheidungsfindung
– Repräsentationsheuristik 237
Entscheidungsmodell
– FORDEC 31
Entzündbarkeit 242
Enzephalopathie
– Sepsis, schwere 267
Enzyminduktion
– Carbamazepin 167
Epiduralanästhesie
– Aortenchirurgie 274
– Leitlinie Gerinnungsmedikation 275
– thorakal, blutige Punktion 23
– thorakal, postoperative Effekte 22
– thorakal und Oberbaucheingriffe 22
Epiglottitis
– Niederdrucklungenödem 142

Epilepsie
– Laktatazidose nach Krampfanfällen 265
– Lokalanästhetikaintoxikation 231
– Prämedikation, medikamentöse 167
– Propofol 168
– Sevofluran 168
– Subarachnoidalblutung 13
– Synkope 11
Epinephrin
– Ödem der oberen Atemwege 72
Epistaxis
– fiberoptische Intubation 195
– Intubation, nasale 148
Erythrozytenvolumen
– Schwangerschaft 2
Esmolol
– rapid sequence induction 81
Etomidate 128
– Aortenklappenstenose 96
– rapid sequence induction 81
Eventerationssyndrom
– Kolonchirurgie 215
– Pathophysiologie, Symptome, Prophylaxe 277
– Therapie 277
Extubation
– Aspirationrisiko 72
– Fixierung, intermaxilläre 151
– Hypothermie 115
– Schutzreflexe 121
– Wachintubation, fiberoptisch 196

# F

Faktor IX
– Mangel, Hämophilie B 73
Faktor VIII
– Mangel, Hämophilie A 73
FastTrach 4
Favismus
– Methämoglobinämie 209

Fehlerkultur 65, 327
Fehler, menschlicher
– Aktionismus 258
– Aktionismus, Tipp bei 324
– Aktivierungsniveau, niedriges, Tipp bei 324
– Arbeitsmotivation, niedrige, Tipp bei 324
– Arbeitsplan, unflexibler, Tipp bei 324
– Einstellung, emotionale, Tipp bei 325
– Einstellung, resignierende, Tipp bei 325
– Einstellung, (zu) optimistische, Tipp bei 325
– Entscheidung unter Zeitdruck, Tipp bei 325
– Fixierung 74
– Fixierung, gedankliche 123
– Führungsschwäche 8
– Gedächtnisverlust, prospektiver, Tipp bei 325
– Hierarchie 145
– Informationsüberfrachtung, Tipp bei 326
– Kommunikation, mangelnde 7
– Kommunikationsdefizite 290
– Kommunikation, unklare, Tipp bei 326
– Kompetenzschutz 145, 283, 301
– Kompetenzschutz, Tipp bei 327
– Macho-Einstellung 189
– Machoeinstellung, Tipp bei 324
– Medikamentenverwechslung 106
– Ökonomie, kognitive, Tipp bei 326
– Patientenbeschwerde, psychologisches Vorgehen 87
– Perfektionismus, Tipp bei 327
– Problemoptimismus 199
– prospektiver Gedächtnisverlust 178
– Rechenfehler 25, 185
– Repräsentationsheuristik 237
– Repräsentationsheuristik, Tipp bei 327
– Rollenkonflikt, Tipp bei 327
– Situationsbewusstsein, fehlendes, Tipp bei 327
– Tunnelblick, kognitiver 157
– Tunnelblick, Tipp bei 326
– Unterforderung 224
– Unterlassen einer Kontrolle 134
– Verantwortungsdiffusion 284
– Verantwortungsdiffusion, Tipp bei 328
– Verfügbarkeitsheuristik 210
– Verfügbarkeitsheuristik, Tipp bei 328
– Zielsetzung, unkoordinierte, Tipp bei 328
– Zusammenarbeit, mangelnde 54
Femoralisblockade
– Schenkelhalsfraktur 185
Fentanyl
– Spinalanästhesie 186
Fettembolie
– Symptome, klinische 114
– Symptome, paraklinische 114
– Ursachen, Theorien 114
Feuer
– Entstehung 242
– Tubusbrand 245
Fibrinolyse
– Aktivierung 126
– Beeinflussung durch Lokalanästhetika 24
Fieber
– Addison-Krise 235
– Atropinfieber 297
– Definition 16
– Serotoninsyndrom 317
– Therapie, Indikationen 16
– Therapie, negative Auswirkungen 16
– Ursachen, nichtinfektiöse 16
First-pass-Effekt
– Prämedikation, rektale 296
Fixierung
– intermaxilläre, Aufklärung 149
– intermaxilläre, MKG-Chirurgie 150
– intermaxilläre, Wahl der Medikamente 150
Fixierung, gedankliche 123
Flumazenil
– paradoxe Wirkung auf Benzodiazepine 186
Flush
– Eventerationssyndrom 277
Flüssigkeitsdefizit
– präoperatives, Kinder 59
Fondaparinux
– Regionalanästhesie, rückenmarknahe 275
Foramen ovale
– persistierendes, Fettembolie 114
FORDEC 325
Frank-Starling-Mechanismus 112
Fruchtwasserembolie 6
Frühgeborene
– Definition 100
– Hernienoperation, Anästhesieverfahren 100
– Überwachung, postoperativ 100
Furosemid
– Hypertonie, pulmonale, akute 113
– Vorlastsenkung 132

# G

Gabapentin
– Tourniquet-Schmerz 235
Gasgesetz
– Boyle-Mariotte 305
Gedächtnisverlust, prospektiver 178
– Tipp 325
Gefäßeingriff
– großer, Hypokaliämie 3
Gelatine
– Volumentherapie 68
Geräteeinweisung 311
Gerinnung
– aPTT, isolierte Erhöhung 72
– Beeinflussung durch Lokalanästhetika 24

- Faktoren, Vitamin K-abhängige 91
- Koagulopathie, angeborene 72
- Mammakarzinom 126
- Plasminogen 126
- Plasminogenaktivatoren 126
- Prostatakarzinom 126
- Proteine S, C, Z 91
- Prothrombinkomplex 91
- Tourniquet 234

Gerinnungsanamnese
- Kinder 59

Gewebsthrombokinase
- Prostata 51

Glasgow Coma Scale 11
glomeruläre Filtrationsrate 261
Glukose-6-Phosphat-Dehydrogenase-Mangel
- Methämoglobinämie 209

Glutathionmangel
- Paracetamol 63

Glyceroltrinitrat
- Koronarsyndrom, akutes 39

Glycopyrrolat
- Effekte 298
- ZAS 199

Glykopyrronium
- Antagonisierung Muskelrelasans 83

Glyzin
- TUR-Prostata 51

Goodpasture-Syndrom
- Typ-II-Reaktion 144

graft versus host
- Typ-IV-Reaktion 144

Granisetron
- Shivering 152

Grundhaltung
- perfektionistische 64

# H

Halluzinationen 196
- ZAS 198

Hämatokrit
- Hypovolämie, akute 71

- Überwachung Volumentherapie 215
- Volumentherapie, Überwachung 133

Hämatothorax
- Beatmungsprobleme 253

Hämodilution
- Subarachnoidalblutung 14

Hämoglobinwert
- kritischer 41

Hämolyse
- TUR-Syndrom 51

Hämophilie A 73
- Desmopressin 73

Hämophilie B 73
hämorrhagische Diathese
- von-Willebrand-Jürgens-Syndrom 73

Hämostase
- primäre 73

Handbeatmung
- Probleme 64

Heliox 305
Heparin
- Clamping 278
- Niereninsuffizienz 111

Hepatomegalie
- Herzinsuffizienz, diastolische 127

hepatorenales Syndrom 91
Herzchirurgie
- Hypokaliämie 3

Herzfehler
- Endokarditisprophylaxe 111

Herzfrequenz
- Anstieg, Hyperkapnie 162

Herzfrequenzstarre 251
Herzfrequenzvariabilität
- physiologische 251

Herzgröße
- Röntgenthorax 127

Herzinsuffizienz
- diastolische 127
- diastolische, dekompensierte, Therapie 132
- diastolische, intraoperative Führung 133
- diastolische, Lungenödem 131

- diastolische, Risikofaktoren 127
- diastolische, Symptome 127
- diastolische, Tachykardie 132
- Subarachnoidalblutung 13

Herzklappe
- künstliche, Endokarditisprophylaxe 111

Herzrhythmusstörungen
- Aortenklappenstenose 93
- Arrhythmien, Hyperkapnie 162
- Bradykardie, Anticholinergika 198
- Bradykardie, okulokardialer Reflex 296
- Contusion cordis 252
- Extrasystolen, Hypokaliämie 86
- Herzinsuffizienz, diastolische 132
- Hyperkapnie 154
- hypertensive Krise 26
- Lokalanästhetikaintoxikation 230
- perioperativ, Inzidenz 223
- perioperativ, Risikofaktoren 222
- Propofolinfusionssyndrom 141
- respiratorische Arryhthmie 252
- Sinustachyarrhythmie 251
- Sinustachykardie, Ursachen 260
- Tachyarrhythmia absoluta, Vorhofflimmern 216
- Tachykardie, akute 216
- Transfusionstrigger 41
- Vorhofflimmern 220
- Vorhofflimmern, akut auftretendes 264
- Vorhofflimmern, akutes, Therapie 218
- Vorhofflimmern, Ursachen 264

Herztransplantation
- Zustand nach, Endokarditisprophylaxe 111

Herzzeitvolumen
- Kinder 70

Hiatushernie
- rapid sequence induction 80

Hirndruck
- erhöhter, rapid sequence induction 80

Stichwortverzeichnis

– Pupillenveränderungen 18
Hirndruckerhöhung
– cCT-Bild 188
Hirndurchblutung
– Apoplex 317
Hirnödem
– Glukoseinfusion 69
Hirudine
– Regionalanästhesie, rückenmarknahe 275
Histamin
– Anaphylaxie 144
– Eventerationssyndrom 277
Histaminblockade
– Palacosreaktion 112
HNO-Eingriff
– Wahl des Tubus 243
Horrowitz-Index 154
Hüftendoprothese
– Risiken 110
Hydrocephalus
– occlusus et malresorptivus, bei Subarachnoidalblutung 12
Hydroxyethylstärke
– Volumentherapie 68
Hyperämie
– reaktive 233
Hyperfibrinolyse
– lokale, Tourniquet 234
– Tumorchirurgie 126
Hyperhydratation
– hypotone, TUR-Syndrom 51
Hyperkaliämie
– Azidose 265
– Succinylcholin 254
Hyperkapnie
– Aufwachraum 154
– Effekte auf die Gefäße 162
– Sympathikusstimulation 162
Hypernatriämie
– Diabetes insipidus 18
hypertensive Krise
– Symptome 26
– Therapie 26
Hyperthyreose
– Sinustachykardie 260
– Vorhofflimmern 264
hypertone Infusionslösung

– Volumentherapie 68
Hypertonie
– arterielle, Definition 28
– arterielle, Formen 28
– arterielle, Hyperkapnie 162
– arterielle, sekunkäre, Ursachen 29
– Aufwachraum, Ursachen 151
– Druckdiurese 18
– hypertensive Krise 26
– intraoperativ, Therapie 25, 27
– intraoperativ, Ursachen 24
– Propanolol 90
– pulmonale, akute Erhöhung 113
– pulmonale, Palacosreaktion 112
– pulmonale, Vorlastsenkung 132
– Schlaganfall, akuter 317
– Tourniquet 232
– TUR-Syndrom 51
Hypertonie, arterielle
– Herzinsuffizienz, diastolische 127
Hypertonie, portal
– Therapie, medikamentöse 90
Hypertrophie
– exzentrische, systolische Dysfunktion 127
– konzentrische, diastolische Herzinsuffizienz 127
Hyperurikämie 202
Hyperventilation
– SIRS 267
Hypervolämie
– Herzinsuffizienz, diastolische 131
– Subarachnoidalblutung 14
Hypoglykämie
– Addison-Krise 234
– Synkope 11
Hypokaliämie 2
– Addison-Krise 234
– Alkalose 86
– Diuretikatherapie 2
– EKG 86
– elektiver Eingriff 2
– Indikationen für die perioperative Substitution 3
– Sinustachykardie 260

– Symptome 86
– β-adrenerge Stimulation 2
Hypokalziämie
– Sinustachykardie 260
Hypomagnesiämie
– Sinustachykardie 260
Hyponatriämie
– Glukoseinfusion 69
Hyposmolarität
– TUR-Syndrom 51
Hypothermie
– Delirium, akutes 197
– Nachbeatmung 115
– Operation in Bauchlage 126
– Pulsoxymetrie 206
– Relaxometrie 121
– Sauerstoffverbrauch 115
– Shivering 152
– Synkope 11
Hypothyreoidismus
– Cholinesterasemangel, quantitativer 246
Hypothyreose
– manifeste, rapid sequence induction 80
– Schwangerschaft 2
– Verschieben eines elektiven Eingriffs 2
Hypotonie
– Addison-Krise 234
– Aortenklappenstenose, Therapie 96
– Declamping 279
– Differenzialdiagnosen 129
– Eventerationssyndrom 277
– intraoperativ, allergische Reaktion 144
– intraoperative, Ursachen 263
– kontrollierte, MKG-Chirurgie 150
– Medikamentenapplikation über Perfusoren 306
– Narkoseeinleitung 289
– Palcosreaktion 112
– Periduralanästhesie, intraoperativ 215
– Tourniquet 233
– Transfusionstrigger 41

Hypoventilation 6
- Aufwachraum 154
Hypovolämie
- Darmvorbereitung 215
- Durchgangssyndrom 183
- Hämatokrit 71
- kolloidale Infusion 216
- kristalloide Infusion 216
- Narkoseinleitung 289
- Swing der Pulsoxymetriekurve 208
- Synkope 11
- Therapie 40
- Umlagerung 129
- Vorhofflimmern, akutes 216
Hypoxämie
- Sepsis, schwere 267
- Ursachen 6
Hypoxie
- anämische 40
- hypoxämische 40
- hypoxische 40
- ischämische 40
- Kinder, Symptome 70
- postoperativ, Ursachen 155
- Synkope 11
- Unruhe 70

# I

Ibuprofen
- Eventerationssyndrom 277
- Kinder 63
IgE
- Typ-I-Reaktion 144
IgG
- Typ-II-Reaktion 144
IgM
- Typ-II-Reaktion 144
Ileus
- Hypokaliämie 86
- Kontrolle der Elektrolytwerte 23
- Lachgas 82
- rapid sequence induction 22
- Volumentherapie, präoperativ 86

Imipenem
- Delirium, akutes 197
Immobilität
- Azetylcholinrezeptoren 255
Immunglobuline
- Sepsistherapie 268
Immunkomplexe
- Typ-III-Reaktion 144
Immunkomplexnephritis
- Typ-III-Reaktion 144
Impfung
- Anästhesie 58
Indometacin
- Eventerationssyndrom 277
Infekt
- Atemwege, Anästhesie 58
Information
- Überfrachtung 20
Informationsstand, ungleicher 116
Informationsüberfrachtung
- Tipp 326
Infusionsspritzenpumpe
- Abhängigkeit vom hydrostatischen Druck 306
- Druckalarm 310
Inhalationsanästhetika
- Delirium, akutes 197
- Epilepsie 168
- maligne Hyperthermie 79
- Myasthenia gravis 175
- PONV 36
- ZAS 198
Insuffizienz
- zerebrovaskuläre, Synkope 11
Intensivpatient
- Empfehlung Transport 304
Intoxikation
- Lokalanästhetika 105
Intoxikationen
- rapid sequence induction 80
Intrakutantest
- siehe Prick-Test 141
Intubation
- Aspirationsrisiko 3
- Aspirationsrisiko, Kinder 71
- Aspirationsrisiko und schwieriger Atemweg 3
- erschwerte, Algorithmus 6

- erschwerte, Alternativen 195
- erschwerte, Intubationshilfen 4
- erschwerte, Morbus Bechterew 192
- erschwerte, Training 4
- erschwerte, Umintubation 6
- erschwerte, Ursachen 4
- fiberoptische, Indikationen 193
- fiberoptische Wachintubation bei schwierigem Atemweg 3
- fiberoptische, wach, Technik 193
- Mallampati-Score 160
- Muskelrelaxanx, ohne 102
- nasale, Aufklärung 148
- nasale, Besonderheiten 149
- sekundäre, bronchiale 164
- Wilson-Score 160
Intubationshilfen 4
Intubationslarynxmaske 195
Inzidenz 84

# J

Jackson-Position
- verbesserte 4
Jet-Ventilation
- HNO-Chirurgie 244
Jugularvenenstauung
- Herzinsuffizienz, diastolische 127

# K

Kalziumkanalblocker
- Subarachnoidalblutung 13
Karboanhydrasehemmung
- metabolische Azidose 266
Kardiomyopathie
- Vorhofflimmern 264
Kardioversion
- elektrische 218
- elektrische, diastolische Herzinsuffizienz 132

– elektrische, Risiken 220
– Indikation 218
Karotissinussyndrom
– Synkope 11
Kastanie
– Latexallergie 203
Kaudalanästhesie
– Adrenalin, Testdosis 106
– Dosierungsschema 102
– Leistenhernie, Frühgeborene 100
Ketamin
– Aortenklappenstenose 96
– Delirium, akutes 197
– Dissoziationsstörung 317
– maligne Hyperthermie 79
– rapid sequence induction 81
Ketoazidose 265
KHK
– Herzinsuffizienz, diastolische 128
– Hypokaliämie 3
– Vorhofflimmern 264
Kinderanästhesie
– Atropinfieber 297
– Augentropfen 300
– Bescheinigung Narkosefähigkeit 58
– Blutvolumen 70
– EMLA 61
– Flüssigkeitsdefizit, präoperatives 59
– Gerinnungsanamnese 59
– Impfung 58
– Infekt, Atemwege 58
– Intubation, Muskelrelaxans, ohne 102
– Laborwerte 59
– Larynxmaske, HNO 62
– Maskenbeatmung 101
– Metamizol 63
– Muskelrelaxanzien, Wirkdauer 102
– Neugeborene, quantitativer Cholinesterasemangel 246
– Normwerte, hämodynamische 69
– Nüchternzeiten 59

– Ödem der oberen Atemwege 72
– Paracetamol 63
– PONV-Prophylaxe 72
– Prämedikation, medikamentöse 60
– Prämedikation, rektale, unzureichende Wirkung 295
– Propofol, Dosierung 101
– Punktion, venöse 61
– rapid sequence induction 71
– rapid sequence induction, Sellick-Manöver 81
– Schmerztherapie, postoperative 62
– Schmerztherapie, postoperative, Opioide 63
– Volumenmangelschock 70
– Volumentherapie 68
– Zugang, intraossärer 70
King-Denborough-Syndrom
– maligne Hyperthermie 79
Kiwi
– Latexallergie 203
Koagulopathie
– angeborene 73
– Fettembolie 114
Kodein
– Delirium, akutes 197
Koffein
– Sinustachykardie 260
kognitive Ökonomie
– Tipp 326
kognitive Störungen
– perioperativ 182
Kohlendioxid
– erniedrigtes endexspiratorisches, Ursachen 261
Kollagenose
– Cholinesterasemangel, quantitativer 246
Kolloide
– anaphylaktoide Reaktion 144
Kolonchirurgie
– anästhesiologische Aspekte 215
– Volumentherapie 215
Koma 187

– Serotoninsyndrom 317
– Stadieneinteilung 10
– Stadieneinteilung nach GCS 12
– ZAS 198
Kommunikation
– explizite und implizite 54
– mangelnde 7
Kommunikation, unklare
– Tipp 326
Kompetenzschutz 283, 301
– Tipp 327
Komplementsystem
– Aktivierung, Typ-III-Reaktion 144
Kontaktdermatitis
– Typ-IV-Reaktion 144
Kontrastmittel
– anaphylaktoide Reaktion 144
Kontrolle, Unterlassen 134
Kopfschmerz
– Subarachnoidalblutung 10
Koronarreserve
– EKG-Zeichen 127
Koronarsyndrom
– akut 39
– akutes, ASS, perioperativ 115
– akutes, Diagnostik 115
– akutes, Therapie 39
Körperverletzung
– Aufklärung 256
Kortikoide
– Abschwächung Ödem, MKG-Chirurgie 150
– Delirium, akutes 197
– perioperative Substitution 235
– PONV 36
– sekundäre Nebenniereninsuffizienz 235
– Sepsistherapie 268
Kreatinin
– Nierenfunktion 261
Kreislaufstillstand
– Säuglinge 103
Kreißsaal
– Betreuung Neugeborene, rechtliche Aspekte 177
– Überwachung, Organisation 7
Krikoiddruck 3

– Maskenbeatmung 4
Kristalloide
– Volumentherapie 68

## L

Laborwerte
– präoperative, Kinder 59
– präoperativ, Leberzirrhose 91
Lachgas
– Ileus 82
– maligne Hyperthermie 79
– Schädel-Hirn-Trauma 251
Lagerung
– erhöhter Hirndruck 19
– funktionelle Residualkapazität 153
– Lungenfunktion 162
– MKG-Chirurgie 149
Laktat
– Hypoxie 41
– Transfusionstrigger 41
– Überwachung Volumentherapie 215
Laktatazidose
– Leberversagen 266
– Metformin 265
– Propofolinfusionssyndrom 141
– Ursachen 265
Lambert-Beer-Gesetz 207
Laparoskopie
– Beatmungseinstellung 163
Laryngospasmus
– Niederdrucklungenödem 142
– Succinylcholin 257
– Symptome 254
– Therapie 257
Larynxmaske 4
– HNO 62
– Intubation über 195
– versus Larynxtubus 251
Larynxtubus 4
– Beatmungsprobleme 253
– Kontraindikationen 253
– versus Larynxmaske 251

Laser
– Gefahren 241
– Muskelrelaxation 245
– Tubuswahl 243
– Typen, Anwendungsgebiete 241
Latenzzeit
– verlängerte, Charcot-Marie-Tooth-Erkrankung 122
Latex
– anaphylaktoide Reaktion 144
– versteckt latexhaltige Produkte 204
Latexallergie 202
– Blasenkatheter 53
– Kreuzallergie Lebensmittel 203
– organisatorische Aspekte 204
Latexsensibilisierung 202
Leberzirrhose
– Laborwerte, präoperativ 91
– Syntheseleistung, Bestimmung 91
Leitlinie
– ERC, Tachykardie 218
– S2-Leitlinie Diagnose und Therapie der Sepsis 267
Lidocain
– Höchstdosis 205
– Kinderanästhesie 101
– rapid sequence induction 81
limiting oxygen index 242
Linksherzhypertrophie
– Aortenklappenstenose 91
– Sokolow-Index 183
Linksherzversagen
– hypertensive Krise 26
Linkstyp
– Aortenklappenstenose 91
Linksverschiebung
– Pufferung 266
Lipide
– Lokalanästhetikaintoxikation 231
– Rescue-Kit, Lokalanästhetikaintoxikation 237
Liquorgängigkeit
– Atropin 298

Lokalanästhetika
– Amidtyp, Abbau 232
– Effekte auf die Blutgerinnung 24
– Höchstdosis 204
– Intoxikation 105
– Intoxikation, Symptome 231
– Intoxikation, Therapie 230
– intraperitoneale, Pneumoperitoneum 167
– Lidocain, Kinderanästhesie 101
– Lidocain, rapid sequence induction 81
– maligne Hyperthermie 79
– Prämedikation, nasale 60
– Umrechung Prozent in mg 185
– ZAS 198
Lorazepam
– Prämedikation 167
Low-output-Syndrom
– Synkope 11
Luftnot
– Differenzialdiagnosen 287
Lungenembolie
– CO2 129
– endexspiratorisches CO2 262
– Labordiagnostik 115
– Palacosreaktion 112
– Tourniquet 233
Lungenfunktion
– Adipositas 163
– Morbus Bechterew 192
– postoperativ 38
– Raucher 203
Lungenkapazität
– totale, postoperativ 38
Lungenkontusion
– Beatmungsprobleme 253
Lungenödem 6
– akutes, Vorhofflimmern 222
– allergisches 144
– Aortenklappenstenose 96
– Diagnostik 131
– Differenzialdiagnosen 132
– Fettembolie 114
– Herzinsuffizienz, diastolische 127, 131
– hypertensive Krise 26

Stichwortverzeichnis

- Niederdrucklungenödem 141, 256
- Propofol 141
- Röntgenbild Niederdrucklungenödem 256
- Schwangerschaft 6
- Subarachnoidalblutung 13
- TUR-Syndrom 51

## M

Machoeinstellung
- Tipp 324

Macrogol 215

Magenatonie
- rapid sequence induction 80

Magnesium
- Kardioversion, elektrische 220
- Shivering 152
- Subarachnoidalblutung 14
- Tourniquet-Schmerz 235

Mainzer Adapter 194, 195

maligne Hyperthermie
- auslösende Medikamente 79
- Charcot-Marie-Tooth-Erkrankung 120
- Myasthenia gravis 174
- sichere Medikamente 79
- Strabismus 295
- Trisomie 18 295

Mallampati-Score 160

Mammakarzinom
- Plasminogenaktivatoren 126

Mannitol
- Therapie des Nierenversagens 282

Maskenbeatmung
- Krikoiddruck 4
- schwierige, Kleinkinder 101

Medikamentenverwechslung 106, 299
- Fehler, menschlicher 106

Medizinproduktevertreiberverordnung 311

Melatonin
- Tourniquet-Schmerz 235

Meningomyelozele
- Latexallergie 203

Menschenführung
- Rollenbeschreibung 145

Mepivacain
- Höchstdosis 205

Metakognition 168, 325

Metamizol
- Dosierung, Kinder 63

Metformin
- metabolische Azidose 265
- Wirkmechanismus 265

Methämoglobin
- Bildung, EMLA 61
- Bildung, Natriumnitroprussid 27

Methämoglobinämie
- Prilocain 207
- Pulsoxymetrie 208
- Ursachen 209

Methanol
- metabolische Azidose 266

Methylenblau
- Methämoglobinämie 209

Methylprednisolon
- Delirium, akutes 197

Metoclopramid
- Delirium, akutes 197

Metronidazol
- Delirium, akutes 197

Midazolam
- paradoxe Wirkung 186
- paradoxe Wirkung, Kinder 60
- Prämedikation, Kinder 60
- rapid sequence induction 81

β-Mimetika
- Hypokaliämie 2

Miosis
- cholinerge Krise 174
- Nebenwirkung Cholinesterasehemmer 83

Mivacurium 246
- Charcot-Marie-Tooth-Erkankung 120
- Cholinesterasehemmer 175

MKG-Chirurgie
- anästhesiologische Besonderheiten 149

Modell, gemeinsames mentales 290

Monitor

Monitoring
- bei großen Oberbaucheingriffen 22
- Herzfunktion, intraoperativ 111
- Regionalanästhesie 188
- Spinalanästhesie 47
- Volumenstatus 110

monophasisch
- Kardioversion 218

Morbus Bechterew
- anästhesiologische Besonderheiten 192

Morbus Parkinson
- Antriebsstörung 121
- Succinylcholin 120
- ZAS 198

Morphin
- Delirium, akutes 197

Motivation 134

Motivation, fehlende 269

muskarinerg 83

muskarinerger Rezeptor 297

Muskeldystrophie
- Typ Becker, maligne Hyperthermie 79
- Typ Duchenne 79

Muskelerkrankung
- Relaxometrie 123

Muskelrelaxans
- Überhang 246

Muskelrelaxanzien
- anaphylaktoide Reaktion 144
- Antagonisierung 83
- Antagonisierung, Kontraindikationen 83
- Antagonisierung, ZAS 198
- Antogonisierung, Relaxometrie 121
- Charcot-Marie-Tooth-Erkrankung 120
- depolarisierende, maligne Hyperthermie 79
- Myasthenia gravis 175
- nichtdepolarisierende, maligne Hyperthermie 79

- Steroidtyp, verkürzte Wirkdauer 167
- Trisomie 18 295
- Überhang 82
- Wirkdauer, Säuglinge 102
- Wirkort 83

Muskelschwäche
- Charcot-Marie-Tooth-Erkrankung 120
- Myasthenia gravis 172
- Trisomie 18 294

Muskelzittern
- Lokalanästhetikaintoxikation 231

Myadenylatdeaminase-Mangel
- maligne Hyperthermie 79

Myasthenia gravis
- Benzodiazepine 139
- cholinerge Krise 174
- Cholinesterasehemmer 83
- Cholinesterasehemmer, perioperativ 176
- Neugeborene, transitorisch 177
- Risikofaktoren postoperative Nachbeatmung 173
- Stadieneinteilung 173
- Stadieneinteilung nach Osserman und Genkins 173
- Tropicamid 300

Myoglobinurie
- Propofolinfusionssyndrom 141

Myokarditis
- Morbus Bechterew 192

Myoklonie
- ZAS 198

Myopathie, mitochondriale
- maligne Hyperthermie 79

Myotonie
- Thompson, maligne Hyperthermie 79

# N

Nachlast
- Senkung, Natriumnitroprussid 27, 132
- Senkung, Nitroglycerin 132
- Senkung, Therapie 26

Nager-Syndrom 294

Narkolepsie
- Synkope 11

Narkoseeinleitung
- rapid sequence induction 80

Narkosefähigkeit
- Bescheinigung 58

Narkosetiefe
- Überwachung, Awareness 85

Natriumbedarf
- Berechnung 52

Natriumkanäle
- Lokalanästhetikaintoxikation 231

Natriumnitroprussid
- Wirkmechanismus 27

Natriumthiosulfatlösung
- Zyanidintoxikation, Therapie 27

Natriumzitrat
- rapid sequence induction 80

Nebenniereninsuffizienz
- sekundäre 235

Neostigmin 83, 121
- PONV 36

Nervenleitungsgeschwindigkeit
- Charcot-Marie-Tooth-Erkrankung 120

Neurodermitis 295

Neuroleptika
- Prämedikation, Kinder 61
- Prämedikation, medikamentöse 139

Neuropathie
- autonome, Synkope bei 11
- Relaxometrie 123

Niederdrucklungenödem 141, 256

Nierenfunktion
- klinische Chemie 261

Niereninsuffizienz
- Kontrastmittel 311
- metabolische Azidose 266

Nierenversagen
- Fettembolie 114
- postoperatives 281

Nifedipin
- Delirium, akutes 197

nikotinerg 83
nikotinerger Rezeptor 297
Nitroglycerin
- Clamping 278
- hypertensive Krise 26
- Hypertonie, pulmonale, akute 113
- Vorlastsenkung 132
- Wirkmechanismus 27

Nn. accelerantes 49
NO-Donator
- Natriumnitroprussid 27

Noradrenalin
- Aortenklappenstenose 96

NSAID
- Regionalanästhesie, rückenmarknahe 275

Nüchternheit, präoperativ
- Empfehlung der DGAI 47
- Empfehlungen der DGAI, Kinder 59
- Stress, Trauma 60

Nüchternzeiten
- Kinder 59
- Trauma 203

# O

Oberarzt
- Rollendefinition 145

Ödem
- Atemwege, obere, Therapie 72

Ödeme, periphere
- Herzinsuffizienz, diastolische 127

Ödem, generalisiertes
- allergische Reaktion 144

off label use
- Fentanyl 186

Ökonomie, kognitive
- Tipp 326

okulokardiale Reflex 296

Ondansetron
- Shivering 152

Operation
- elektiv und Hypokaliämie 3

- elektiv und Hypothyreose 3
Operation in Bauchlage 126
Opioide
- Carbamazepin, Enzyminduktion 167
- rapid sequence induction 81
- Schmerztherapie, Kinder 63
- Shivering 152
- ZAS 198
orthostatisch
- Synkope 11
Osmolarität
- erhöhte, Ileus 86
Ösophagusdivertikel
- rapid sequence induction 80
Ösophagusvarizen
- Pfortaderdruck 90
Osserman und Genkins
- Stadieneinteilung Myasthenia gravis 173
o-Toluidin
- Methämoglobinämie 209
Oxygenierung
- Diagnostik bei schlechter Oxygenierung 6
- Vorgehen bei schlechter Oxygenierung 3, 26
oxygen index of flammability 242

# P

pack year 203
Palacosreaktion
- Abschwächung 112
- anaphylaktoide Reaktion 144
- Anaphylatoxine 112
- Einflussgrößen 112
- Symptome 112
- Therapie 113
Pancuronium 83
Pankreasfistel
- metabolische Azidose 266
Papillomatosis, rezidivierende respiratorische 240
Paracetamol
- Dosierung, Kinder 63

- Glutathionmangel 63
- Kinder 63
- metabolische Azidose 266
paradoxe Reaktion
- Benzodiazepine 139
Parallelnarkose
- Leitlinien 228
Paralyse, periodische hyperkaliämische
- maligne Hyperthermie 79
Pätau-Syndrom 294
Patientenbeschwerde
- Vorgehen, psychologische Aspekte 87
Patil-Maske 194, 195
Pediatric Advanced Life Support
- Richtlinien, Zugang 70
PEEP
- intrinsischer 305
Penizillin
- Delirium, akutes 197
Pentazocin
- Serotoninsyndrom 317
Perfektionismus
- Tipp 327
Perfusionsdruck
- zerebraler, Berechnung 15
- zerebraler, Normalwert 15
Perfusionsstörung 6
Perikarditis
- Vorhofflimmern 264
Perspiratio insensibilis 216
Petechien
- Fettembolie 114
Pethidin
- Serotoninsyndrom 317
- Shivering 152
Pfortaderhochdruck
- Propanolol 90
Phäochromozytom 27
- Blutdruckverhalten, intraoperativ 28
- präoperative Vorbereitung 29
- Sinustachykardie 260
Phenobarbital
- Delirium, akutes 197
Phenoxybenzamin
- Phäochromozytom 29

Phenylephrin
- Augenheilkunde 299
Phenytoin
- Delirium, akutes 197
Phospodiesterasehemmer
- Herzinsuffizienz, diastolische 132
Physostigmin
- Shivering 152
- ZAS 198
Pierre-Robin-Syndrom 294
Piritramid
- Kinder 63
Plasmaosmolarität
- physiologische 68
Plasmavolumen
- Schwangerschaft 2
Plazentalösung
- Durchführung im Geburtsraum 7
- verzögerte, Gefahren 7
Pleuraerguss
- Beatmungsprobleme 253
PMMA 112
Pneumonie 6
Pneumoperitoneum
- Beatmungseinstellung 163
- Druckeffekte 162
- Effekte der Hyperkapnie 162
- Intubation, sekundäre bronchiale 164
- Schulterschmerzen 167
- verwendetes Gas 161
Pneumothorax 289
- Anlage Thoraxsaugdrainage, Anästhesie 290
- Beatmungsprobleme 253
Polymethylmethacrylat 112
Polytrauma
- Definition 250
PONV
- Algorithmus, Therapie und Prophylaxe 37
- Fixierung, intermaxilläre 150
- Kinder, Prophylaxe 72
- Laparoskopie 167
- Nebenwirkung Cholinesterasehemmer 83

- Risikofaktoren, Prophylaxe, Therapie 36
- Strabismusoperation 300

Porphyrie, akute hepatische
- Barbiturate 139

postprandial
- Synkope 11

posttraumatische Belastungsstörung
- Awareness 85

Prämedikation
- Absetzen von Thrombozytenaggregationshemmern 274
- Diabetes mellitus 229
- Kinder, medikamentös 60
- Laborwerte bei Kindern 59
- Laborwerte, präoperativ, Leberzirrhose 91
- medikamentöse, Substanzen 139
- medikamentöse, Ziele 138
- nasal 60
- Nüchternzeiten, Kinder 59
- rektal 60
- rektale, unzureichende Wirkung 295

Prämedikation, medikamentöse
- Epilepsie 167

Präoxygenierung 262
- rapid sequence induction 80

Prävalenz 84

Prednisolon
- Ödem der oberen Atemwege 72

pressorisch
- Synkope 11

Prick-Test 141

Prilocain
- Höchstdosis 205
- Methämoglobinämie 209

Priorisierung 42

proBNP
- Herzinsuffizienz, diastolische 127
- Lungenembolie 115

Promethazin
- Prämedikation, medikamentöse 140

Propafenon 218

Propanolol
- Leberzirrhose 90

Propofol
- Delirium, akutes 197
- Injektionsschmerz 101
- Kinderanästhesie 101
- Krampfanfälle 167
- Lungenödem 141
- maligne Hyperthermie 79
- Myasthenia gravis 175
- PONV 36
- Propofolinfusionssyndrom 141
- rapid sequence induction 81

Propranolol
- Delirium, akutes 197

prospektiver Gedächtnisverlust 178

Prostatakarzinom
- Plasminogenaktivatoren 126

Prostatektomie
- endoskopische, extraperitoneale, Hyperkapnie 162

Prostazyklin
- Eventerationssyndrom 277

Protein C 91
- aktiviertes, Sepsistherapie 268

Protein S 91

Protein S100B 197

Protein Z 91

Prothrombinkomplex
- Faktoren 91

Provokationstest
- Allergietestung 143

Pseudocholinesterase 246

psychische Störung
- Dissoziationsstörung 317

Pufferung 266

Pulsoxymetrie
- Limitierungen 208
- Messprinzip 207

Pylorusstenose
- rapid sequence induction 80

Pyridostigmin 83, 121
- Myasthenia gravis 172, 173
- Umrechnung oral i.v. 176

# R

Rachentamponade
- MKG-Chirurgie 149

rapid sequence induction 3
- Aszitis 95
- Awereness 85
- Ileus 22
- Indikationen 80
- Kinder, Sellick-Manöver 81
- Magenentleerung 80
- Medikamente 81
- Muskelrelaxans 3
- Narkoseeinleitung 80
- Pufferung Magensaft 80
- schwieriger Atemweg 3
- Sellick-Manöver 3, 81

Rasselgeräusche
- diagnostische Bedeutung 6

Raucher 203

Readback 106

Reanimation
- Adrenalin, Säuglinge 104
- Kinder, intraossärer Zugang 70
- Säuglinge 103

Rechtsherzversagen
- Palacosreaktion 112

Reentry 221

Reentrytachykardie 261

Reflex
- blepharokardialer 296
- okulokardialer 296
- vagal 129

Reflextachykardie
- Urapidil 25

Refluxösophagitis
- rapid sequence induction 80

Regionalanästhesie
- Durchgangssyndrom 183
- Dysfunktion, zerebrale
- – perioperativ 183
- Nervenstimulation, erschwerte 123
- rückenmarknahe, Leitlinie Gerinnungsmedikation 275
- Schulterarthroskopie 193
- unzureichende 205

Relaxationsstörung
- diastolische 127
Relaxierung
- Neuroradiologie 319
Relaxometrie
- Antagonisierung der Muskelrelaxation 121
- Awareness 85
- Beurteilung der Relaxierungstiefe 121
- Diabetes mellitus 123
- Double-Burst-Stimulation 165
- Einzelstimulation 165
- Extremitätentemperatur 121
- negative, Charcot-Marie-Tooth-Erkrankung 122
- Neuropathie 123
- Post-Tetanic-Count 121
- Stimulationsmuster 164
- Train-Of-Four 122, 165
Remifentanil
- fiberoptische Wachintubation 193
- Intubation ohne Muskelrelaxans 106
Repräsentationsheuristik 237
- Tipp 327
Residualkapazität
- funktionelle, Lageabhängigkeit 153
- funktionelle, postoperativ 38
Residualvolumen
- postoperativ 38
Resistance
- pulmonale, Pneumoperitoneum 162
Resonanzfrequenz
- invasive Druckmessung 307
Ressourcenmanagement 43
- Rekrutierung im Notfall 68
Rhabdomyolyse
- Propofolinfusionssyndrom 141
Rifampicin
- Delirium, akutes 197
RIFLE-Kriterien 281
Rippenserienfraktur
- Beatmungsprobleme 253

Risikobereitschaft
- Wunsch nach Anerkennung 64
Risikofaktoren
- kardiale 46
Rocuronium
- rapid sequence induction 82
- Wirkdauer 83
Rollenkonflikt
- Tipp 327
Ropivacain
- Höchstdosis 205
Rückenlagerung
- Lungenfunktion 162
Rückversichern
- explizite, Verantwortungsdiffusion 97

## S

Salivationshemmung
- anticholinerge Medikamente 298
Salizylate
- metabolische Azidose 266
Sättigung
- pulsoxymetrische, Abfall, Ursachen 262
- zentralvenöse, Sepsistherapie 268
Sättigung, zentralvenöse
- Transfusionstrigger 41
Sauerstoffangebot 40
Sauerstoffbedarf
- erhöhter, Shivering 152
Sauerstoffbindungskurve 38
- Effekte der Pufferung 266
- Linksverschiebung 209
Sauerstoffgehalt
- arterieller 40
Sauerstoffgehaltsdifferenz
- arteriovenöse 156
Sauerstoffmaske
- erreichbare FIo2 153
- erreichbare FIO2 206
Sauerstoffsättigung 38
- erniedrigt 6

- fraktionelle 209
- partielle 208
- periphere, Abfall, Ursachen 206
- pulsoxymetrische, Abfall, Ursachen 262
- zentralvenöse, Sepsistherapie 268
Sauerstoffspeicherkapazität 262
Sauerstoffverbrauch 40
- Hypothermie 115
- myokardialer, Senkung 39
Schädel-Hirn-Trauma
- Marker für Neuronenuntergang 197
Schlafapnoesyndrom, obstruktiv
- Herzinsuffizienz, diastolische 128
Schlagvolumen
- Herzinsuffizienz, diastolische Herzinsuffizienz 127
Schmalkomplextachykardie 218
Schmerztherapie
- postoperativ, Kinder 62
Schock
- anaphylaktischer 144
- Declamping-Schock 279
- Kinder 69
- Kinder, Abschätzen des Blutverlustes 70
- septischer, Definition 267
- Zugang, intraossärer 70
Schulterschmerzen
- Pneumoperitoneum 167
Schwangerschaft
- Anämie 2
- Aspirationsrisiko 3
- Aufklärung 7
- Cholinesterasemangel, quantitativer 246
- Einsenmangelanämie 2
- Erythrozytenvolumen 2
- Fruchtwasserembolie 6
- Hypertonie 29
- Hypothyreose 2
- kolloidosmotischer Druck 6
- Myasthenia gravis 177
- Organisation der Überwachung im Kreißsaal 7

- Plasmavolumen 2
- Plazentalösung, manuelle, Organisation der Durchführung 7
- Pufferung Magensaft 80
- Überwachung im Kreißsaal 7

Scopolamin
- Delirium, akutes 197
- Effekte 298

Sectio
- Betreuung Neugeborene, rechtliche Aspekte 177

Sedierung
- anticholinerge Medikamente 298

Selbstreflexion, kritische 312, 325

Sellick-Manöver
- Effektivität und Gefahren 3
- rapid sequence induction 3, 81

Sepsis
- Definition 267
- schwere, Definition 267
- Therapiesäulen 267

Serotoninagonisten
- Shivering 152

Serotoninantagonist
- Kinder, PONV 72

Serotonin-Noradrenalin-Wiederaufnahmehemmer 316

Serotoninsyndrom 317

Serumkrankheit
- Typ-III-Reaktion 144

Sevofluran
- EEG-Veränderungen 168

shared mental model 116, 290, 326

Shivering
- Arten 152
- Aufwachraum 151
- Therapie 152

Shunt
- postoperativ 38
- pulmonaler, postoperativ 156

Sichelzellanämie
- Tourniquet 236

Sinustachykardie
- Ursachen 260

SIRS
- Definition 266
situation awareness 168
Situationsbewusstsein 168
Situationsbewusstsein, fehlendes
- Tipp 327
Sokolow-Index 183
Somnolenz 187
Sopor 187
Sorgfaltspflicht
- Bescheinigungen 58
Spannungspneumothorax 289
Speichelsekreteion
- Nebenwirkung Cholinesterasehemmer 83
Spina bifida
- Latexallergie 203
Spinalanästhesie
- Aortenklappenstenose 92
- Ausbreitung Blockade 174
- Blasenperforation 50
- Fentanyl 186
- hohe 49
- hohe, Therapie 50
- Leistenhernie, Frühgeborene 100
- Leitlinie Gerinnungsmedikation 275
- Monitoring 47
- Schenkelhalsfraktur 184
- Sympathikolyse 47
- totale 49
Spüllösung
- TUR-Prostata 51
step back 168
Stepback 74, 325
Strabismus
- maligne Hyperthermie 295
Strabismusoperation
- PONV 36, 300
Stridor
- Aufwachraum 72
- Niederdrucklungenödem 142
ST-Senkung
- Hypokaliämie 86
Stupor 187
Stupor, dissoziativer 317

Subarachnoidalblutung
- cCT-Bild 12
- Diabetes insipidus 18
- Differenzialdiagnose 11
- Echokardiographie 12
- EKG-Veränderungen 12
- Fieber, Therapie 17
- Herzinsuffizienz 13
- Hirndruck 12
- Hydocephalus 12
- Kalziumkanalblocker 13
- Komplikationen 12
- Komplikationen, kardiale 12
- Langzeitdefizite 13
- Lungenödem 13
- Marker für Neuronenuntergang 197
- Nachblutung 12
- Nimodipin 13
- Prognose 13
- Schweregradeinteilung 10
- Symptome 10
- Therapie, intensivmedizinische 13
- Triple-H-Therapie 14
- Vasospasmus, zerebraler 13
Subclavian-Steal-Syndrom 320
Succinylcholin
- Charcot-Marie-Tooth-Erkrankung 120
- Cholinesterasehemmer 175
- Hemiparese, frische 318
- Kaliumfreisetzung 255
- Kontraindikationen 255
- Laryngospasmus 257
- maligne Hyperthermie 79
- Morbus Parkinson 120
- Myasthenia gravis 175
- rapid sequence induction 82
Sugammadex 122
Suggamadex 83
Sympathikolyse
- Periduralanästhesie, intraoperative Therapie 215
- Spinalanästhesie 47
Sympathikus
- Aktivierung, Hyperkapnie 164

# S–T

Synkope
- Aortenklappenstenose 93
- Hypothermie 11
- kardiale 11
- metabolische 11
- Ursachen 11
- Vorhofflimmern 222
- zerebrale 11
- zirkulatorische 11

# T

T-Abflachung
- Hypokaliämie 86

Tachyarrhythmia absoluta 216

Tachykardie
- akute 216
- Aortenklappenstenose 90
- Aufwachraum 39
- Aufwachraum, Ursachen 151
- Herzinsuffizienz, diastolische 132
- Ursachen 260

Tachypnoe
- Schock 69

Theophyllin
- Delirium, akutes 197
- Sinustachykardie 260

Thiopental
- rapid sequence induction 81

Thoraxeingriff
- Hypokaliämie 3

Thoraxkompressionsschmerz 287

Thoraxsaugdrainage
- Anästhesie 290

Thoraxtrauma
- Contusio cordis 252

Thrombose
- Risiko-Score (Wells-Score) 286

Thrombozytopenie
- heparininduzierte, Typ-II-Reaktion 144
- Sepsis, schwere 267

Thymektomie
- Mysthenia gravis 172

Ticlopidin
- Regionalanästhesie, rückenmarknahe 275

Tipps zur Reduktion menschlicher Fehler 324

T-Negativierung
- Aortenklappenstenose 91

Tokolyse
- Blutverlust 7
- Hypokaliämie 2
- Lungenödem 6

Tonsillektomie
- Larynxmaske 62
- Nachblutung 68
- nichtsteroidale Antiphlogistika 63

Torasemid 91

Totraum
- postoperativ 38

Totraumventilation
- Abschätzung 320
- COPD 305
- endexspiratorisches CO2 262
- Fettembolie 114
- postoperativ 155

Tourniquet 232
- Effekte auf die Blutgerinnung 233
- Einfluss der Anästhesieform 235
- Pathophysiologie nach Öffnen der Blutsperre 233

Training
- Zugang, intraossärer 74

Tramadol
- Kinder 63
- Serotoninsyndrom 317
- Wirkung 63

Tramal
- Shivering 152

Tranexamsäure
- Reduktion des Blutverlustes, MKG-Chirurgie 150

Transfusion
- Antikörper, irreguläre 268
- fremdblutsparende Maßnahmen 282

Transfusionsreaktionen
- AB0-inkompatible, Typ-II-Reaktion 144

Transfusionstrigger 41, 261

Transplantatabstoßung
- Typ-IV-Reaktion 144

Transport
- Berechnung Sauerstoffverbrauch 305, 310
- OP Aufwachraum 48, 224

Trauma
- Leitsatz der Notfallversorgung 11

Trendelenburg 40
- Spinalanästhesie 50

Trendelenburg-Lagerung
- Lungenfunktion 163

triggerfreie Narkose 79
- Charcot-Marie-Tooth-Erkrankung 120
- Myasthenia gravis 174
- OP-Planung 123

Triple-H-Therapie
- Druckdiurese 18
- Nebenwirkungen 14
- Subarachnoidalblutung 14
- Zielgrößen 14

Trisomie 18 294

Tropicamid 299

Troponin
- Contusion cordis 252
- Koronarsyndrom, akutes 115
- Propofolinfusionssyndrom 141

Tubus
- Algorithmus bei Tubusbrand 245
- Biegeverhalten 166
- blockbarer, HNO-Chirurgie 243
- Entzündbarkeit 242
- lasertauglicher 243

Tunnelblick
- kognitiver 157
- Tipp 326

TUR
- Überwachung der Einschwemmung mit Alkohol 48

TUR-Prostata 50
- Anästhesieverfahren 52

- Berechnung der Einschwemm-
  menge 52
TUR-Syndrom 51
- Schweregrade 52
- Symptome 51
T-Wellen
- Lokalanästhetika 105
Typ-I-Allergie
- Latexallergie 202
- Prick-Test 141
- Symptome 144
Typ-II-Allergie 144
Typ-III-Allergie 144
Typ-IV-Allergie 144
- Latexallergie 203
Tyrosinkinase
- Myasthenia gravis 172
T-Zellen
- Typ-IV-Reaktion 144

## U

Überdämpfung
- Druckkurve 306
Übergabesituation
- Reevaluierung 321
Ultraschall
- Höchstdosis Lokalanästhetika 205
- ZVK-Anlage 128
Unterforderung 224
Urämie
- rapid sequenz induction 80
Urapidil
- Clamping 278
- Wirkmechanismus 25
Ureteroenterostomie
- metabolische Azidose 266
Urinosmolalität
- erniedrigte, Diabetes insipidus 18
Ursachenanalyse
- Entscheidungsmodell FORDEC 31
U-Wellen
- Hypokaliämie 86

## V

Vagolyse
- Prämedikation, medikamentöse 139
Vasokonstriktion
- hypoxisch-pulmonale 245
- pulmonale 6
Vasospasmus
- zerebraler, bei Subarachnoidal-
  blutung, neue Therapien 14
- zerebraler, Subarachnoidalblu-
  tung 13
- zerebraler, Therapie 14
vasovagal
- Synkope 11
V.-cava-Kompressionssyndrom
- Synkope 11
Vecuronium 83
- Charcot-Marie-Tooth-Erkran-
  kung 120
- Wirkdauer, verkürzte 167
Ventilations-/Perfusions-Störung
- postoperativ 155
Ventilationsstörung 6
- Aufwachraum 38
- restriktive, Adipositas 95
- restriktive, Aszitis 95
- restriktive, Morbus Bechterew 192
Verantwortungsdiffusion 97, 284
- Tipp 328
Verbalisieren, lautes 123
Verbrennungen
- Cholinesterasemangel, quanti-
  tativer 246
Verdünnungskoagulopathie
- TUR-Syndrom 51
Verfügbarkeitsheuristik
- Tipp 328
- Urteilsfehler 210
Vertebralisanzapfsyndrom 320
Verteilungsvolumen
- Kleinkinder 101
Verwirrtheit, akute
- Ursachen 186
Videolaryngoskop 4

Vigilanzminderung
- Qualitäten 187
Vigilanz, nachlassende
- Gegenstrategie 224
Virustatika
- Delirium, akutes 197
Vitalfunktionen 48
Vitamin-K-Antagonisten
- Regionalanästhesie, rücken-
  marknahe 275
Volumenersatzmittel 68
Volumentherapie
- restriktive, Kolonchirurgie 215
- Steuergrößen 215
- Wahl der Infusionslösung 215
von-Willebrand-Faktor 73
von-Willebrand-Jürgens-Syndrom
- Genetik, Inzidenz, Symptome 73
- Therapie 73
Vorhofflattern
- Kardioversion, elektrische 218
Vorhofflimmern 216
- akutes, Therapie 217
- Definition, Einteilung 220
- perioperativ, Risikofaktoren 222
- Symptome, Komplikationen 222
- Ursachen 264
Vorhof, links
- Röntgenzeichen 127
Vorlast
- Senkung, CPAP 132
- Senkung, Diuretika 132
- Senkung, Therapie 26
Vorsatz
- Berufshaftpflicht 142

## W

Wahrscheinlichkeiten
- gefühlte 135
Wells-Score 287
Wesensveränderung
- perioperativ 182

Widerstand
- pulmonal vaskulärer, Pneumoperitoneum 162
- systemischer vaskulärer, Einfluss auf den Blutdruck 263
- systemisch vaskulärer, Pneumoperitoneum 162

Wille
- mutmaßlicher 253

Wilson-Sore 161

Wolff-Parkinson-White-Syndrom 221

- Indikationen 22, 268
- TUR-Prostata 52
- Überwachung Volumenstatus 130
- Ultraschall 128, 133

Zwischenfälle
- Häufigkeit, Patiententransport 310

Zyanid
- Intoxikation durch Natriumnitroprussid 27

zytotoxische Reaktion
- Typ-II-Reaktion 144

# X

Xylitol
- Laktatazidose 265

# Y

Yerkes-Dodson-Regel 224

# Z

ZAS 198
- Pathophysiologie, Auslöser, Symptome 198
- periphere Symptome 198
- zentrale Symptome 198

Zeitdruck, Entscheidung unter
- Tipp 325

Zeitmanagement 42

Zielbildung
- bewusste 324

Zielsetzung, gemeinsame 116

Zielsetzung, unkoordinierte
- Tipp 328

Zugang
- intraossärer 70

Zusammenarbeit
- Team 54

ZVK

Printing: Ten Brink, Meppel, The Netherlands
Binding: Stürtz, Würzburg, Germany